U0816510

呼和浩特市中医蒙医医院

院史

中医古籍出版社
Publishing House of Ancient Chinese Medical Books

图书在版编目（CIP）数据

呼和浩特市中医蒙医医院院史 / 张良，白恒慧主编 .
—北京：中医古籍出版社，2022.10
ISBN 978-7-5152-2567-8

Ⅰ . ①呼… Ⅱ . ①张… ②白… Ⅲ . ①蒙医—中医医院—概况—呼和浩特 Ⅳ . ① R197.4

中国版本图书馆 CIP 数据核字（2022）第 170845 号

呼和浩特市中医蒙医医院院史
张 良 白恒慧 主编

策划编辑 郑 蓉
责任编辑 王 梅 吴 迪
封面设计 王 磊
出版发行 中医古籍出版社
社 址 北京市东城区东直门内南小街 16 号（100700）
电 话 010-64089446（总编室）010-64002949（发行部）
网 址 www.zhongyiguji.com.cn
印 刷 北京市泰锐印刷有限责任公司
开 本 787mm×1092mm 1/16
印 张 23 彩插 86 页
字 数 450 千字
版 次 2022 年 10 月第 1 版 2022 年 10 月第 1 次印刷
书 号 ISBN 978-7-5152-2567-8
定 价 198.00 元

呼和浩特市中医蒙医医院院史

序言

1962年，为响应国家关于发掘、继承、发扬祖国传统医药文化的号召，包括首府名中医在内的12名医护人员，怀抱对祖国医学的热爱和解除群众疾苦的理想，组建了呼和浩特市中医研究所，开创了呼和浩特市独立设置中医医疗机构的先河。从租借的4间旧平房到8.5万平方米的医院大楼，从12人发展到1120人，经过60年的风雨兼程和不懈努力，几代呼和浩特市中医蒙医医院人，创造了许多荣誉和辉煌。

今年是呼和浩特市中医蒙医医院成立60周年，为记载几代中蒙医院人艰苦奋斗、求真务实、开拓进取的历史风貌，我院组织编纂了《呼和浩特市中医蒙医医院院史》，对于总结历史、传承精华、展望未来，推进呼和浩特市中医蒙医医院全面、协调、可持续发展具有重要意义。

60载栉风沐雨，60载沧桑巨变，60载薪火相传，60载砥砺奋进。过去的60年，医院经历了创业、停诊、再创业、复兴、发展之跌宕起伏的发展历程。60年来，呼和浩特市中医蒙医医院一直坚持“厚德、博学、精医、笃行”的院训，坚持“以病人为中心”的办院宗旨，坚持繁荣和发展中医药（蒙医药）事业的办院方向，坚持公立医院的公益属性，坚持以规范医疗服务行为，提高医疗质量，保障医疗安全为目标的办院理念。在党的民族政策和中医政策的光辉照耀下，在继承传统中医药（蒙医药）文化的基础上，博采众长，兼收并蓄，开拓进取，将医院发展成为一所集医疗、科研、教学、康复、保健、制剂等为一体的功能齐全的三级甲等医疗机构。

60 年峥嵘岁月，60 年春华秋实。回顾过去，我们倍感欣慰；展望未来，我们豪情满怀。在党的二十大召开之年，站在新的历史起点上，我院将继续发扬不畏困难、团结协作、争创一流的优良传统，以崇高的责任感和使命感，乘势而上，开拓进取，在建设健康中国、实现中国梦的伟大征程中谱写新的篇章。

呼和浩特市中医蒙医医院

党委书记、院长　张良

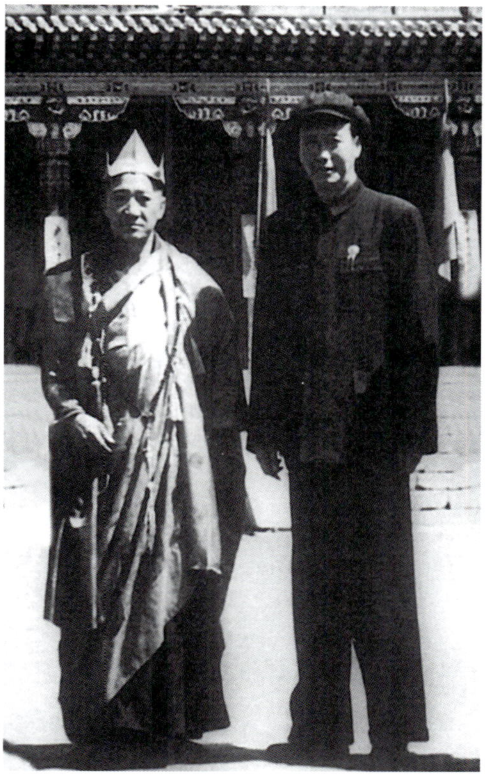

乌兰夫与沙拉布朋兹格（1957年）

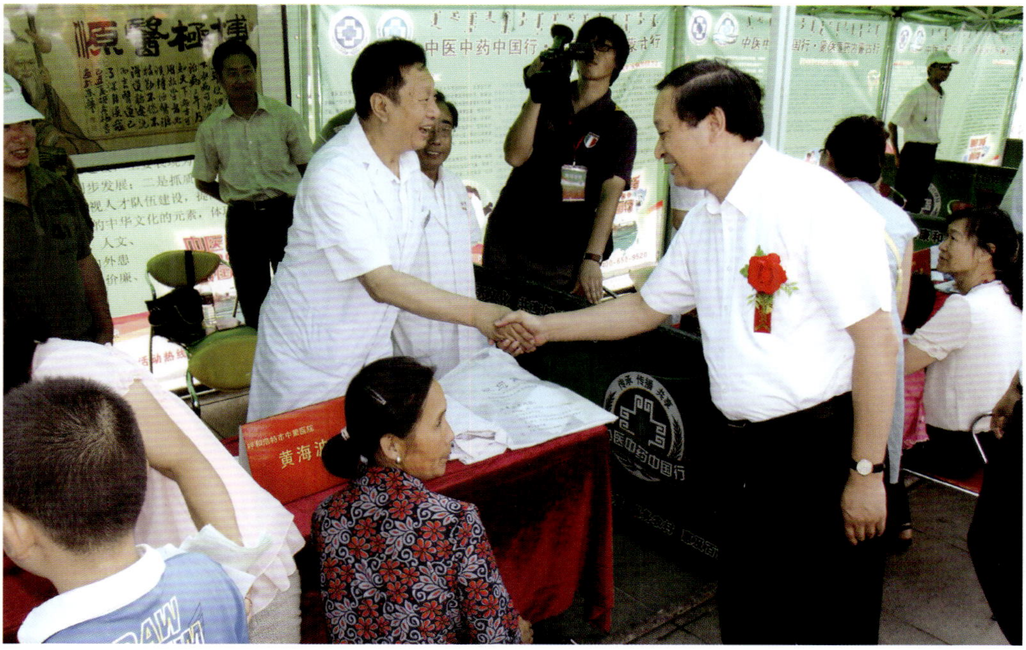

国家中医药管理局局长王国强慰问参加“中医中药中国行”义诊的医院专家（2009年）

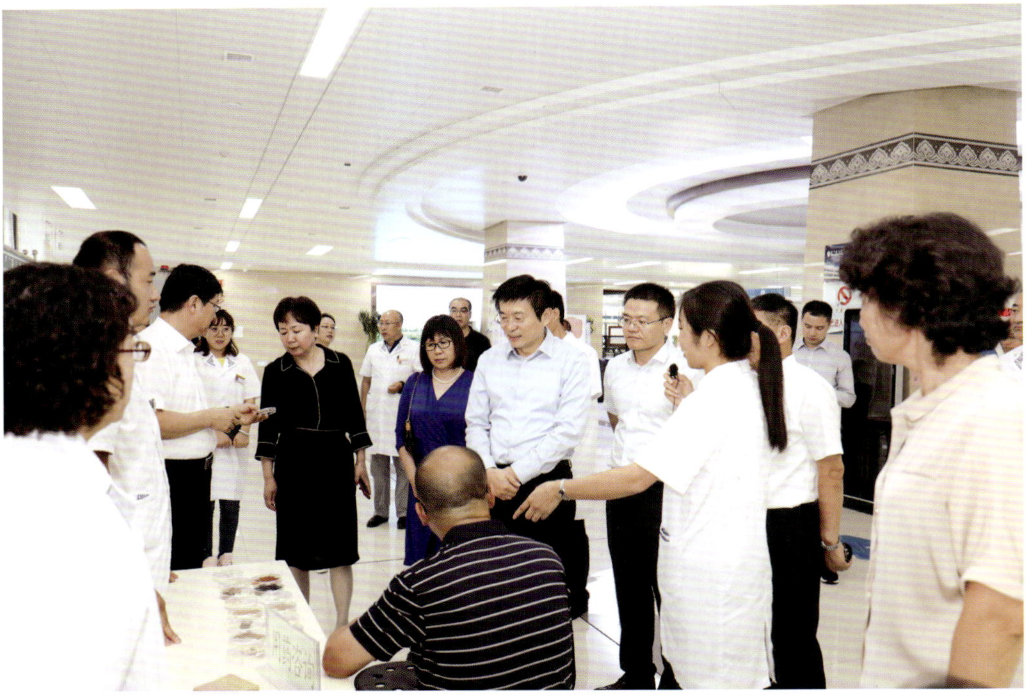

国家中医药管理局局长视察医院

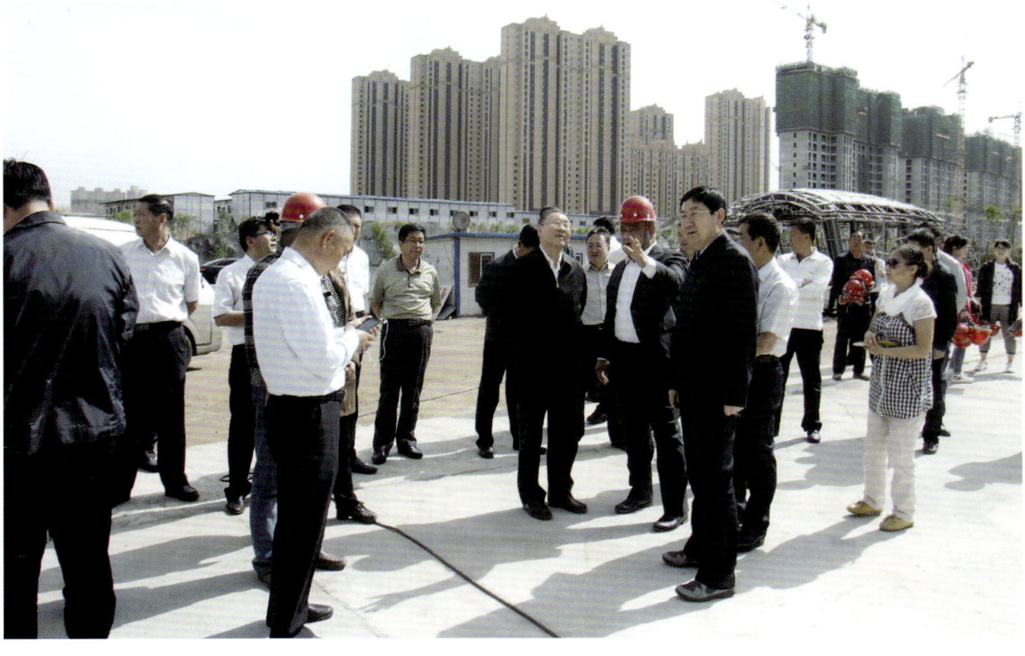

市委书记那顺孟和视察医院新建项目工程

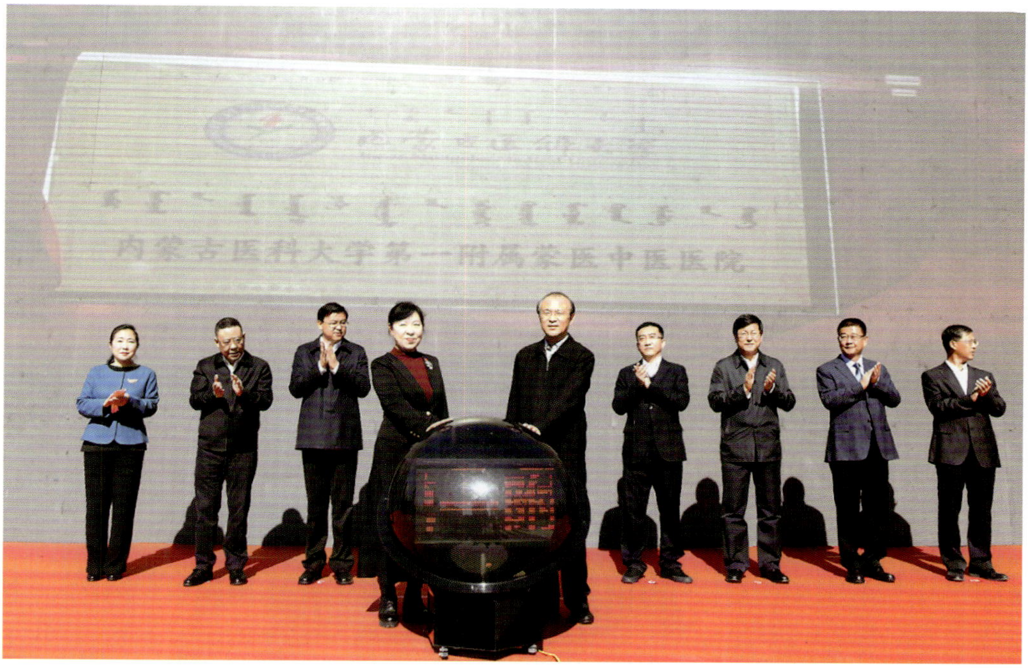

市委书记王莉霞、自治区副主席郑宏范等领导为内蒙古医科大学第一附属蒙医中医医院揭牌

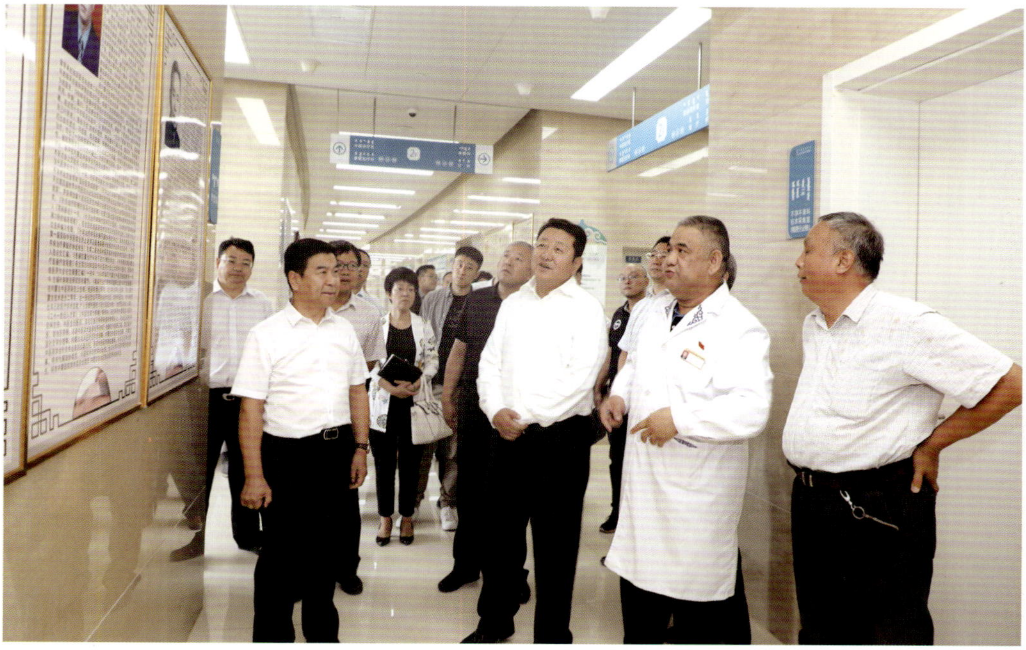

冯玉臻市长视察医院

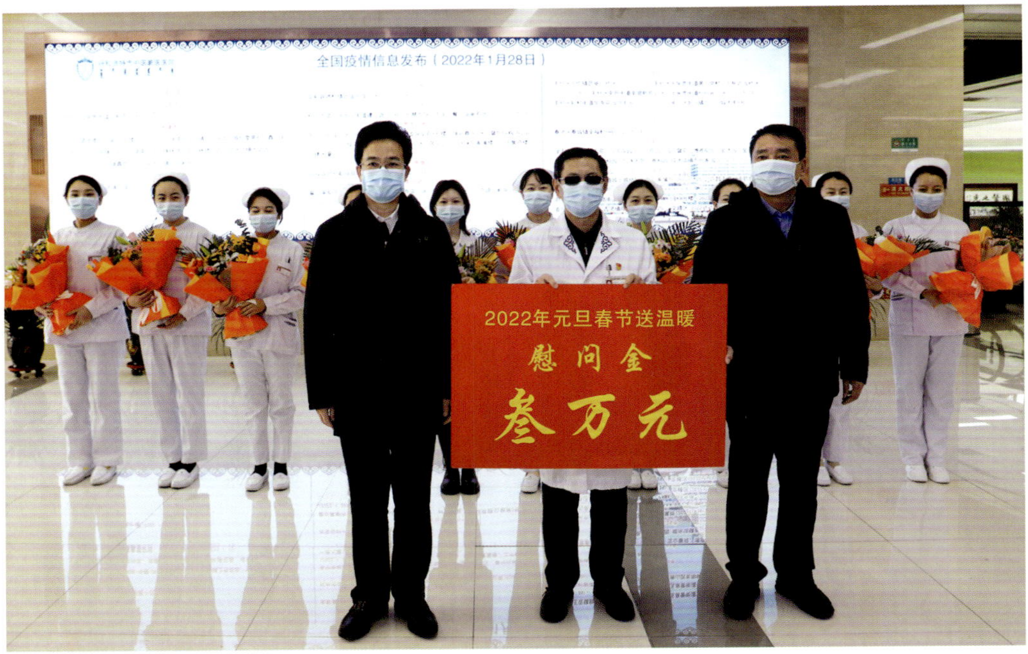

贺海东市长春节期间慰问医护人员

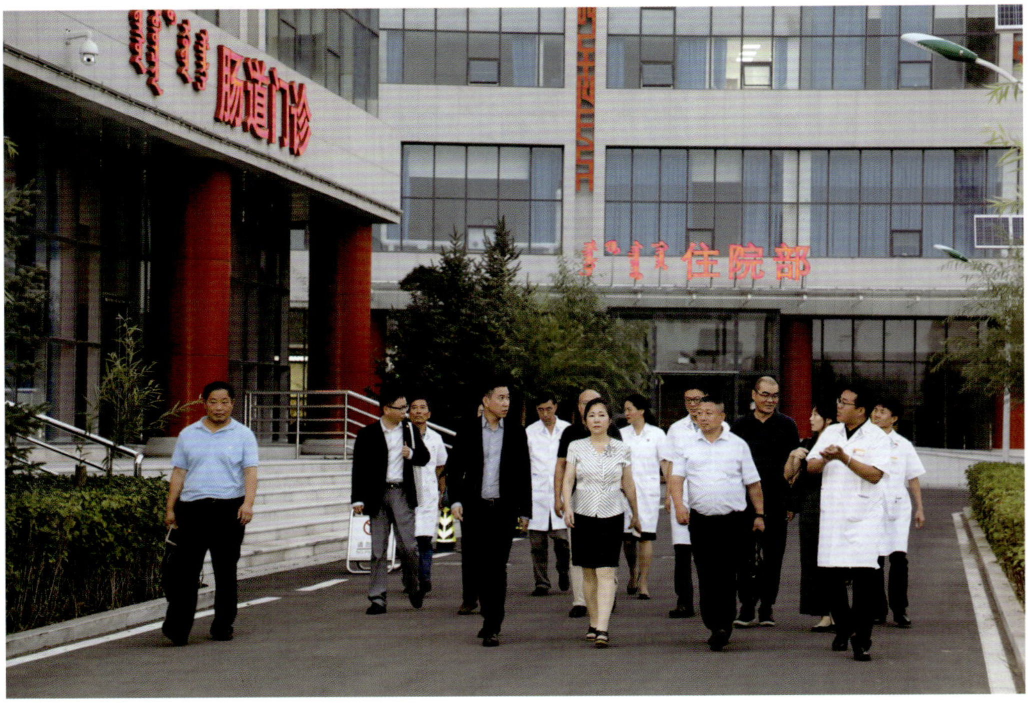

内蒙古医科大学乌兰书记视察医院

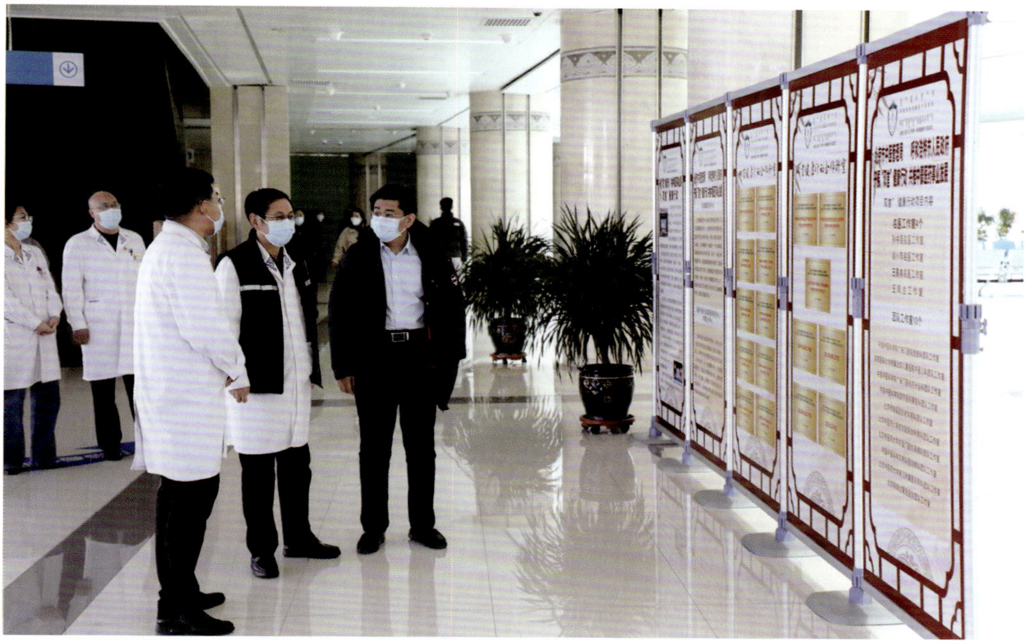

王浩雷副市长视察医院

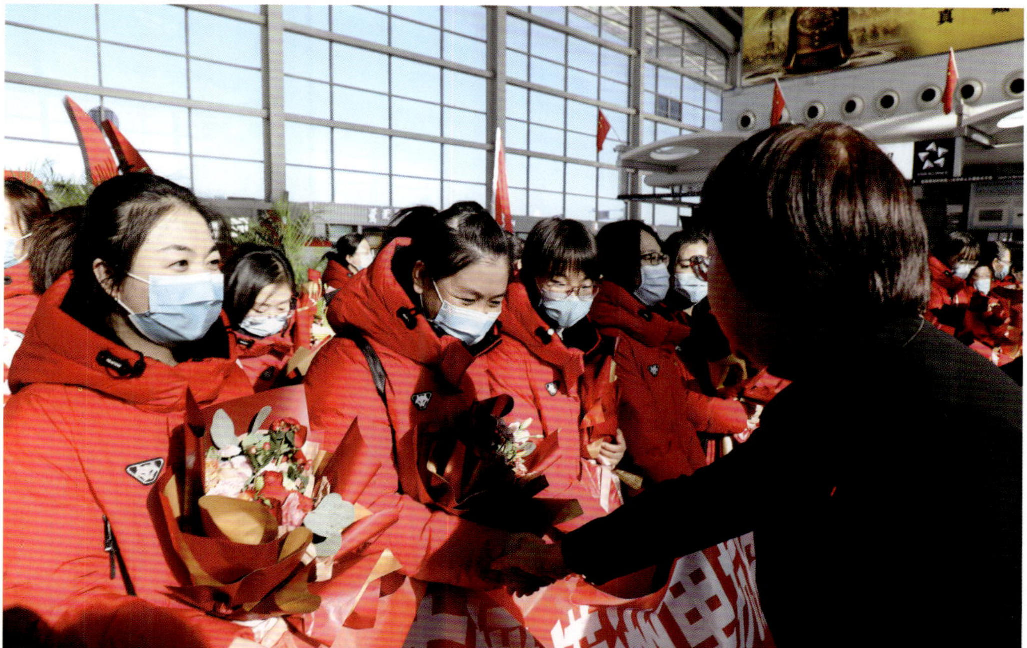

晓芳副市长看望驰援满洲里的医护人员

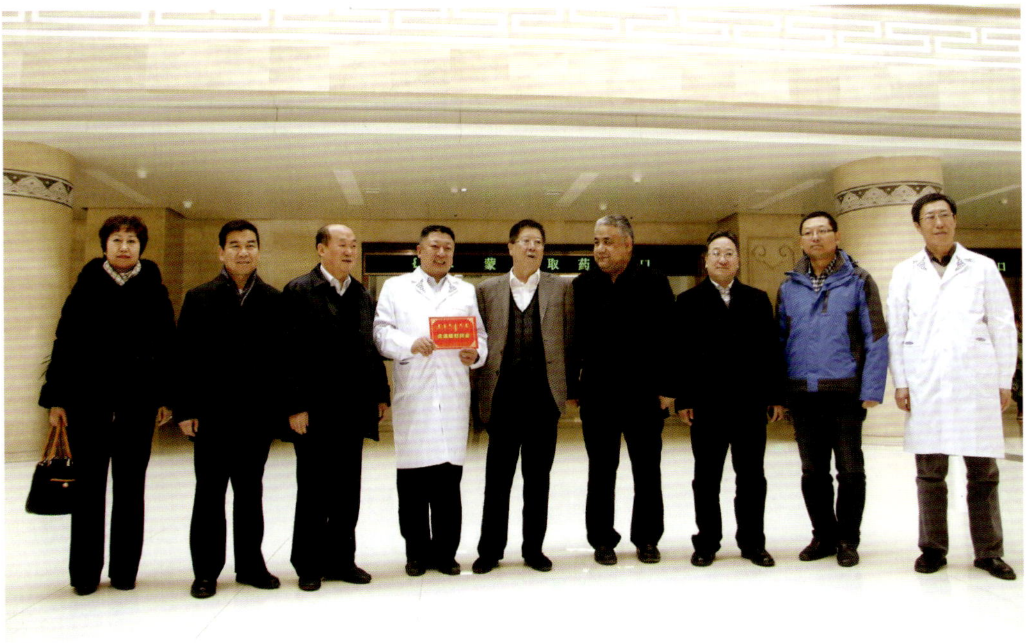

市领导春节慰问

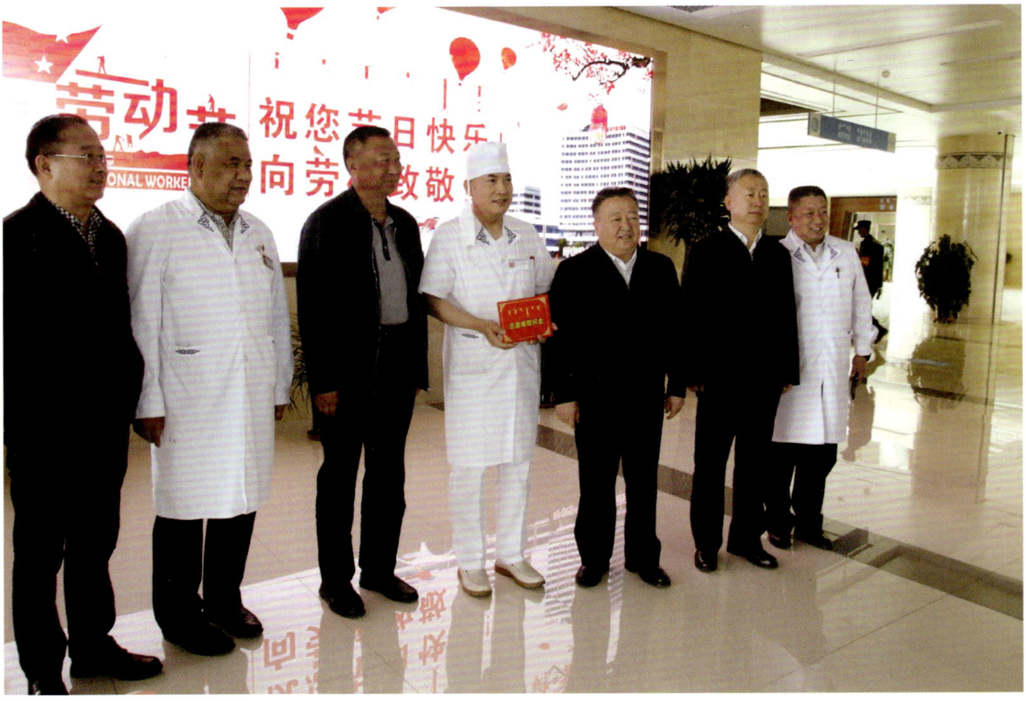

市领导慰问医院职工

市卫健委领导为获奖医师颁奖

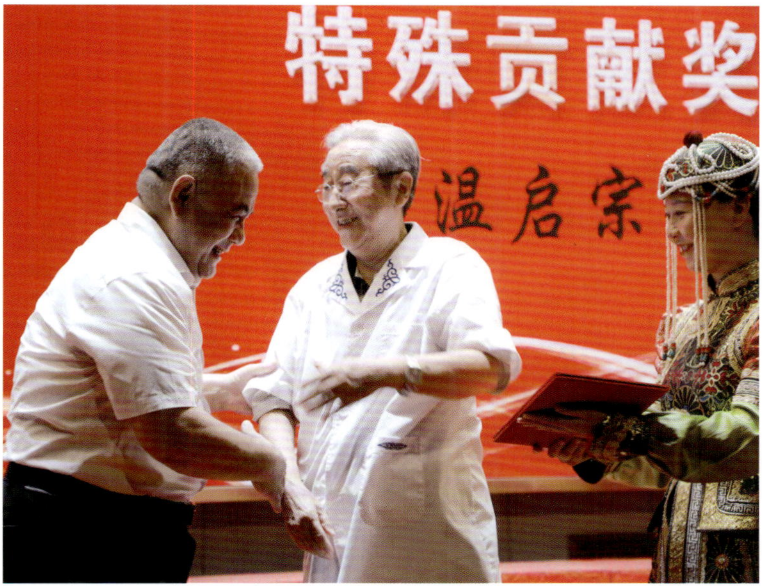

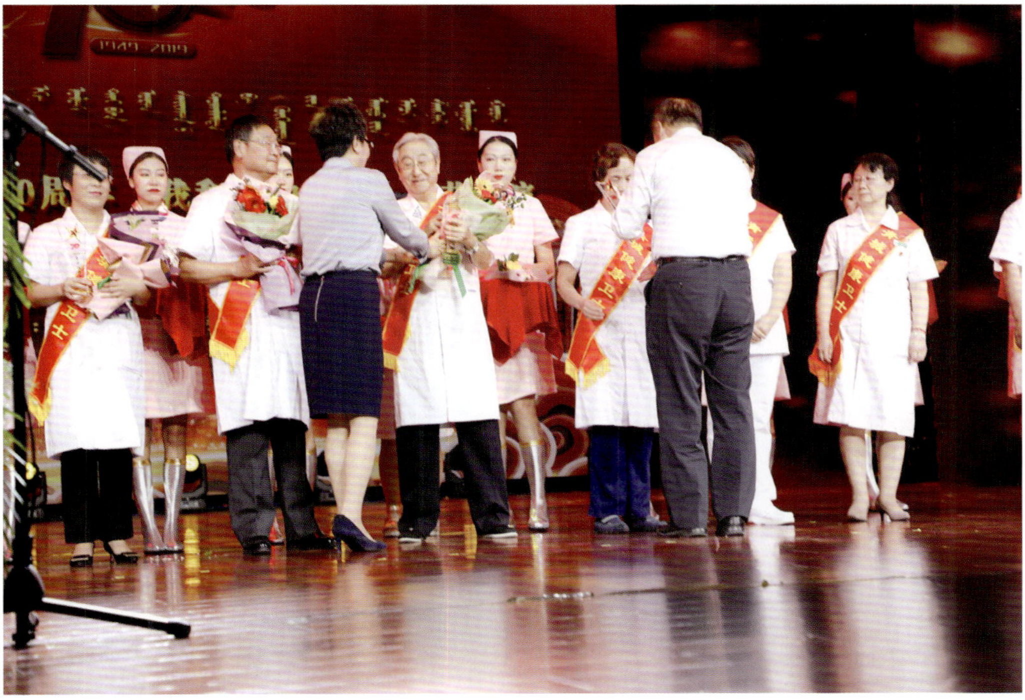

医院变迁

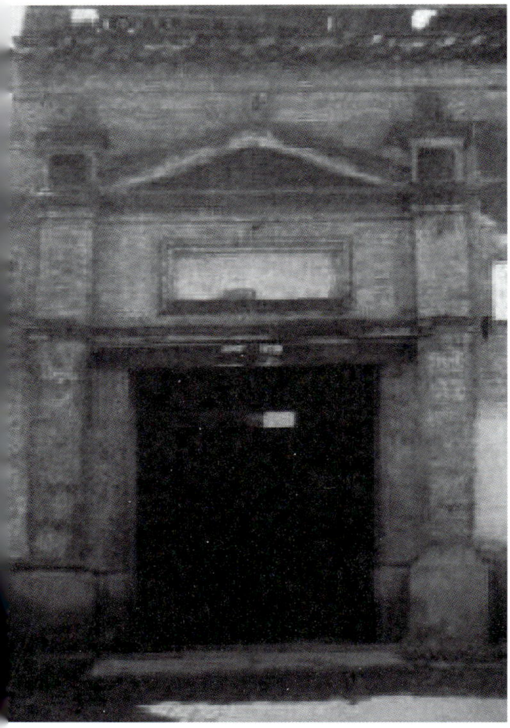

1978 年的呼市中医研究所
（三源成：玉泉区大南街 8 号）

1980 年的呼市中蒙医研究所
（回民区文化宫街 29 号）

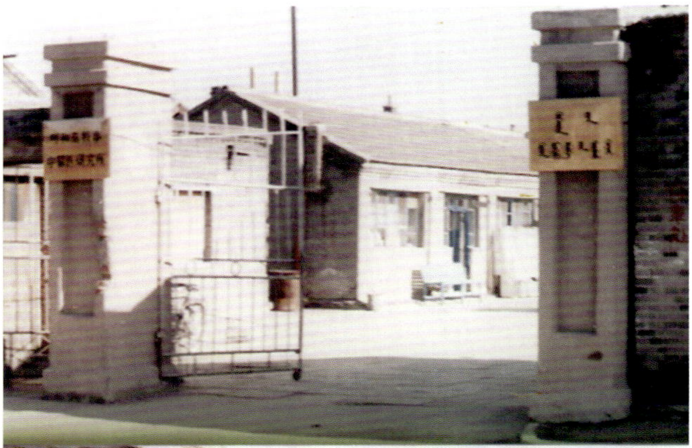

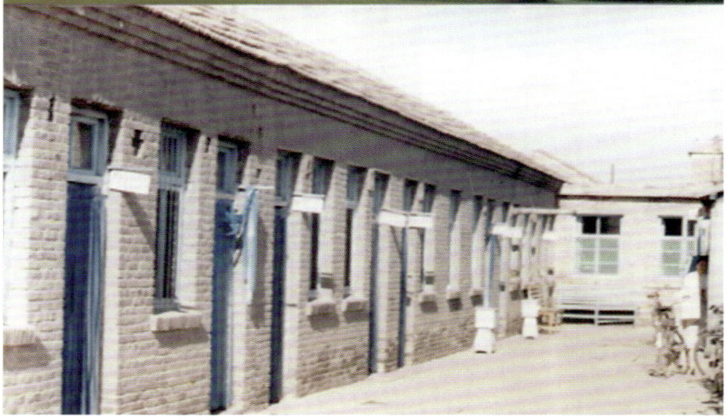

1988 年落成的医院大楼
（回民区文化宫街 29 号）

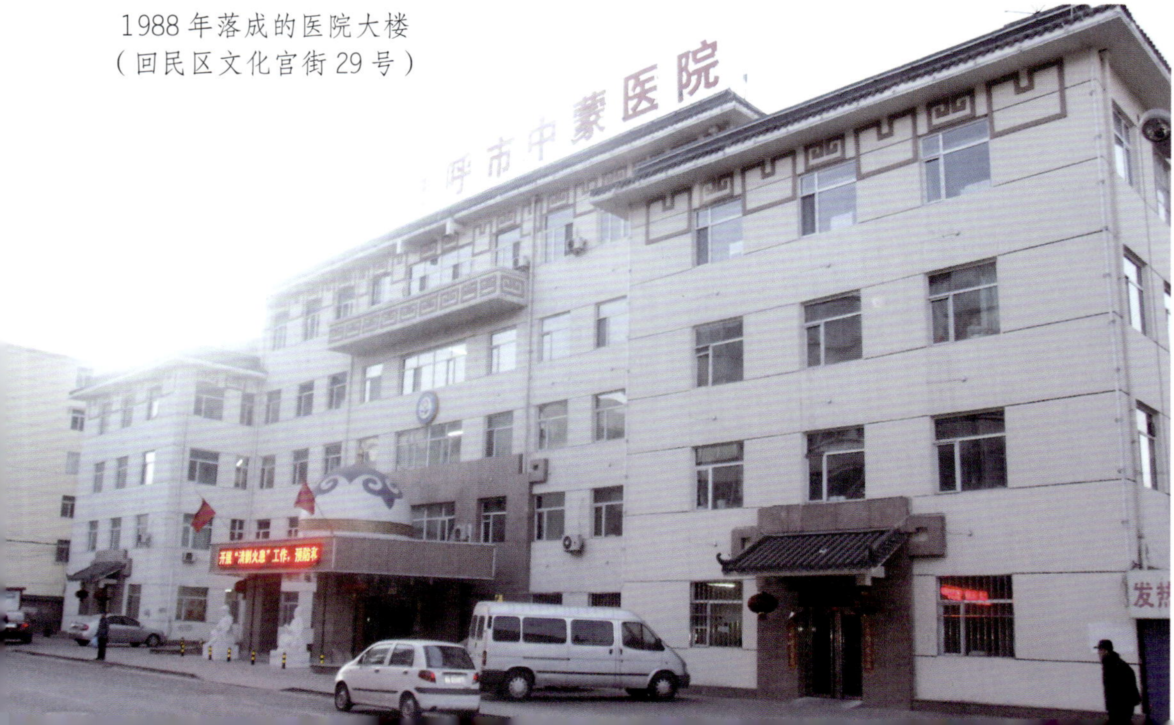

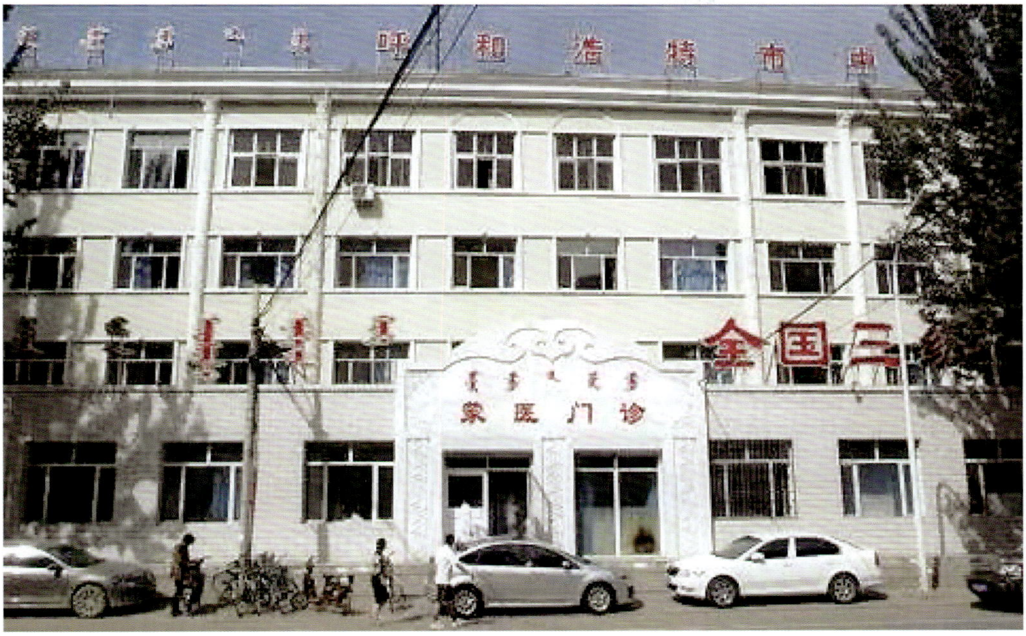

2012年医院扩建的部分建筑（文化宫街29号）

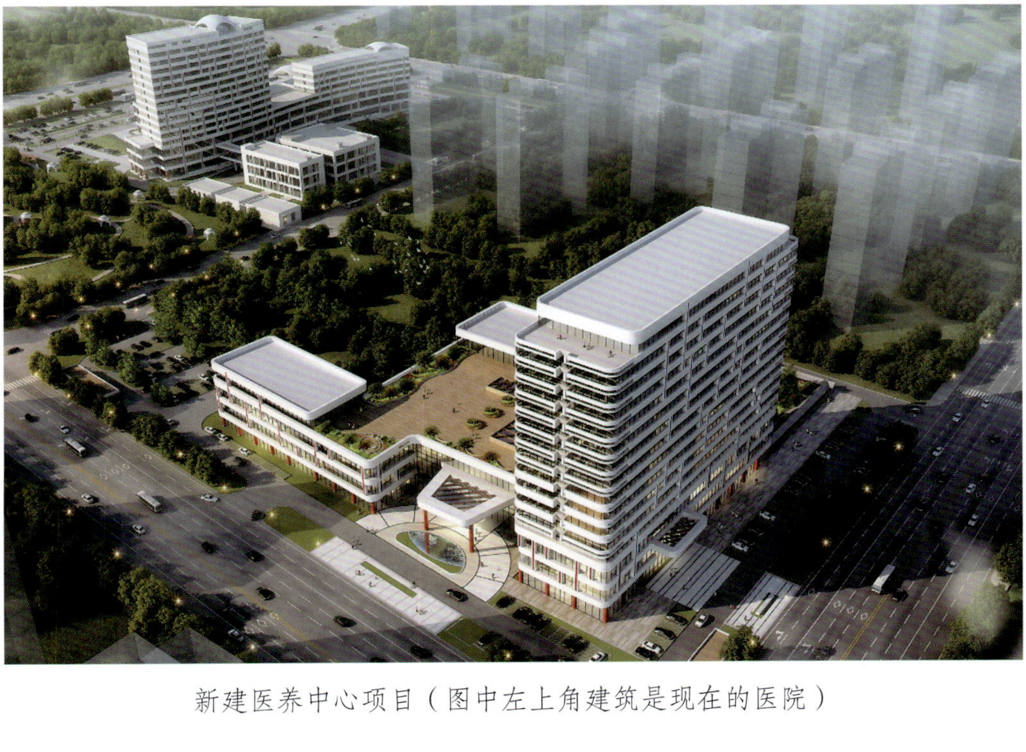

新建医养中心项目（图中左上角建筑是现在的医院）

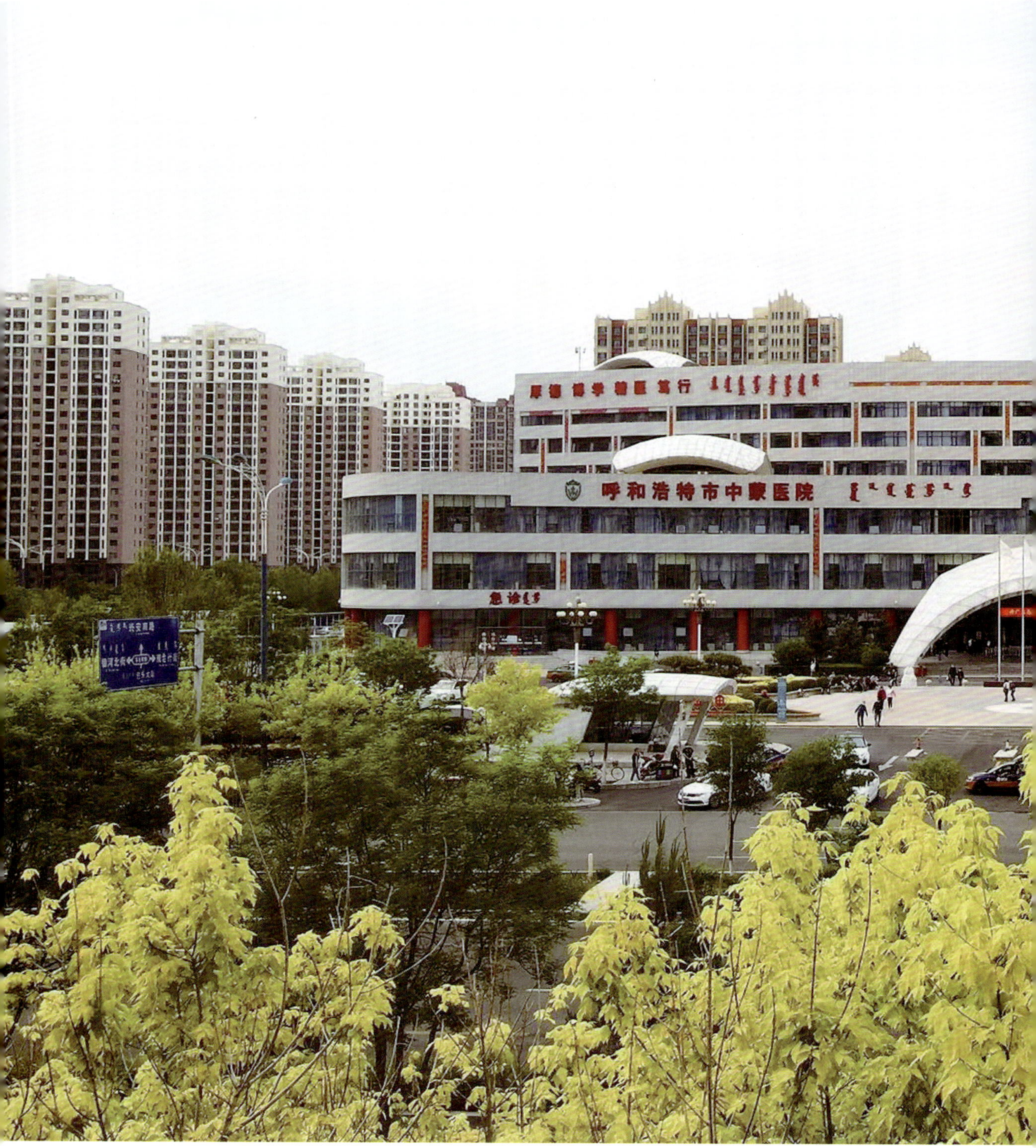

初秋的医院

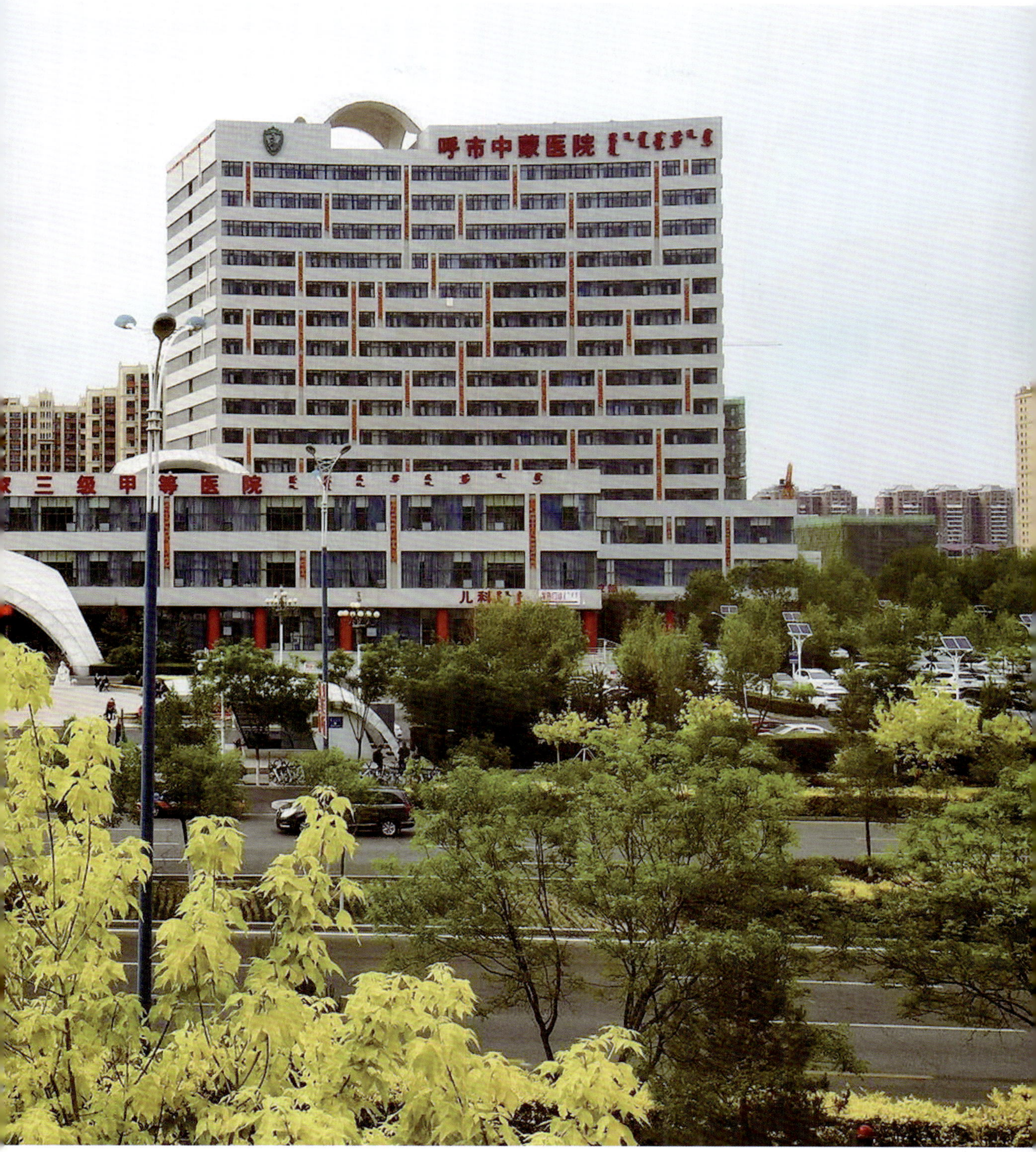
呼市中蒙医院
三级甲等医院
儿科

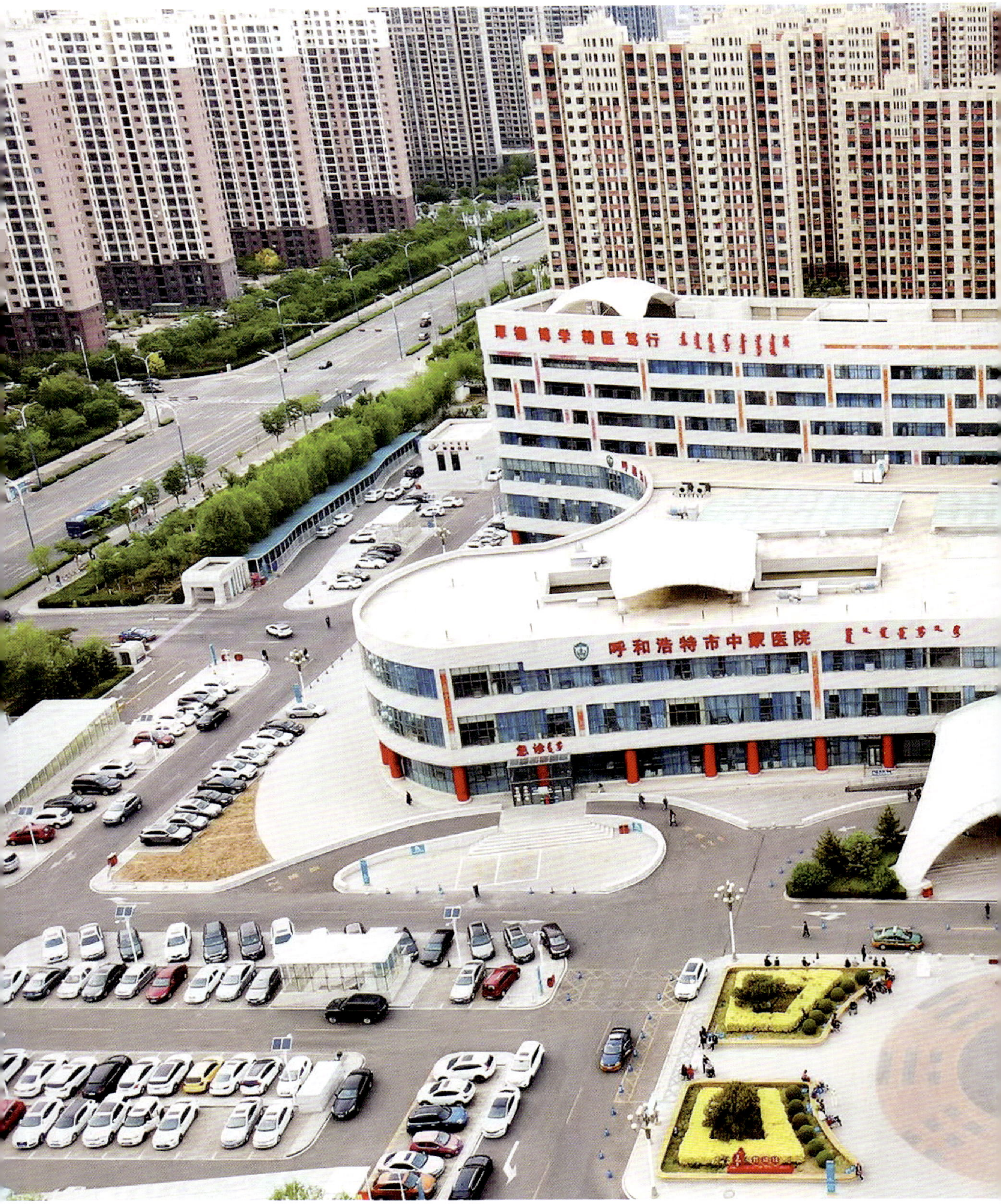

鸟瞰医院（赛罕区包头大街 5 号）

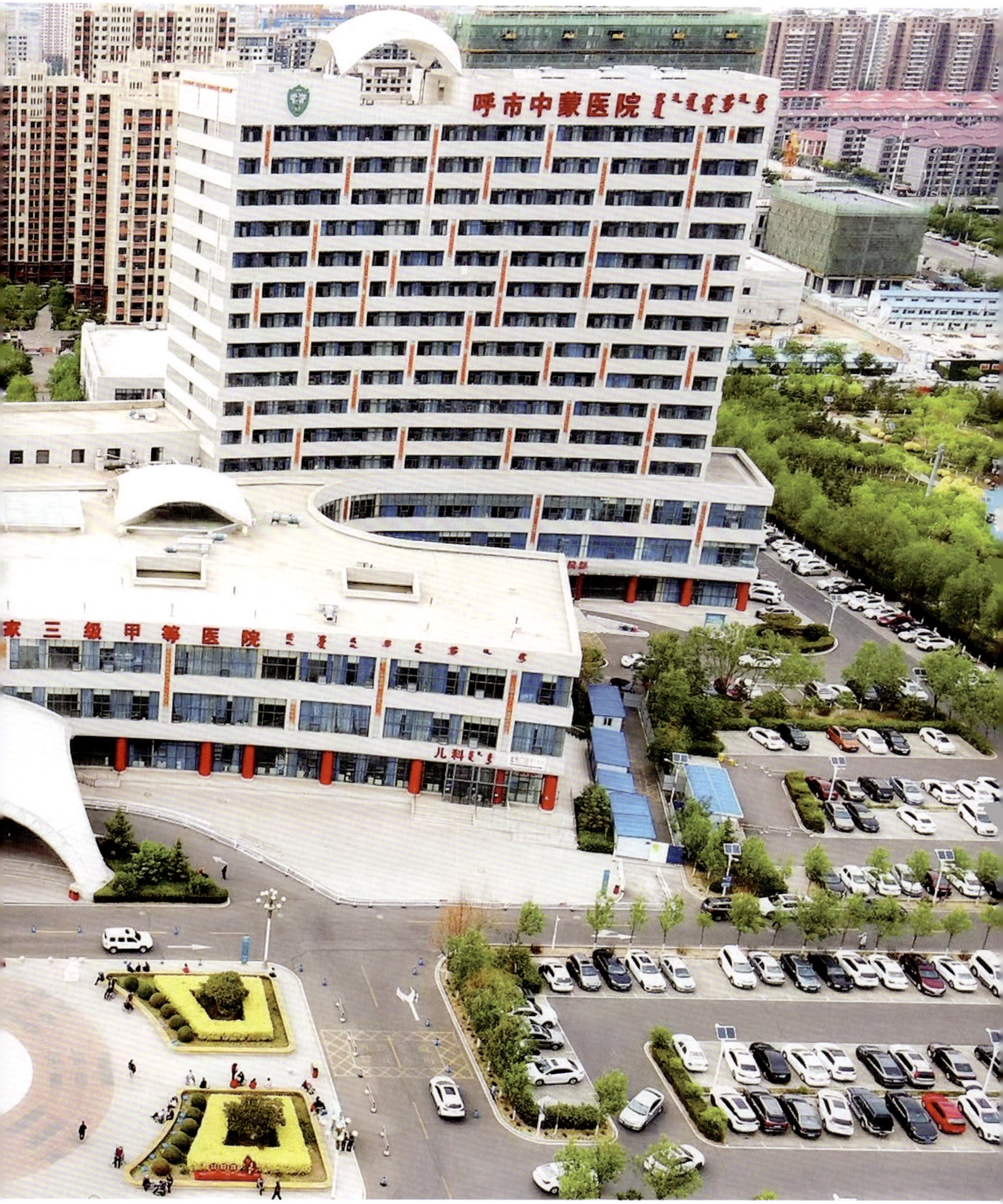
呼市中蒙医院
家三级甲等医院
儿科

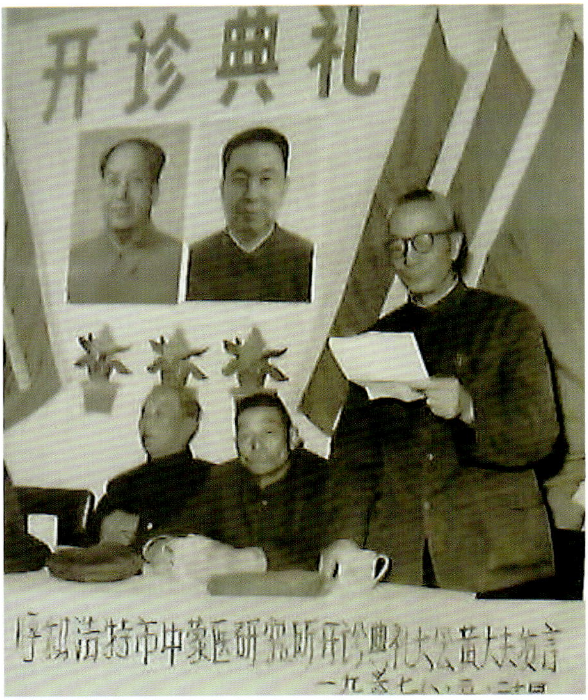
开诊典礼
呼和浩特市中蒙医研究所开诊典礼大会黄大夫发言

呼市中蒙医研究所开诊典礼（1978 年）

呼市中蒙医研究所职工合影（1978 年）

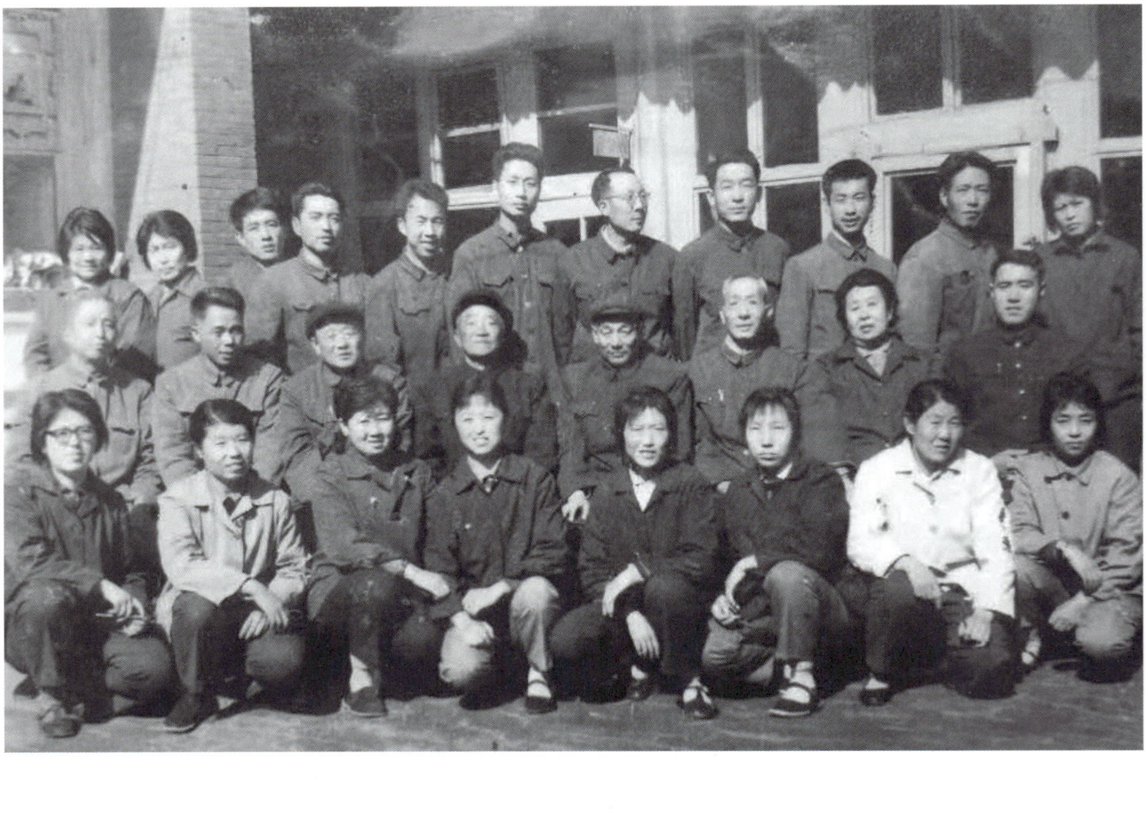

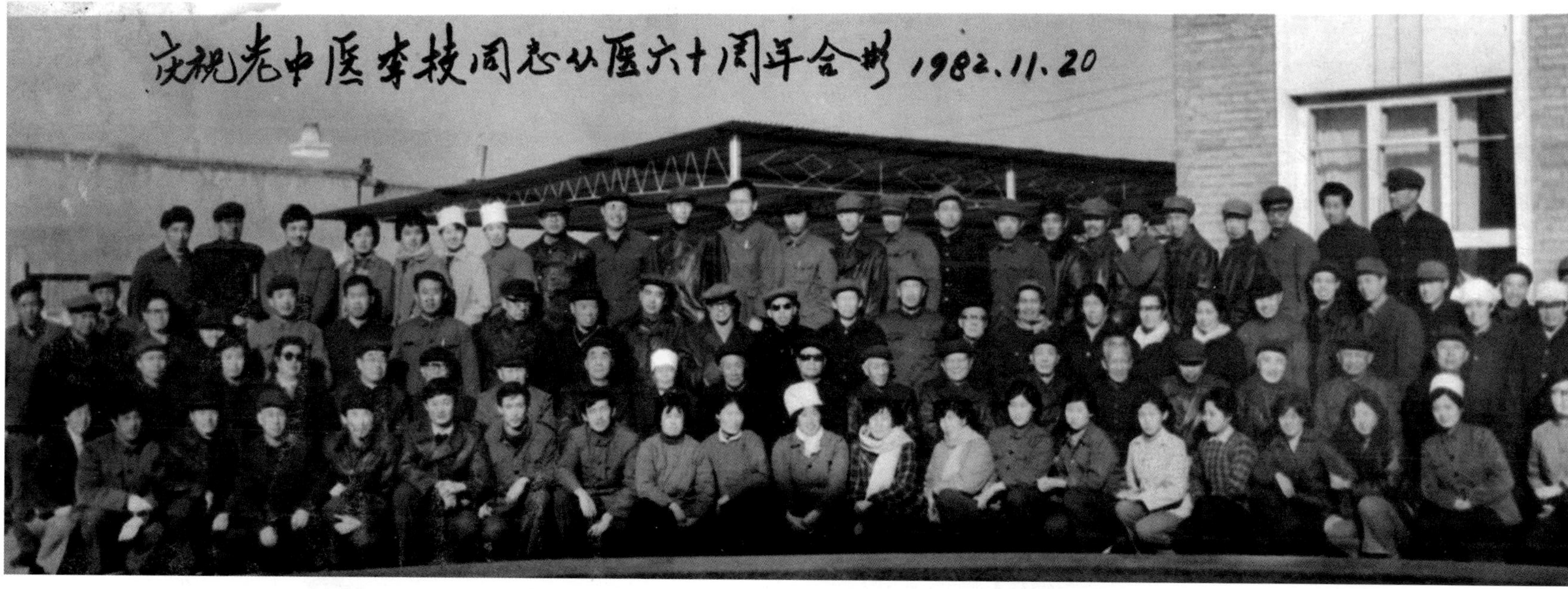
庆祝老中医李枝同志从医六十周年合影 1982.11.20

正骨专家李枝从医60周年纪念

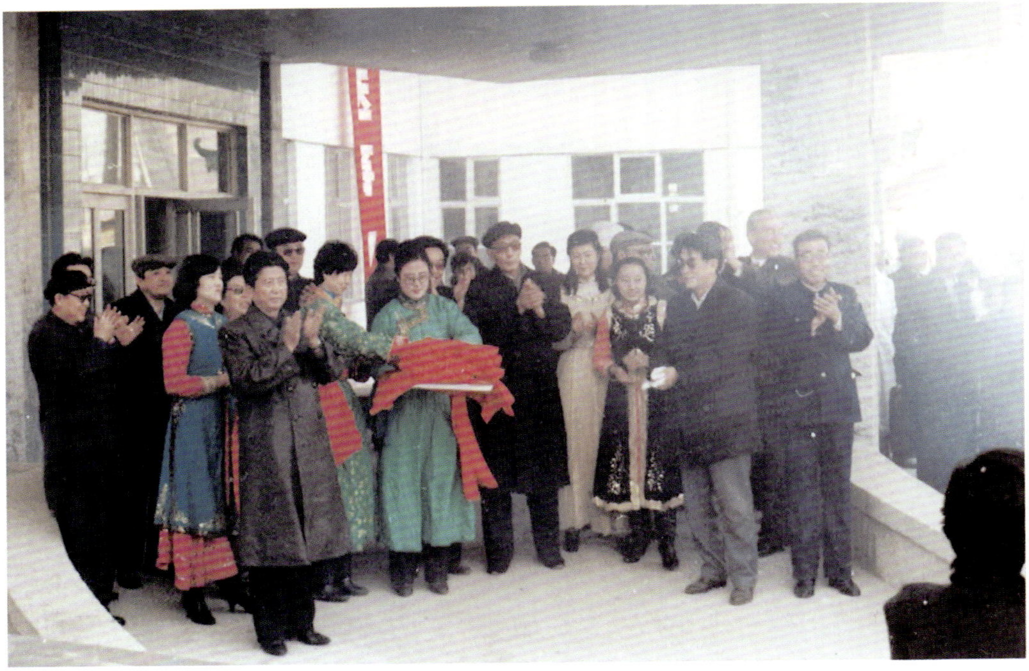

医院综合楼落成剪彩仪式（1988 年）

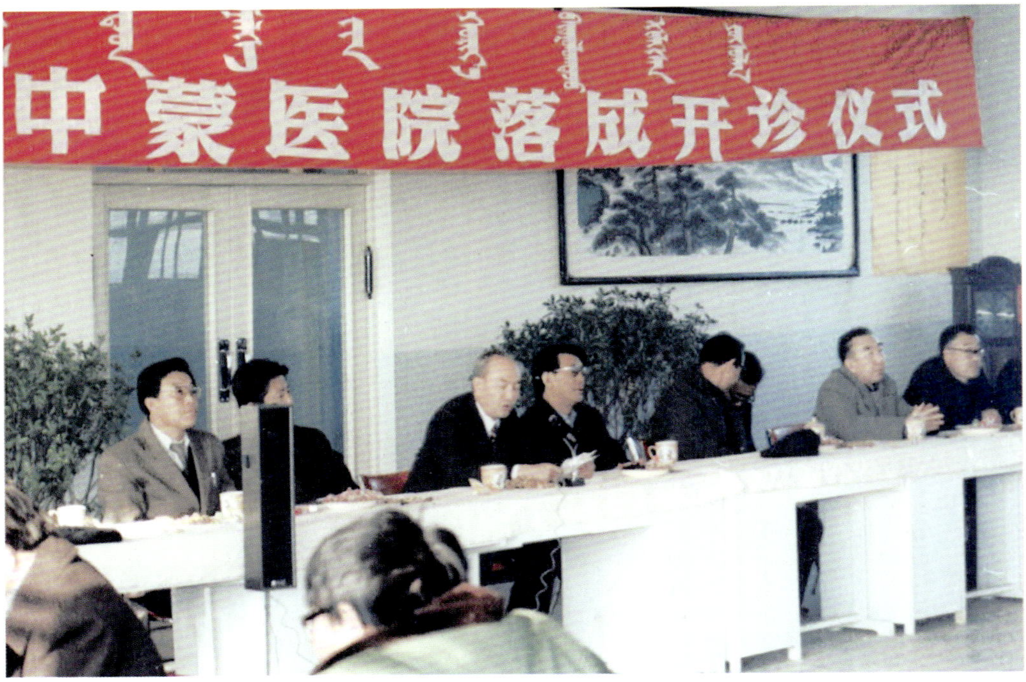

医院新建综合楼开诊仪式（1988 年）

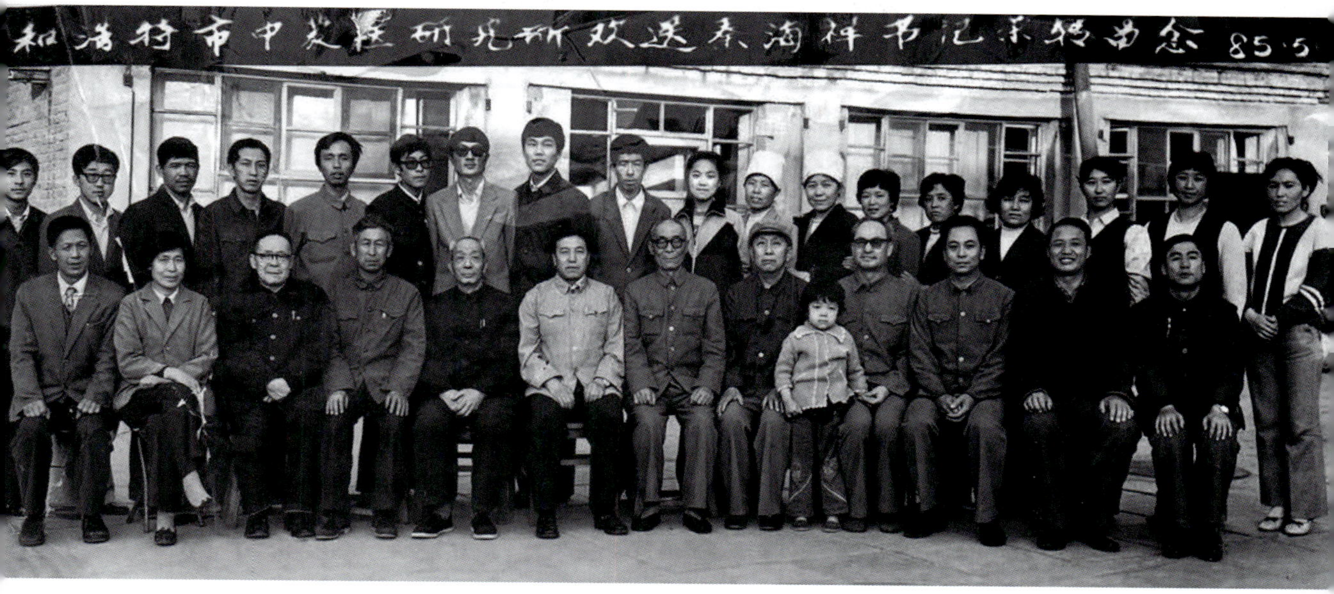
和浩特市中蒙医研究所欢送秦海祥书记荣转留念 85.5

欢送支部书记合影

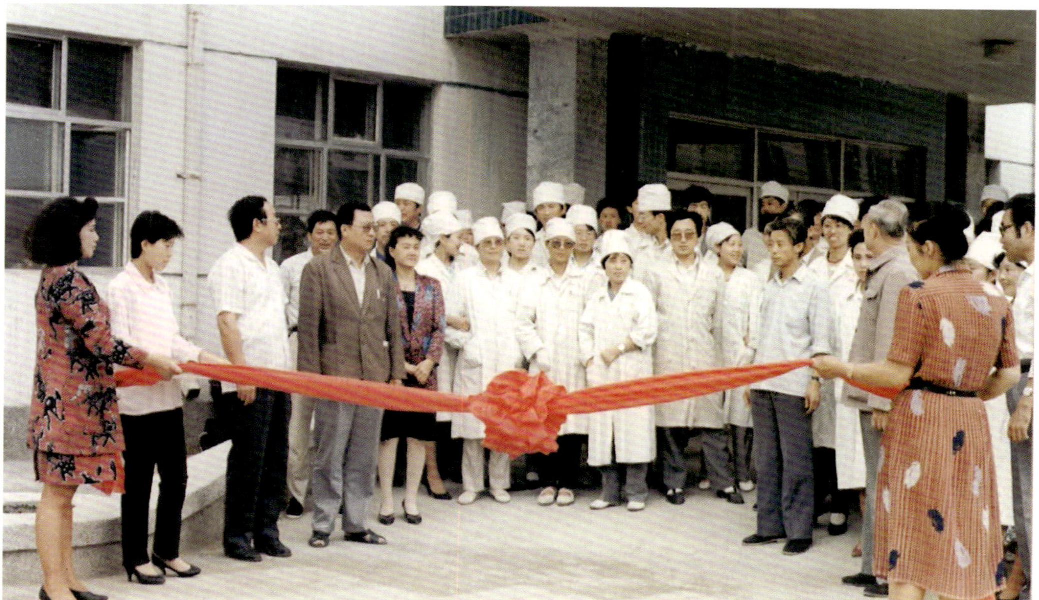

市卫生局领导参加类风湿病科研联合体成立剪彩仪式（1990年）

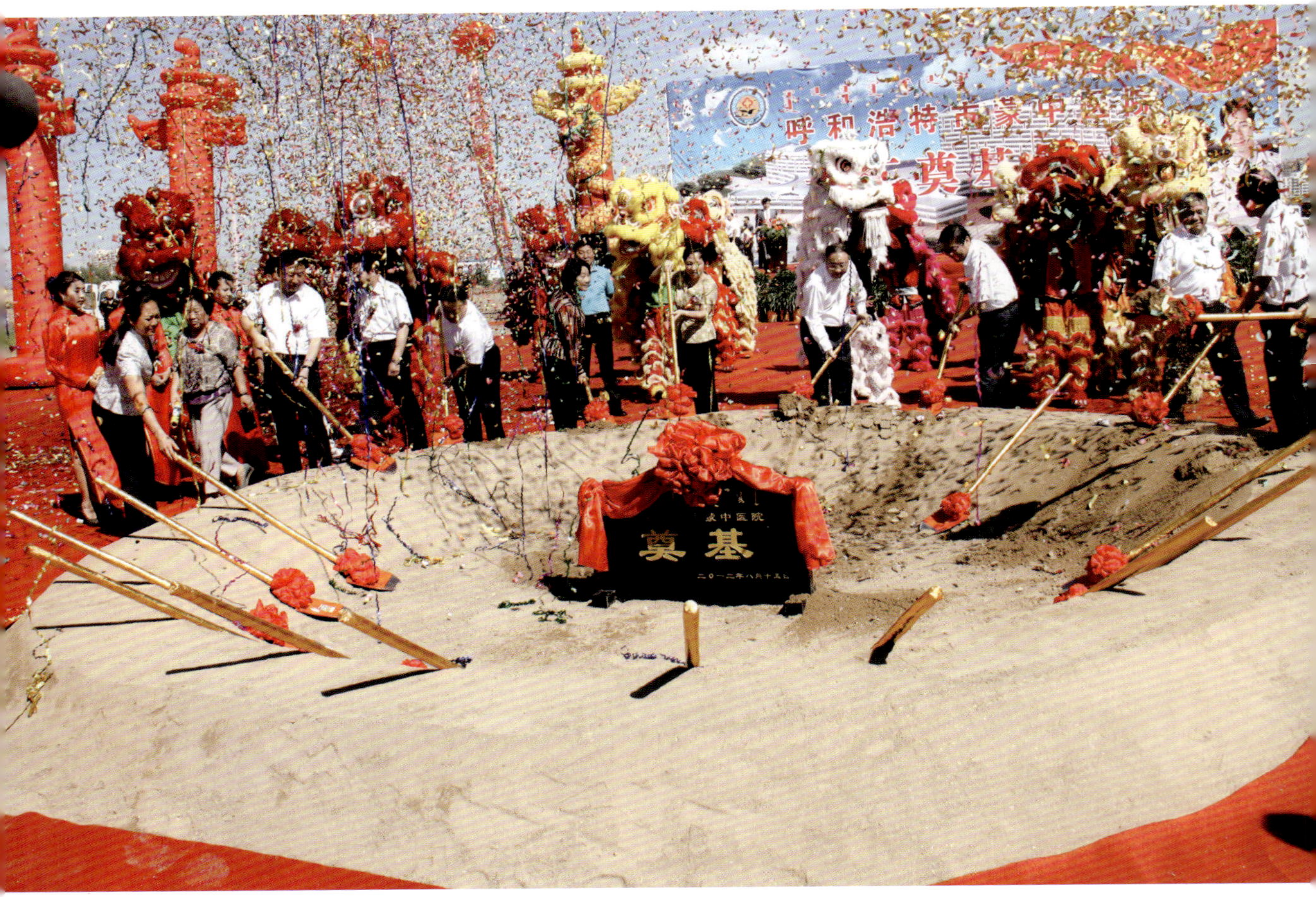

医院新建项目开工奠基（2012 年）

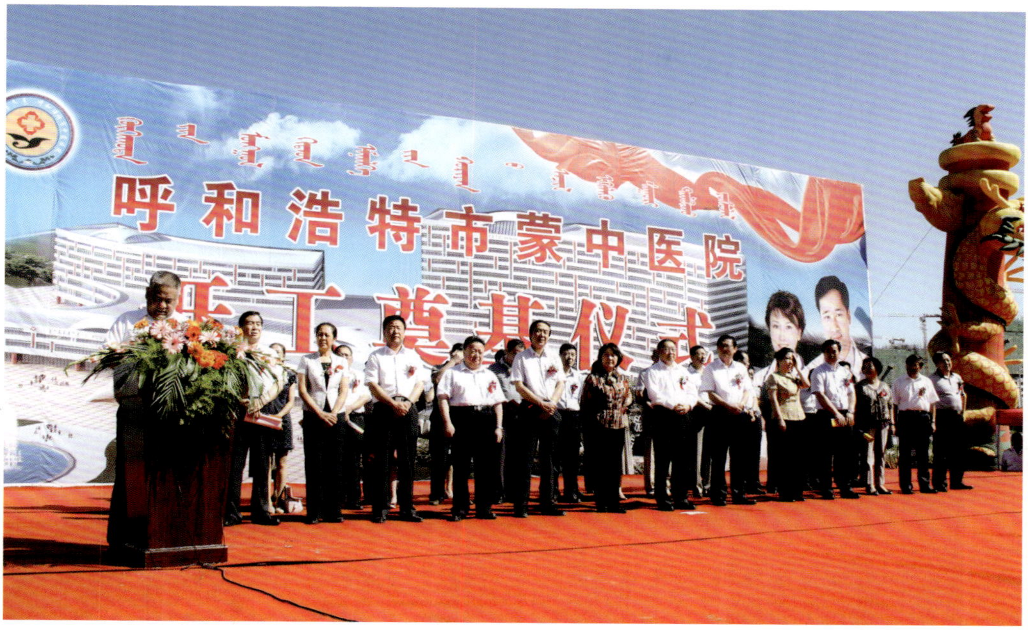

医院新建项目开工奠基仪式 （2012 年）

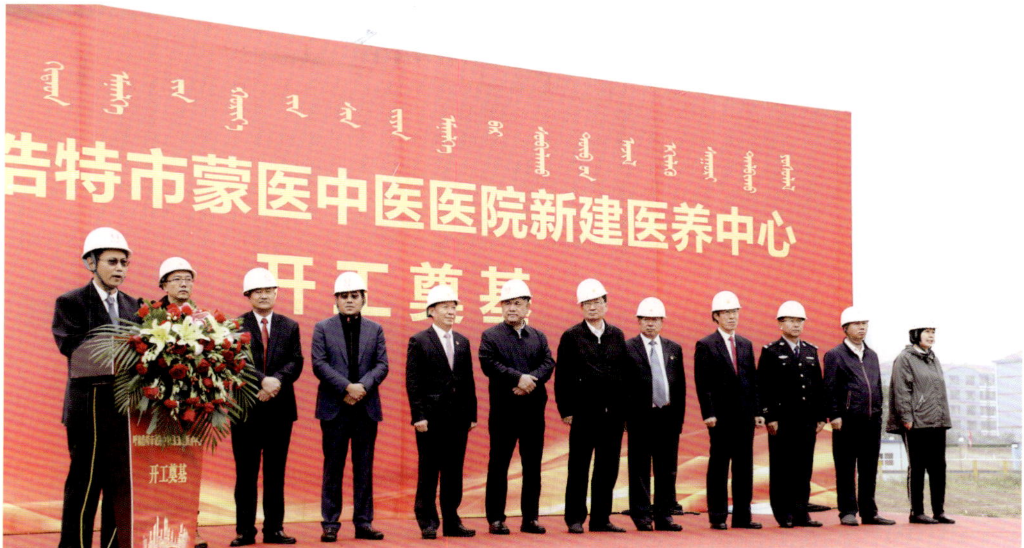

医养中心项目开工奠基仪式（2020 年）

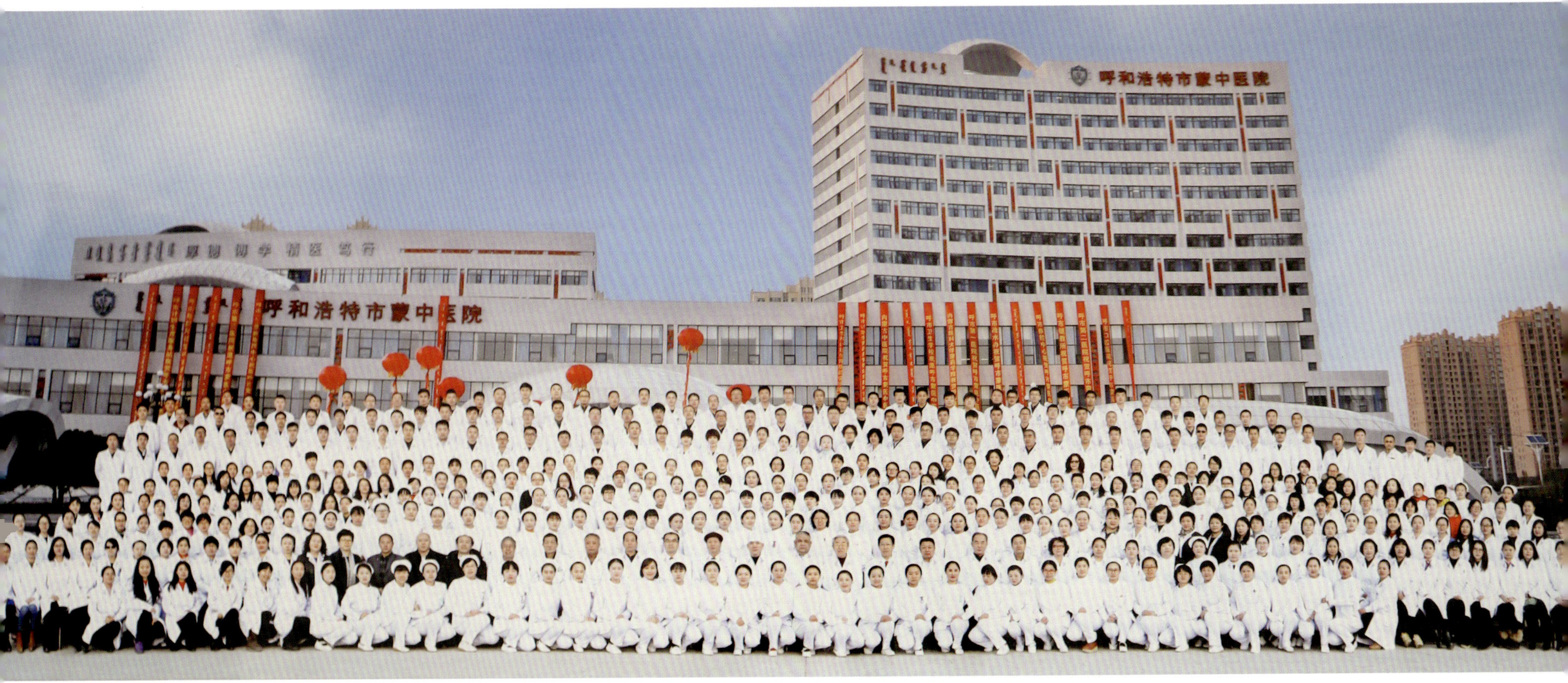

医院新址开诊庆典部分职工留念（2016年）

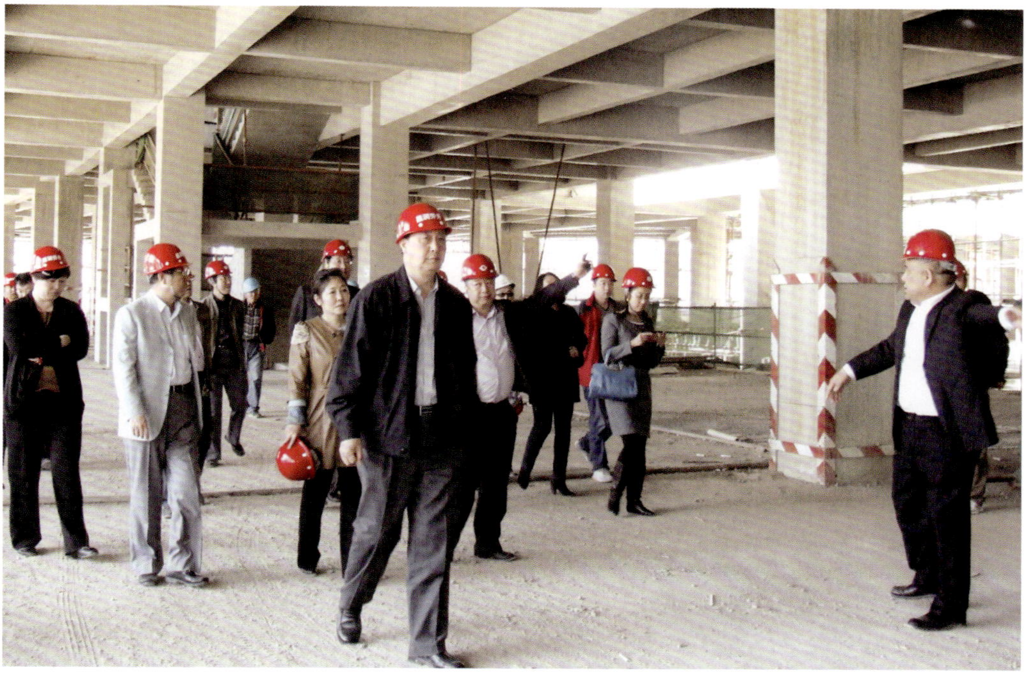

领导考察新楼建设情况

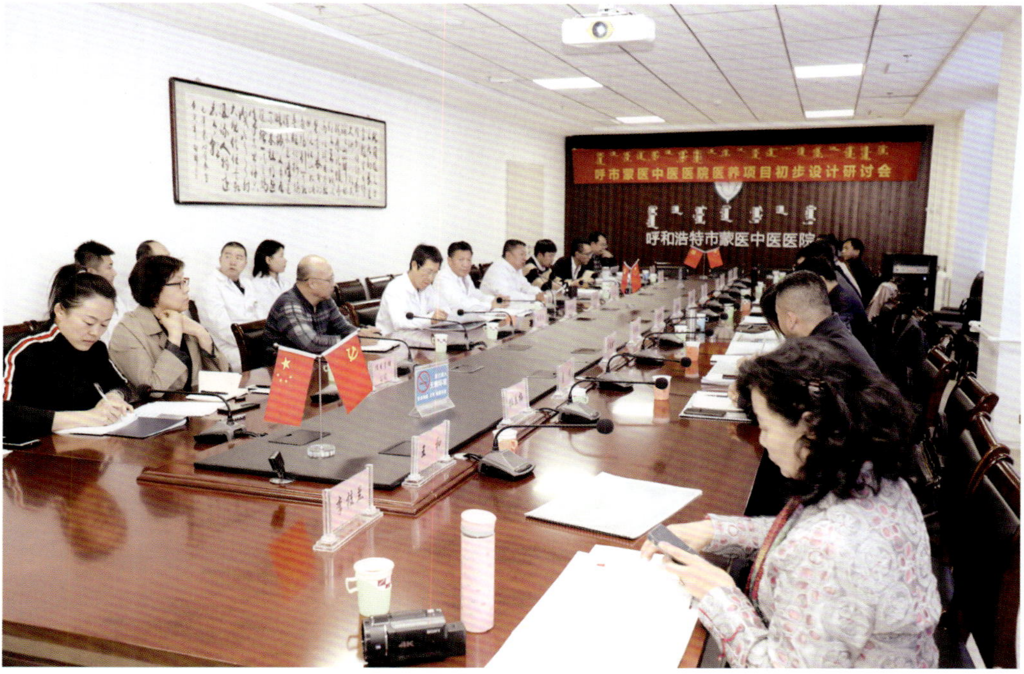

医养项目初步设计研讨会

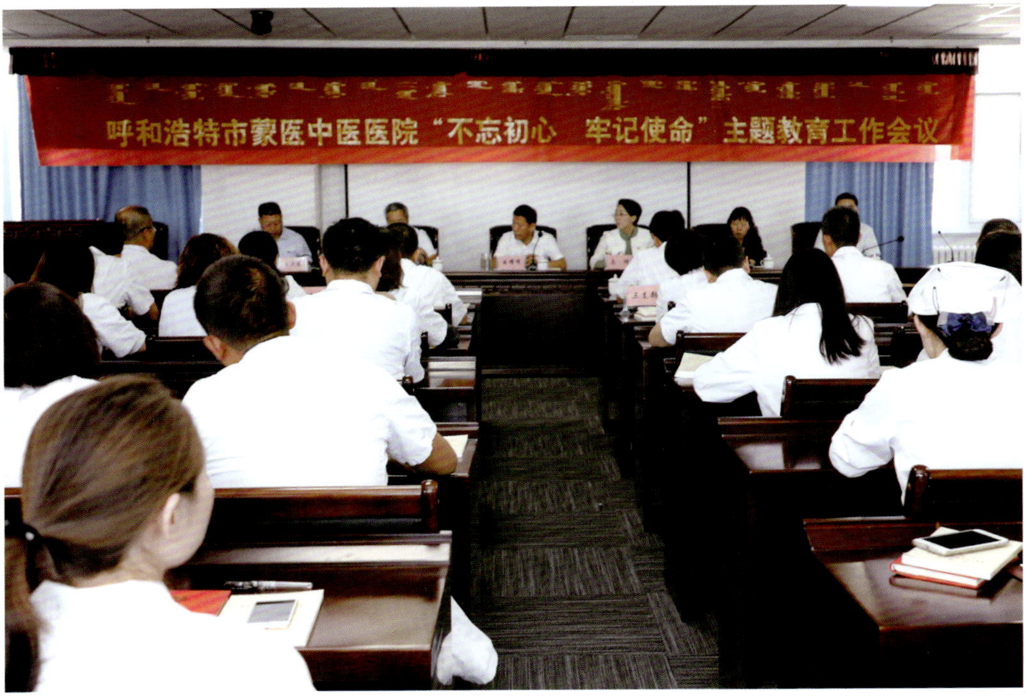

“不忘初心、牢记使命”主题教育工作会议

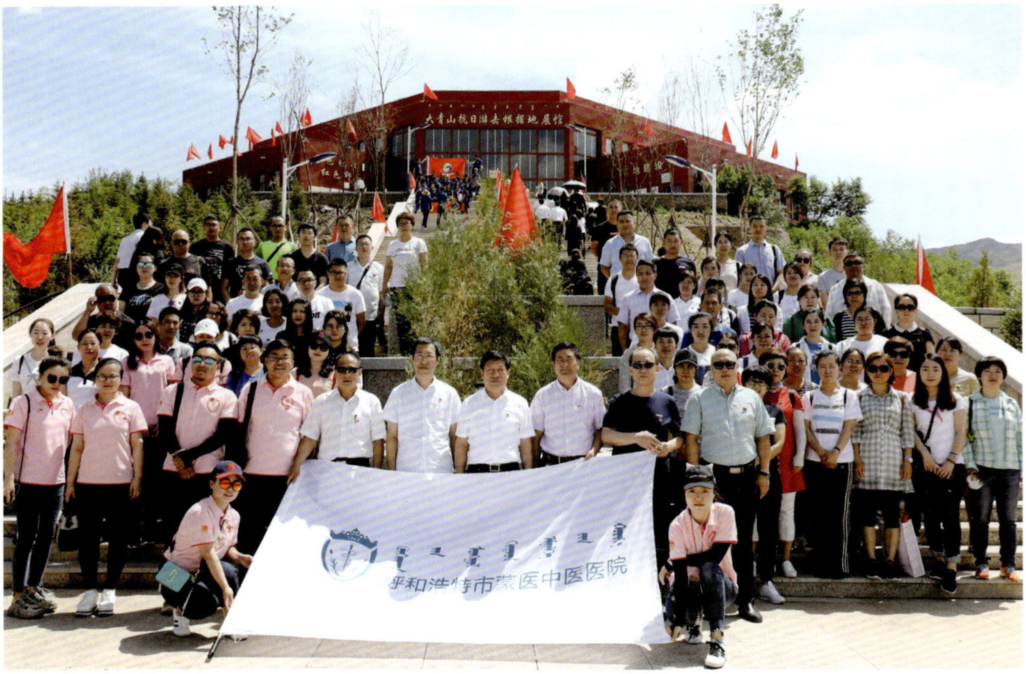

参观爱国主义教育基地

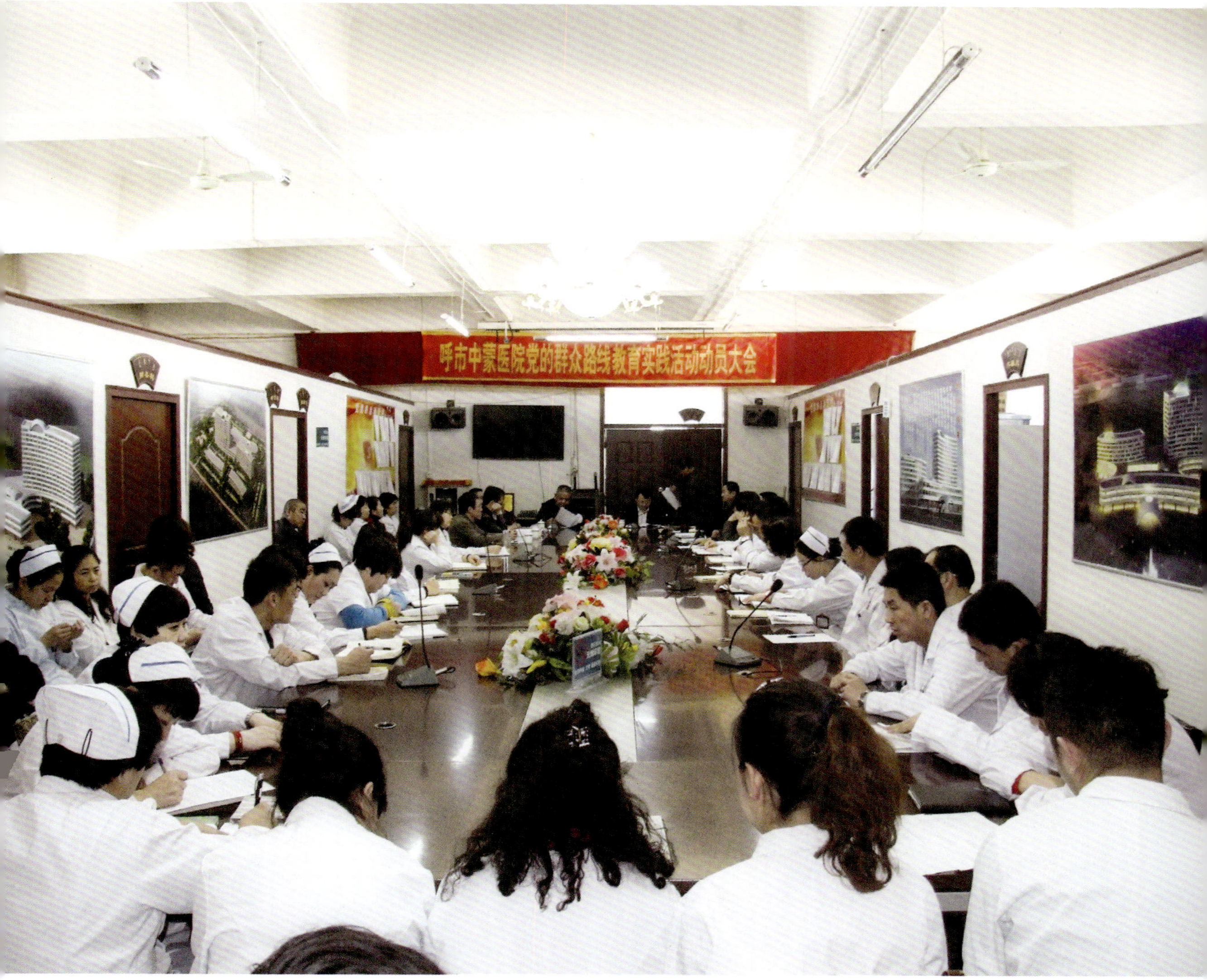

党的群众路线教育实践活动动员大会

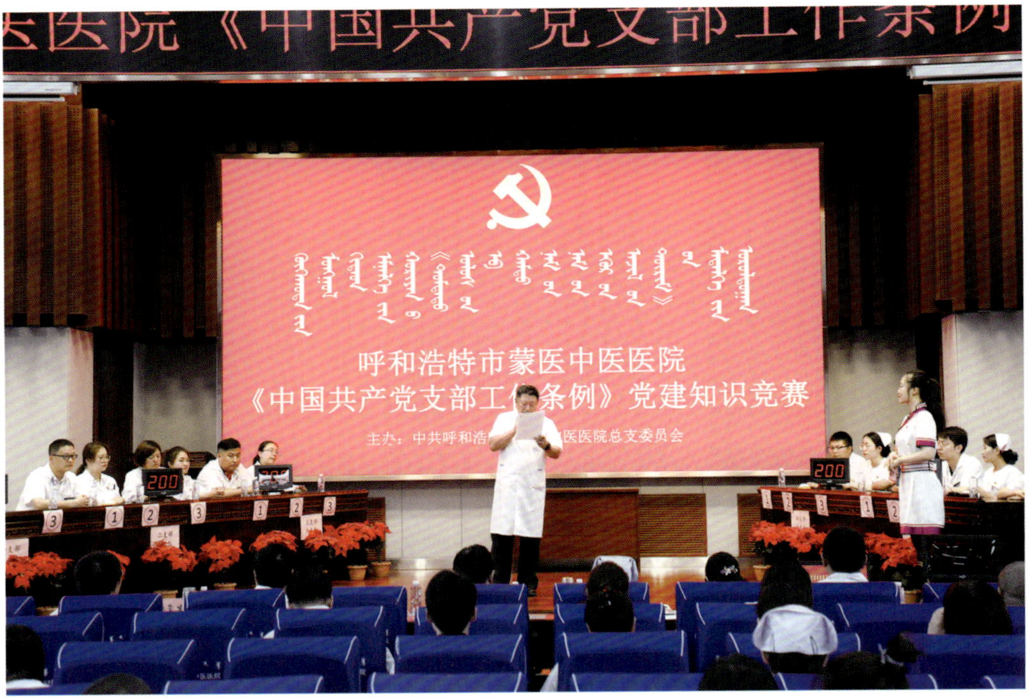

党建知识竞赛

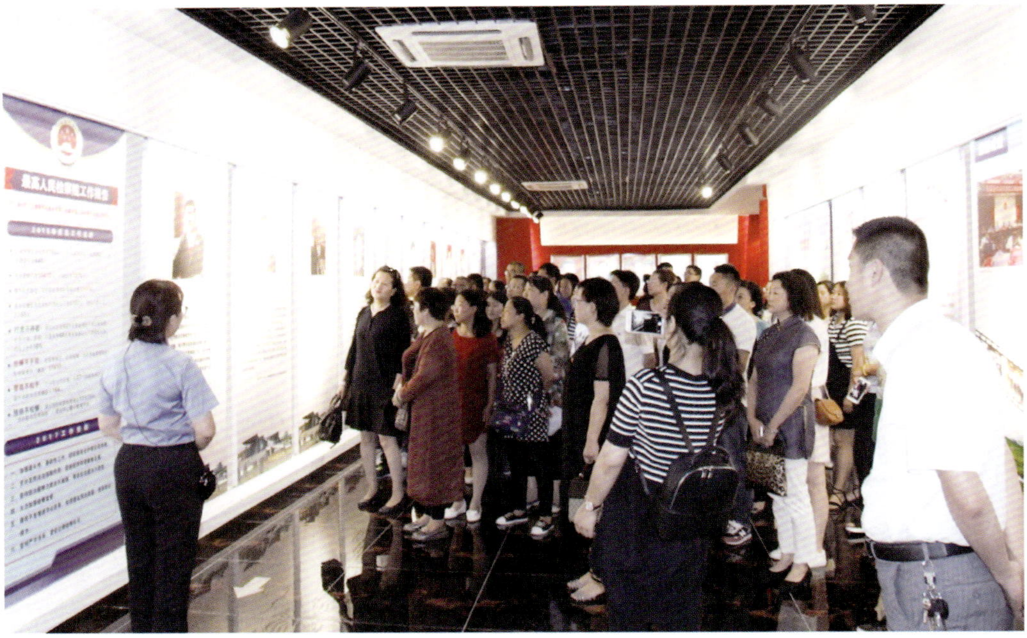

党风廉政教育

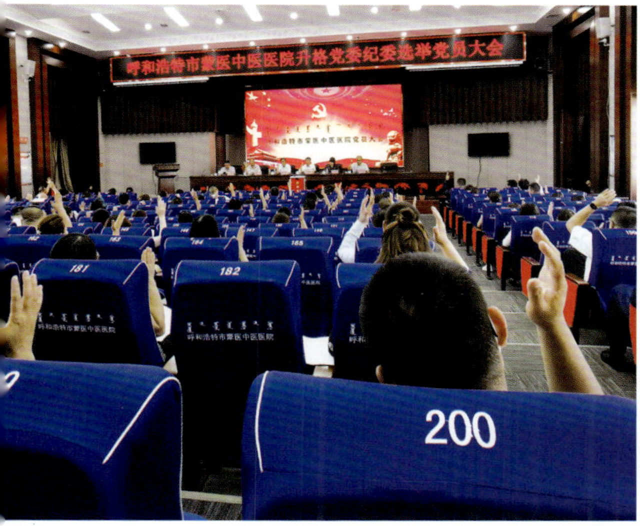

党总支升格为党委暨换届大会

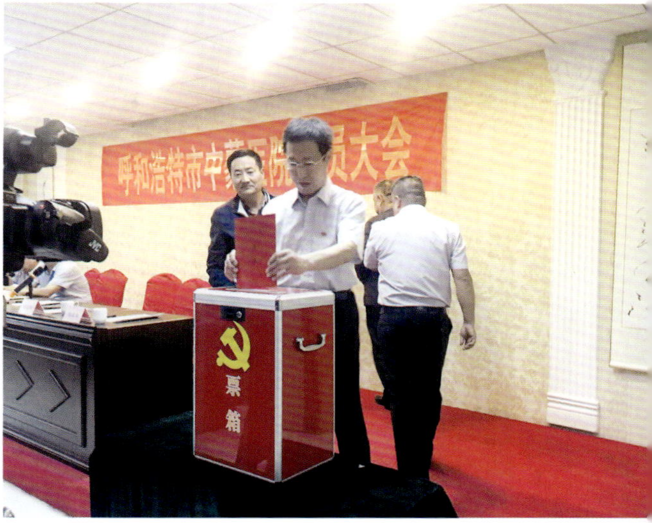

党组织换届选举

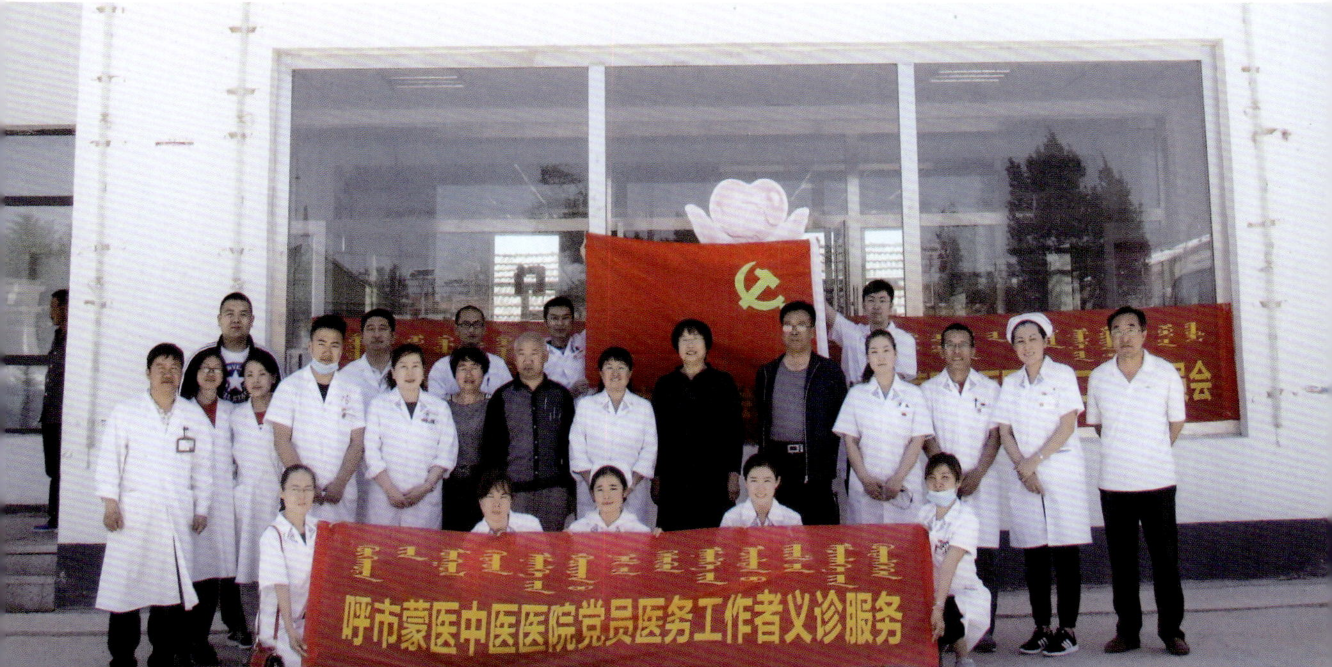

党员医务工作者义诊服务

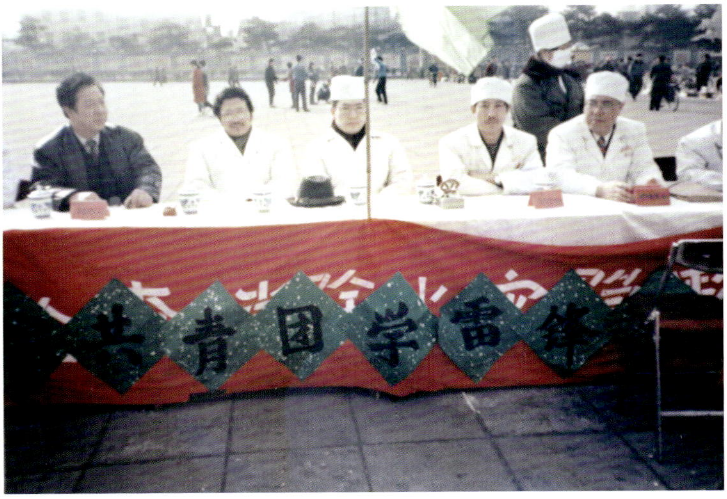

共青团学雷锋活动

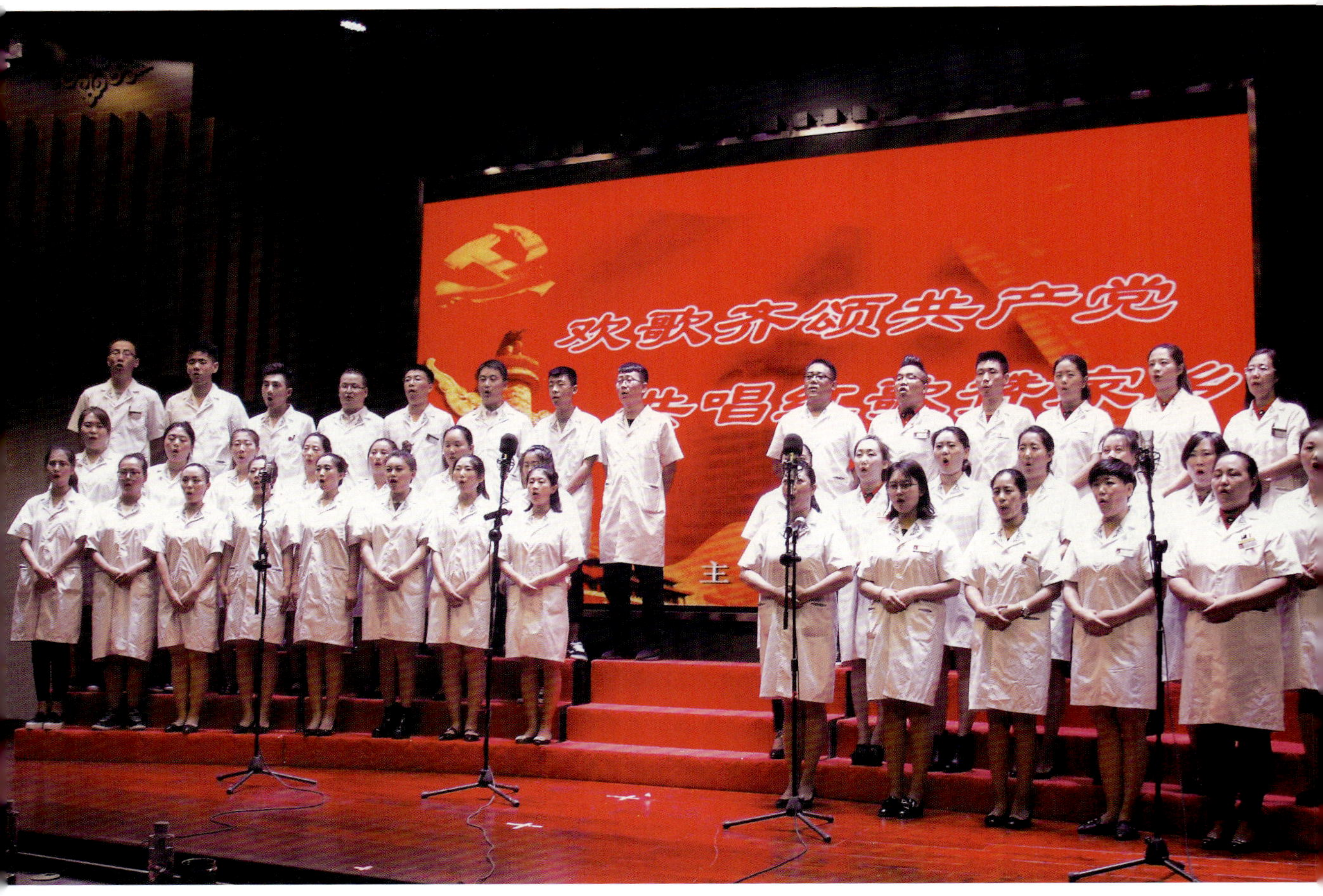

红歌会

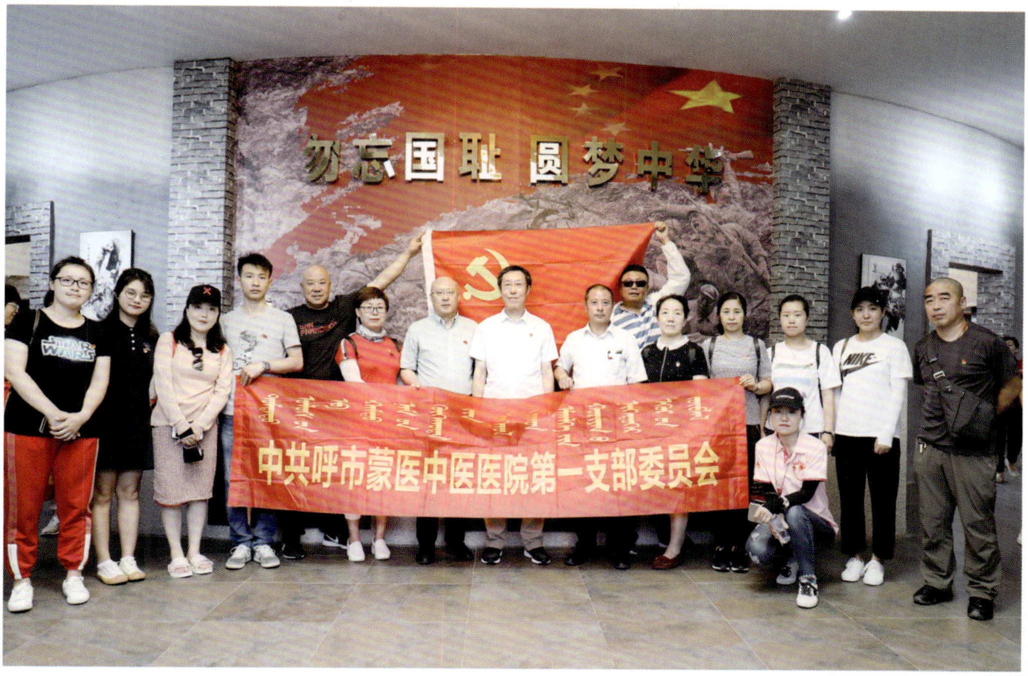

接受红色教育

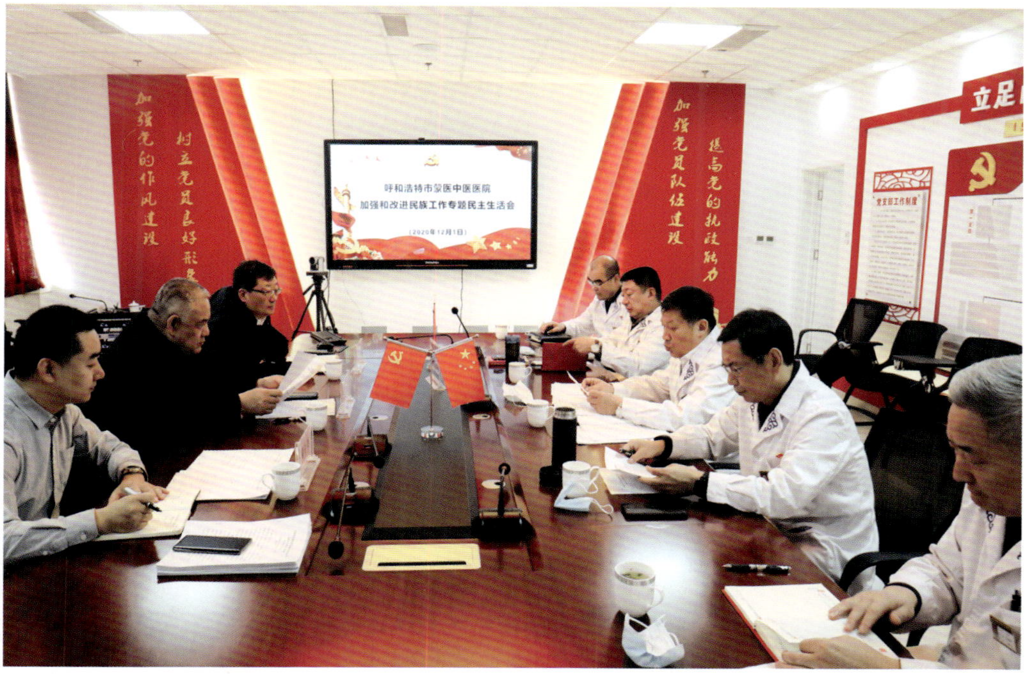

加强和改进民族工作专题民主生活会

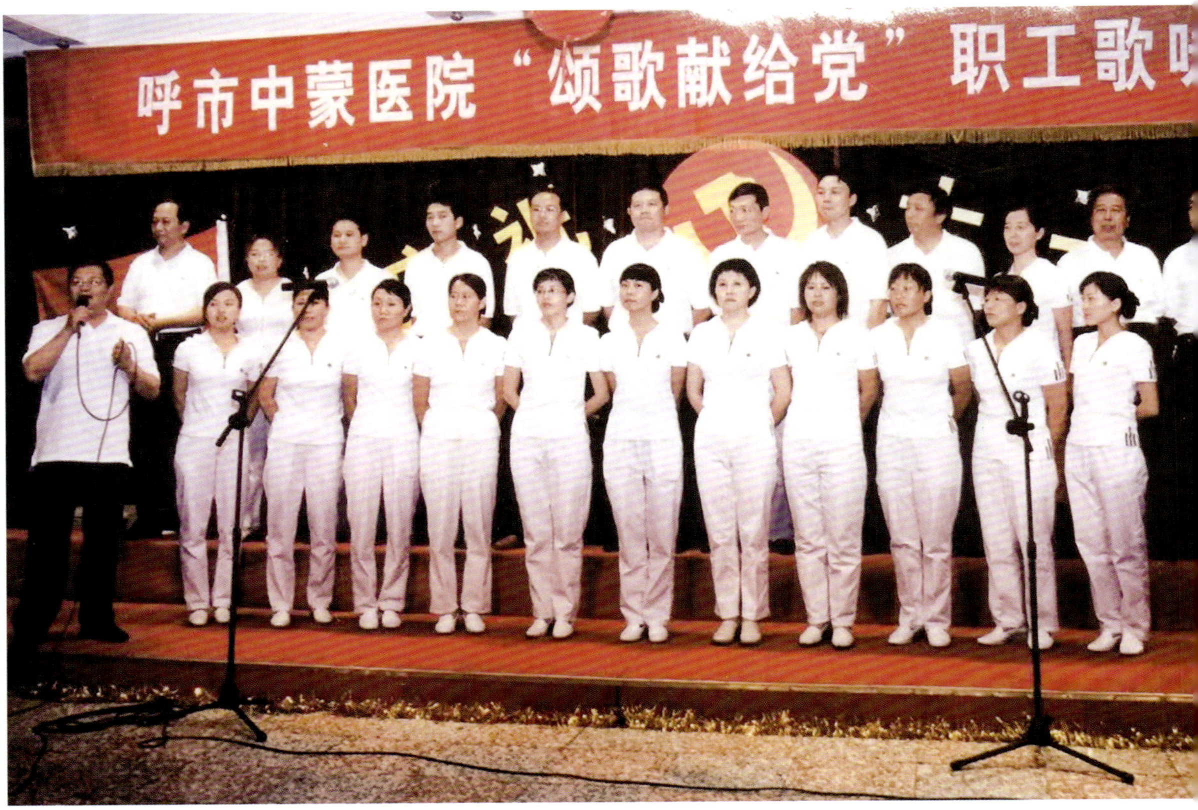

"庆七一，颂歌献给党"歌咏大会

重温入党誓词

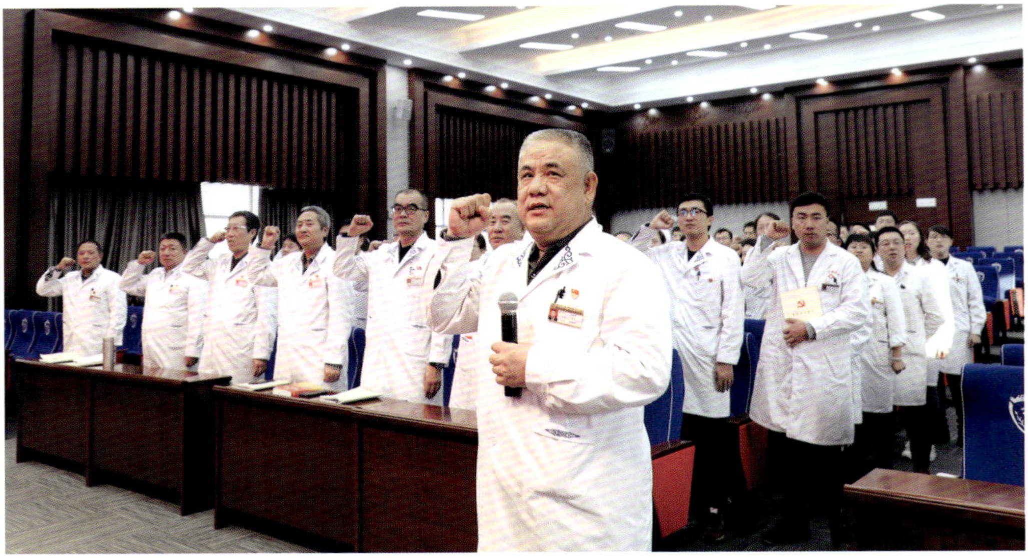

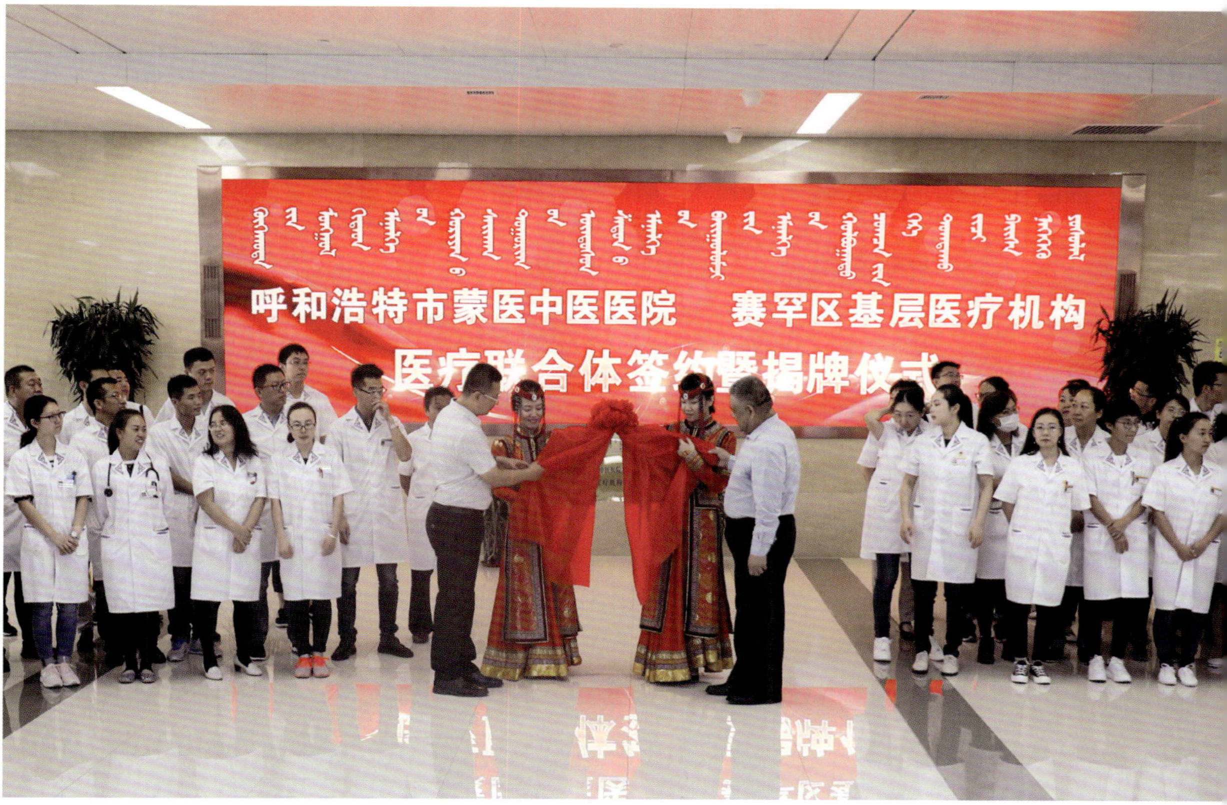

“联合体”揭牌仪式

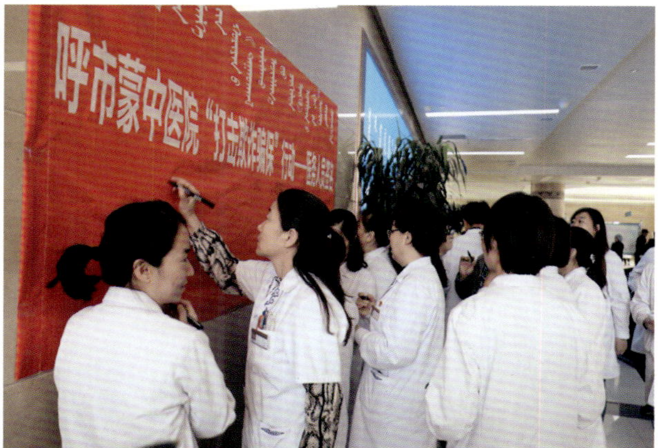

“打击欺诈骗保”专项行动

“联合体”签约仪式

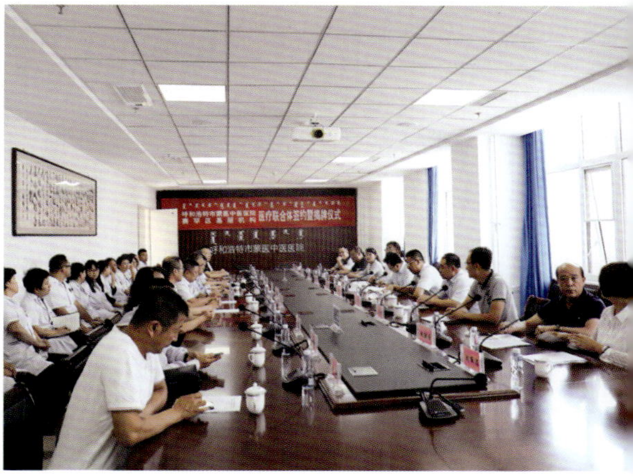

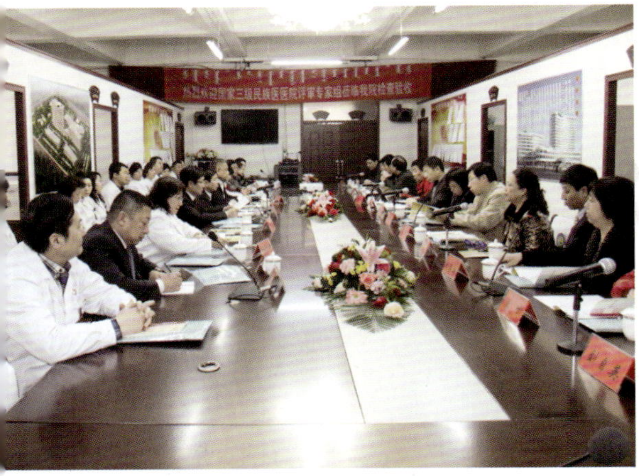

三乙医院评审验收（2013年）

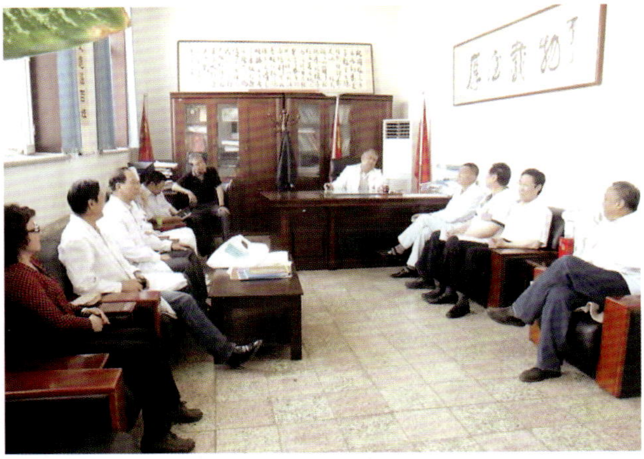

医院专家与院长讨论医院发展前景（2015年）

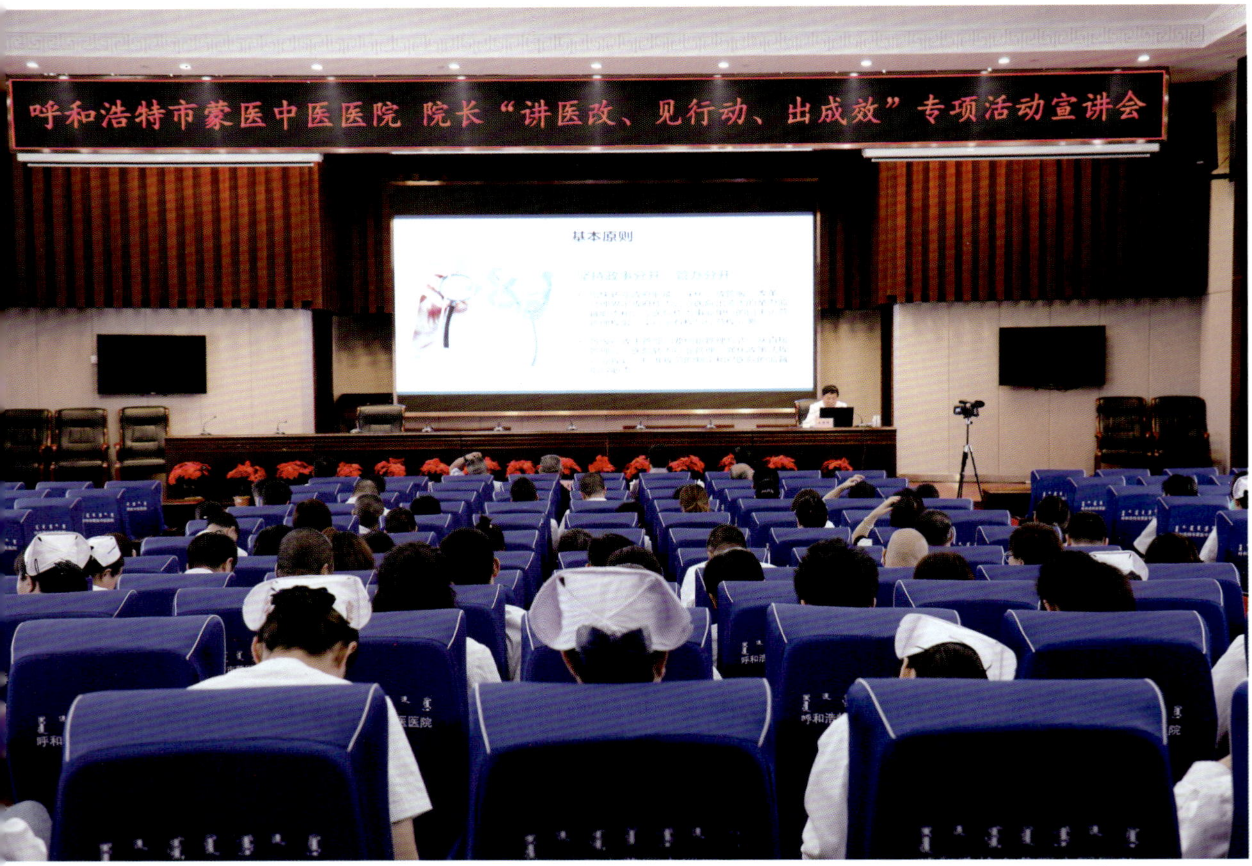

医改宣讲会

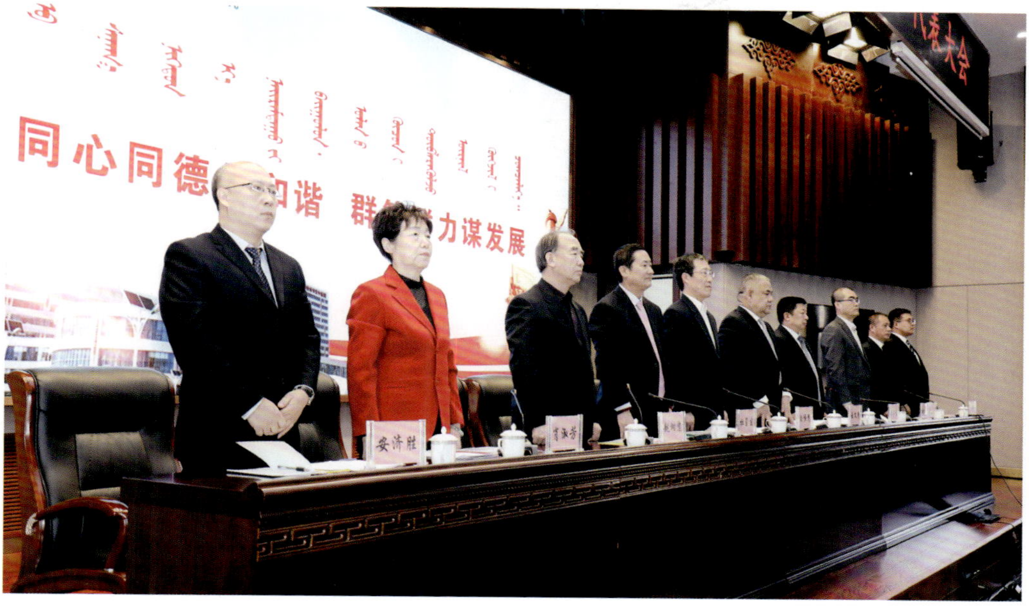

职代会开幕式

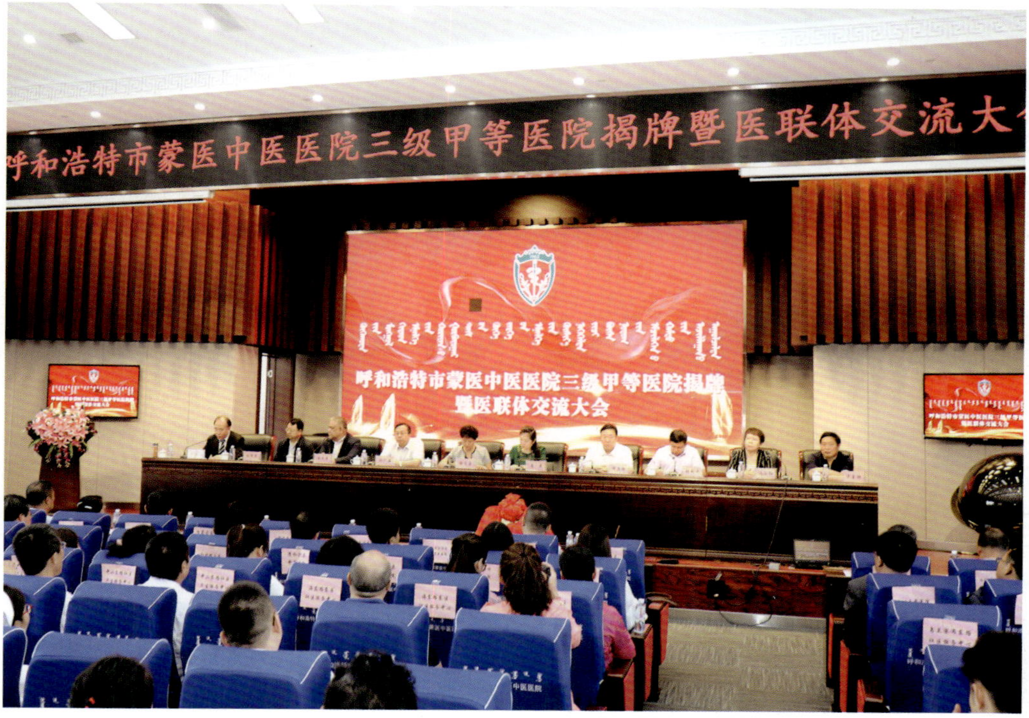

三甲医院揭牌仪式（2017 年）

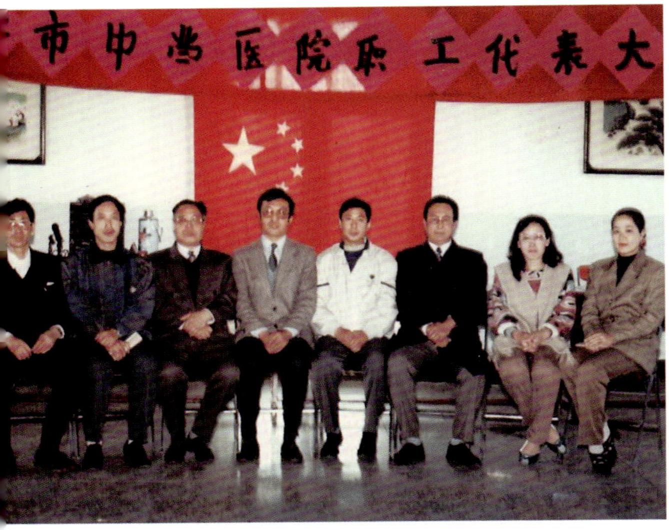

职代会委员

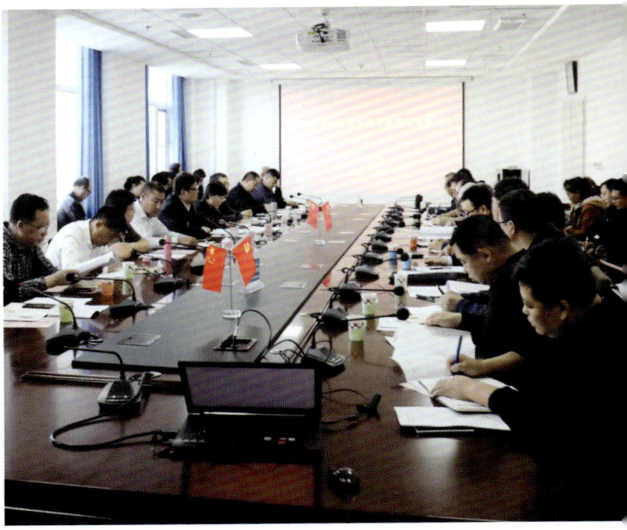

中蒙医药发展座谈会

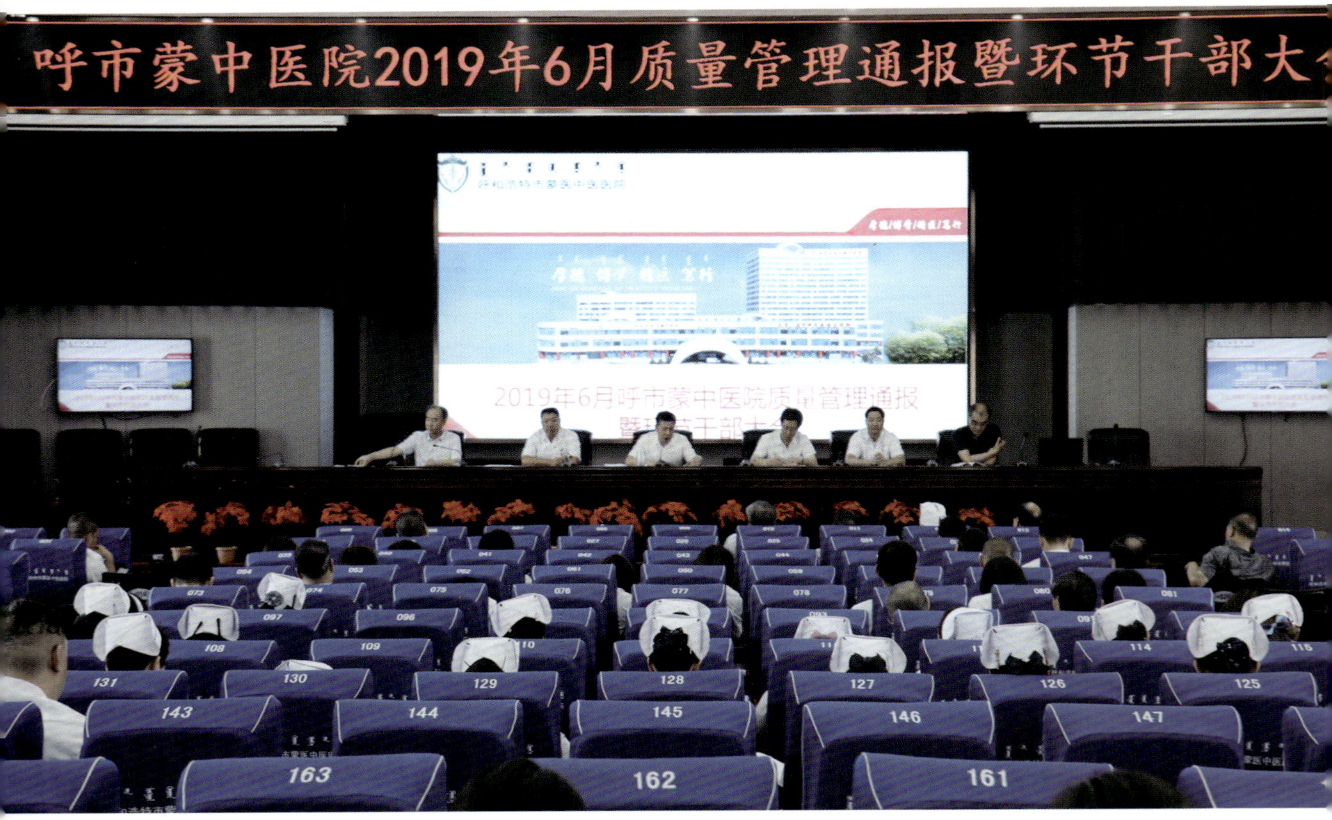

质量管理会议

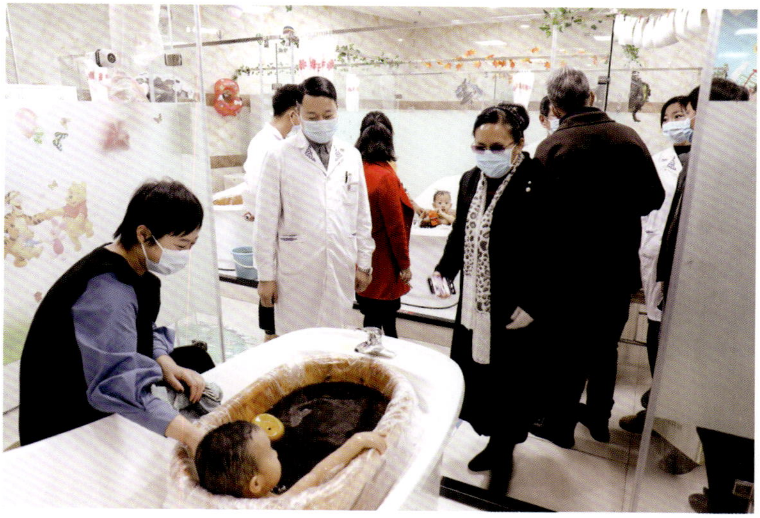

儿童药浴

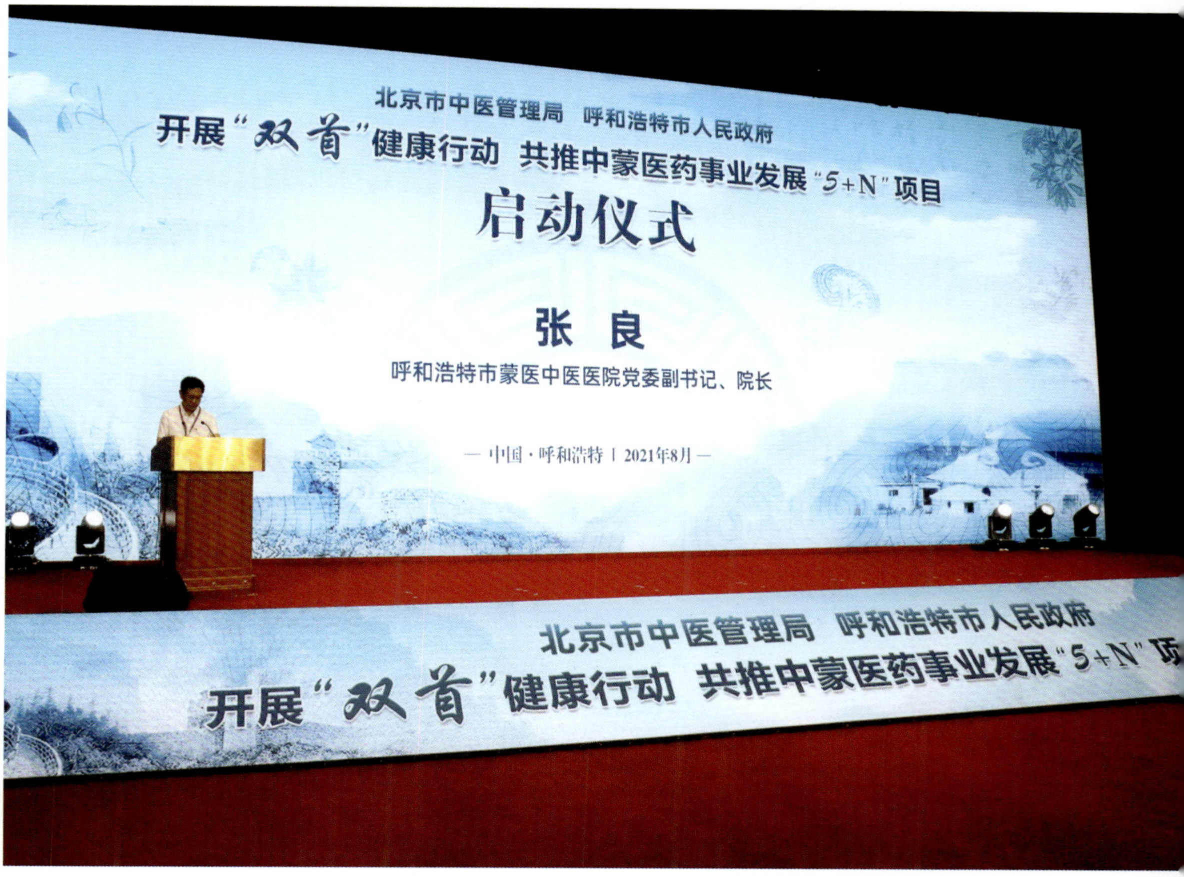

“双首”健康行动启动仪式

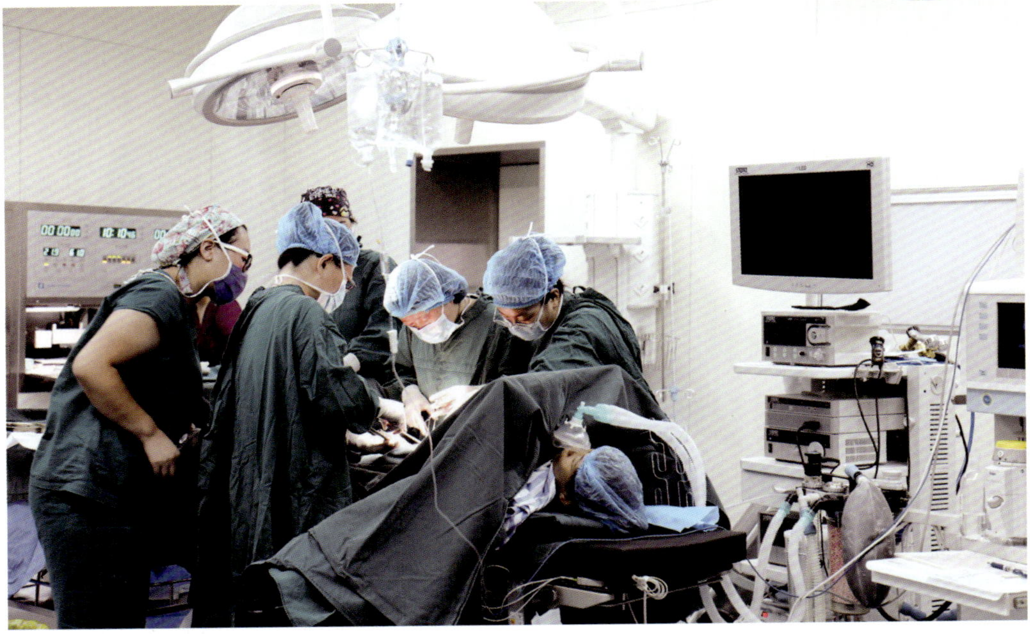

妇科手术

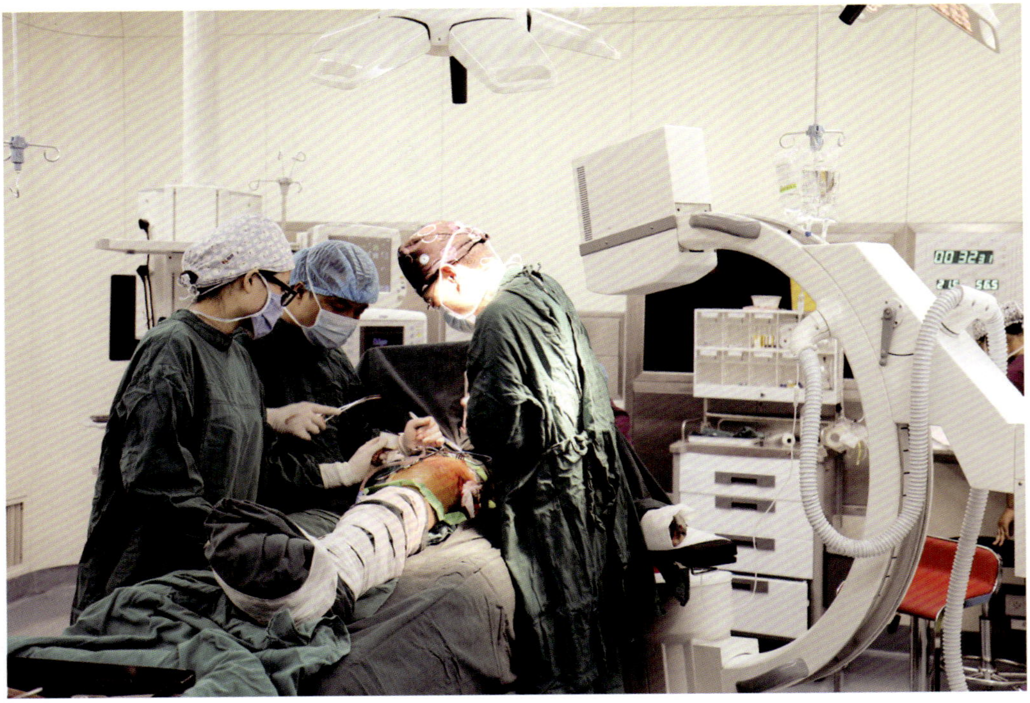

骨科手术

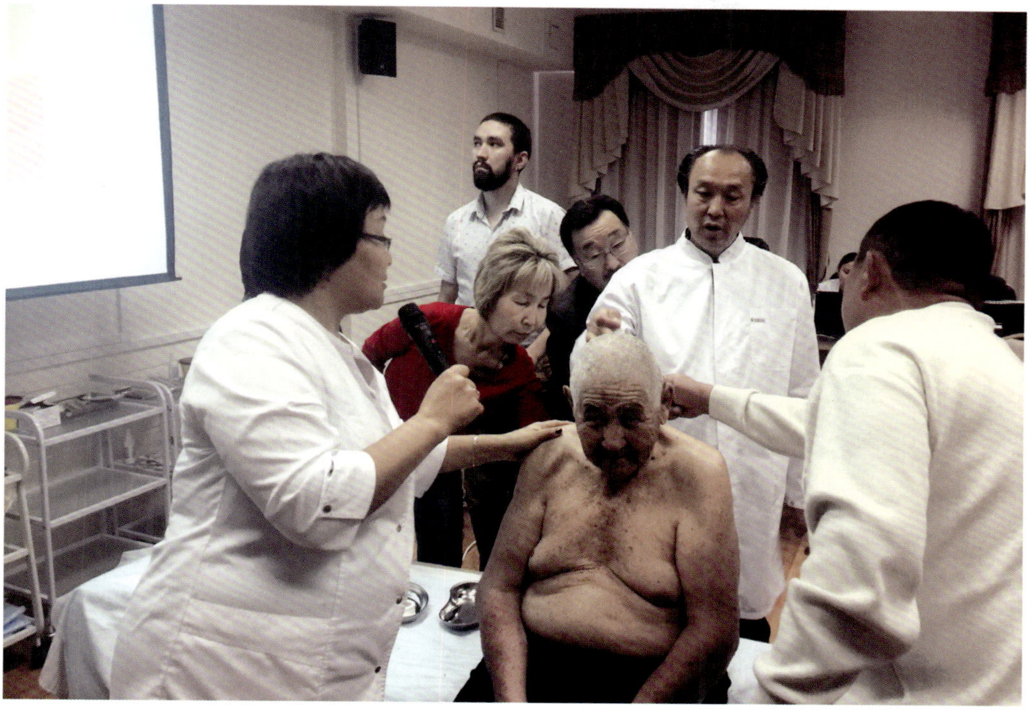

蒙医肝胆病专家治疗外籍患者

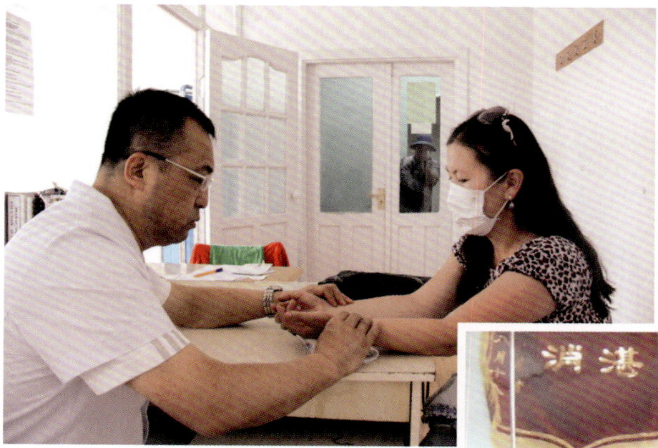

蒙医肺病专家在诊治患者

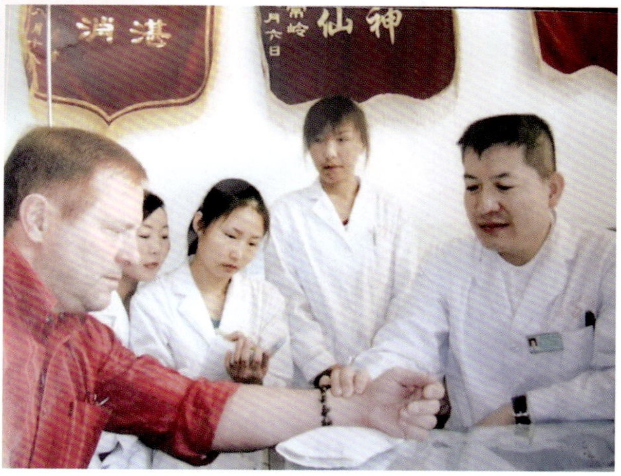

蒙医五疗专家为欧洲
患者诊治疾病

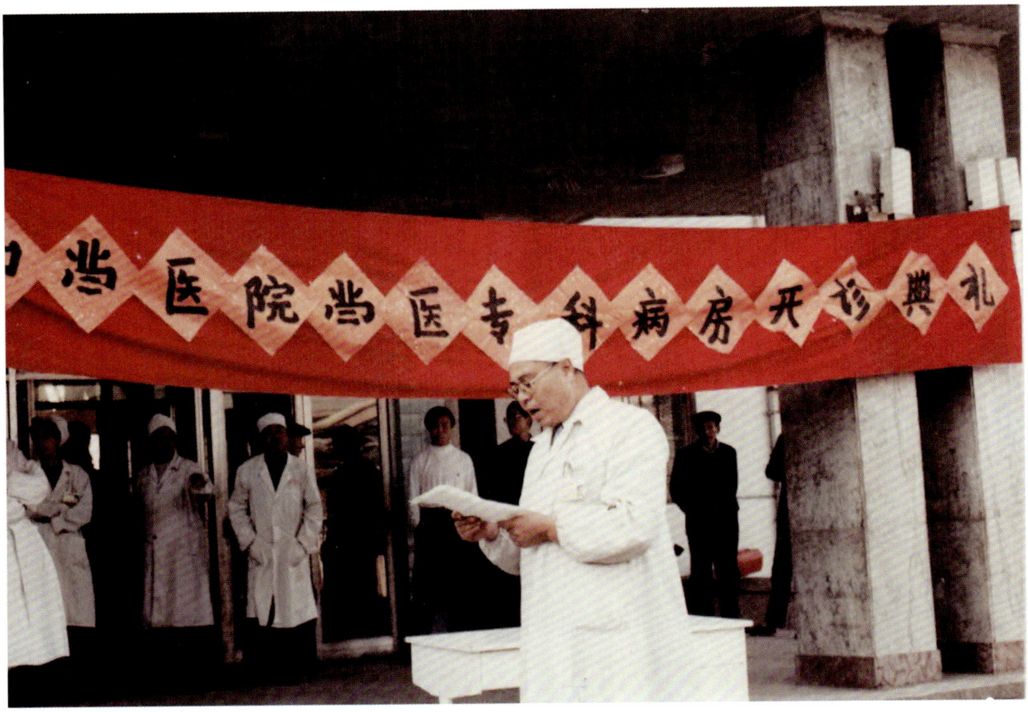

蒙医专科病房开诊（1995年）

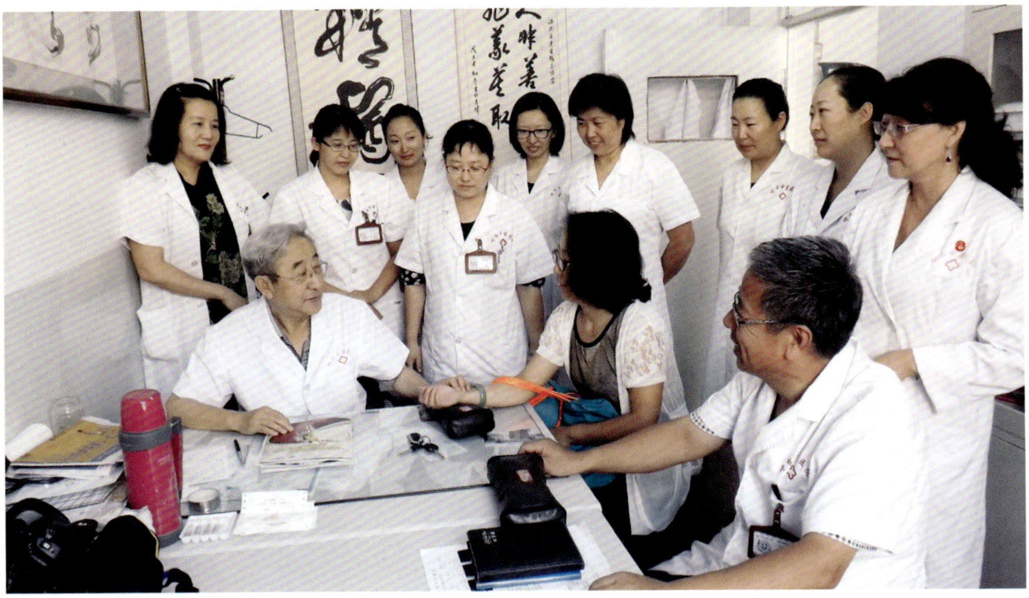

名老中医温启宗带教中青年医师

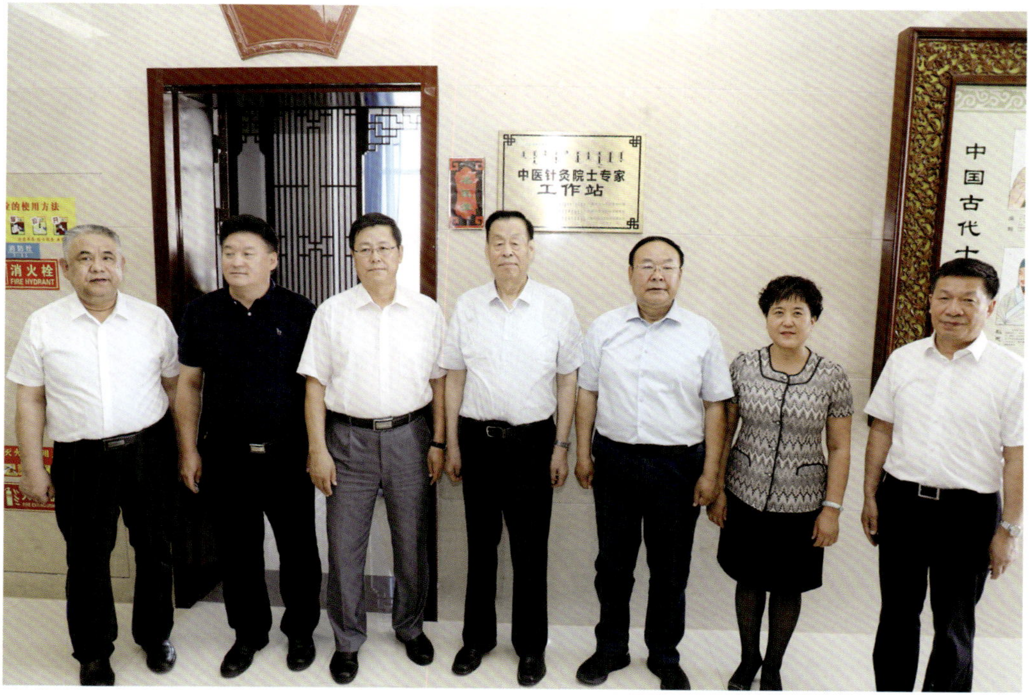

院士工作站揭牌仪式领导合影

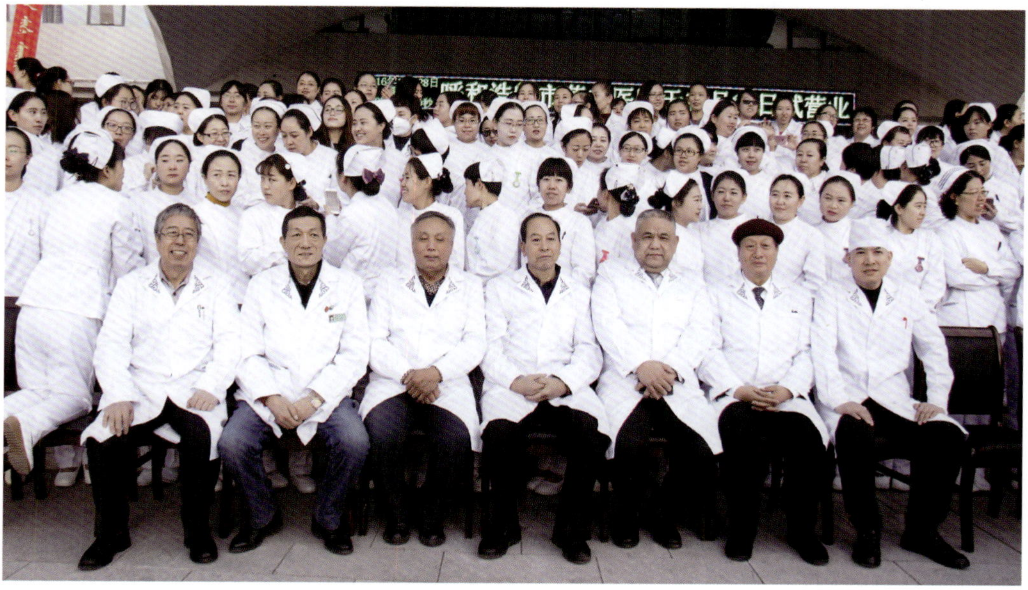

医院新楼落成合影（2016年）

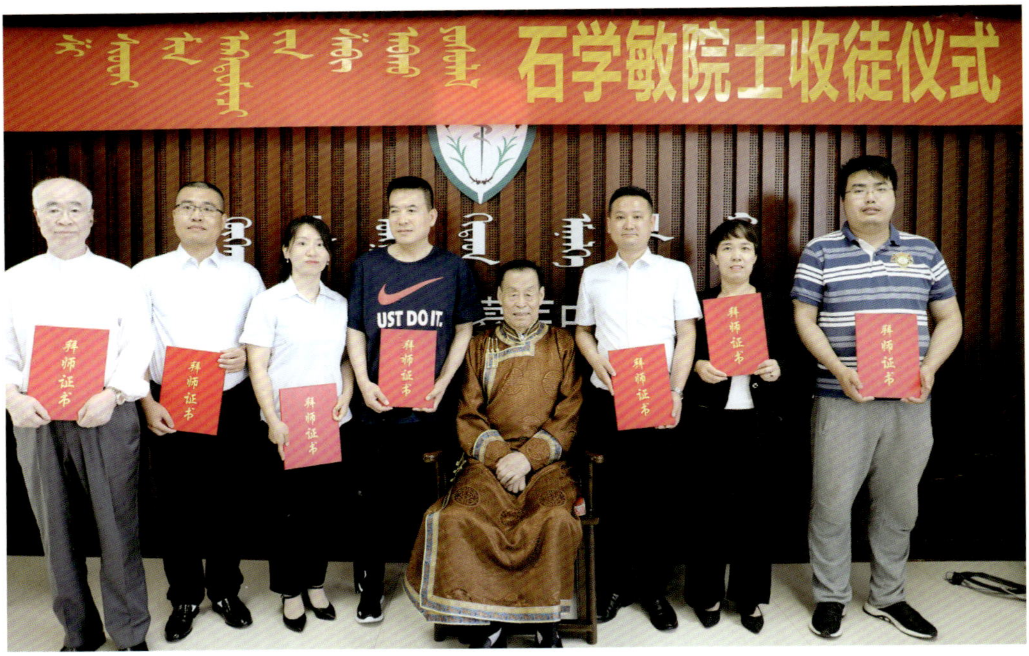

院士收徒仪式

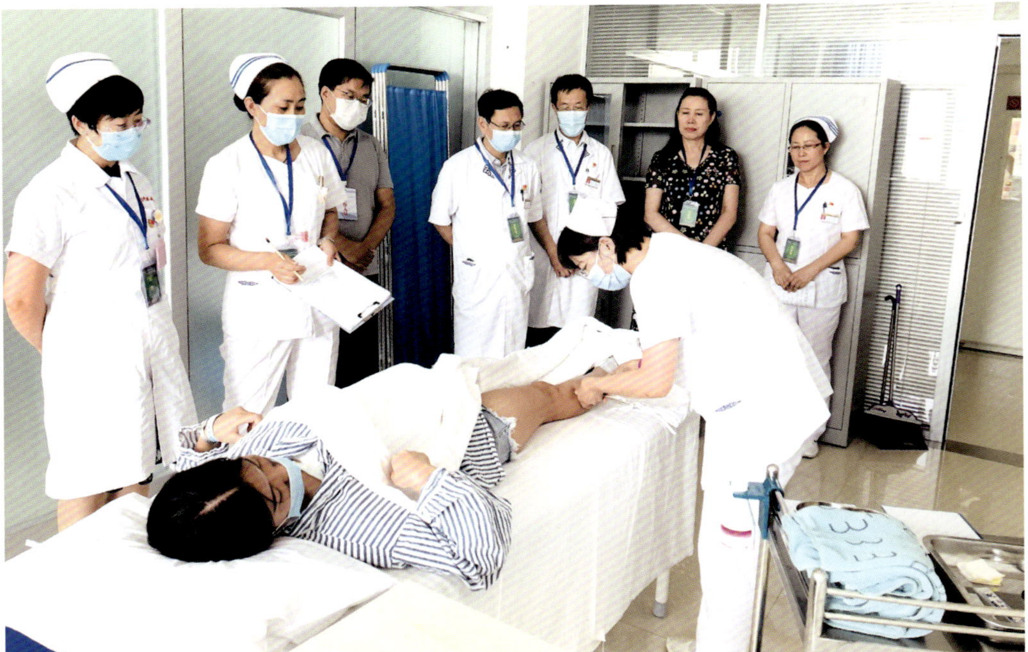
职业技能竞赛

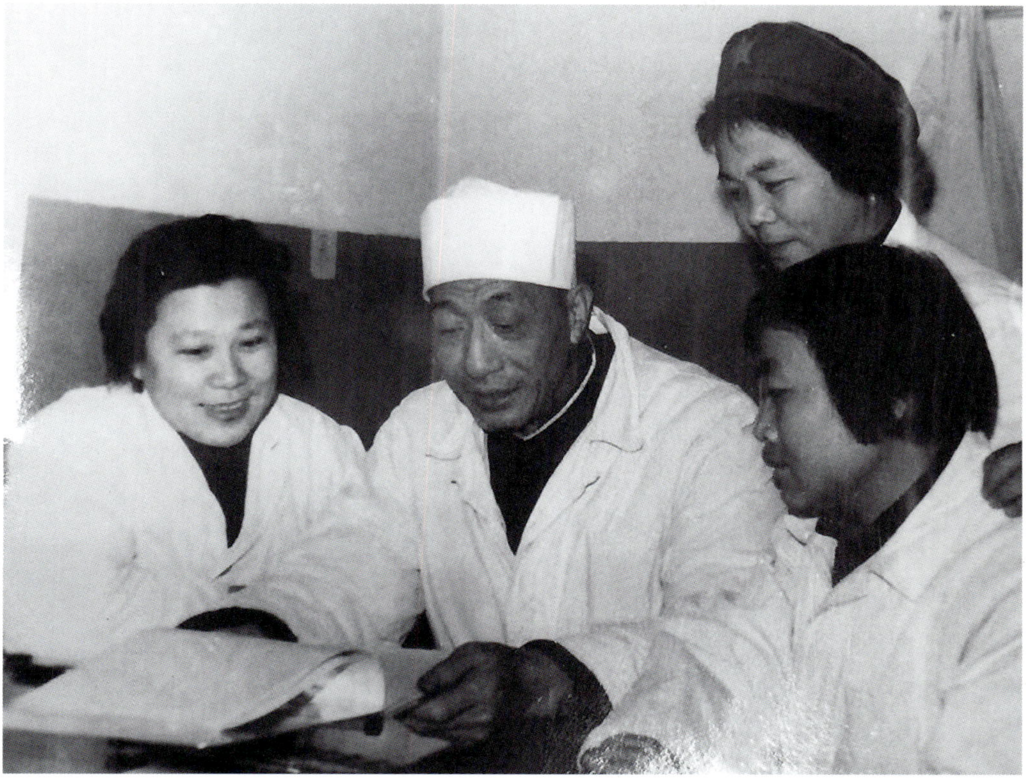

名中医黄惠卿与年轻医师交流临床经验

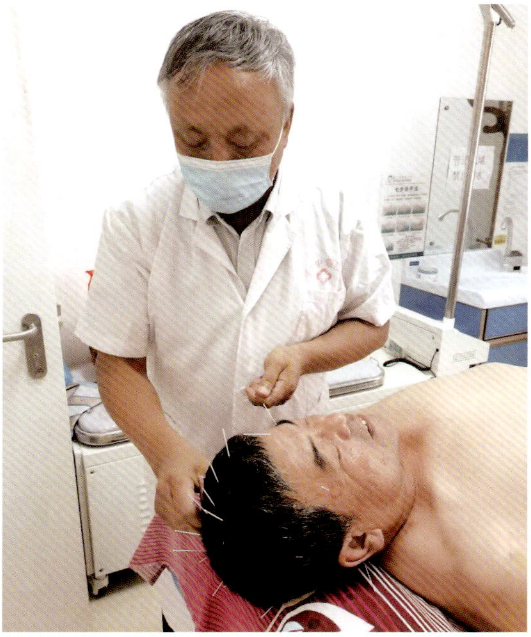

中医针灸专家在治疗患者

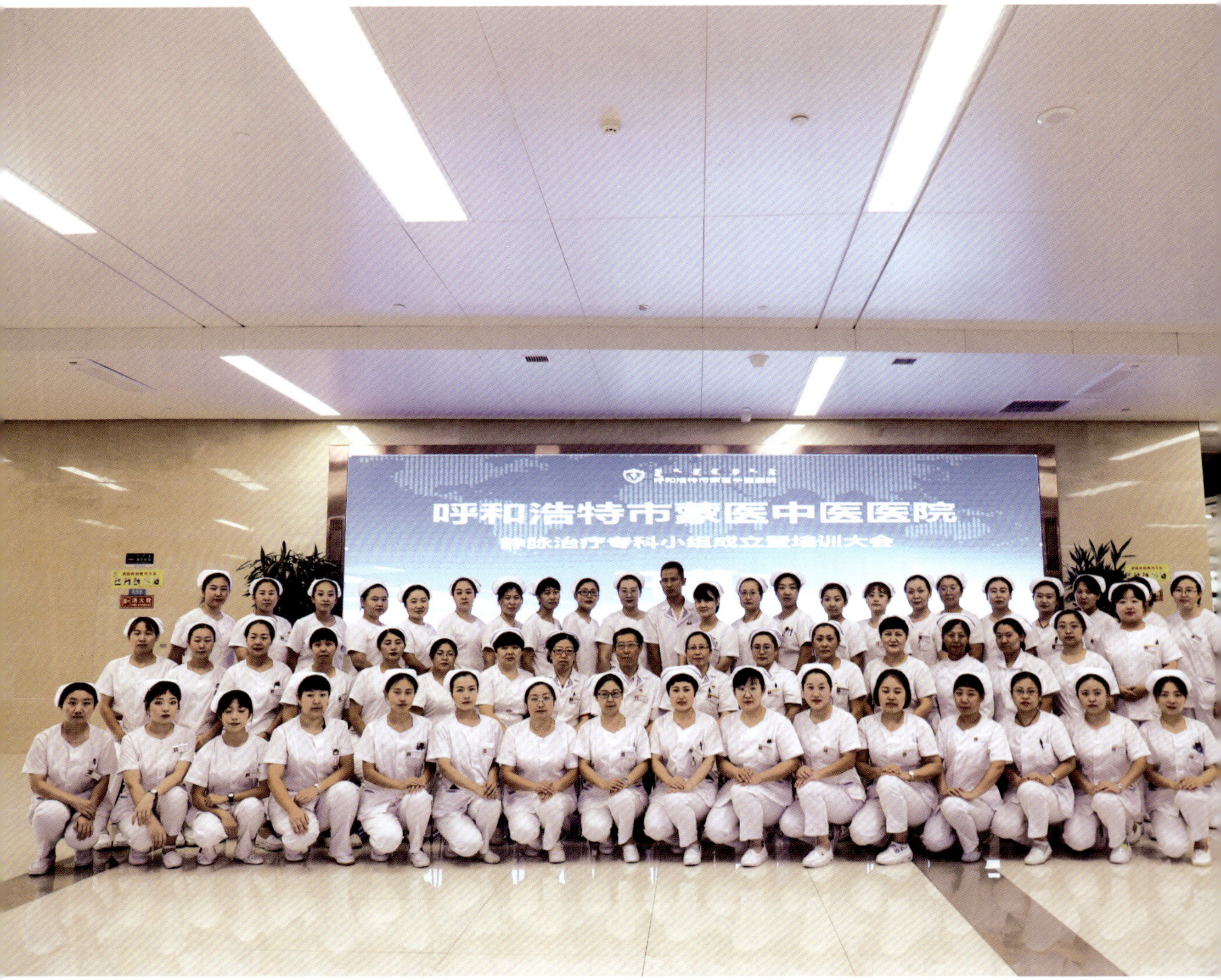

专科小组成立

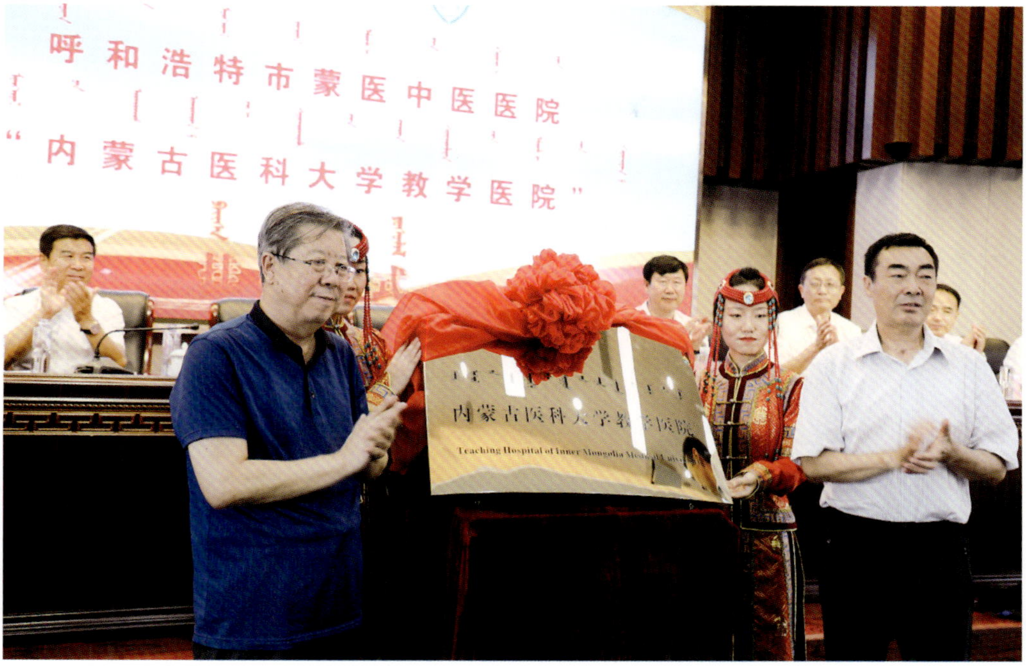

白金祥副市长为内蒙古医科大学教学医院揭牌

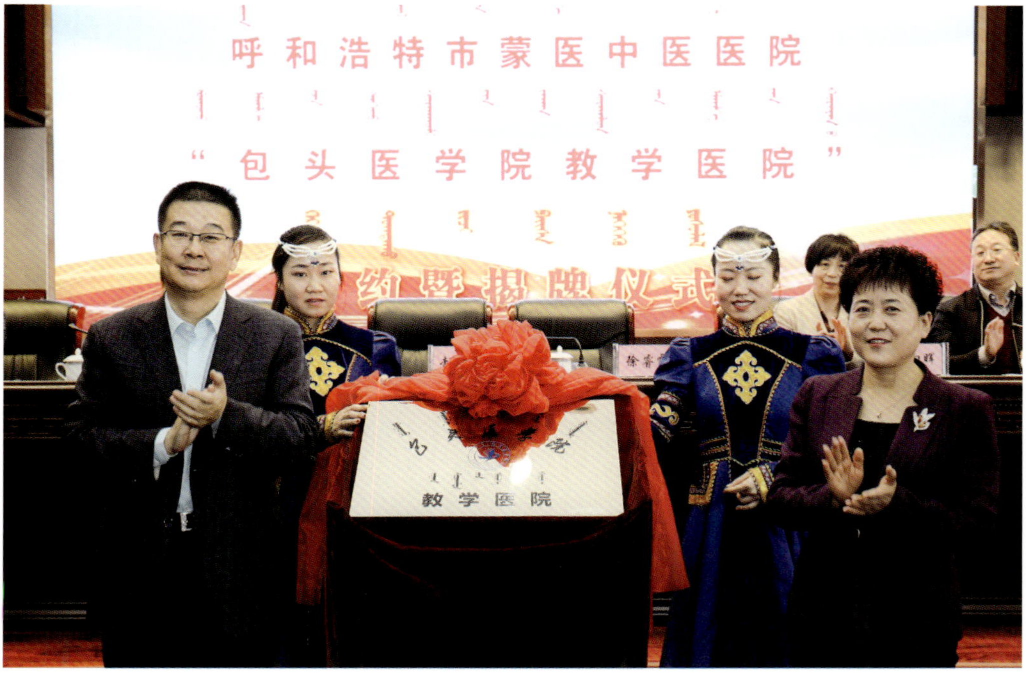

徐睿霞副市长为包头医学院教学医院揭牌

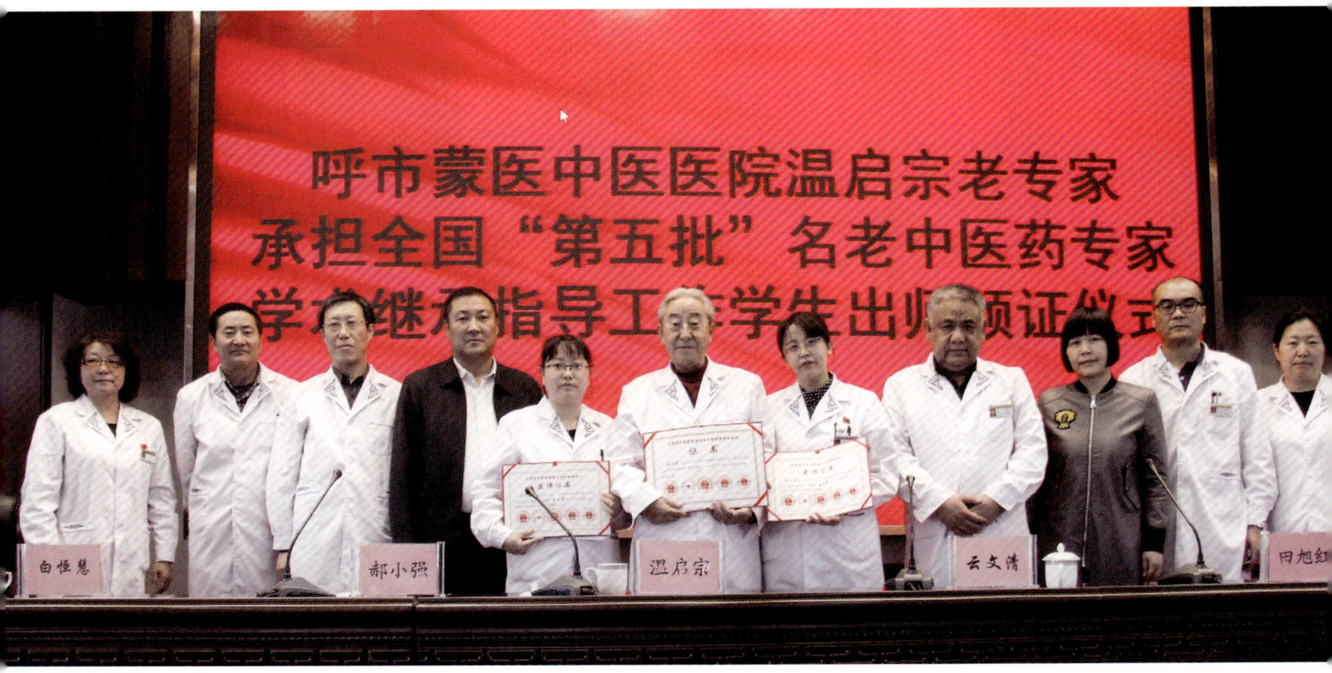

名老中医传承指导工作出师仪式

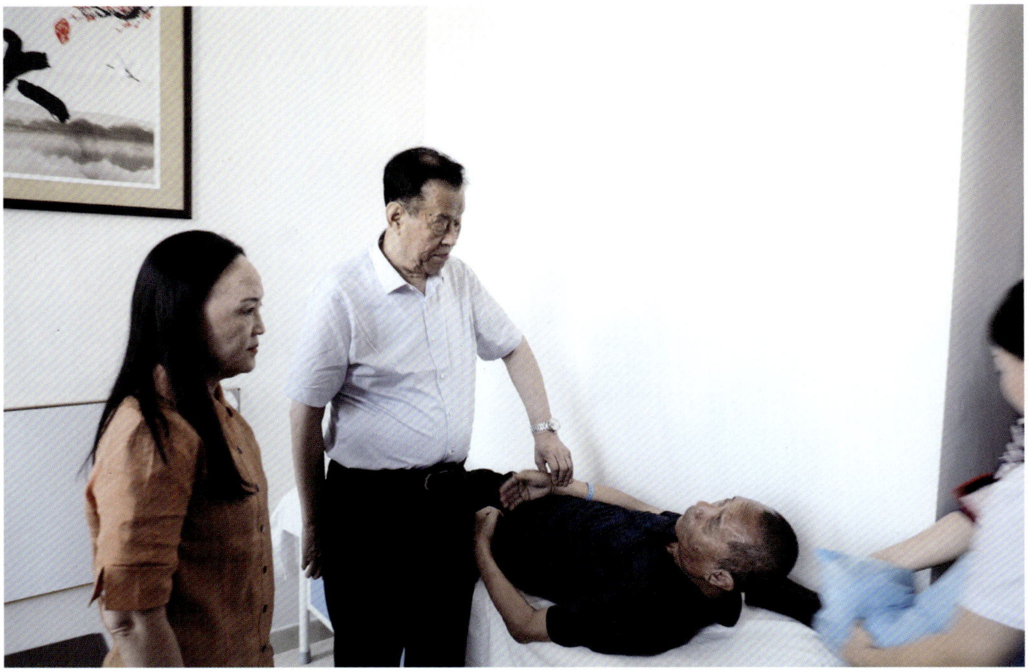

石学敏院士教学会诊

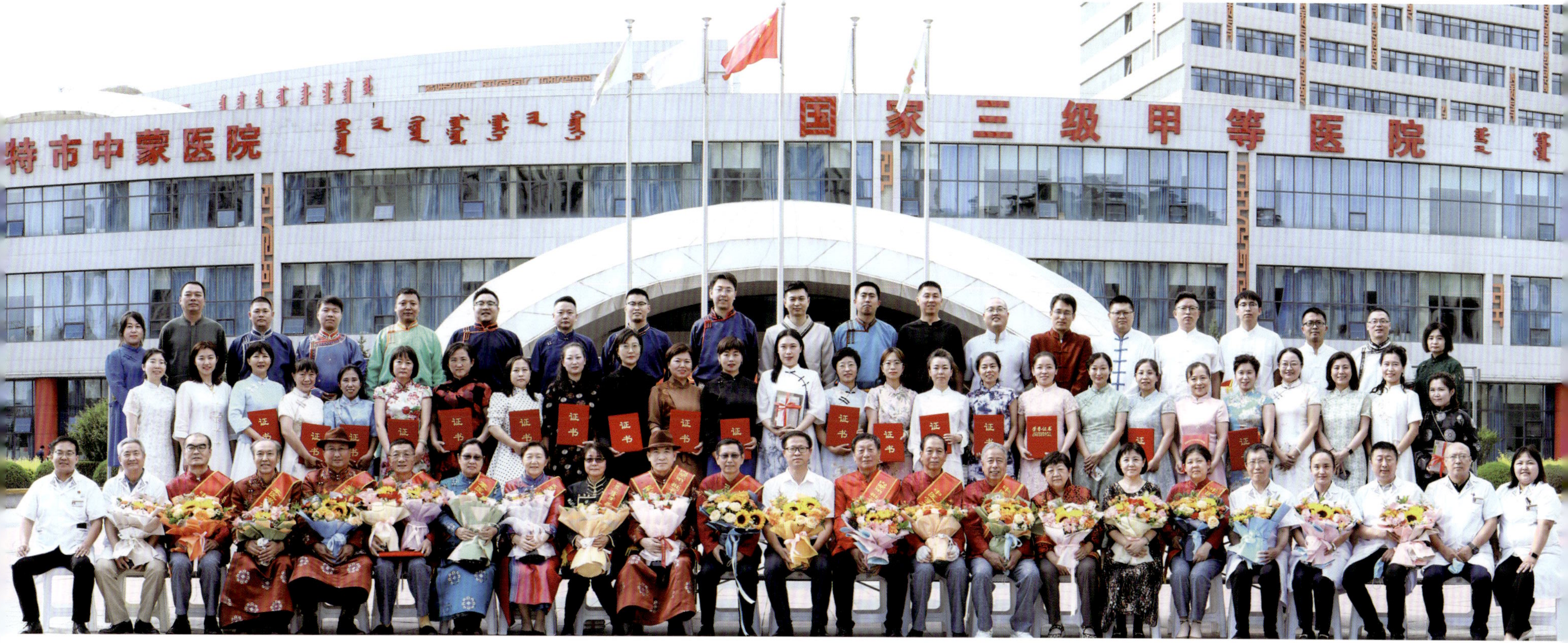

名老中蒙医师承签约

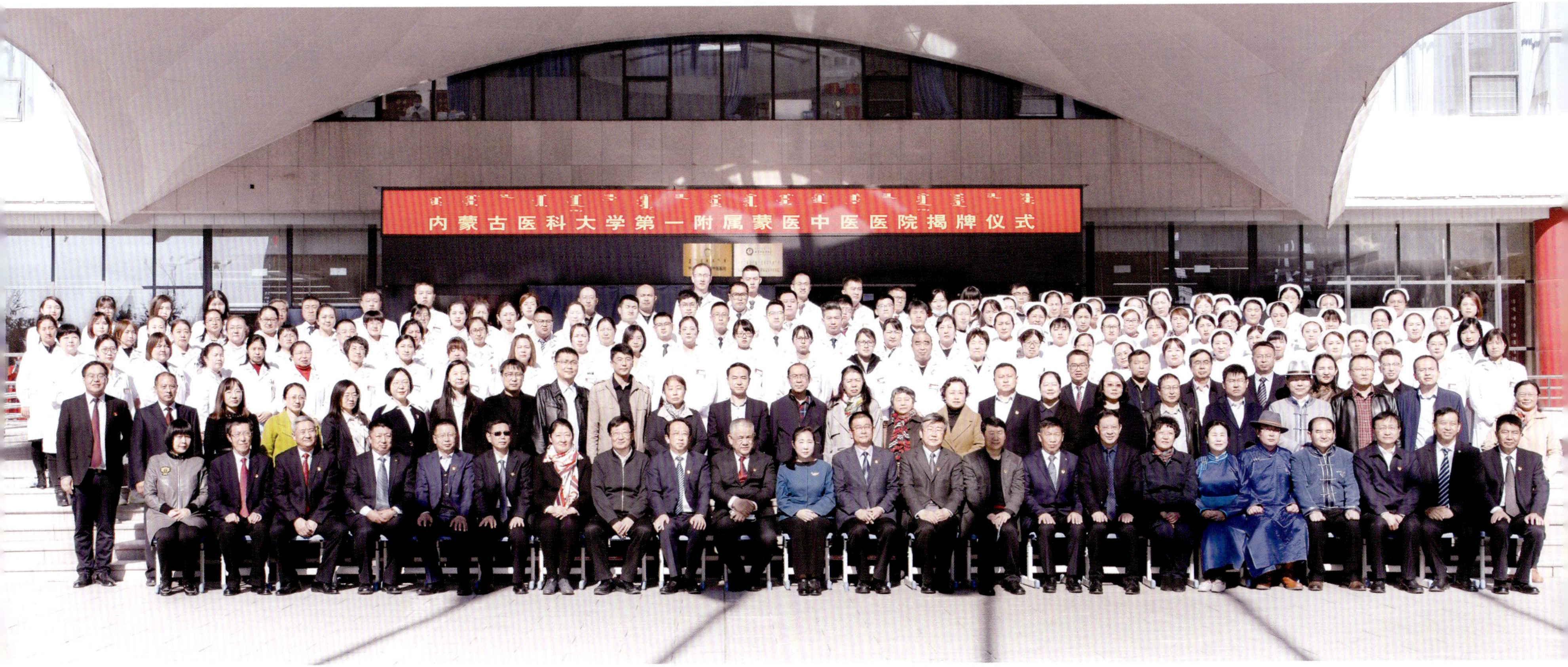

内蒙古医科大学第一附属蒙医中医医院揭牌仪式

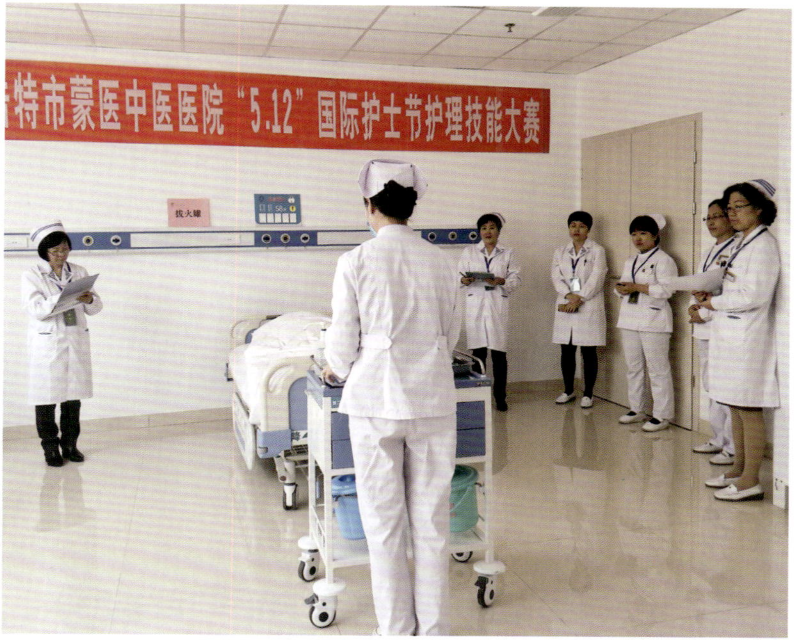

护士技能大赛

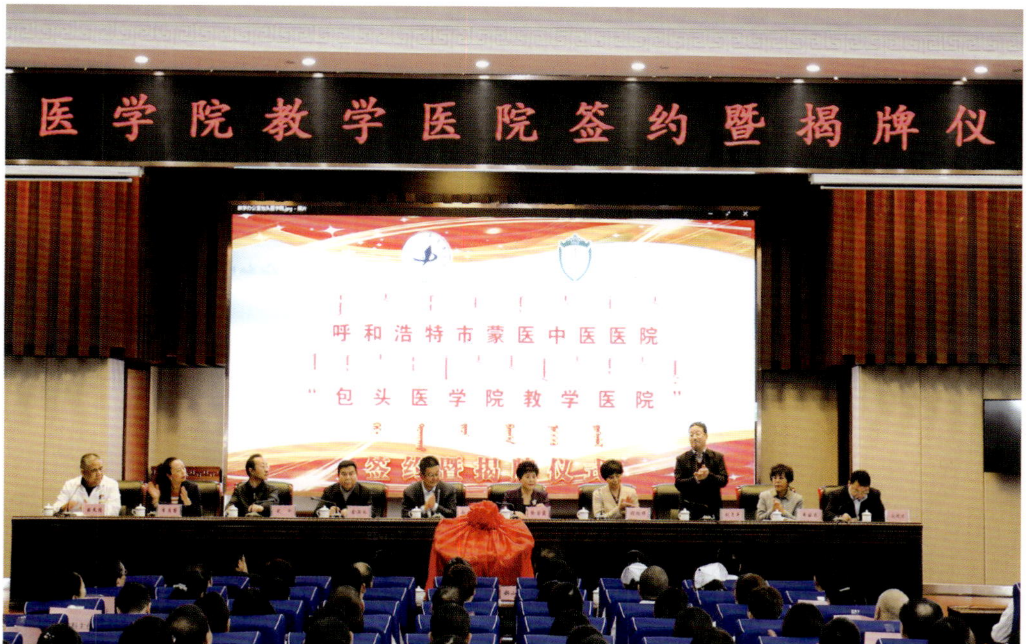

包头医学院教学医院签约暨揭牌仪式

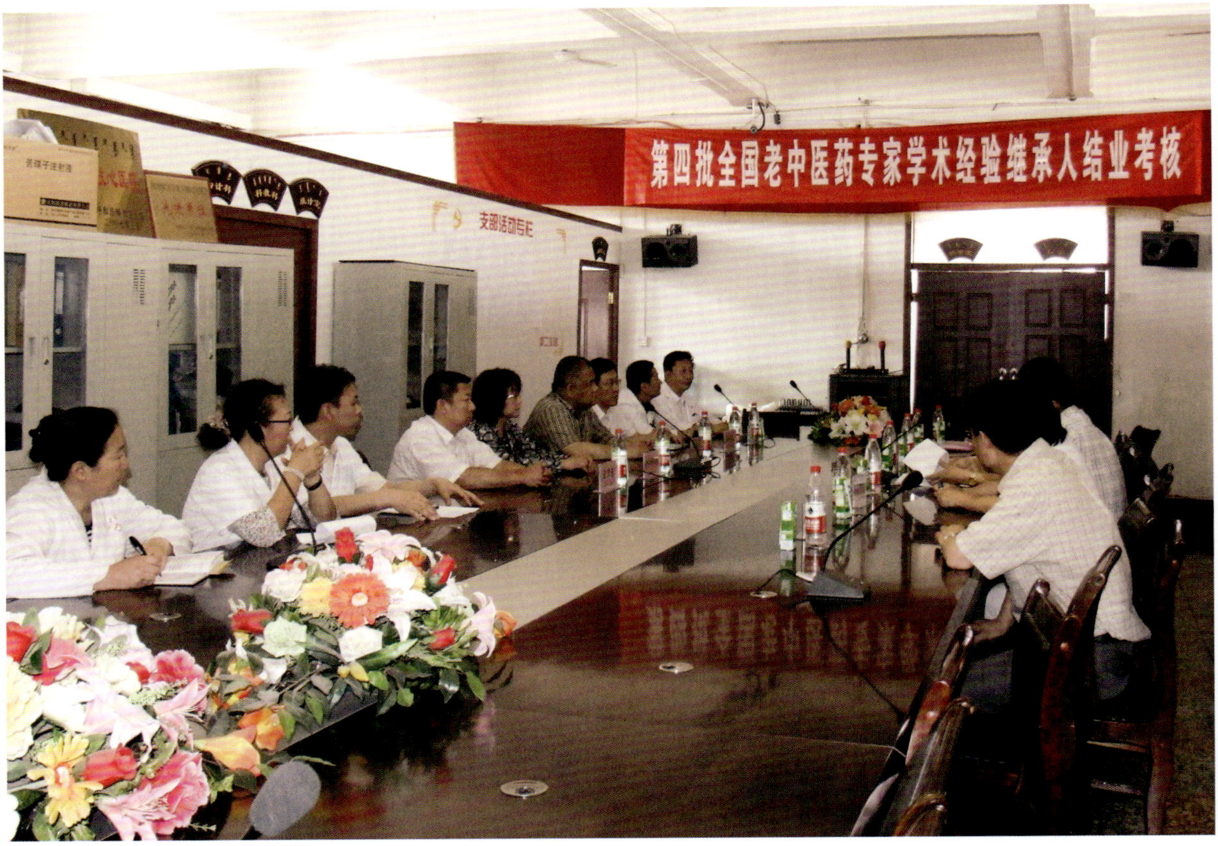

学术继承人结业考核

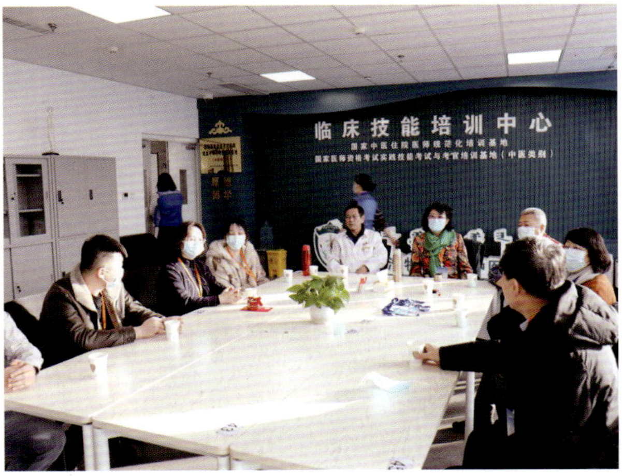

中医师规培基地验收合格

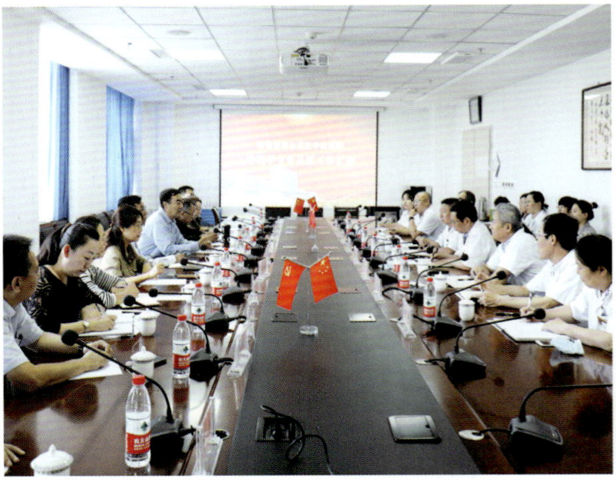

中医学专业认证工作汇报

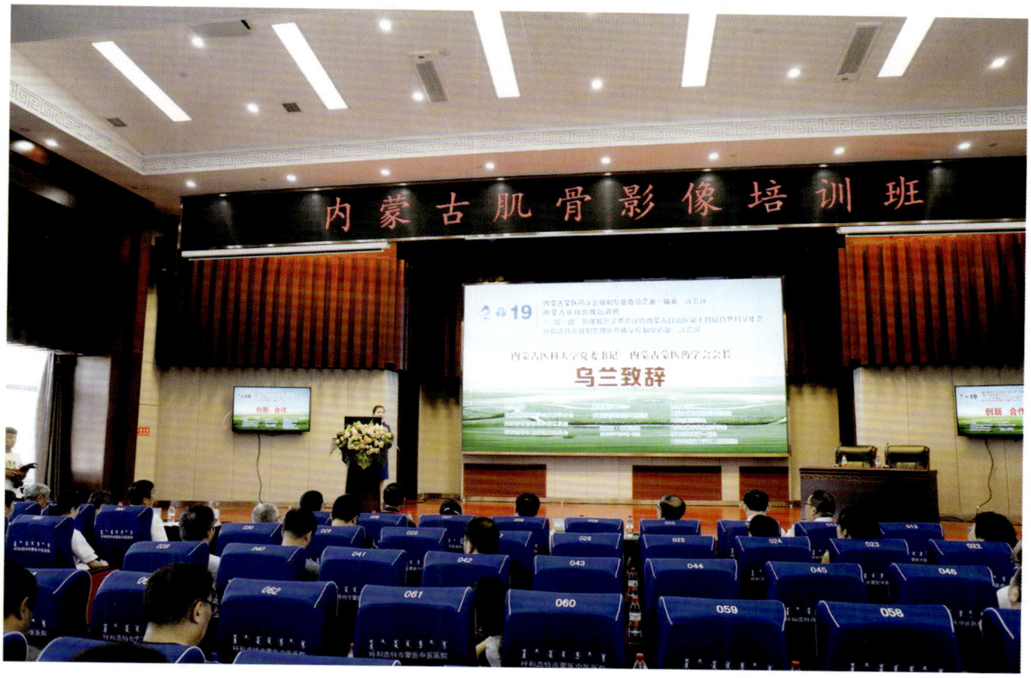

技术培训班

蒙古国实习学生观摩病例讨论

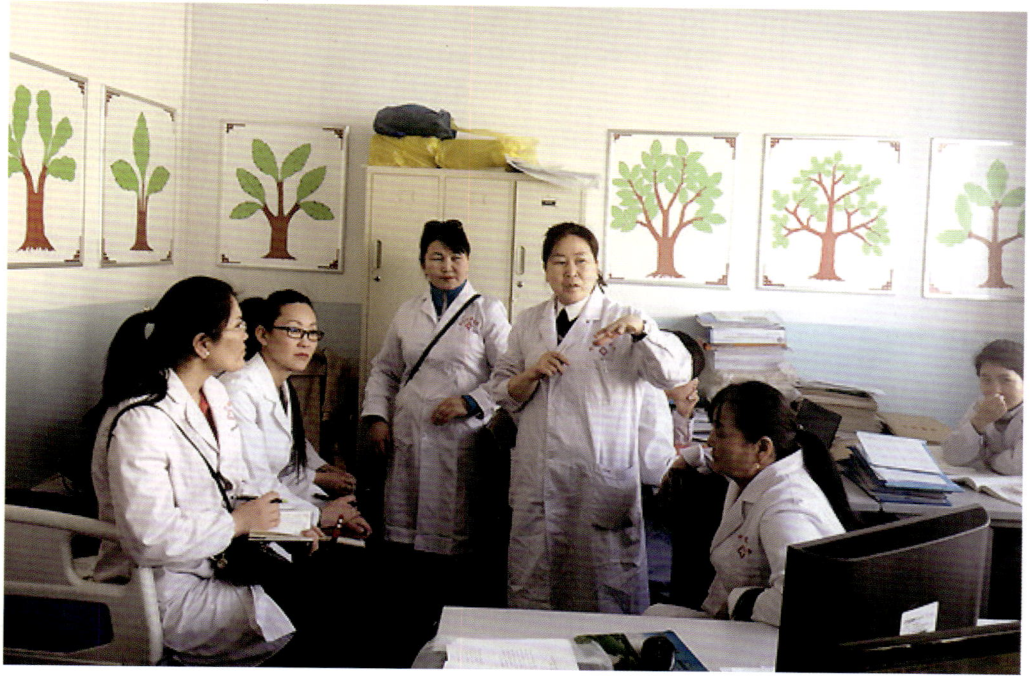

科研活动

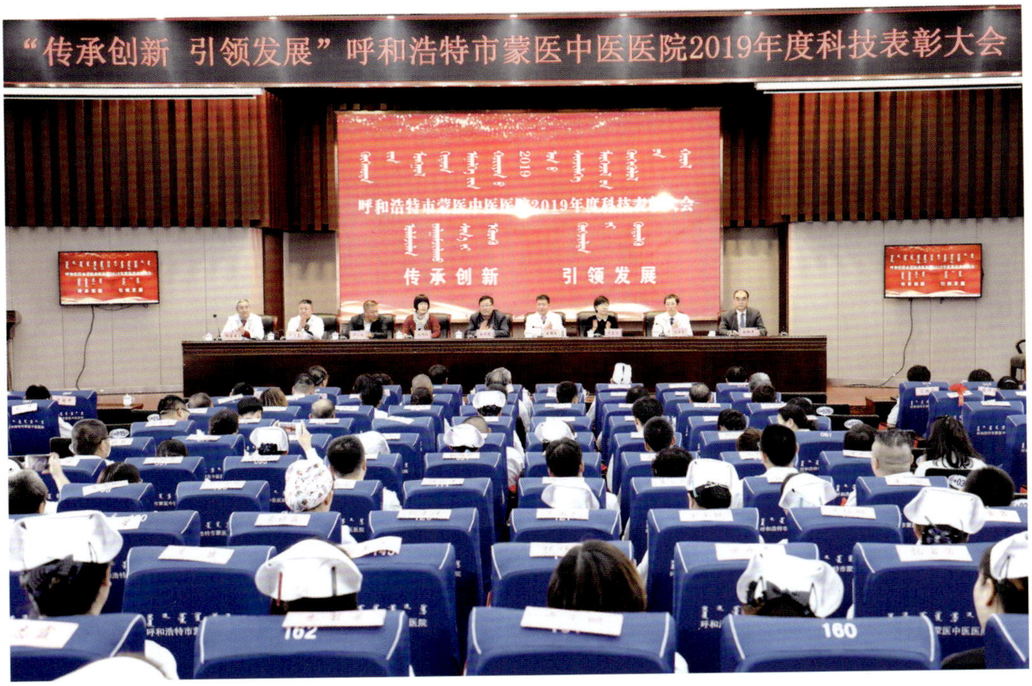

科技表彰大会

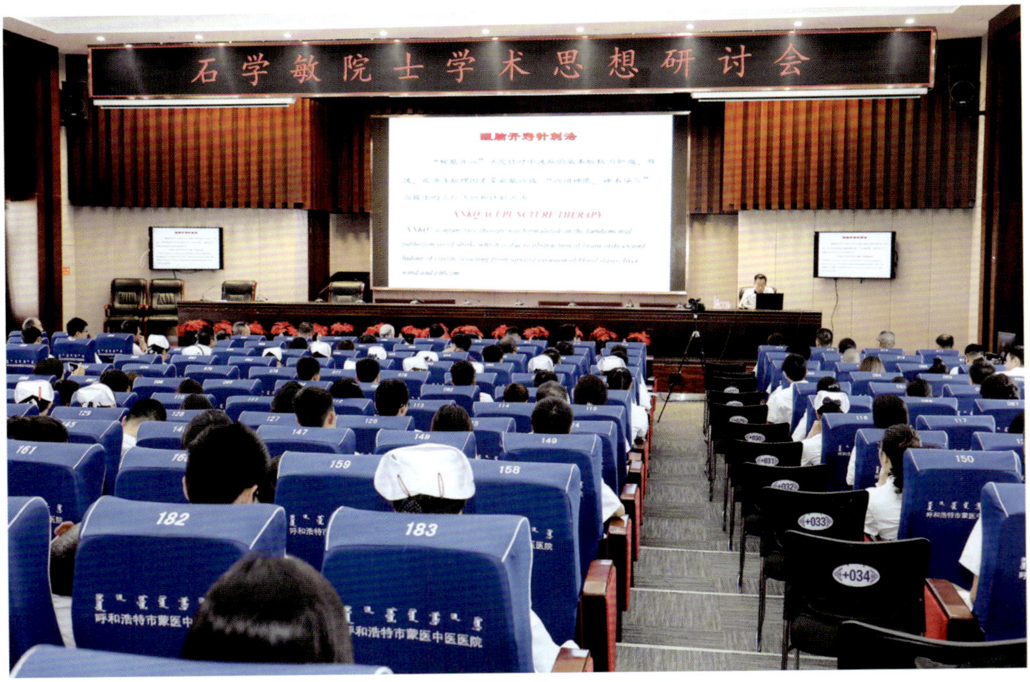

院士学术研讨会

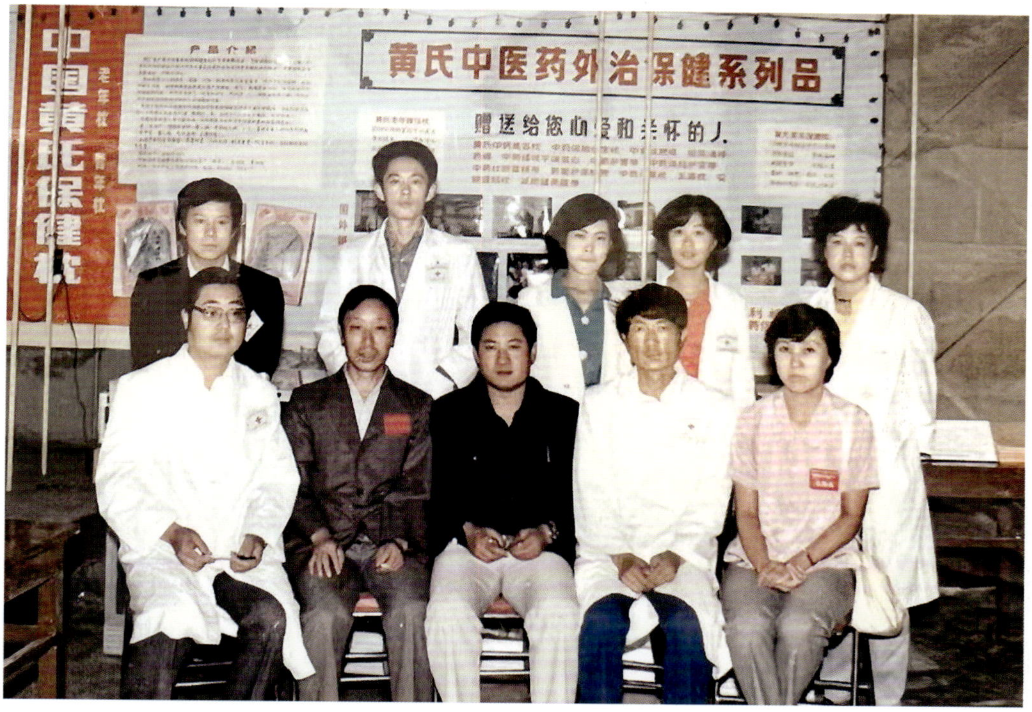

科研成果推广会

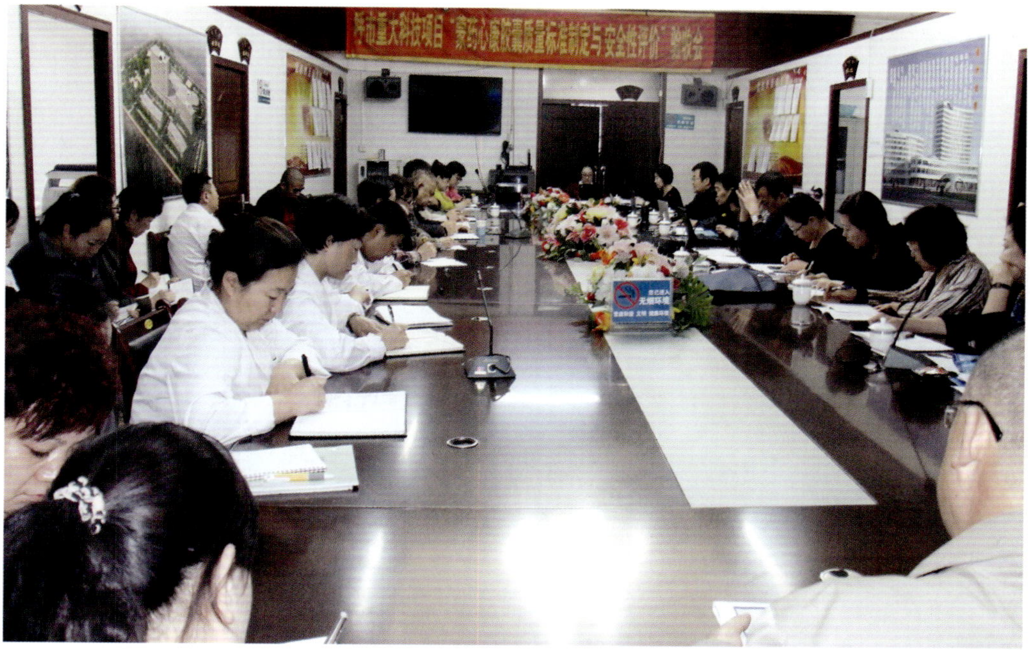

科研项目验收会

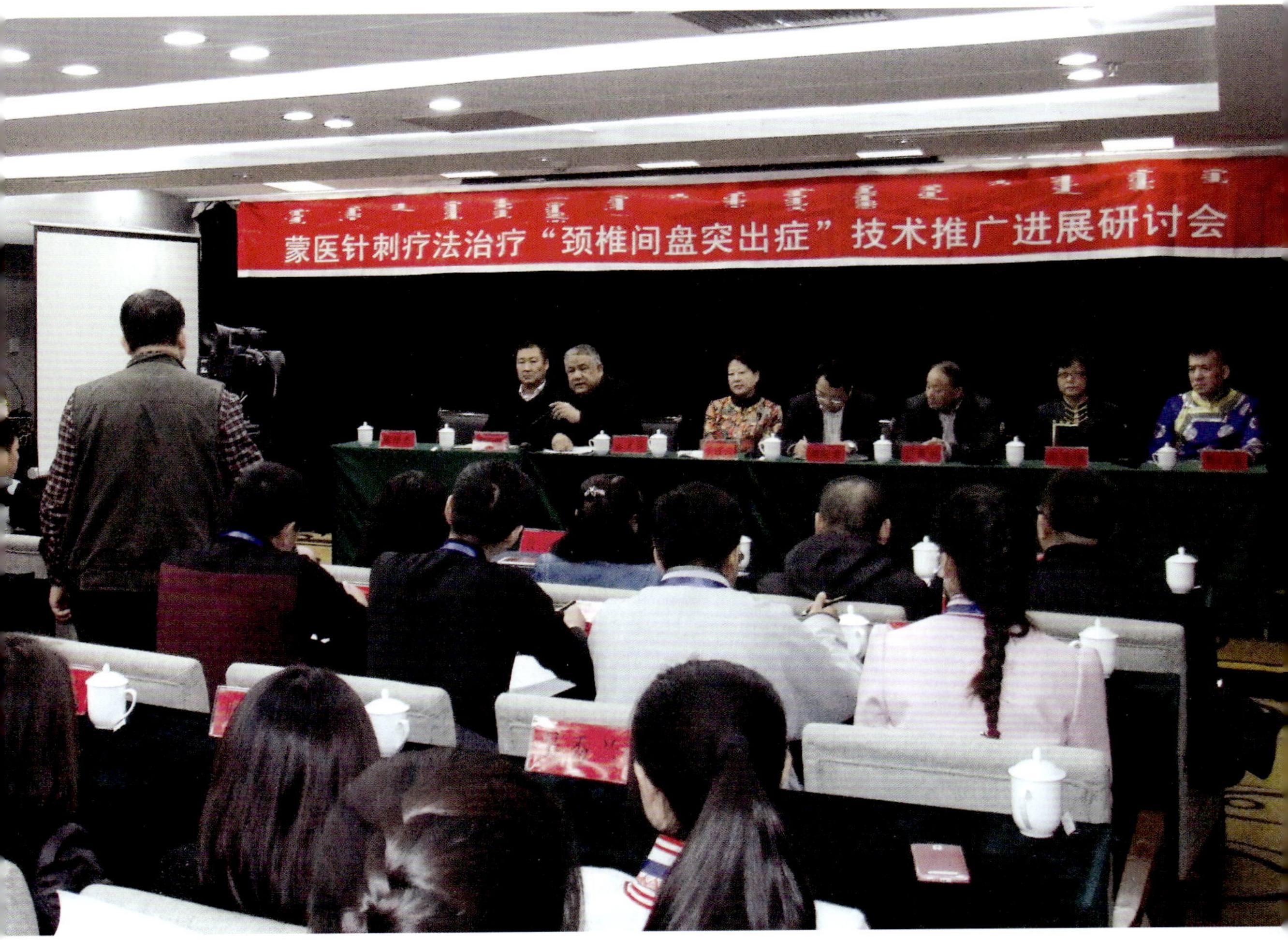

特色治疗技术推广研讨会

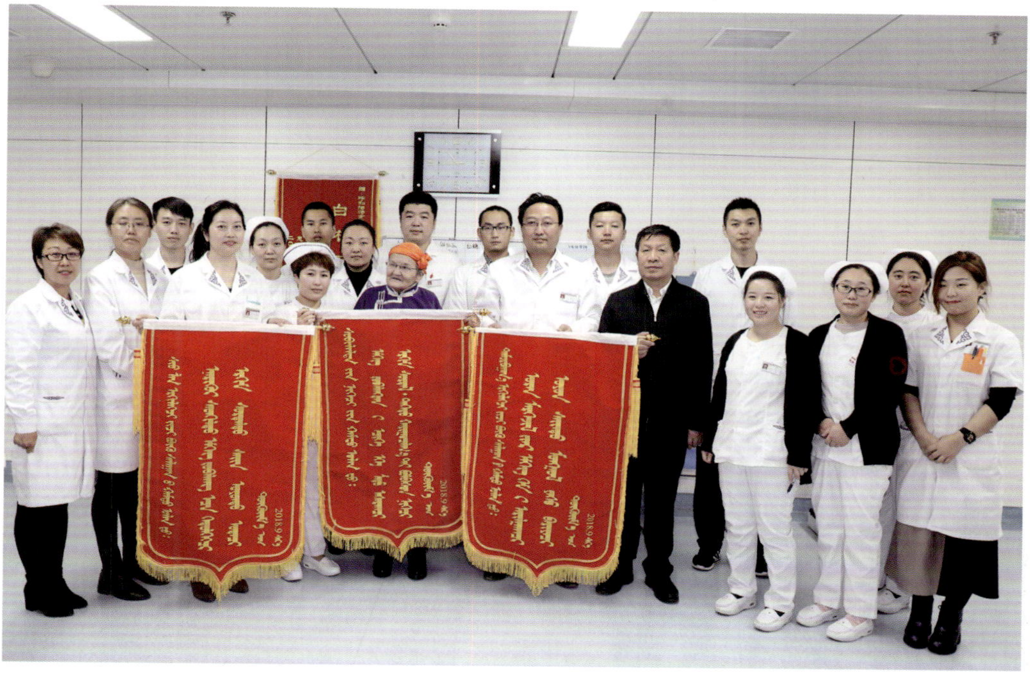

“草原母亲”都贵玛康复出院

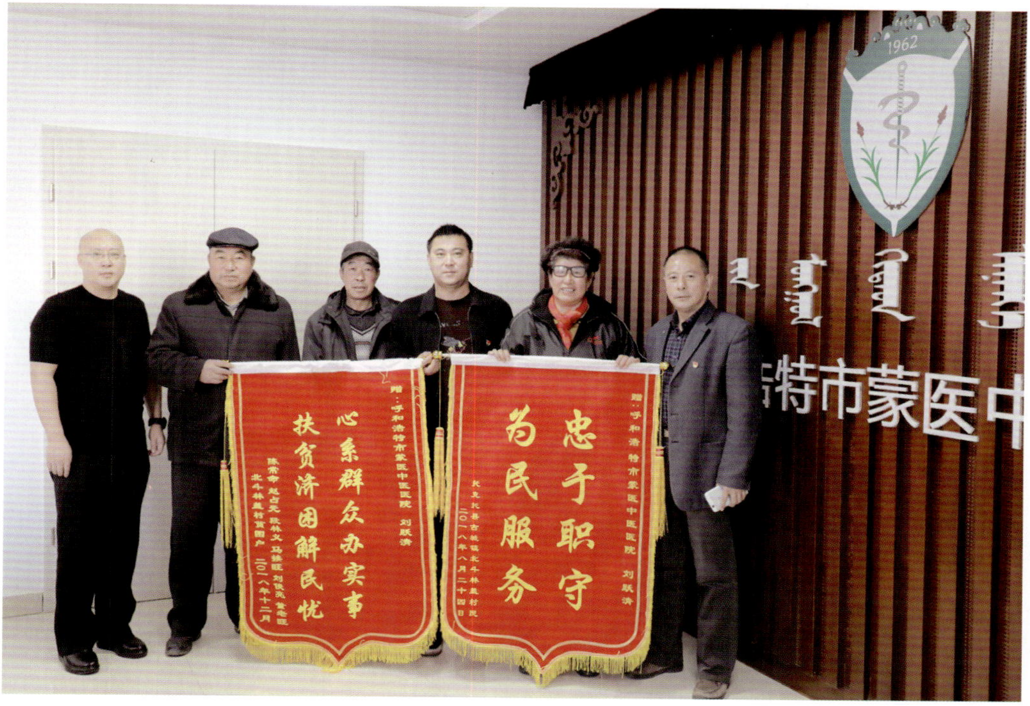
1962
特市蒙医中
赠：呼和浩特市蒙医中医医院 刘跃清
心系群众办实事
扶贫济困解民忧
二〇一八年十二月
赠：呼和浩特市蒙医中医医院 刘跃清
忠于职守
为民服务
二〇一八年八月二十四日

村民感谢驻村“第一书记”

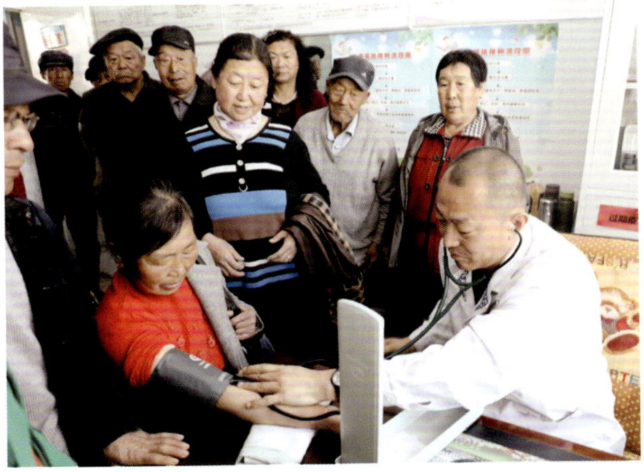

扶贫义诊

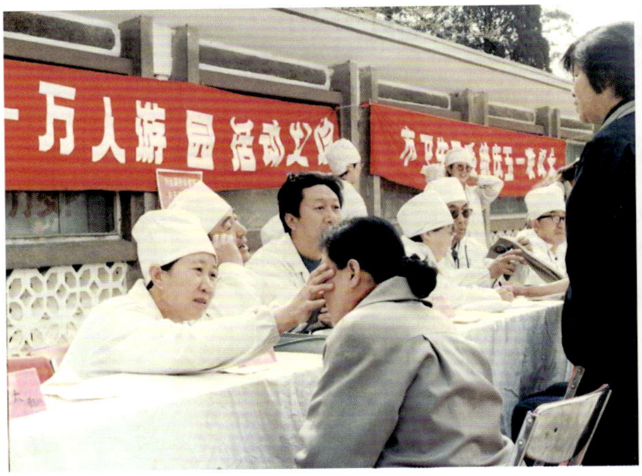

街头义诊

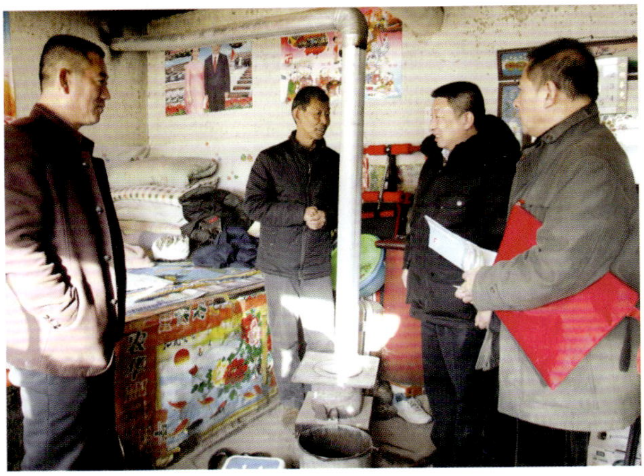

精准扶贫

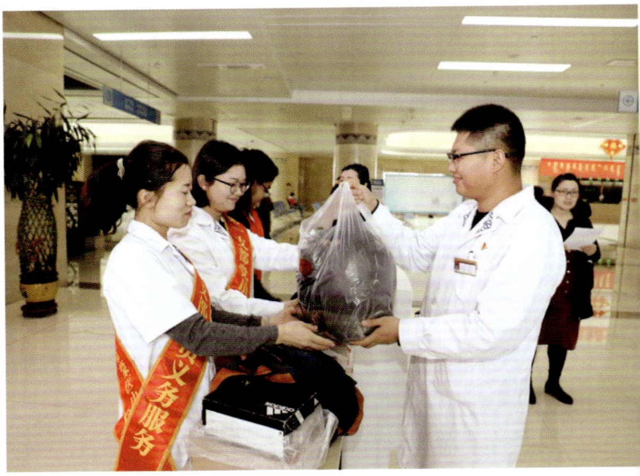

捐赠服务

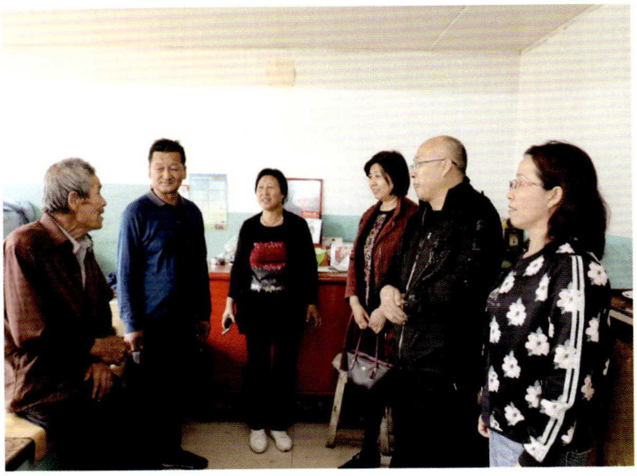

看望贫困农户

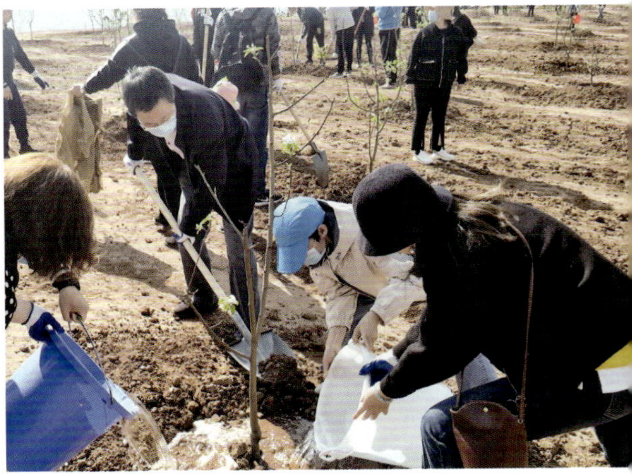

绿化家园

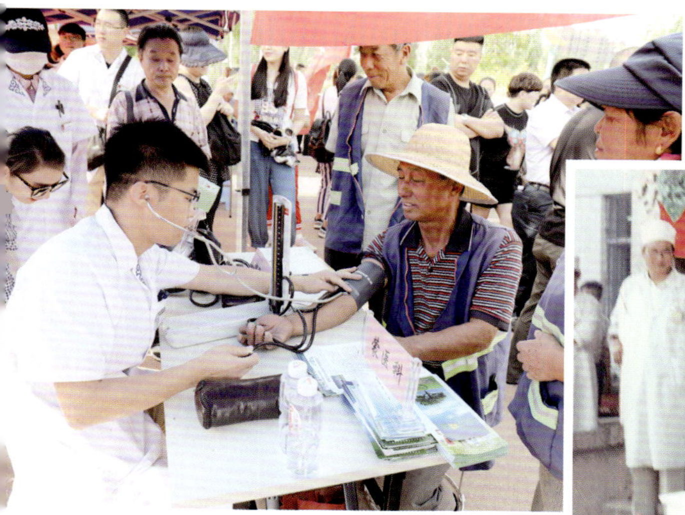

社区义诊

卫生支农

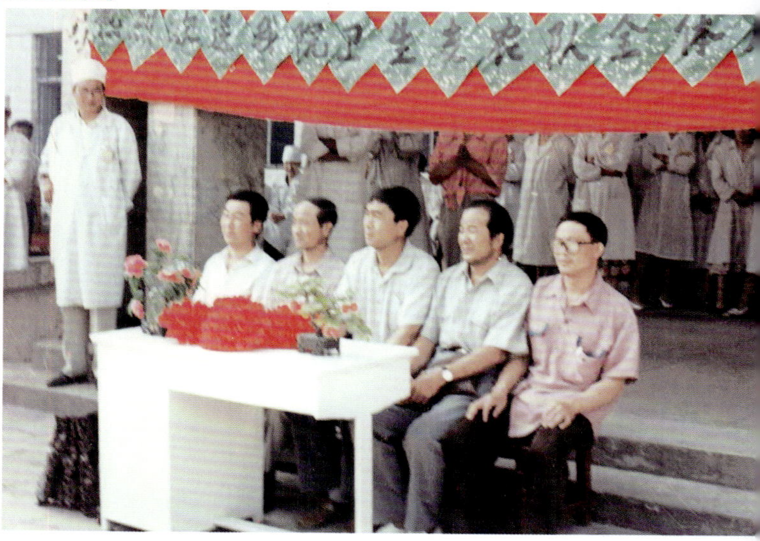

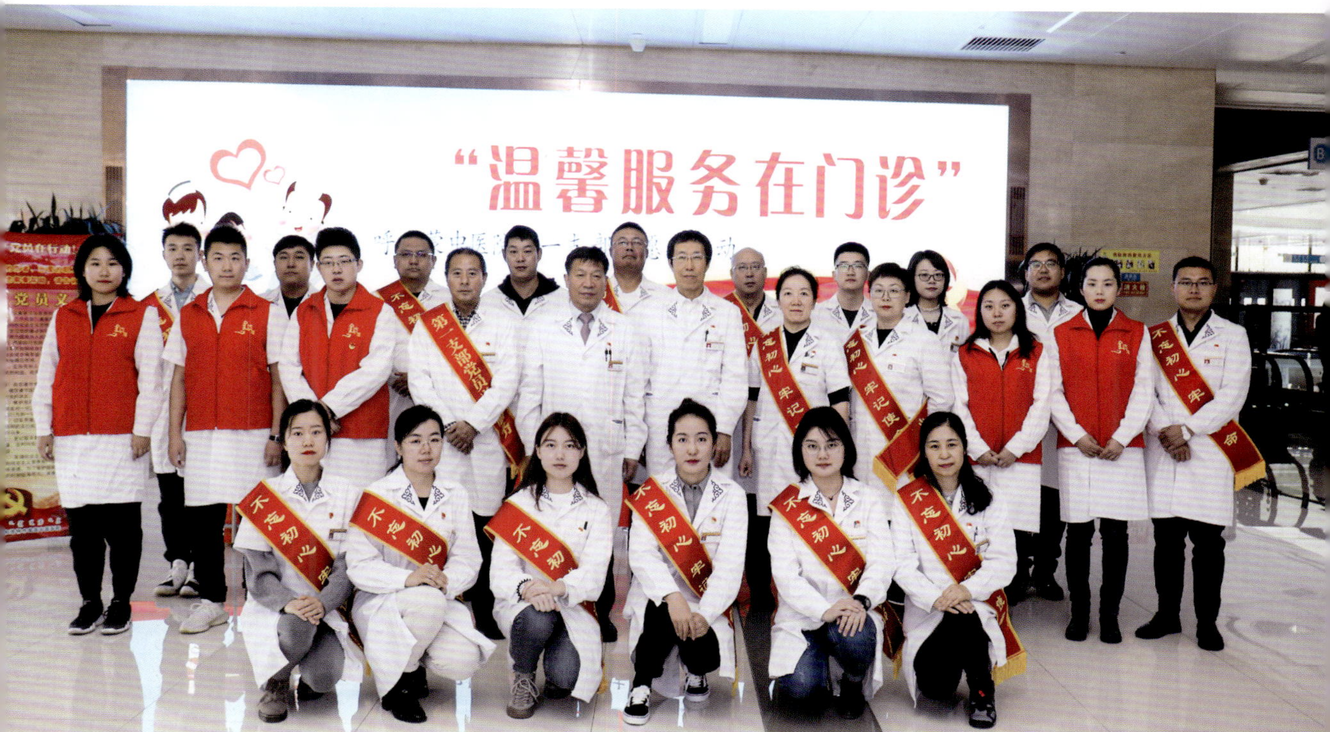

温馨服务活动

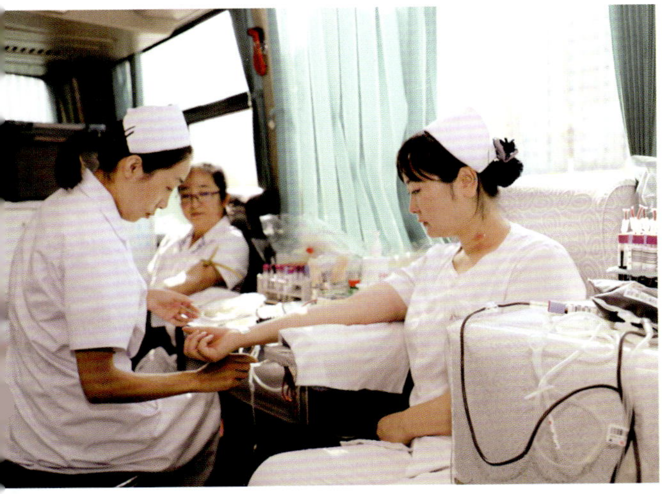

无偿献血

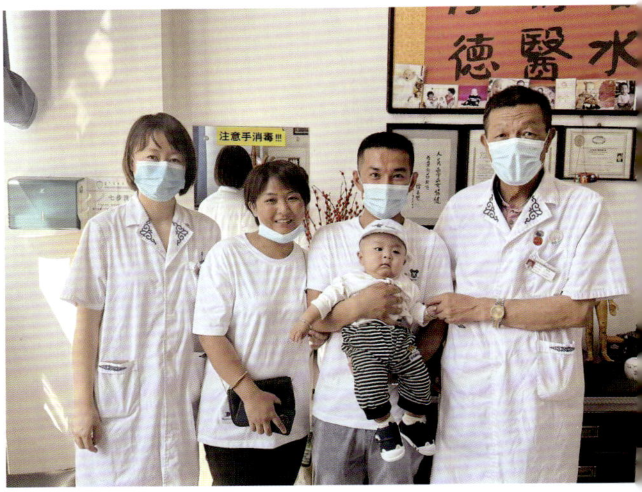

喜得贵子的患者激动不已

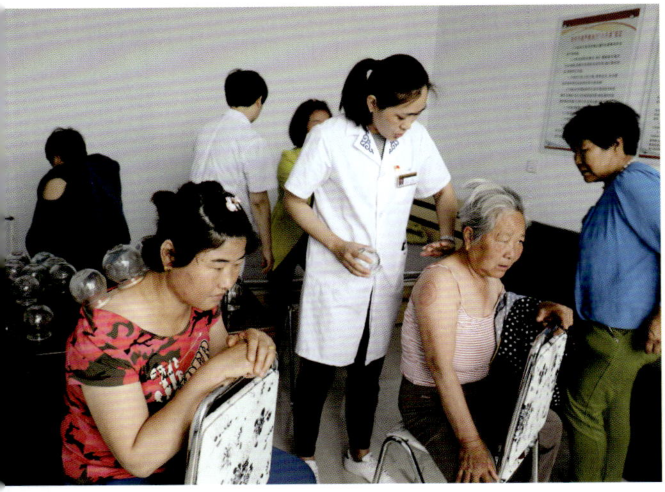

下乡义诊

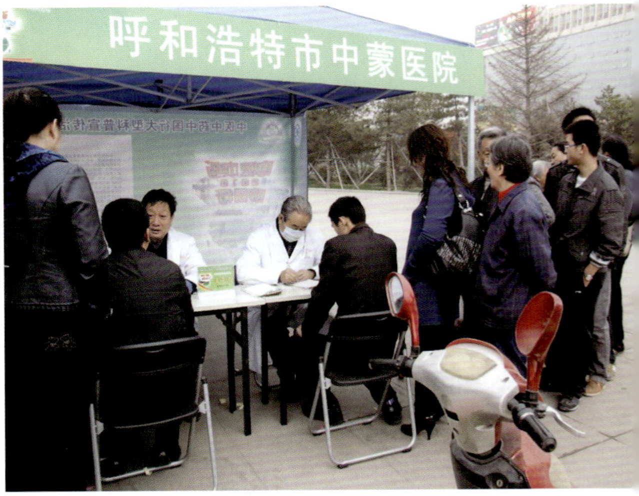

专家义诊

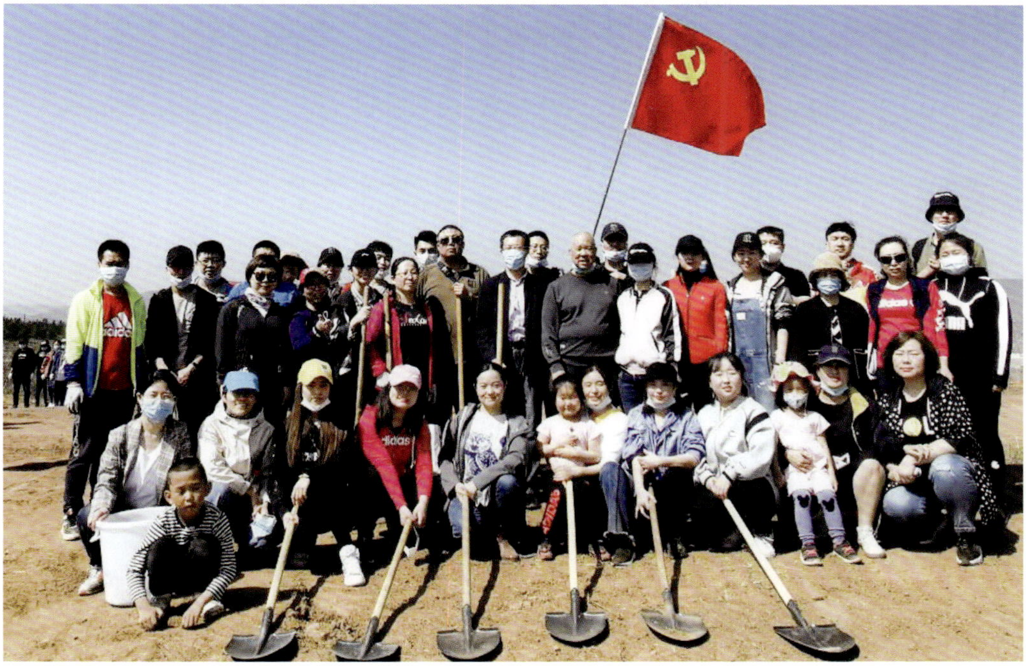

义务植树

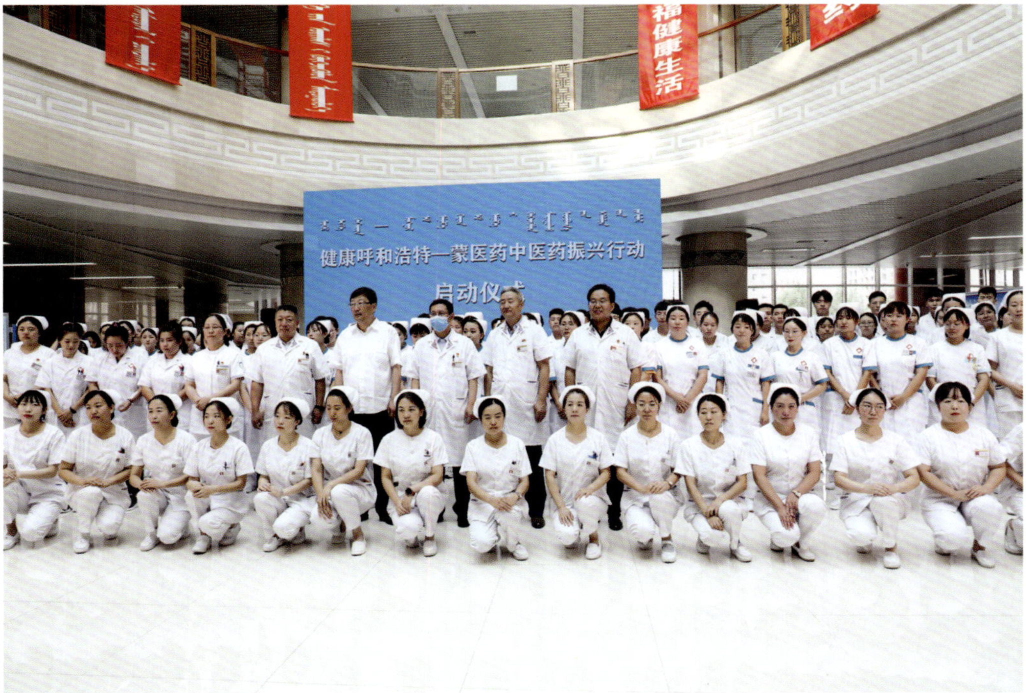

中蒙医药振兴行动启动仪式

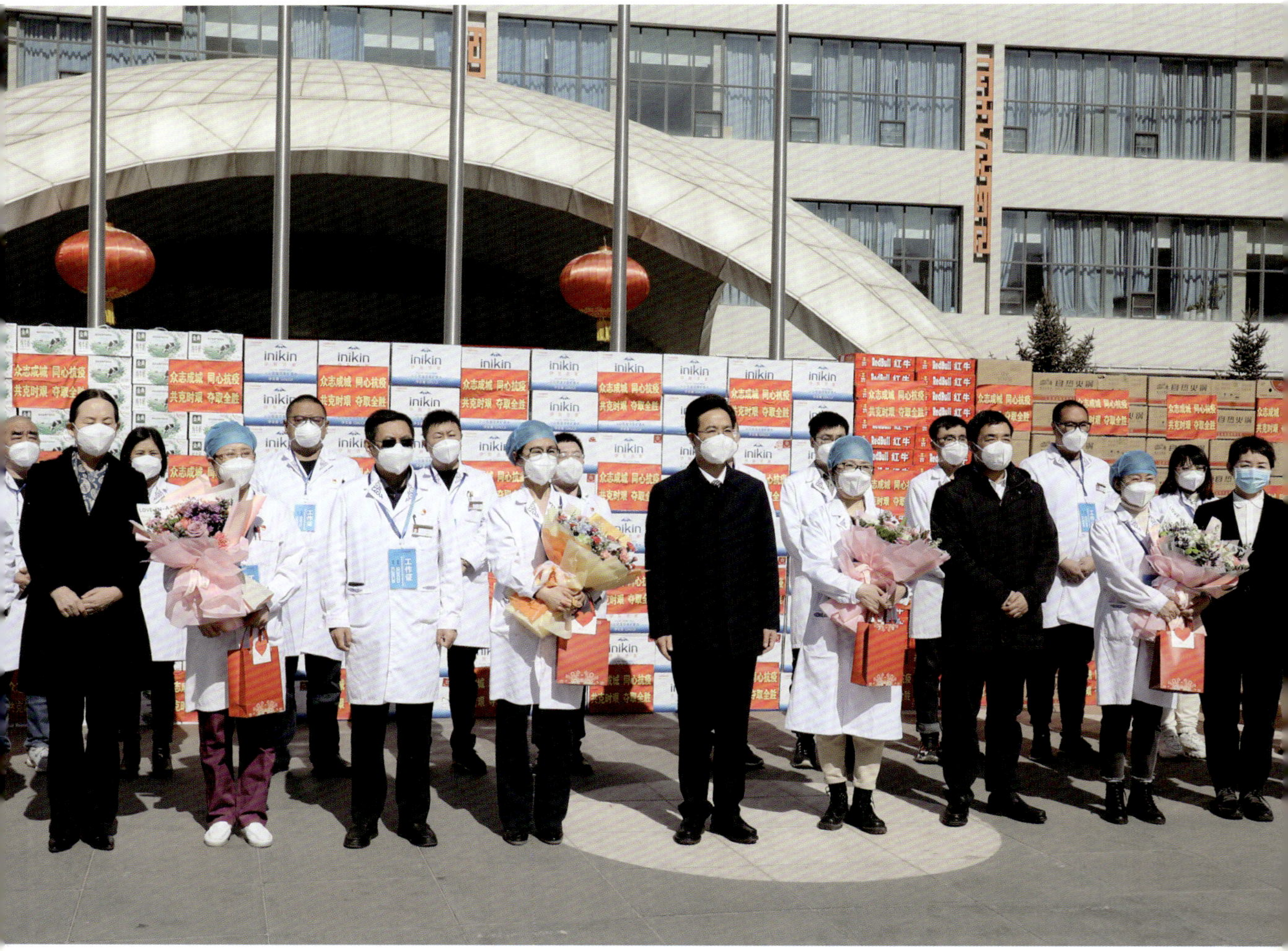

贺海东市长慰问“新冠”肺炎患者康复医院医护人员

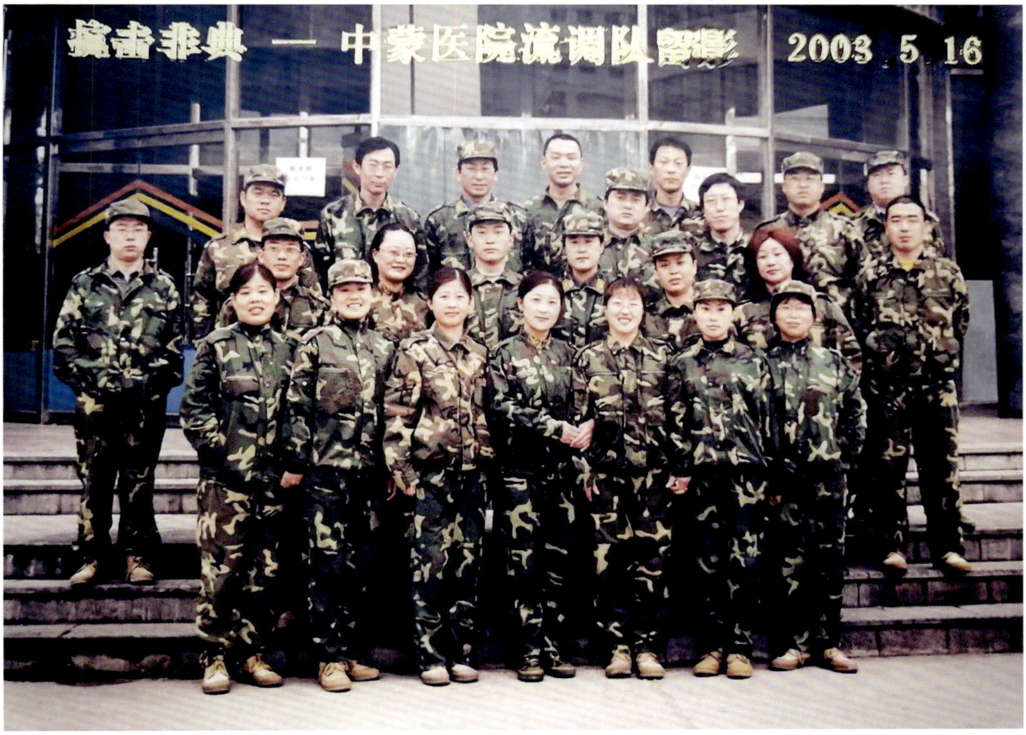

闭环管理中的医院抗击“非典”流调队（2003 年）

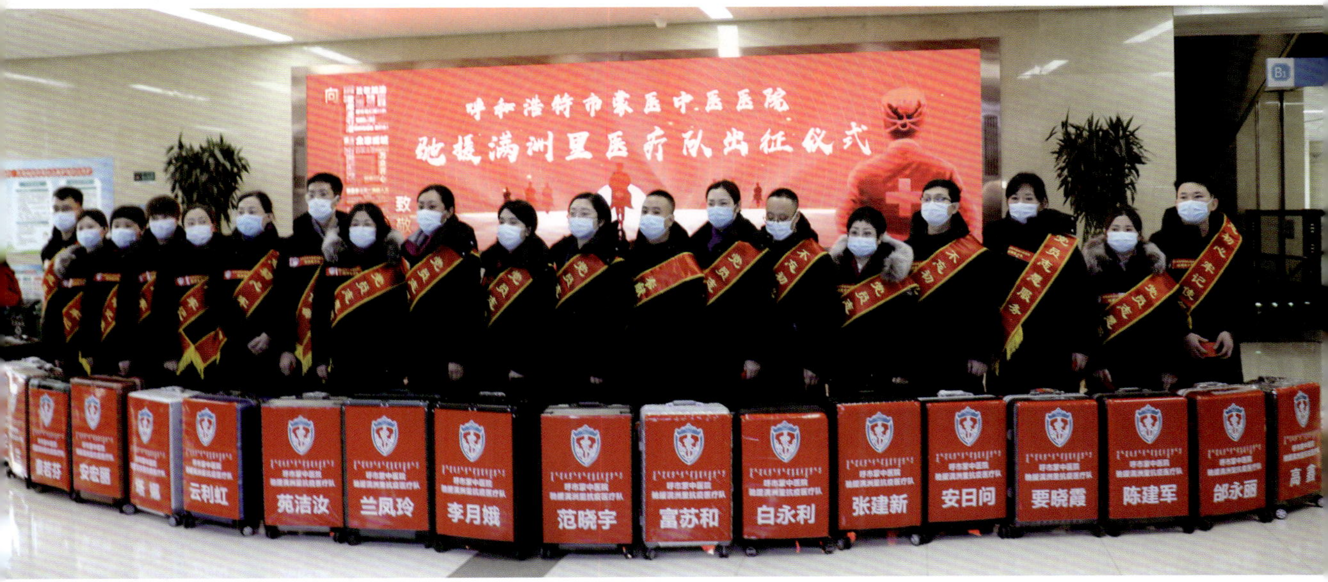

驰援满洲里医疗队出征仪式

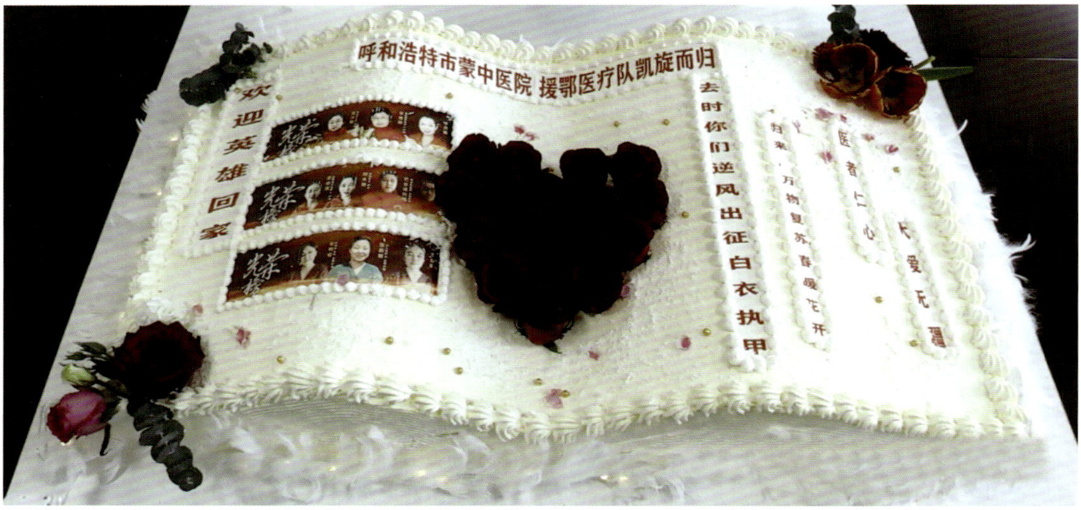
呼和浩特市蒙中医院 援鄂医疗队凯旋而归
欢迎英雄回家
去时你们逆风出征白衣执甲
医者仁心
大爱无疆

欢迎10名援鄂医疗队队员凯旋

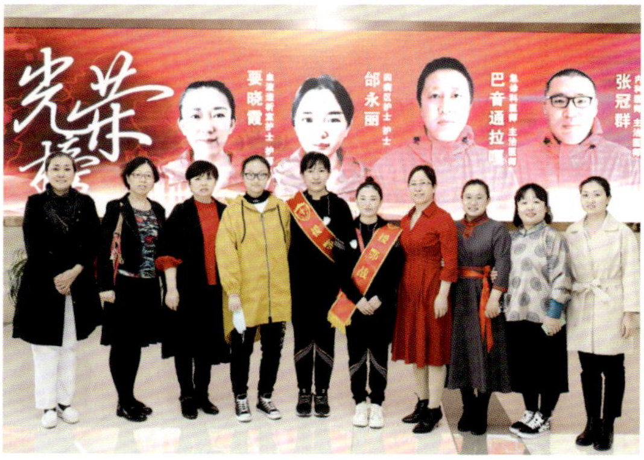
光荣榜
要晓霞
郃永丽
巴音通拉嘎
张冠群

荣誉属于“白衣天使”

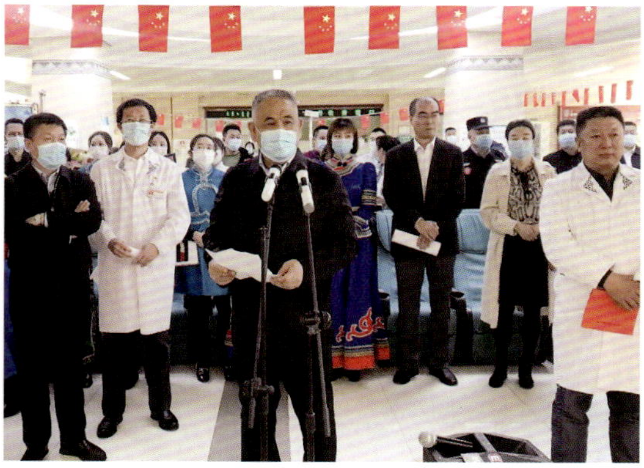

市卫健委党组书记云文清欢迎援鄂医疗队凯旋

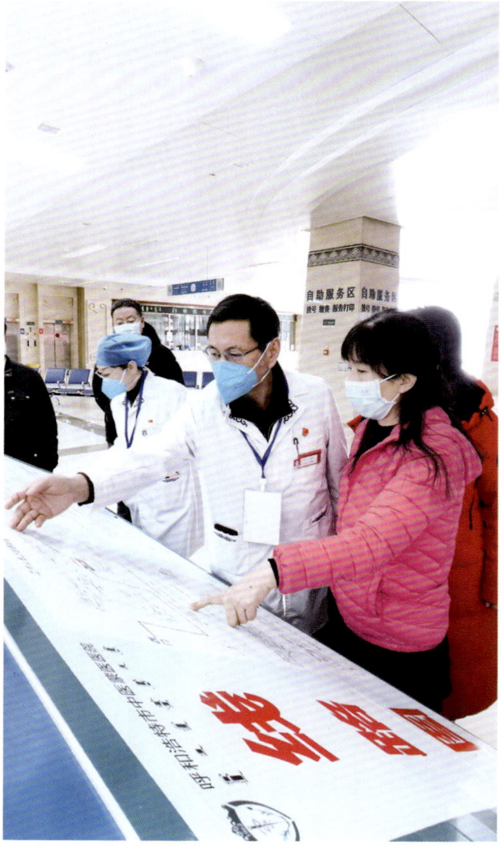
自助服务区

“新冠”肺炎患者康复医院病区改建

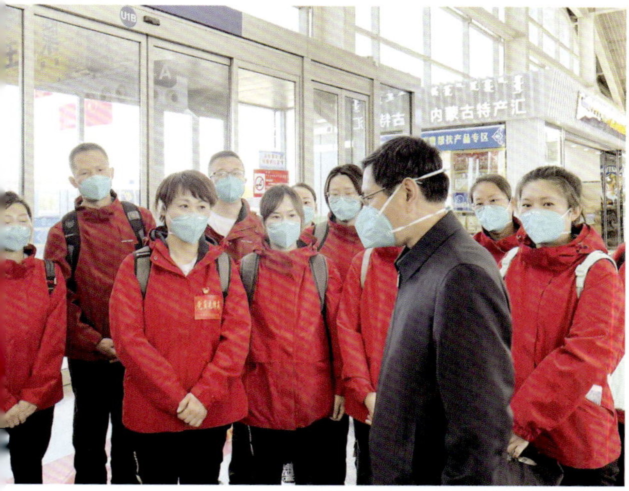

为援沪医疗队出征送行

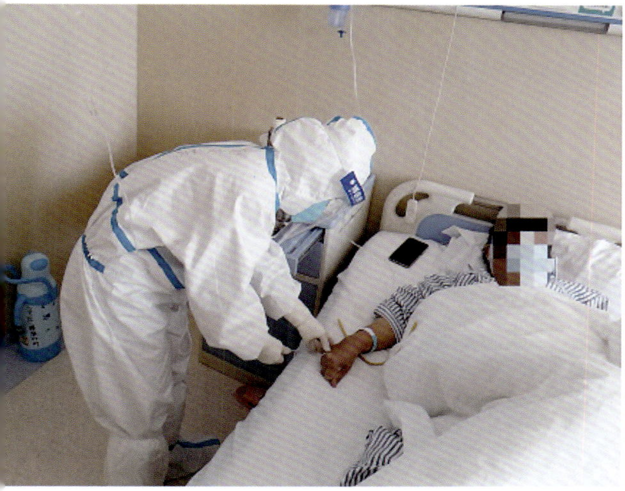

“新冠”康复病房工作场景

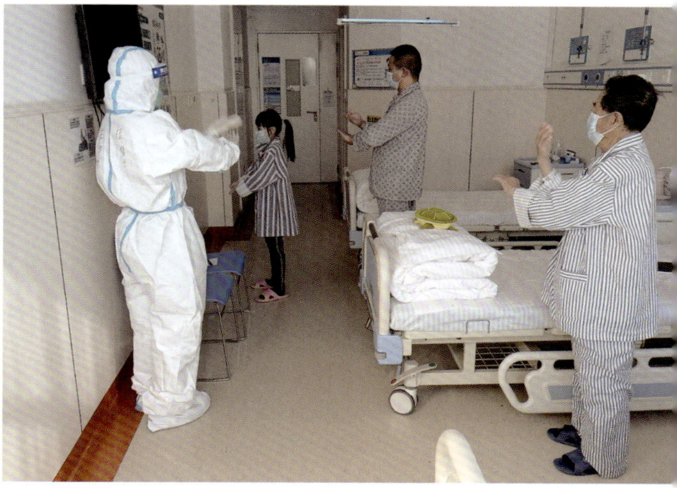

“新冠”康复病房护士向患者传授康复操

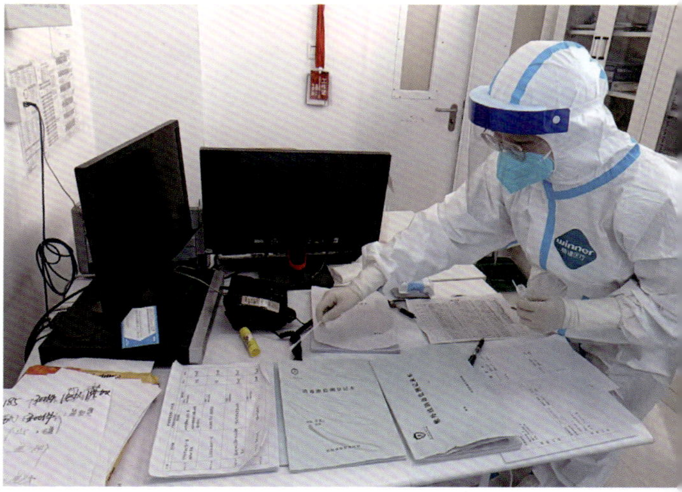

“新冠”院内感染控制

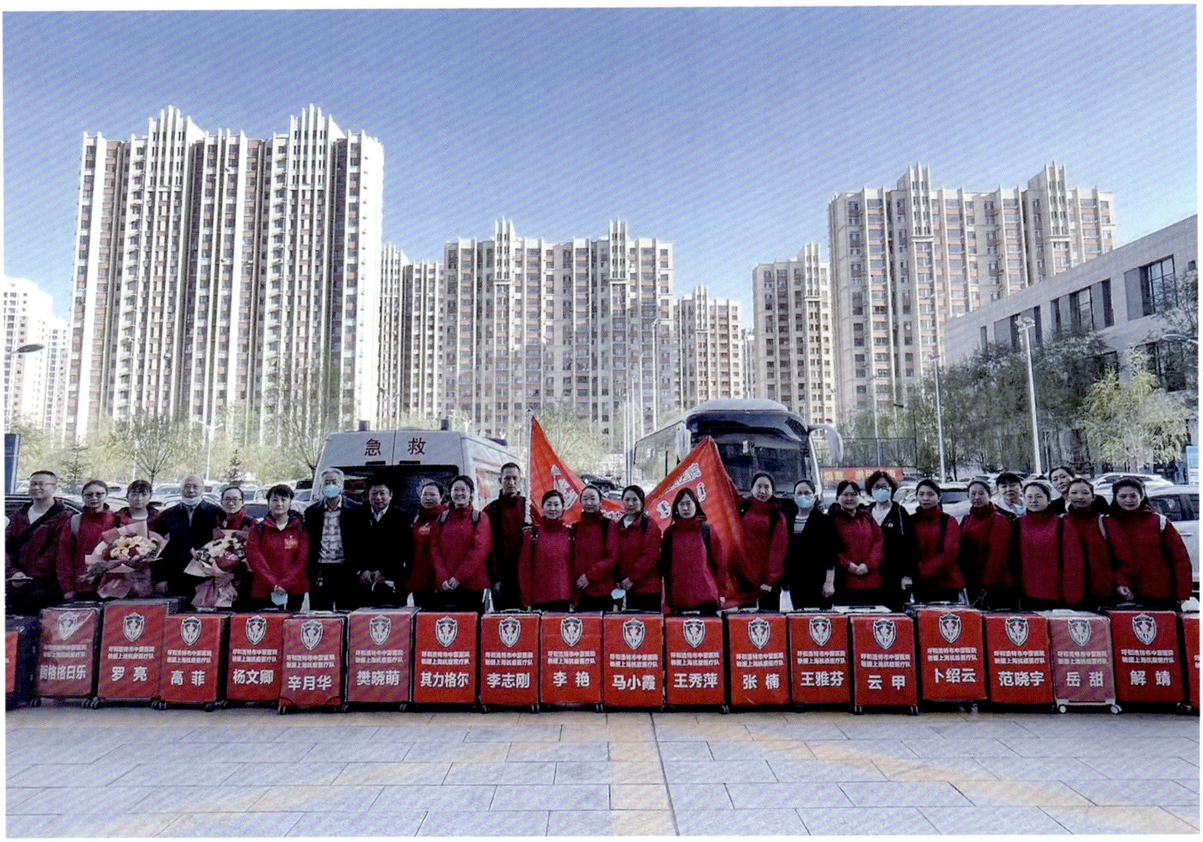

援沪医疗队出征仪式

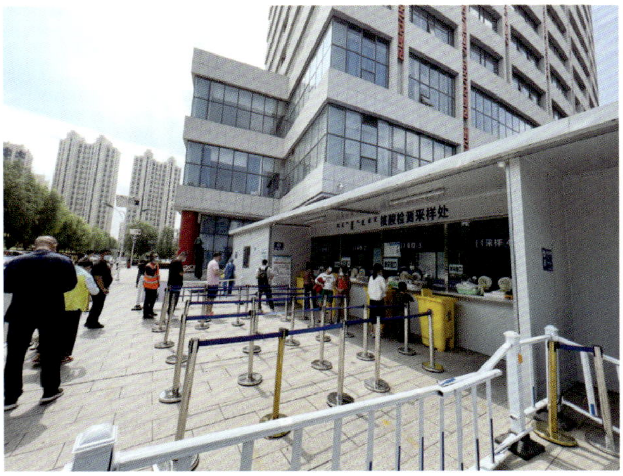

医院核酸检测采样点

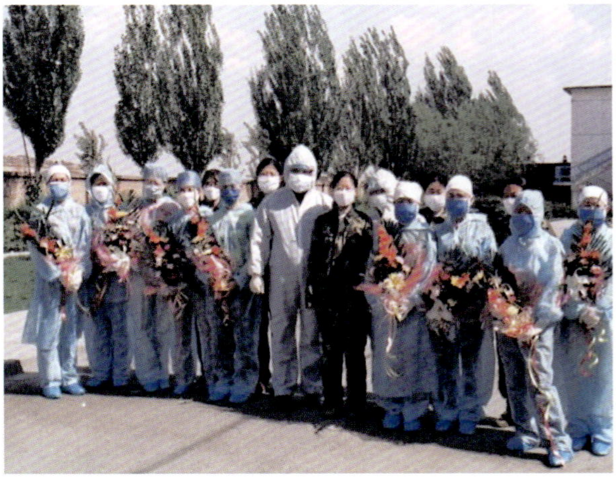

支援第二医院“非典”病房的医护人员

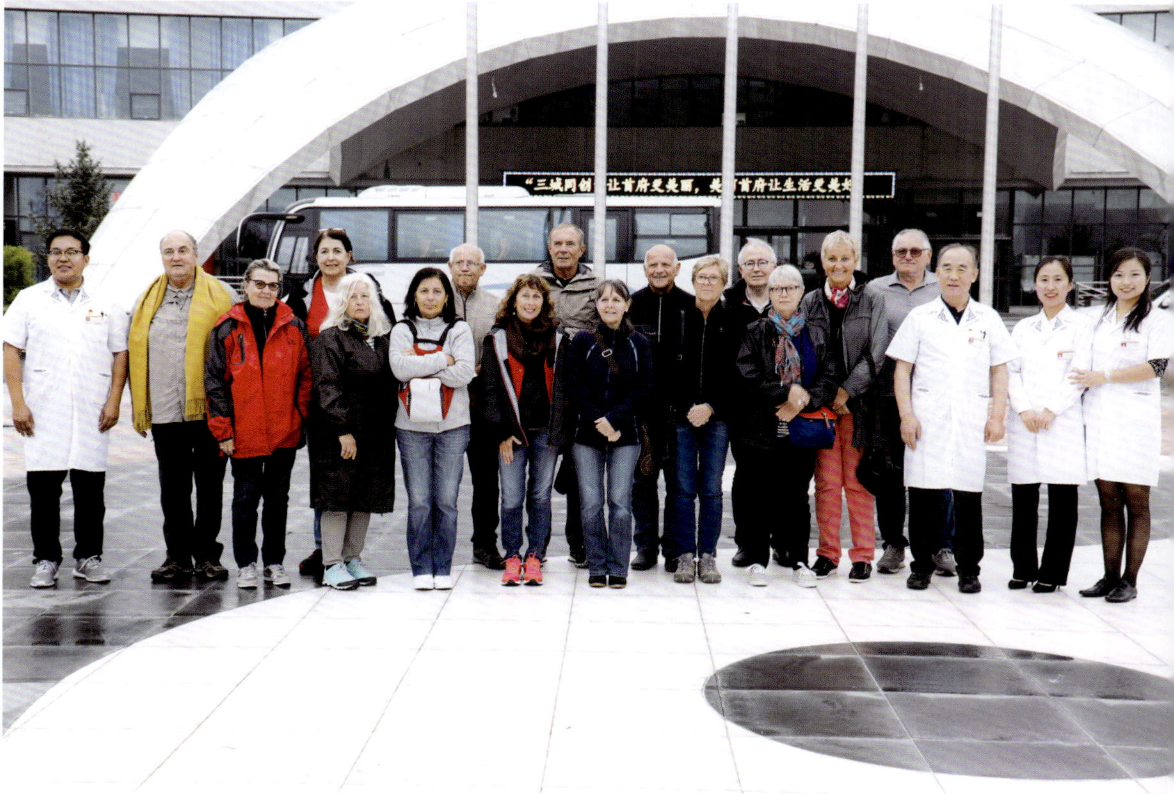

德国卫生团体来医院参观交流

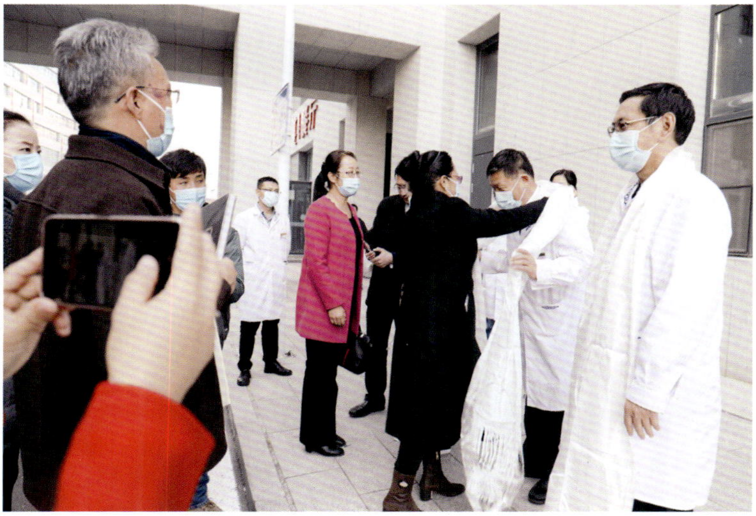

蒙古国参观团体向
本院医师赠送哈达

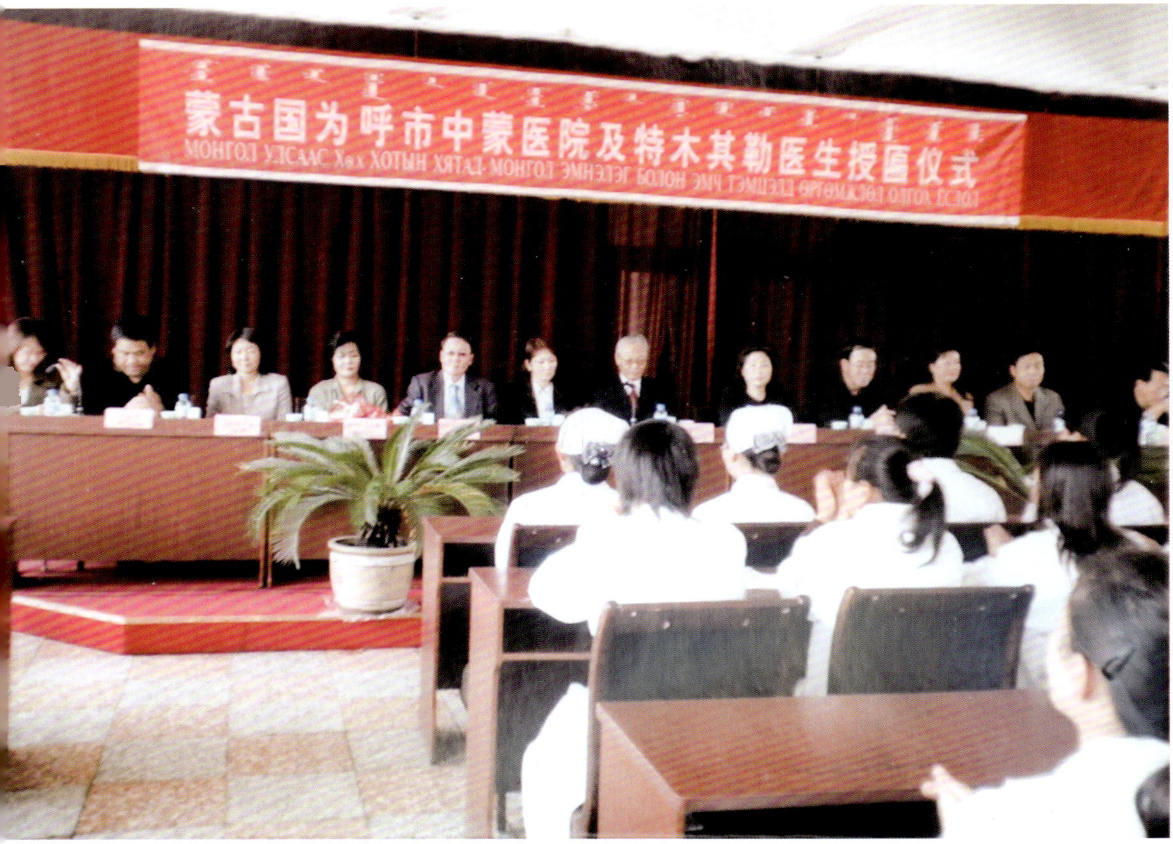
蒙古国为呼市中蒙医院及特木其勒医生授匾仪式

蒙古国为医院和特木其勒医师授匾（2005年）

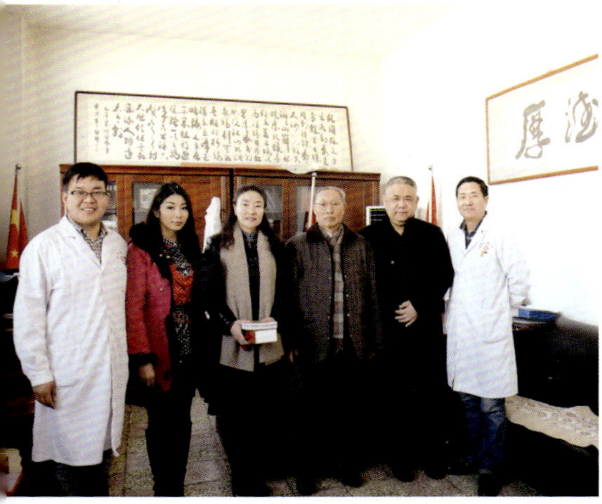

蒙古国院士访问医院（2016年）

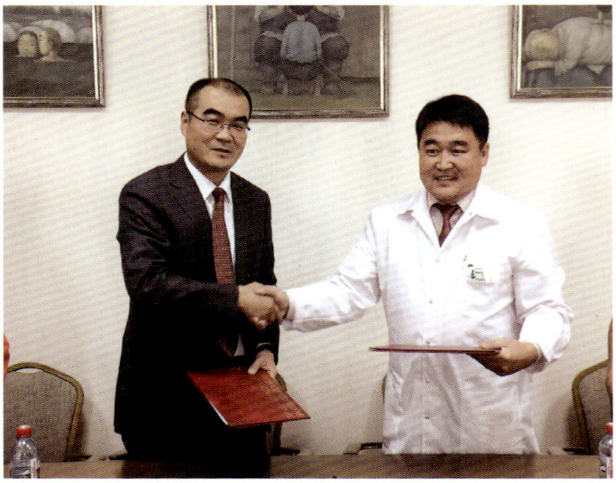

医院与俄罗斯东方医学中心签署合作意向书（2016年）

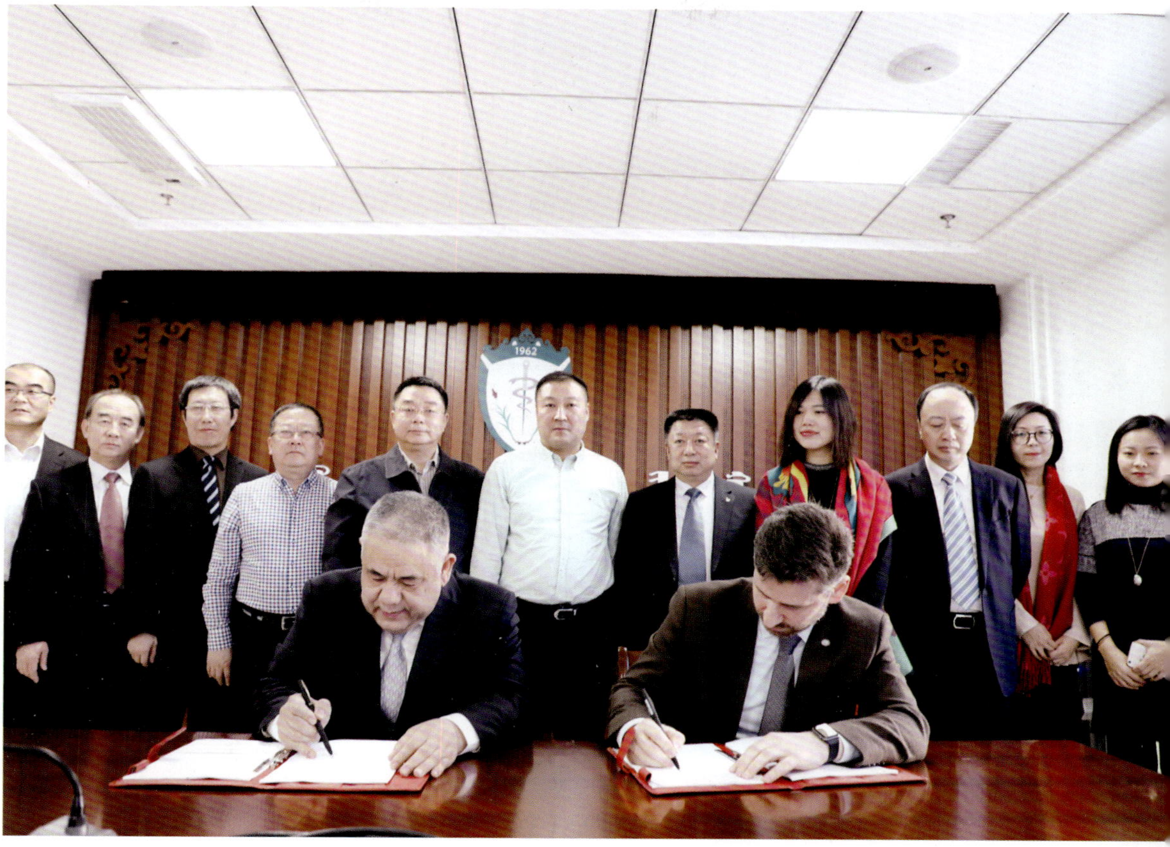

欧佩克基金评估医院医养结合项目启动签字仪式(2018年)

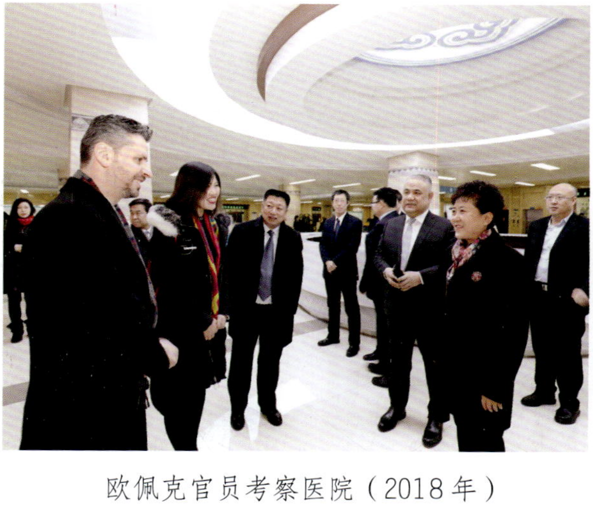

欧佩克官员考察医院(2018年)

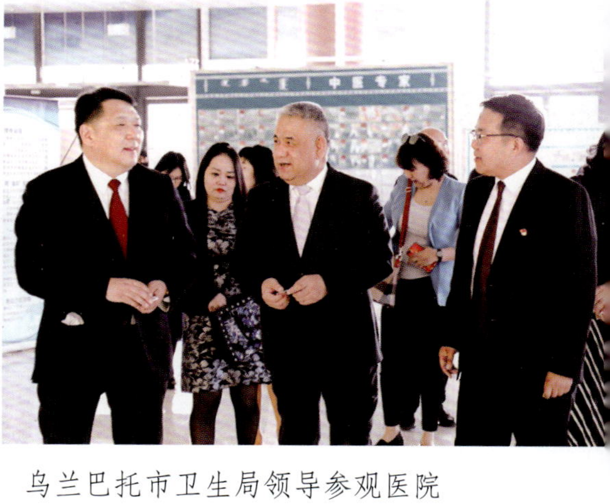

乌兰巴托市卫生局领导参观医院

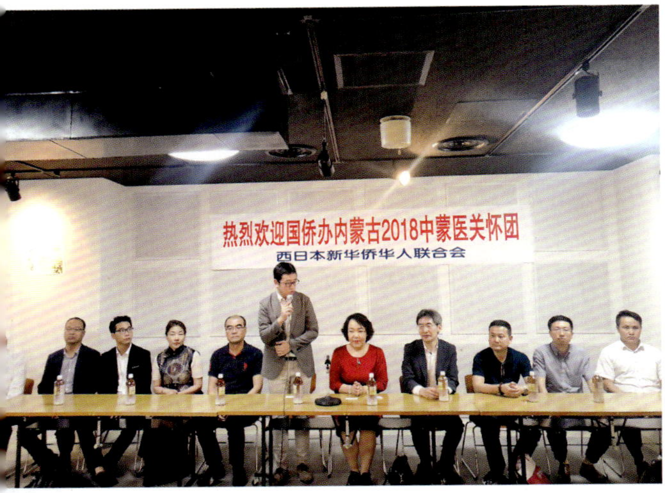

医院“中蒙医关怀团”为旅日华侨义诊

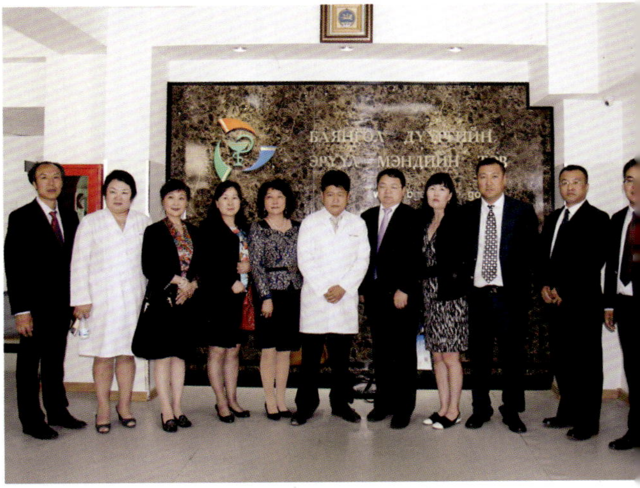

医院医疗专家组在蒙古国卫生中心考察访问

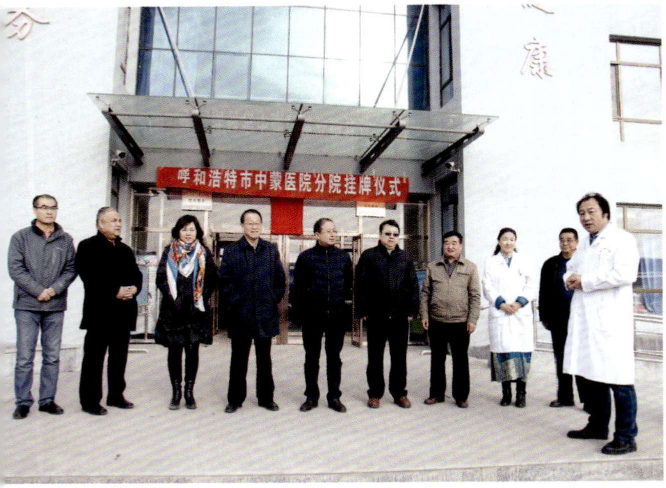

医院塔布赛分院挂牌

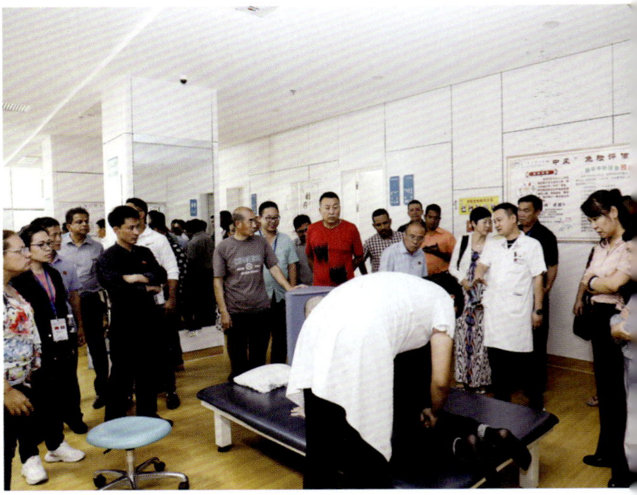

泰国医疗团队参观医院

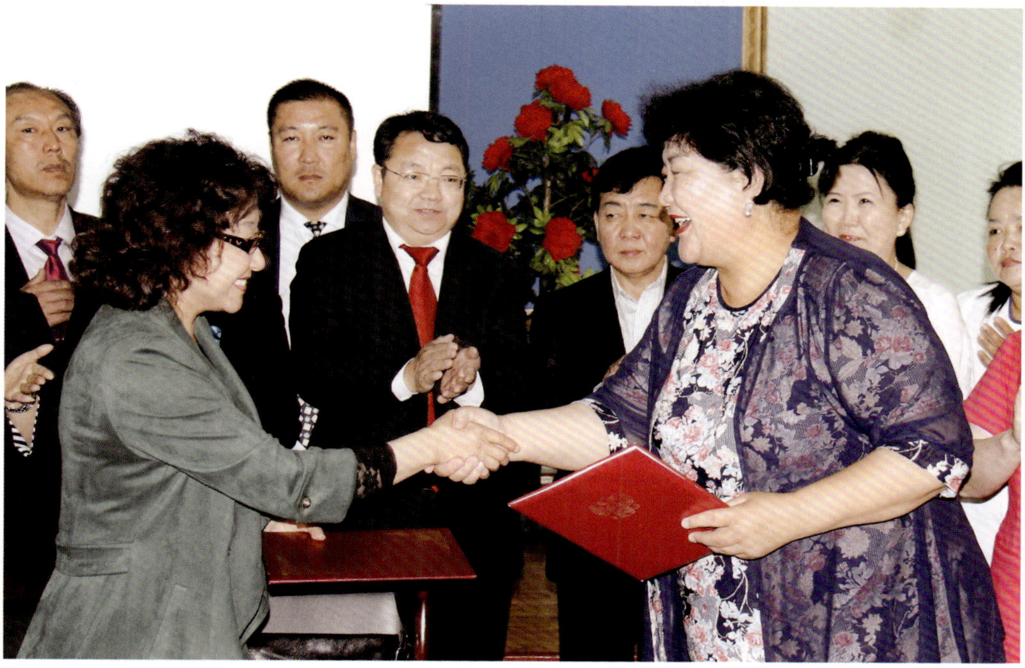

医院与蒙古国色楞格省综合医院签署合作协议

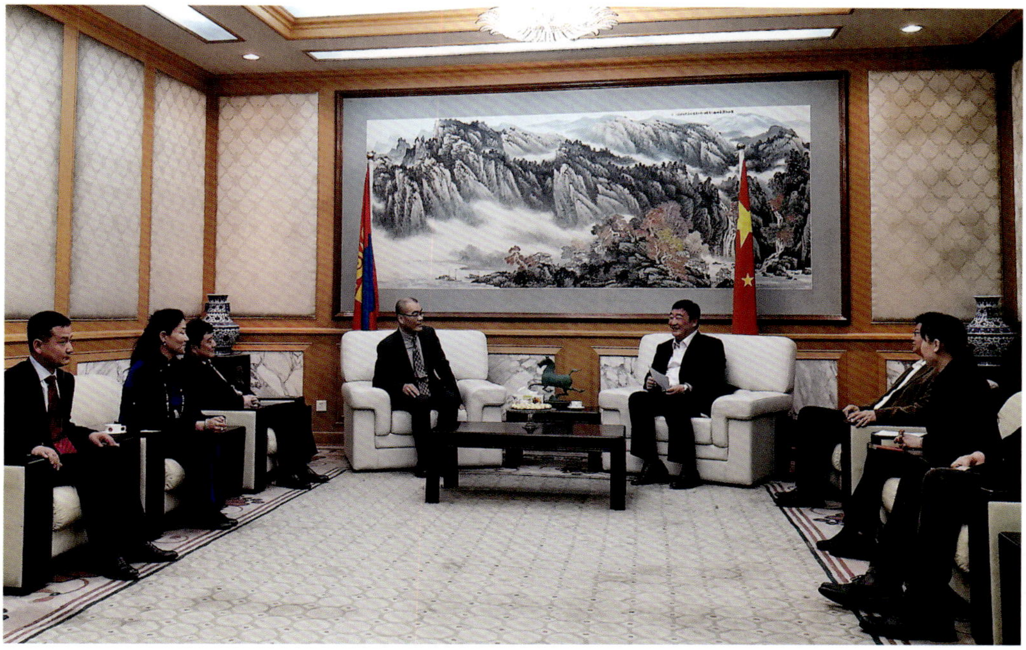

邢海明大使在中国驻蒙古国大使馆接见我院专家

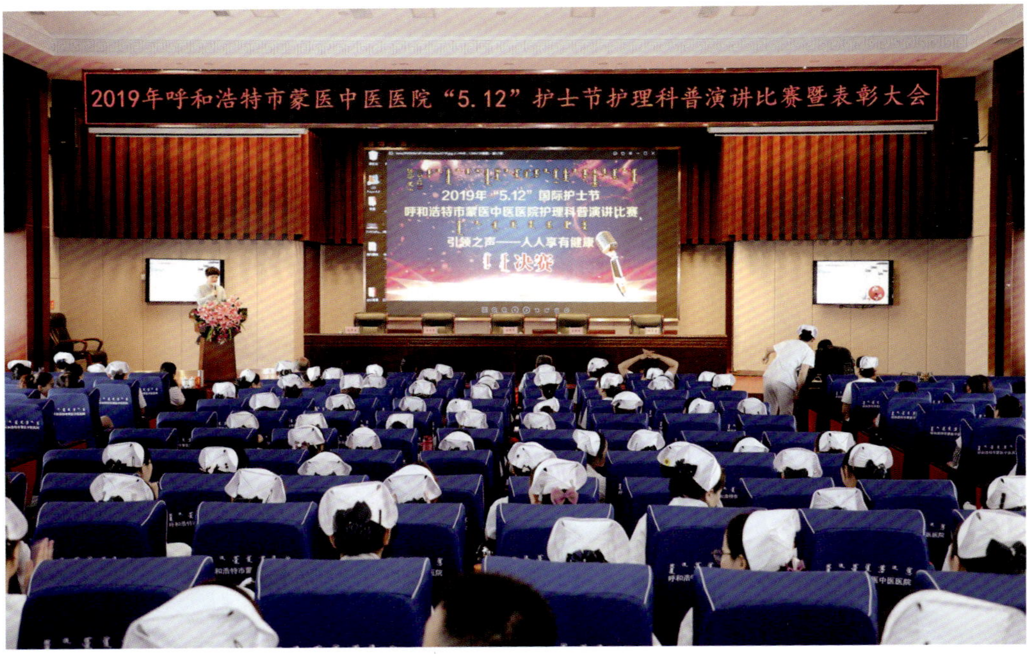
2019年呼和浩特市蒙医中医医院“5.12”护士节护理科普演讲比赛暨表彰大会
2019年“5.12”国际护士节
呼和浩特市蒙医中医医院护理科普演讲比赛
引领之声——人人享有健康
决赛

护士节护理科普演讲比赛总决赛

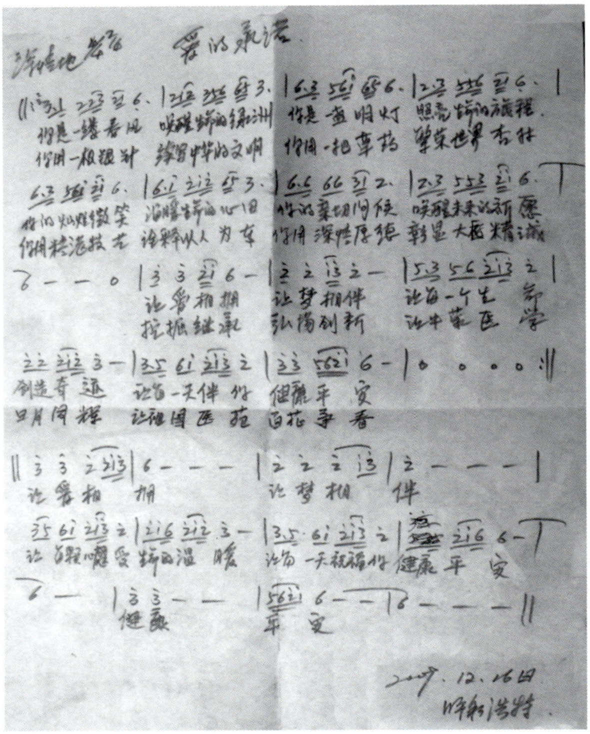

院歌《爱的承诺》原稿（2009 年）

2009 年版院徽

2016 年版院徽

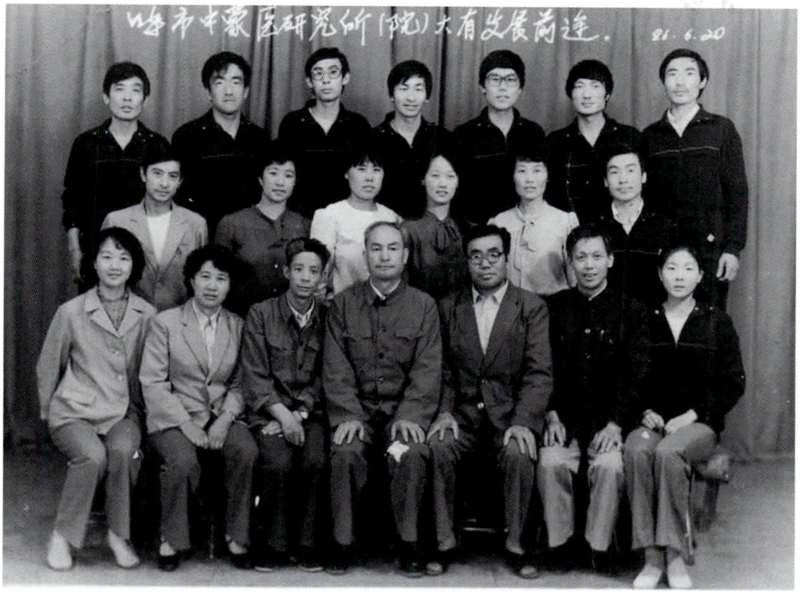
呼市中蒙医研究所(院)大有发展前途。
86.6.20

参加局系统篮球赛的运动员与院领导（1986年）

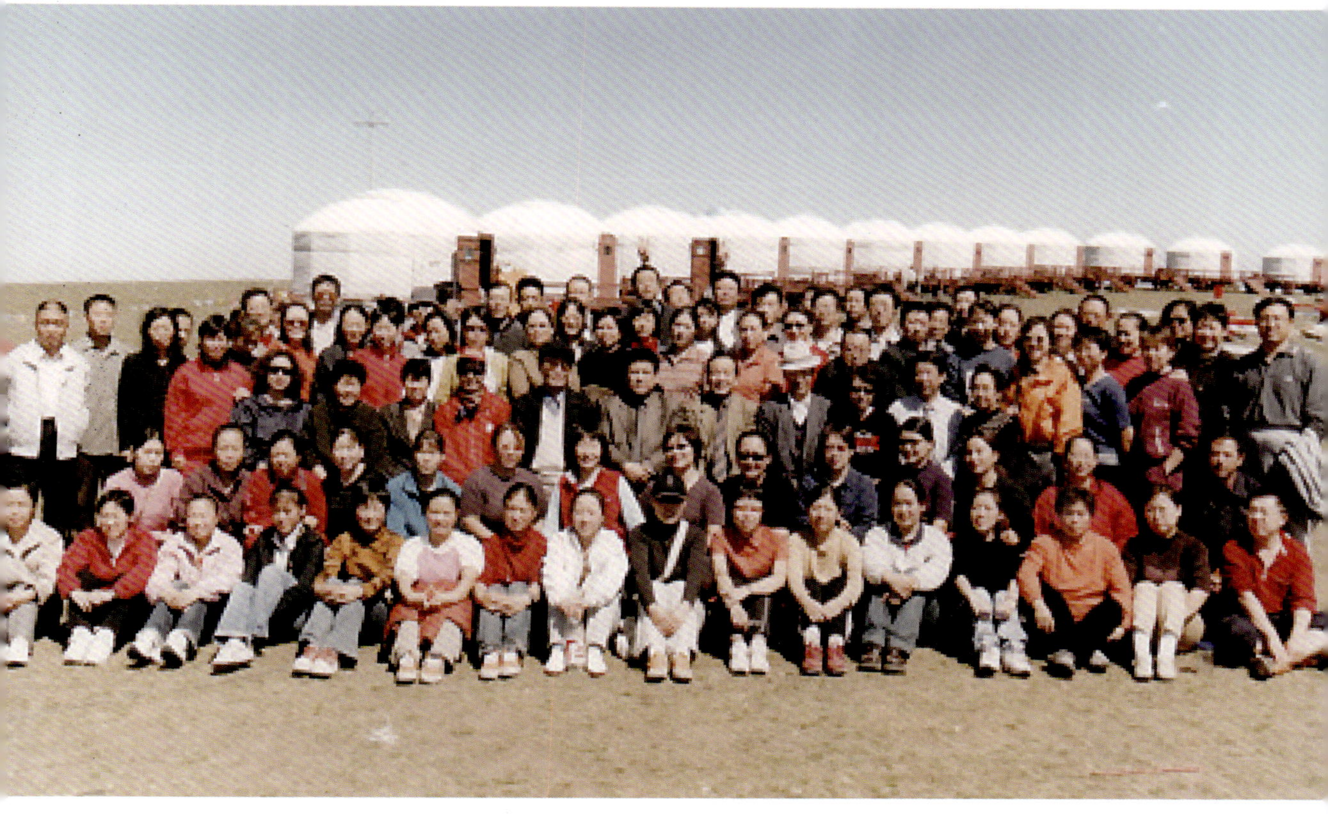

医院40年院庆部分职工合影（2002年）

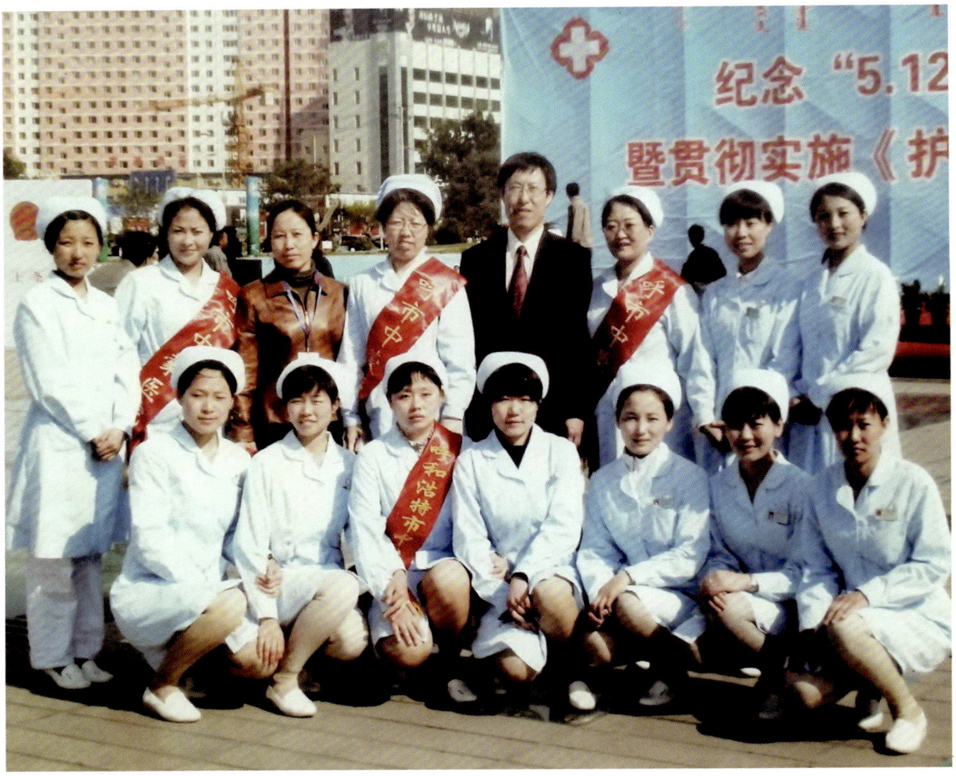

宣传《护士条例》颁布实施（2008 年）

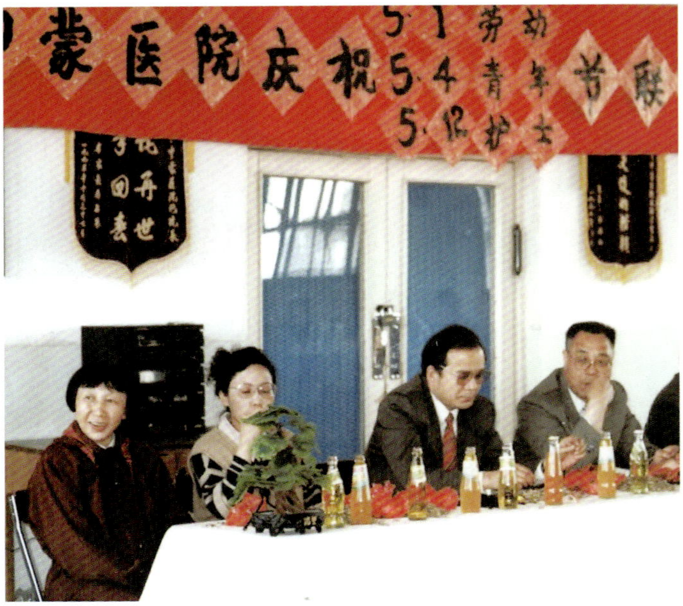

节日联欢会

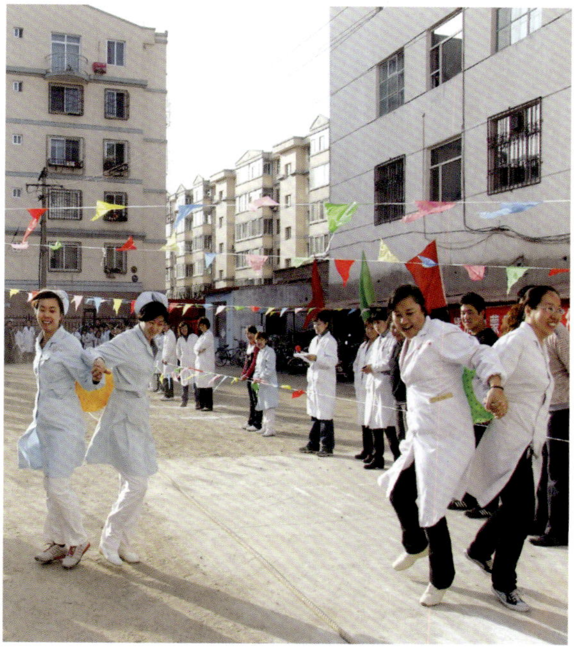

职工趣味运动会（2008 年）

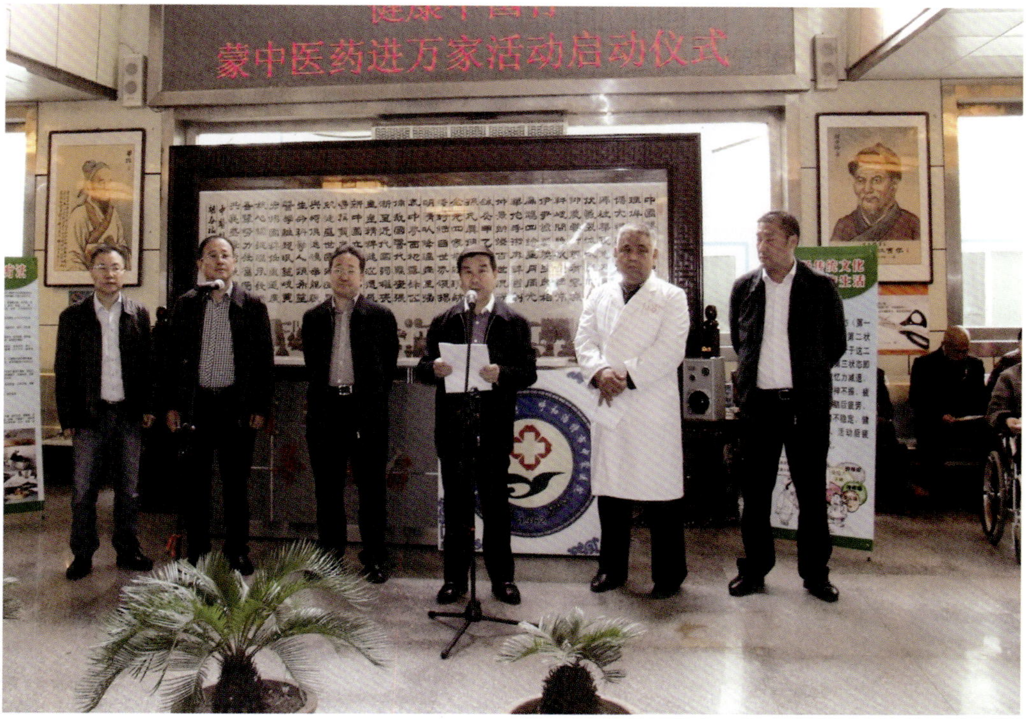

“蒙中医药进万家”活动启动仪式

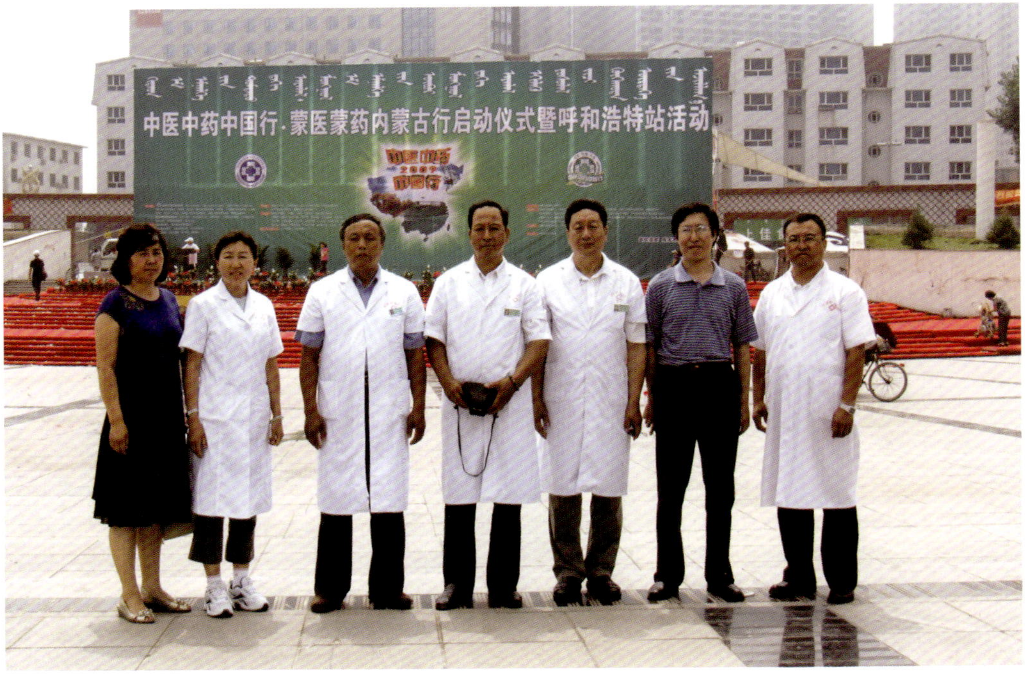

参加首届中医药中国行、蒙医药内蒙古行启动仪式（2009年）

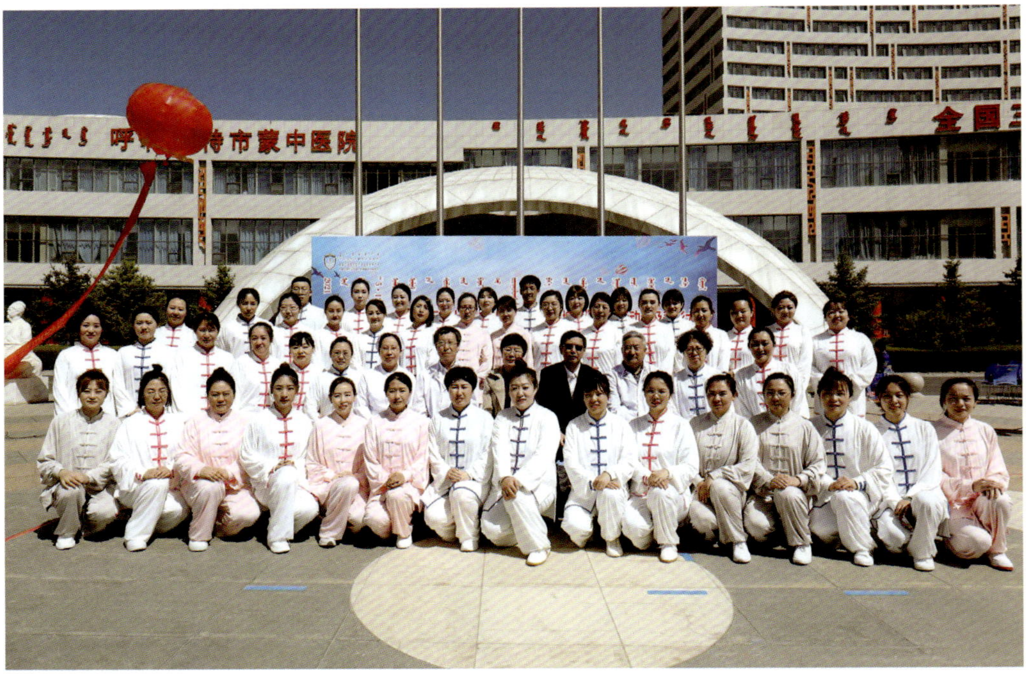

护士节八段锦表演后合影

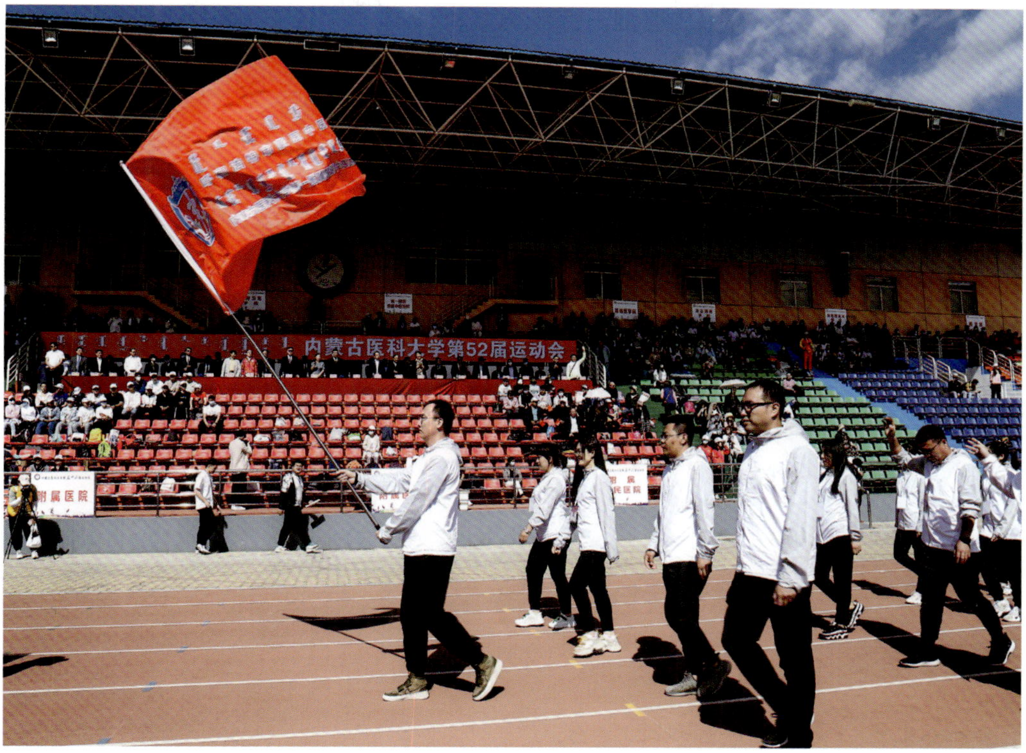

参加内蒙古医科大学运动会入场式

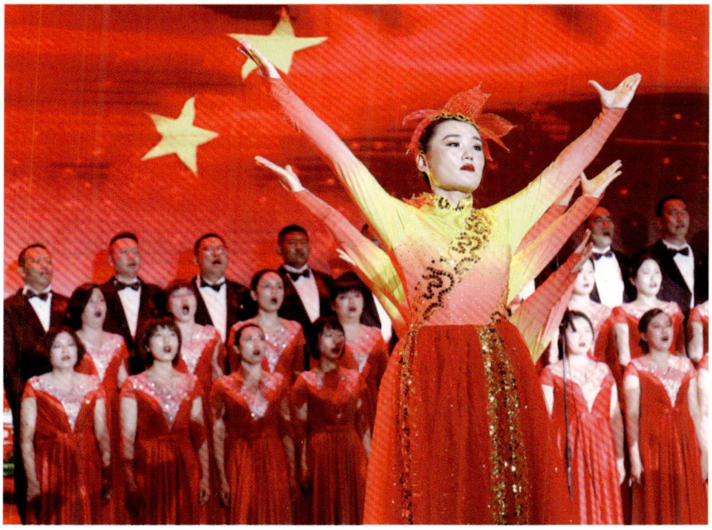
参加全市文艺汇演

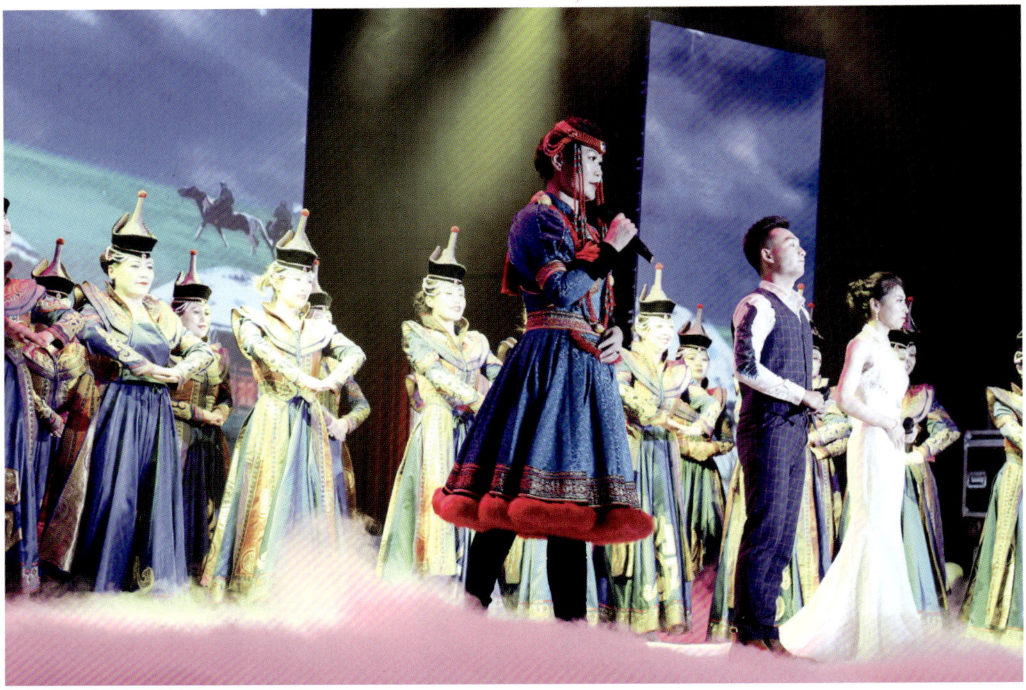

参加卫生系统文艺演出

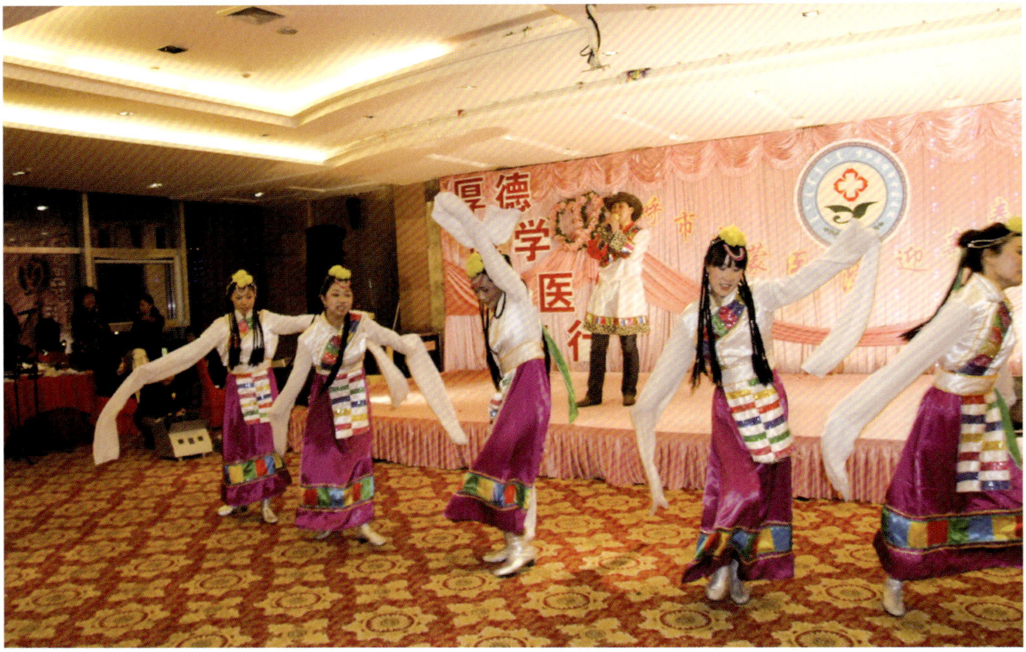

辞旧迎新联谊会

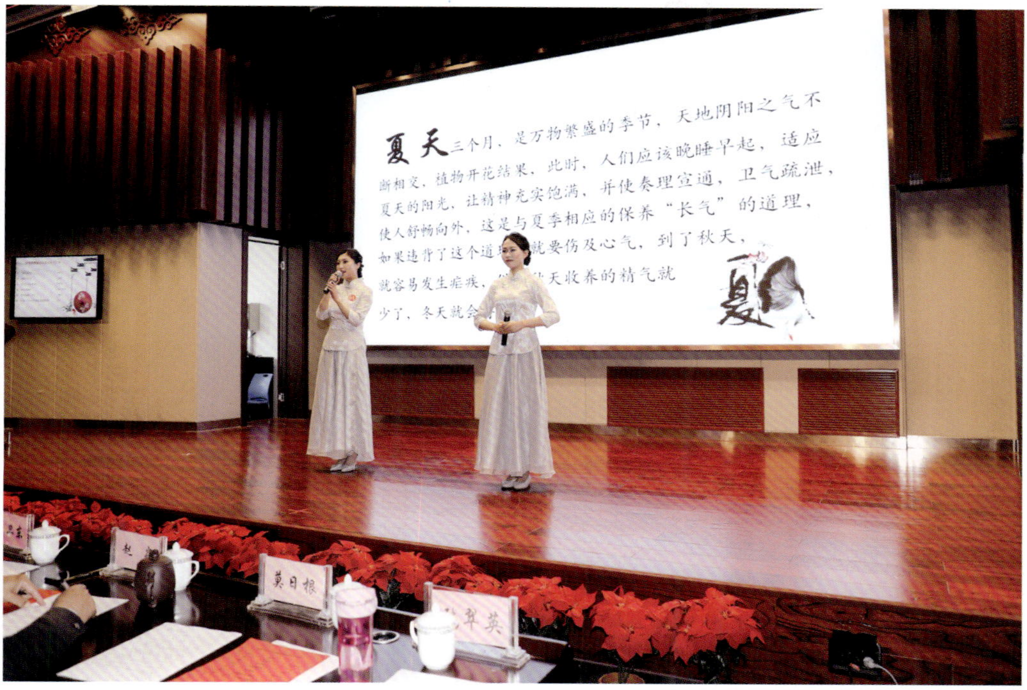
夏天三个月，是万物繁盛的季节，天地阴阳之气不
断相交，植物开花结果，此时，人们应该晚睡早起，适应
夏天的阳光，让精神充实饱满，并使奏理宣通，卫气疏泄，
使人舒畅向外，这是与夏季相应的保养“长气”的道理，
如果违背了这个道
就要伤及心气，到了秋天，
就容易发生疟疾，
天收养的精气就
少了，冬天就会
夏
莫日根

护士节专业知识竞赛

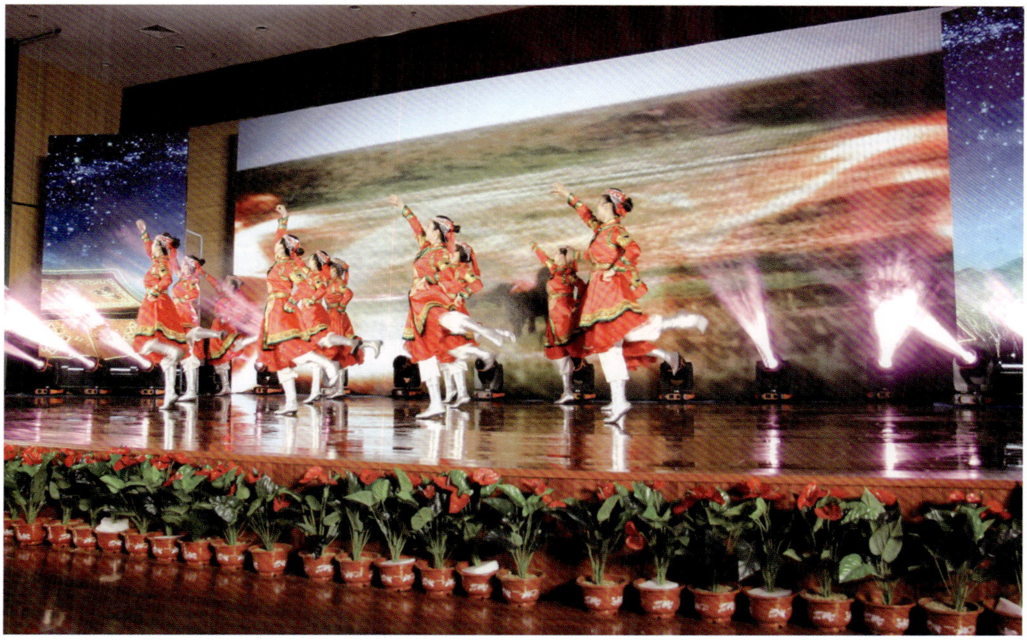

护士节文艺汇演

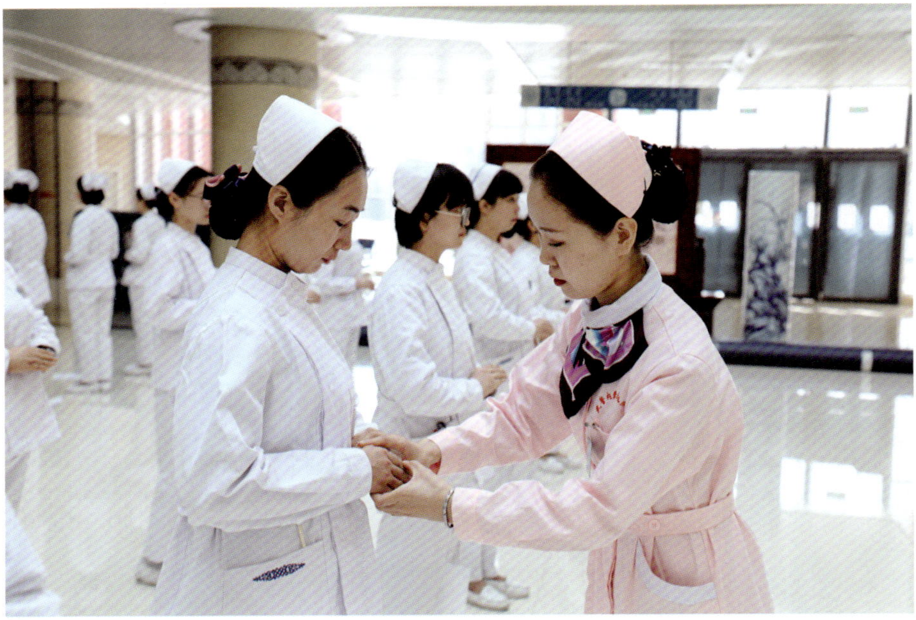

护士礼仪培训

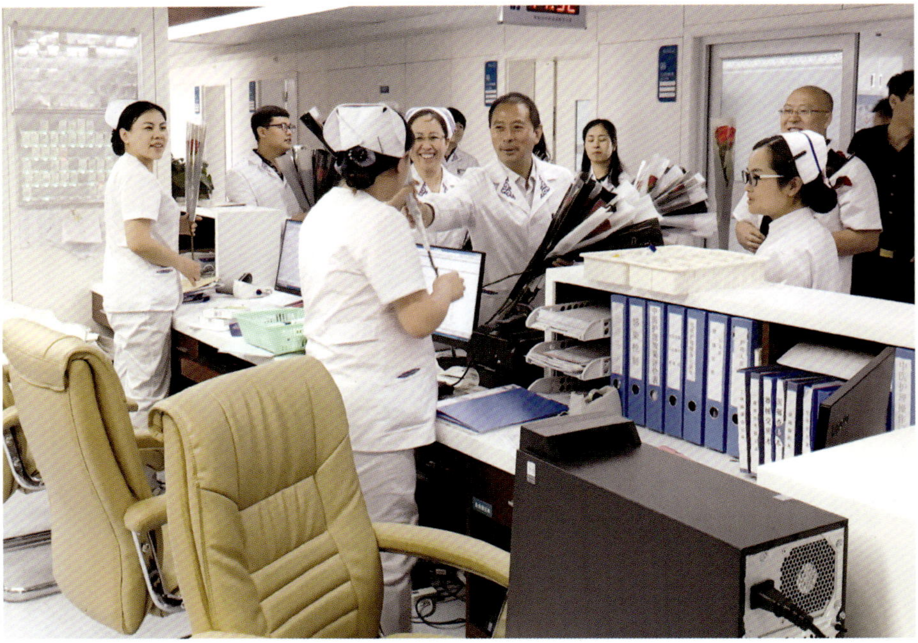

节日慰问护士

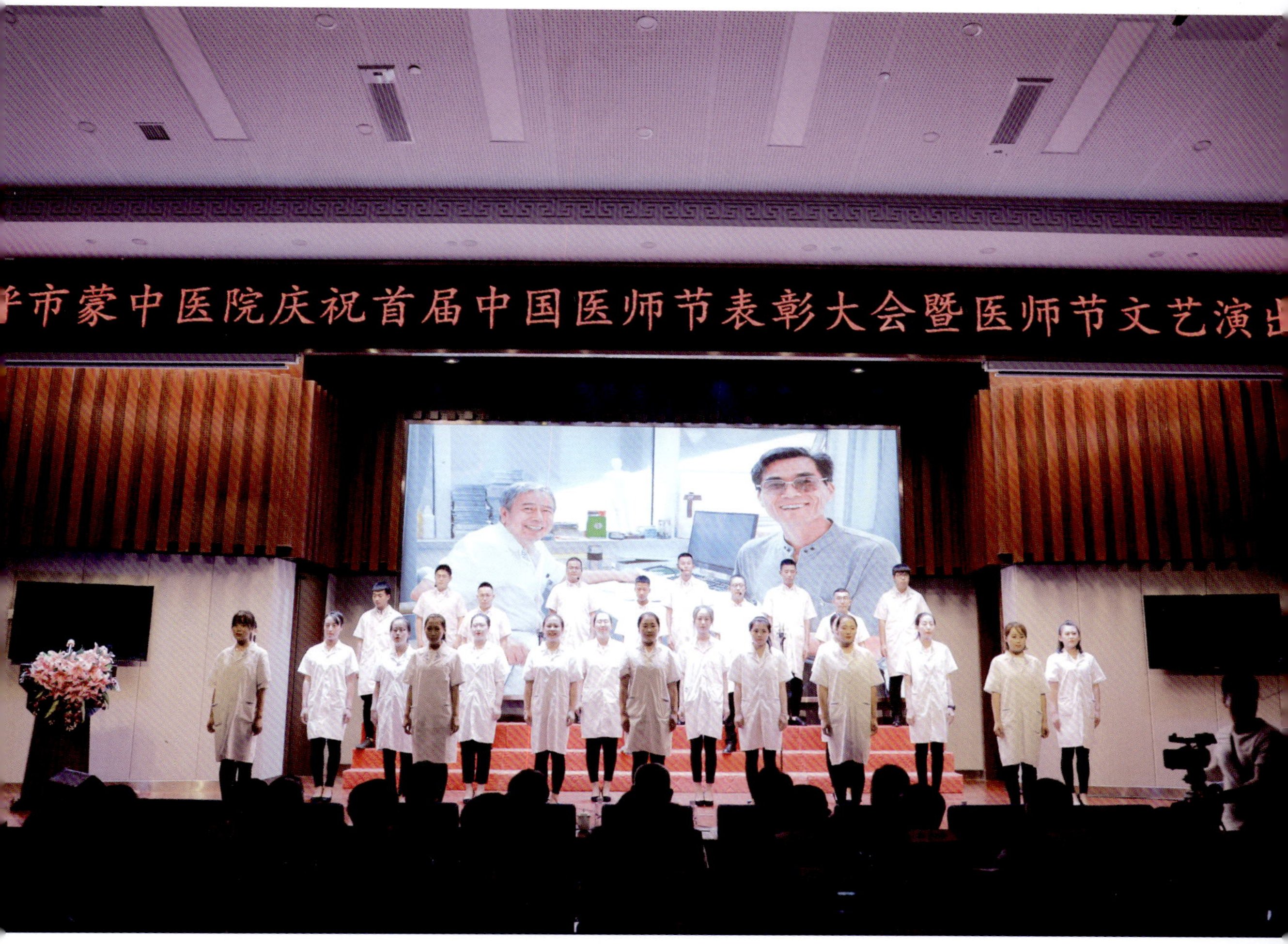

首届医师节文艺活动（2018 年）

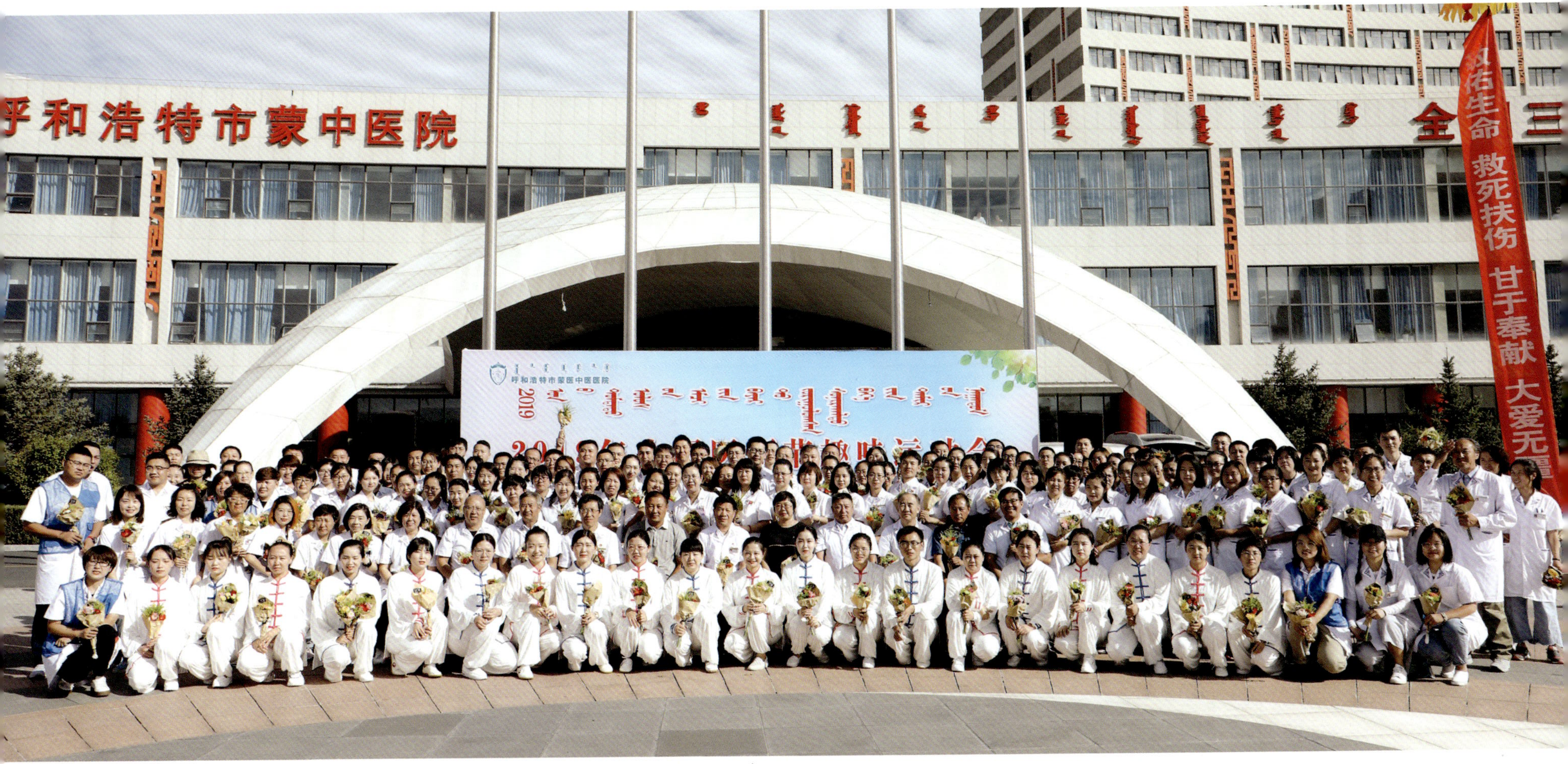

首届医师节趣味运动会合影

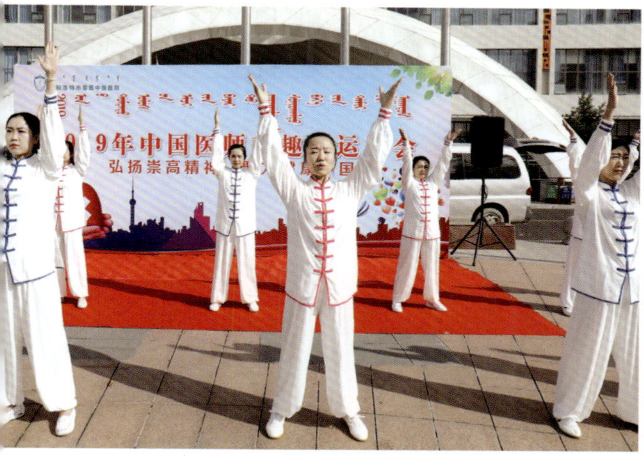

医师节趣味运动会（2019年）

医师节趣味运动会

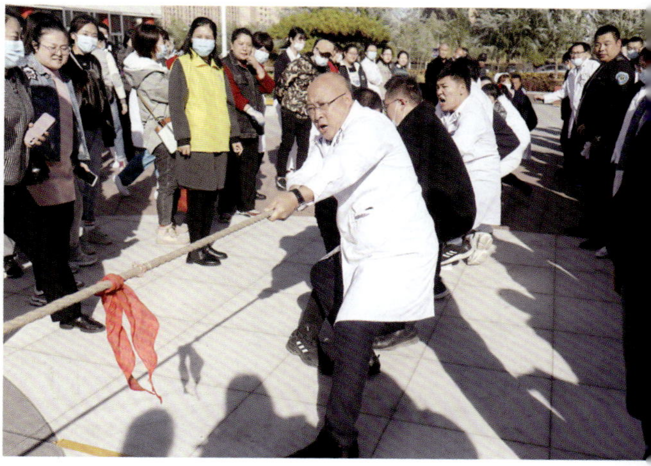

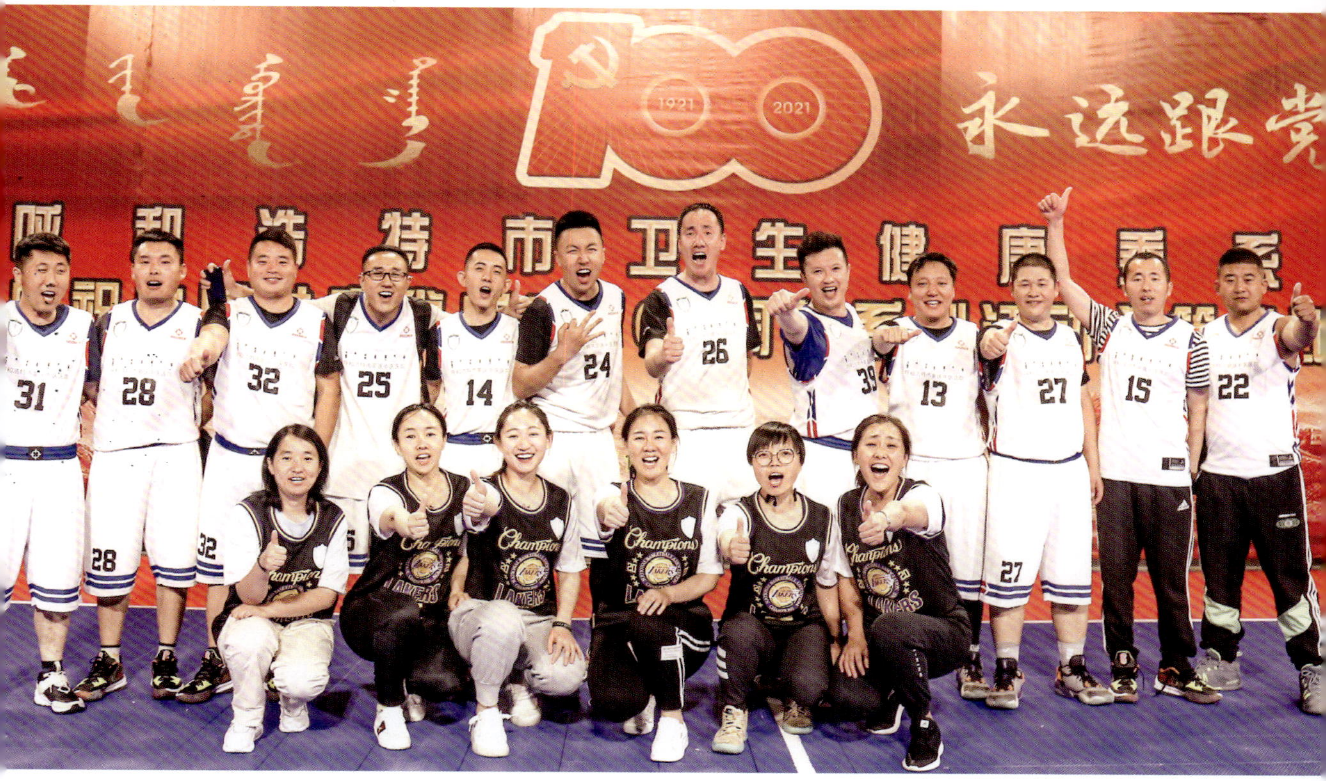

承办卫生系统篮球比赛并勇摘桂冠

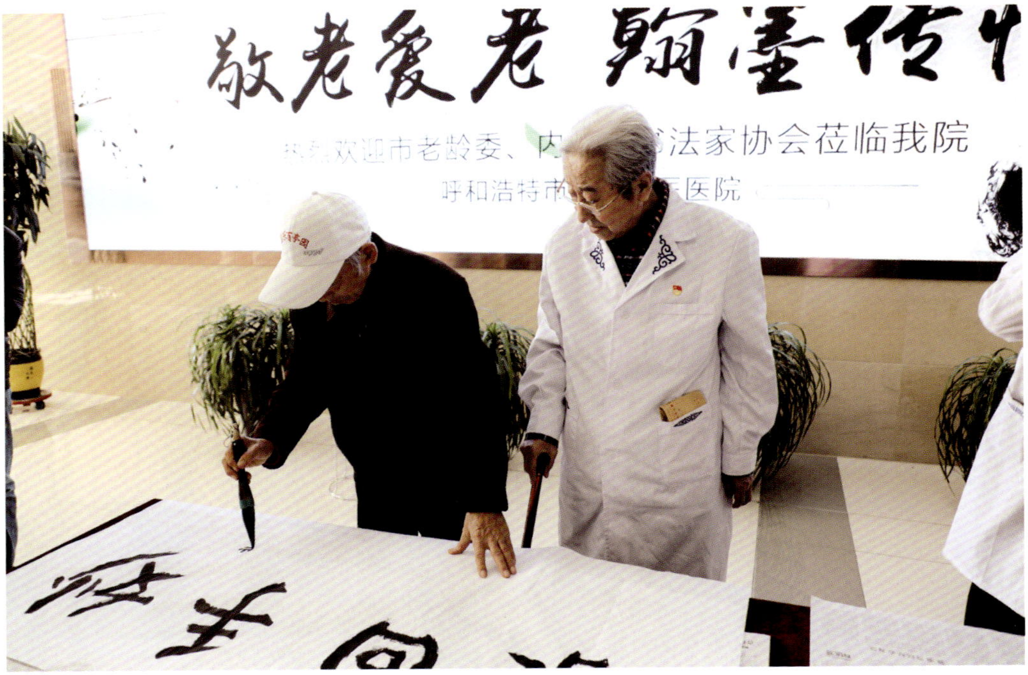

书法家为名医温老题字

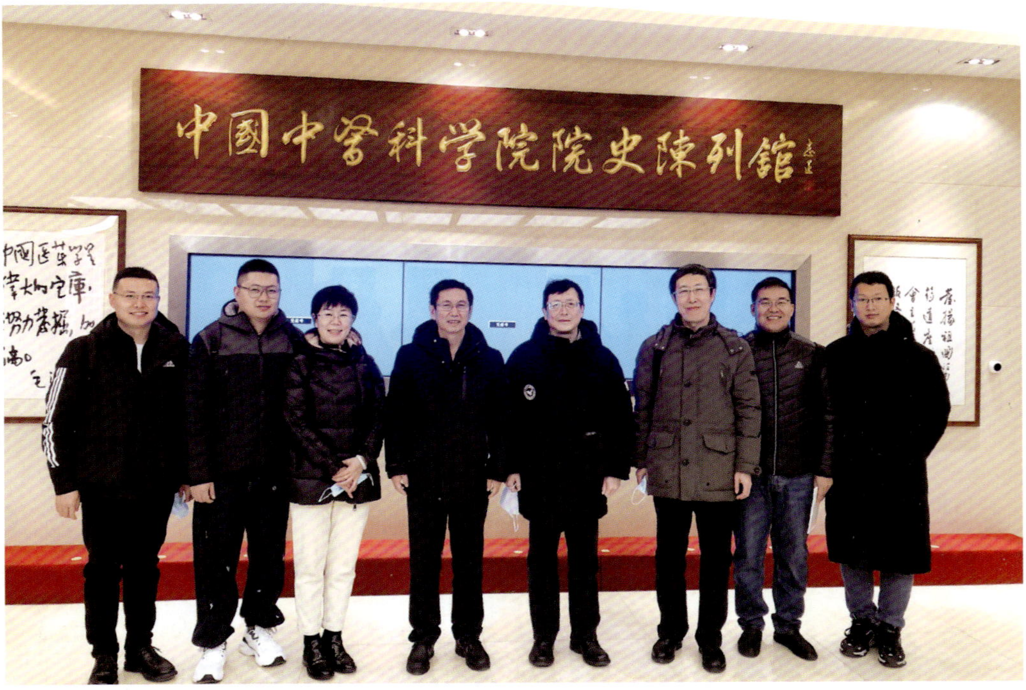

中国中医科学院院史陈列馆问道取经

第一章 医院发展概述

金风送爽、秋菊飘香。满载着收获的喜悦，呼和浩特市中医蒙医医院迎来了自己的60华诞。

光阴荏苒，砥砺奋进一甲子；岁月如歌，传承创新绽芳华。1962年，医院的前身呼和浩特市中医研究所在首府中山西路成立，12名开拓者以满腔热血，肩负起振兴首府中医药（蒙医药）事业的重任。2022年，医院在首府东南板块强势崛起，1100余名医务工作者继续书写着首府中医药（蒙医药）事业繁荣和发展的传奇。

悠悠风雨60载，漫漫悬壶济世路。当我们穷本极源，透过时间斑驳的投影，影像泛黄的记忆来回味这段色彩斑斓的历史时，医院创业的艰辛和坎坷让我们感慨，医院发展的收获和辉煌更令我们自豪。

第一节 历史——筚路蓝缕 春华秋实

岁月洗尽历史铅华，和风咏唱六旬弦歌。从 1962 年的中医门诊部，到 2022 年的集医疗、教学、科研、康复、保健、制剂为一体的三级甲等医院，日历就这样在不经意间轻轻地翻过了 60 年。

一、中山路边，奠基之旅，挥洒艰辛创业壮士汗（1962–1974）

为响应国家关于发掘、继承、发扬祖国传统医药文化的精神，在摆脱 3 年自然灾害、经济恢复的背景下，经内蒙古自治区人民政府批准，呼和浩特市中医研究所于 1962 年 10 月在中山西路（现海亮商厦处）应运而生。青城名中医刘济民、杨九戌等 12 名医务、管理人员从各处荟萃于此。他们胸怀理想，肩担重任，在极其简陋的工作环境中，积极开展业务工作，使中医药这棵千年古树，在土默川大地上绽放新蕾。呼和浩特市中医研究所，就是呼和浩特市中医蒙医医院的雏形。

在国家中医药政策的扶持下，研究所得到较好的发展，同与其东邻的内蒙古中蒙医研究所一起，构成了首府中蒙医领域的两支重要力量。翌年，受研究所的吸引，又有 2 名中医师主动加入，研究所的力量进一步加强，中医药工作蓬勃开展起来。到 1963 年底，研究所年诊治患者达 5400 余人。

在当时全国医疗卫生力量普遍薄弱，医务人员（特别是中医）十分短缺的背景下，研究所却得到健康发展，至 1965 年底，职工总数已达 25 人。可惜好景不长，1966 年 5 月 16 日，“文化大革命”开始席卷全国，无序的动乱很快波及所里，许多同志受到冲击和不公正对待，甚至被隔离或被赶到乡下劳动改造。人心惶惶，无心工作，业务受到严重影响，工作机制陷入瘫痪，研究所已名存实亡。

呼和浩特市中医研究所的成立，意义重大，影响深远。一是宣告首府公立中医药机构的建立，弥补了建市以来无公立中医药机构的空白；二是因“文化大革命”影响，研究所虽然停诊，但并未被撤销，这就为以后顺利地恢复原建制奠定了良好的基础；三是中医研究所的建立，是呼和浩特市卫生事业发展中的一件大事，使呼和浩特市中医蒙医医院的建院历史整体上溯了 13 年。

二、玉泉井旁，群贤荟萃，书写复兴路上新传奇（1975-1986）

（一）呼和浩特市中蒙医研究所挂牌

1975 年，“文化大革命”已进入末期，年初开端的全面整顿工作以经济为突破口陆续在全国各行各业中推开。借着这股温煦的春风，中医药工作也在复苏。1975 年 10 月 27 日，内蒙古自治区人民政府〔1975〕191 号文件批复：恢复呼和浩特市中医研究所建制。呼和浩特市卫生局随之组建筹备小组，由局中医科负责筹备工作。1976 年，从市卫生局所属各单位抽调的中医药卫技人员和行政管理人员陆续到位，他们一边寻找合适的院址，一边在市立医院内借地方开展业务工作。1977 年初，研究所的党政领导机构相续建立。经历过“十年浩劫”的考验后，首府中医药再次踏上了复兴之旅。

1978 年，改革开放的号角吹响，神州大地气象一新。亟待发展的中医研究所，从市立医院迁址至玉泉区大南街 8 号院（三源成）。是年 2 月，黄惠卿等一批中医师由市立医院调入研究所编内；3 月，李枝等落实政策的一批中医被安排至研究所，沙拉布朋兹格率玉泉区医院蒙医科整体合并到研究所。4 月，经呼和浩特市人民政府批准，呼和浩特市中医研究所更名为呼和浩特市中蒙医研究所。至此，研究所已兵强马壮，共有职工 40 人，于 5 月 28 日正式挂牌开诊。

（二）中蒙药制剂室创始

开诊后的研究所，按照业务情况和未来发展需要，将人员进行了整合，开设了中医内科、中医妇科、蒙医科、中医骨科、中医针灸、药房、处置室等门诊科室。随着业务的发展，就诊患者不断增加，研究所的声誉和影响逐渐扩大。为提高中药饮片质量，同时为满足患者就诊用药的需要，研究所又在旧城圪料街（席力图召南侧）租了 4 间旧平房，安装了石碾子，购置了简单的工具，按照药典规定和医师需求，自行炮制、磨碎、过筛，加工制作中（蒙）药品。如自行炮制加工延胡索、杏仁、桃仁、艾炭、杜仲等中药材，加工自制接骨散、增精丸等中（蒙）成药。由于选料好、制作细，生产的药品货真价实，为临床提供了坚实的保证。

（三）老、中、青梯队形成

与快速发展的业务不相适应的是，由于当年选址仓促，研究所仅有几间老式平房，年久失修，破旧不堪，医疗设备亦非常简陋，严重制约着研究所的发展。恰逢旧城区拆迁改造，研究所遂于 1980 年 3 月再次迁址至回民区文化宫街 29 号，呼和浩特市公共卫生管理处原办公场所。

位于文化宫街的新所址，无论地理位置、建筑规模，还是房屋质量和面积，均较原址有极大的改观。独立的院落，2 栋平房共 22 间办公用房，为大家提供了较广阔的用武之地。经简单清理装饰，于 1980 年 5 月 10 日开始接诊患者。随着研究所的发展，以赵云海为代表的一些落实政策恢复工作的老中医陆续调入研究所，一批经过招工考试择优录取的中医骨干被分配进入研究所，一批恢复高考后的中蒙医药专业大、中专毕业生也被先后分配到研究所，研究所的整体技术力量得到加强，老、中、青梯队初步形成。

（四）创“家庭病床”服务模式

20 世纪 80 年代初、中期的研究所，云集了一批在内蒙古中西部地区闻名遐迩的中医（蒙医）专家，在首府和周边地区有很大的影响力。这一阶段的工作主要体现在：一是医疗工作蓬勃发展，就诊患者络绎不绝，许多老医师一号难求。所里响应患者的强烈呼声，为方便患者就医和治疗，在无病床的情况下，从 1982 年始开展了“家庭病床”服务，给不方便频繁去医院门诊接受治疗的卧床患者带来了福音，取得了两个效益双丰收。二是教学工作颇有成效，附近的内蒙古医学院（现内蒙古医科大学）中蒙医系的实习学生以到此实习为荣，名医效应在教学方面显露无遗。三是科研方面有声有色，科研课题和论文论著开始涌现，蔚为壮观。四是文化建设屡结硕果，各项活动引人入胜，特别是“假如我是一个病人”活动、“文明服务”活动、“五讲四美三热爱”活动、“学习蒙语，使用蒙文”活动、“民族团结进步月”活动等竞相推出，所风所貌焕然一新，研究所由此获得了诸多集体奖和个人奖，文化氛围异常活跃。

（五）“一套班子、两块牌子”院所合署

研究所的业务工作虽然进行得很出色，但无病床这一硬伤，始终是大家的一桩

心病，成为阻碍研究所业务发展和技术进步的主要原因。随着扩建研究所呼声的日益高涨，在市委市政府的支持下，在职工和各方有识之士的声援下，扩建一事终于修成正果。1985 年秋，经国家卫生部和呼和浩特市人民政府批准，决定投资 130 余万元，在原址新建门诊住院综合楼。10 月 28 日，经市政府批准，研究所更名为“呼和浩特市中蒙医院”，同时保留“呼和浩特市中蒙医研究所”的称谓，可以说是一套班子、两块牌子，院所合署。

经过近 1 年的报批、设计、拆迁等准备工作，新建综合楼项目在万众瞩目中，于 1986 年 9 月 13 日破土动工。医院的职能和工作重心，随之发生了重大调整和转变。

这一阶段的 10 年，虽然工作条件很艰苦，医疗设备落后，但职工们在拨乱反正、重视人才、改革开放等政策的激励和鼓舞下，团结协作，迸发出强大的工作热情，创造出医院发展史上的一段让人难以忘怀的盛景，使呼和浩特市中蒙医研究所这一名称享誉青城。到 1986 年底，研究所职工已达 80 余人，年门诊量 6 万余人次。

三、文化宫侧，夹缝求生，保持传统特色不中断（1987–1999）

医院新建项目施工建设期间，暂时没有办公场所的职工大多赋闲在家。为了使医务人员的业务技术不致生疏，更好地发挥其医务工作者的使命，医院分别在玉泉区官园子（王家巷）和和林县城关镇开设了 2 处中医门诊部（诊所），在回民区牧民招待所开设了 1 家蒙医诊所，加之继续经营的玉泉区圪料街中蒙药制剂室，这样就临时安置了一大批医务人员。另外，还有一部分医师办理停薪留职手续后自行开办诊所，一部分医护人员申请去上级医院进修深造。所以在施工的 2 年时间里，多数职工没有中断业务，他们利用不同的方式继续着自己的专业活动。

在职工企盼的目光中，医院新建综合楼经过 2 年紧锣密鼓地施工，终于在 1988 年 9 月 15 日顺利竣工并交付使用。新楼共 5 层，建筑面积 4700 平方米，建筑风格浸润着浓郁的中华传统文化元素，在周边这片区域分外醒目。1988 年 11 月 25 日，医院举行了盛大的开诊典礼，开始收治病人。大楼的启用，使医院的医疗环境和办公条件得到显著的改善，也使医院的发展空间得到了拓展。翌年，病房正式开始收治患者，开放床位 30 张。

随后几年中，科室结构经过了不断整合，科室负责人也进行了相应调整。行政科室多围绕院办公室、财务科、医教科、护理部、总务科等科室进行整合，业务科室在中医内科、中医外科、蒙医科、中医妇科、中医儿科、医技科、药械科等科室中转换。但无论科室如何调整、科室负责人如何更换，医院的门诊病人量始终没有提升，住院病人更是少得可怜，床位使用率一直在 10% 左右徘徊，昔日门庭若市、病人涌动的景象再未出现，门庭冷落成为主流场景。虽然病人较少，但同时拥有门诊部和住院部两种职能，标志着医院已经成为一所真正意义上的中蒙医院。

这段时期，医院的医疗业务工作虽然表现较为平庸，但也不乏闪光点。一是等级医院建设开花结果。经过近 2 年的准备和紧张的迎检，医院于 1996 年 12 月 26 日被内蒙古自治区等级医院评审委员会评定为全国二级甲等中蒙医院。二是医院在 1993 年引进一台美国产 GE-9800 型全身 CT 机，这是市属医疗机构中的首台 CT 机，也是呼和浩特市地区所有医疗机构中的第 3 台 CT 机。CT 机的引进，使医院的诊断能力发生了质的变化，使医院的知名度瞬间得到提升，来院排队预约做 CT 的景象可谓空前，这可以说是当时呼和浩特市的一个爆炸性新闻。三是医院的专科建设从沉闷走向活跃，特别是蒙医紫癜病、中医妇科、中医痔瘘专科发展迅速，在当时较有影响。此外，医院也顺应时局，先后开展了社会治安综合治理活动、百日优质服务活动、纠正行业不正之风活动、“白求恩杯”竞赛活动、“四为三优双满意”活动，对规范职工执业行为、提高医院管理能力等起到了一定的作用。

90 年代中后期的数年间，医院陷入无序状态。虽然坐落在居民平房群中的门诊住院楼仍然高大挺拔、引人注目。然而，整个医院门庭冷落，内外交困，陷入濒临倒闭的边缘，业务量、业务收入等长期在低水平徘徊，医院在全市卫生系统综合目标考核中常列末位，成为市卫生系统的老大难单位。特别是一些职工不求上进，情绪低落，派别林立，纠纷不断，加之工资常常拖欠，职工的生活颇为拮据，恐慌之风在全院蔓延。尽管这几年内的几任医院领导，锐意革新、精勤奉献，力图挽救医院于将倾之际，虽说也取得了一定的成效，但终因积痼较深，医院始终没有完全从困境中解脱出来。

这一阶段的10多年，医院整体发展轨迹平平淡淡。虽然新建了大楼，从研究所升级为医院，职工人数也较10余年前增加了1倍，达到158人，但是住院人数寥寥可数，门诊人次也较10余年前有所下降。不过，值得庆幸的是，中医（蒙医）传统文化特色却在医院得到了较好的传承和保护。

"沉舟侧畔千帆过，病树前头万木春"。10多年的沉寂，似乎在蓄积着一股亟待勃发的活力，呼和浩特市中蒙医院高速发展的帷幕即将开启。

四、身临盛世，逐梦前行，开创高速发展新时期（2000–2016）

"海阔凭鱼跃，天高任鸟飞"。从千禧年开始，我国中医药事业进入蓬勃发展的崭新时期，《中华人民共和国中医药条例》《内蒙古自治区蒙医药中医药条例》等一系列国家和自治区的重要法律法规相继颁布，为摸索中前行的医院指明了方向，提供了强劲的法律保障。医院领导班子抓住机遇，直面挑战，团结并带领全院职工勇于开拓、敢于创新、勤于实践，使医院从困境中迅速崛起，一步步走上了振兴、发展的康庄大道。

（一）科学管理体系的构建

最先触动医院发展助推器按钮的是发端于1999年末的人事分配制度改革。随着改革的深化，医院的各项工作逐步理顺，职工的积极性也初步调动起来了，伴随而生的行风问题便暴露在大众面前。医院遂于2002年初及时推出"温馨工程"系列活动。通过人事分配制度改革和"温馨工程"系列活动两大举措，院风院貌显著好转，人心稳定，全院呈现一派祥和的氛围。

借此良机，医院于2001年同步启动学科建设、质量管理和环境改造3项工程。学科建设方面，重点发展中医（蒙医）专病专科门诊，成立了蒙医五疗科病区和外妇科病区，开办了名医馆。几年后，又组建了中医心病科和职业病科病区，同时医技科室的服务能力也得到了提升。质量管理方面，引入现代的质控理念，并借助随后开展的管理年活动和质量年活动等，构建起颇为完善的质量管理体系（三级质控管理网络）。环境改造方面，以能保证医院各项工作顺利运行为改造的唯一标准，利用3年时间，从供水、供电、供暖系统入手，到卫生间、水房改造和污水排放工程建设，再到破损环境的修缮和制剂室建设，循序渐进，一气呵成。经过5年的努力，至2004年初，医院的各项工作已基本理顺，从外部服务环境到内部服务质量都大为改观。

医院的工作渐有起色，如何维持这一良好的发展趋势，提高管理水平至关重要。抓住重点，一一突破，无疑是值得尝试的管理手段。于是，医院把2004年确定为管理年，制定实施方案，成立组织机构，明确工作内容，落实监督考核，取得了显著的成效。从2005年开始，医院每年确定一个活动主题，陆续开展了2005质量年、2006服务年、2007和谐年、2008安全年、2009文化年、2010学习年、2011达标年活动，结合国家中医药管理局开展的中医医院管理年活动，查漏补缺，使医院在学科建设、人才队伍建设、文化建设、服务能力、医护质量、医院管理等方面均取得了显著进步，夯实了发展根基，为下一步的跨越式发展创造了有利的条件。

（二）晋升三级乙等医院

2012年，是医院发展史上异常重要的一年。一是医院的扩建项目经半年紧张施工交付使用，使医院的建筑面积扩大了1倍，病床数由151张扩充至310张，住院科室从5个增加到10个，职工人数随之增加，整体实力显著增强。二是建筑面积为8.5万平方米的医院新建项目于8月破土动工，给医院带来了新的希望。

在这种充满希望、繁花似锦的良好氛围里，医院申报晋升三级乙等医院的工作也进入冲刺阶段。经过数月的努力，医院的迎检工作全部准备就绪，但因特殊原因，评审工作几度推迟。2013年3月1日—3日，经国家中医药管理局三级医院评审专家组考核评估，医院成功晋升国家三级乙等医院。

（三）中医（蒙医）专科建设百花齐放

从2013年开始，医院进入快速发展时期。携医院扩建和新建两大项目之势，以创建三乙医院、学科蓬勃发展之威，借自治区同步开展的“三好一满意”活动、“医疗质量万里行”活动、“优质护理服务示范工程”活动、抗菌药物专项整治、血液安全管理等五项活动之机，各项工作齐头并进。

这几年工作主要表现为：中医（蒙医）学科百花齐放，一批特色浓郁的学科脱颖而出；专科建设硕果累累，蒙医五疗科入围国家特色优势重点专科建设项目，中医脾胃病科等5个专科入选自治区首批中、蒙医特色优势重点专科之列；名医效应不断凸显，中医脾胃病科和中医男科先后被确定为全国名老中医药专家传承工作室，黄海波、温启宗、特木其勒、杨鑫泰被评为自治区名中医（蒙医）；优秀人才蜂拥而至，医院的学历结构和职称结构频繁优化，专业分科越来越细，蒙医药、西医药人员快速增长；就诊患者大幅增加，特别是周边盟市或外省患者的占比有所增高；对外交流更趋活跃，大批医务人员和管理干部被派出去进修、学习，一批批兄弟省、市的专业团队来院考察交流。

憧憬和希望闪耀在职工的目光中，发展和繁荣诞生于职工的手中。

（四）新建医院启用

2016年春，正在为搬迁新院址忙碌准备的职工们，又得到一个重大喜讯。经过3年多的不懈努力，首府首个大型医养结合项目成功落户我院。

同年12月27日，在全院职工的企盼中，在社会各界的关注下，医院启动整体搬迁行动。14时整，文化宫路旧院区全线停网，光荣地完成了其承载着医院几代职工37年梦想的使命；22时整，位于包头东街的新院区全线网络开通，整装待发。

2016年12月28日早，医院举行隆重的开诊仪式。同日，医院正式更名为“呼和浩特市蒙医中医医院”。医院的发展由此迈入新阶段。

（五）17年发展的启示

21世纪初的前17年，是医院解放思想、激发活力、与时俱进的17年，是医院从小到大、从乱到治、从弱到强的17年，是医院优化质量、完善管理，步入科学化、民主化发展轨道的17年，是呼和浩特市中医（蒙医）事业走向振兴、发展、繁荣的17年。17年间，医院的建筑面积由0.47万平方米扩大到8.5万平方米，医疗设备总值由不足百万元提升到1.27亿元，床位数由30张扩充至720张，职工人数由158人增至648人（其中硕士、博士学历93人），住院科室由1个增加至16个（其中国家重点专科1个、自治区重点专科5个、市重点专科5个、全国名老中医药专家传承工作室2个），医院由二级甲等晋升为三级乙等。2016年与1999年对比，门诊患者同比增长11倍，住院患者同比增长33倍，业务额同比增长90倍。更为重要的是，医院的学术风气、知名度和社会影响力，职工的业务能力、整体素质和精神面貌，这些无形资产，都在潜移默化中发生了质的变化。正因如此，医院先后荣获了“全国医药卫生系统先进集体”“全区卫生系统先进集体”等诸多荣誉。

回顾 17 年的发展历程，我们得到许多有益的启迪。

1. 解放思想，厉行改革，为医院注入新活力。面对濒临倒闭的医院，从实际出发，大刀阔斧地推行人事分配制度改革，加强质量管理和学科建设，极大地激发了职工的主观能动性，使医院面貌焕然一新。

2. 贯彻落实中医药（蒙医药）政策，为医院发展提供了坚强的后盾。2000 年以来，国家和自治区关于扶持、促进中医药事业发展的法规、文件密集出台，从法律上对发展中医药（蒙医药）事业提出了要求。在中医（蒙医）优惠政策的助力下，医院的专科专病建设成效显著，科研成果不断涌现，人才梯队逐步形成，设备设施日臻先进，逐渐蓄积起向更高层次跨越的实力。

3. 社会经济持续发展，为医院提供了不竭的源泉。由于公共医药卫生事业的投入逐年增加，城乡医疗保险制度的日益健全，人民群众健康意识觉醒和经济状况好转，医院大力推行优质服务活动在缓解患者“看病难、看病贵”方面所产生的效益等多方面因素，使医院的发展空间拓宽，就诊患者连年增加，形成了良性循环。

4. 以人为本，和谐发展，职工的精神境界得到升华。医院一旦破除了派系林立的大锅饭模式，职工的工作主动性和积极性就被激发出来，全院呈现出一派领导班子团结协作、各族职工和睦相处、助人为乐风行全院、规范化服务蔚然成风的祥和氛围。生活条件得到显著改善，基本上无后顾之忧的职工，凝聚成一股强大的力量，推动着医院步入这段建院以来最为稳定、团结、和谐、发展的黄金时期。

5. 拥有一个团结、向上、专业、年轻、稳定的领导班子是医院发展的组织保证。医院领导班子从 1999 年底开始组建，经过几年调整，到 2003 年组建完成。这套领导班子一干就是 15 年，直到 2018 年。长期稳定的领导集体、连贯的办院理念、专业的管理措施、高度的团结互信，方能带领全院职工攻克一个个难关，使医院从容崛起。

6. 对外交流日益活跃，为医院打开了广阔的视野。随着新思潮、新技术、新设备不断涌入，医院把握时机，积极与区内外有关医疗机构开展交流合作，在人才培养、技术更新、设备引进、诊疗能力提升等方面成效显著，为医院构建起一个全方位、多视角发展的平台。

五、小黑河畔，再振雄风，描绘走向辉煌新蓝图（2017–2022.6）

2017年元旦，沐浴在搬迁新址的晨曦和喜悦中的职工，意气昂扬地迈入了新年度。新的名称，新的环境，新的设备，还有新的同仁，全新的气象洋溢在这所崭新的医院里。医院栉风沐雨55个年头，由此又踏上了新的征程。

（一）“一体两翼”发展战略形成

在搬迁新院区之前，医院就审时度势，制定了迁址后的工作规划，重点做好5项工作。一是坚持“一体两翼”的发展思路，既要做好医、教、研（一体）这些主要工作，还要抓好拱卫“一体”的两项工作（两翼），即中医康复、蒙医药浴为主的医养项目和中医（蒙医）治未病为依托的养生保健服务；二是加快发展蒙医和西医，构建中、蒙、西医齐头并进、三足鼎立、协同发展的新格局；三是创建三级甲等医院；四是抓好医养结合项目建设工程；五是建设国家中医医师规范化培训基地。

（二）编织“急诊急救网”

新院开诊以后，宽阔的办公场所、先进的诊疗设备、缺医少院的周边环境、人口密集区居民的就医需求，都对医院的发展理念提出了新的挑战，尽快提升医院的急诊急救能力已时不我待。医院未等各方面工作从搬迁中稳定下来，就于2017年初向社会广招具备急诊急救能力的医护人员，一批批的医师和护士（特别是男性护士）急招加盟医院战队。当年2月，急诊科已完全具备了诊治急危重症的能力。4月，介入科收治的首例患者治愈出院。9月，重症医学科正式成立，开始接诊患者。10月，医院120急救站顺利开通，医院的救护车也编入全市120急救网中。至此，医院的急危重症救治网初步编织完成，承担起了医院周围急危重症患者的救治、转运工作。

（三）三级甲等医院创建

中医（蒙医）学科建设同样是搬迁新院后工作的重中之重。特别是蒙医学科的发展相对滞后，加强蒙医药人才队伍建设就摆上了重要议事日程。为此，内蒙古国际蒙医医院在我院搬迁新院区之初，就及时伸出援手，将其储备的20名蒙医、西医专家派驻我院进行为期3年的帮扶。与此同时，医院也积极引进了一些知名蒙医专家和一大批刚走出院校的蒙医、蒙药、蒙护人员，先后成立蒙医药浴科、蒙医骨伤科、蒙医脑病科、蒙医心病科等科室，一个学科建设初现硕果、科室设置比较完整的蒙医药学体系已经形成。

经过精心培育、细致筛选，医院又有3个中医（蒙医）专科进入自治区临床重点专科创建行列，7个中医（蒙医）专科入围自治区特色优势重点专科序列。同时，西医的学科建设也取得了长足的进步。随着蒙医、西医诸学科的建立和服务功能的完善，医院结构合理、功能清晰、布局较为科学的临床科室设置体系初步构建完成。

在中蒙西医学科建设、硬件设施与设备建设、特色疗术推广与应用、人才队伍建设等各方面工作同步跨上了一个新台阶之时，适逢医院的三级乙等医院建设进入复审期，经过权衡利弊，医院果断于2017年3月向自治区递交了申报三级甲等医院的申请。同年11月，国家三级甲等医院评审专家组莅院进行考核评估，医院以较高的分数成功晋升国家三级甲等民族医院。

（四）“内蒙古医科大学临床医学院”揭牌

这一时期，医院的科教工作同医疗工作一样，也得到了快速发展，表现为科研课题竞相申报、论文论著纷呈迭出、教学工作百花齐放的喜人局面。2017年，医院先后挂牌“包头医学院教学医院”和“内蒙古医科大学教学医院”；2018年“国家医师资格考试实践技能考试与考官培训基地（中医类别）”在医院创建完成；2019年，医院召开科技大会，对科研工作中成绩突出者进行表彰；2020年10月，“内蒙古医科大学第一附属蒙医中医医院”和“内蒙古医科大学临床医学院”揭牌仪式在医院隆重举行，医院完成附属医院创建工作；2021年，“国家中医医师规范化培训基地”建设项目在我院落户并招录了首批规培生；同年，医院全面完成“国家中医类别医师实践技能考试管理信息化实证研究试点基地”的建设，排名进入全国三甲。一连串闪光的事件，昭示着医院科研教学工作取得了显著的进步。

（五）互联网医院开通

与现代化的办公环境相适应的是，医院的信息化建设也进入了高速发展期。

2017年，医院信息系统全面升级，30多个新系统陆续上线运行，与自治区医保信息平台完成对接，开通移动支付功能等一系列举措，助推医院信息化建设再上新台阶。

2020年后，医院进一步加大了信息化建设步伐。同年6月，医院同步启动智慧医院建设、互联网医院建设和三级等保建设3大项目的招标程序，随后步入建设周期。2021年，三级等保、智慧医院、互联网医院先后完成建设，并开通了多项服务功能，颇受患者欢迎。现代信息科学技术的广泛应用，使医院的工作如虎添翼，更上一层楼。

（六）医院《章程》出台

2017年以来，医院继续深化三级公立医院综合改革，不断推进分级诊疗制度建设和现代医院管理制度建设，完成《呼和浩特市蒙医中医医院章程》的制定。进一步健全绩效考核工作，加强绩效考核平台数据填报和病案首页上传工作，无论在呼和浩特市还是全国都取得了较好排名。强化绩效工资考核管理，以信息系统为支撑，按照国家公立医院改革要求，以工作量、工作岗位、技术难度、工作业绩等作为支付报酬的主要依据，并根据医院实际情况及时作出修订和调整。

2016年初落户我院的医养结合项目，经过几年的选址、设计、稳评、环评等，大多数手续批复通过。2020年9月，项目举行奠基仪式，正式开工。2022年5月，建筑面积8万余平方米的工程主体结构顺利封顶，转入二次结构施工和装修装饰阶段。

（七）改造“新冠肺炎患者康复医院”

2020年1月，新型冠状病毒感染性肺炎蔓延首府，医院由此踏上了漫长的防治“新冠”之路。无论是改造为“发热病人定点收治医院”，还是日常防控；无论是建设PCR实验室开展核酸检测业务，还是改造疫苗接种点开展疫苗接种工作；无论是派出医护人员支援外地和全市的疫情防控工作，还是留守医院在严格的防控措施下完成正常医疗工作。全院职工不辱使命，圆满完成各项工作。特别是2022年春季，首府疫情频频告急，医院被紧急确定为“‘新冠’肺炎患者康复医院”。医院在4天内完成住院病人转院、医院改建、人员培训、梯队组建、制定方案流程等繁杂的工作，并前后历时44天，完成了424名患者的治疗任务，以“零感染、零事故”的成绩，向首府人民交上了一份满意的答卷。

（八）“双首”健康行动启动

2021 年 8 月 4 日，由呼和浩特市人民政府和北京市中医管理局联合开展的“双首”健康行动，共推中医药事业发展“5+N”项目正式启动，我院与北京 12 所中医医院合作共建的 17 个项目在启动仪式上揭牌。到当年 11 月底，涉及 5 大类的 17 个项目全部完成签约。与此同时，以“一库三案”“三率”“三会”为核心内容的合作方案在医院的 10 个中医临床科室中渐次展开，通过双方线上讲座、会诊、病例讨论、人员进修、专家出诊、挂职副院长指导等诸多方式，使活动逐步从纸面上落实到行动中。虽然“双首”行动从开始就一直受到“新冠”疫情影响，而使整个合作行动一波三折，但在双方的共同努力下，正在有条不紊地向纵深推进。

2022 年新年伊始，医院遵照上级部门指示精神和整体部署，于 1 月 4 日召开党政联席会议，通过医院更名为“呼和浩特市中医蒙医医院”的决定，并上报相关主管部门，新的院名开始在医院广泛使用。

医院搬迁至新院址虽然只有短短的 5 年多时间，但在历任领导和全院职工的共同努力下，取得了突出的成绩。截至 2021 年底，全院职工人数达到 1027 人，全年门、急诊患者 42.7 万人次，住院患者 12041 人。在全年疫情常态化防控的环境中，能取得这样的数据，与全院职工的辛勤工作是分不开的。

这一阶段的 5 年，医院不仅继承了原有的治院方略和管理理念，使医院保持了原有的特色和优势；而且面向未来，勇于开拓，使医院取得了更加辉煌的业绩，为推动医院搬迁新院址后的新一轮大发展，开了一个好头，奠定了坚实的基础。

第二节 文化——精神底蕴 人文魅力

呼和浩特市中医蒙医医院文化建设的核心是中医药（蒙医药）文化。中医药（蒙医药）文化是中华民族优秀传统文化的重要组成部分，是中医药学（蒙医药学）发生、发展过程中的精神财富和物质形态，是中华民族几千年来认识生命、维护健康、防治疾病的思想和方法体系，是祖国传统医药服务的内在精神和思想基础。

具有60年历史的呼和浩特市中医蒙医医院，作为中医药（蒙医药）文化继承和创新，展示和传播的重要场所，从建院伊始，始终把中医药（蒙医药）文化建设作为医院内涵建设的重要一环并常抓不懈。特别是近20年来，面对国内外患者日益增长的就医需求和医院快速发展的实际情况，医院充分认识到：加强中医药（蒙医药）文化建设，不仅有利于体现中医蒙医医院的基本特征，有利于巩固中医（蒙医）为主的发展方向，有利于更好地保持发挥中医药（蒙医药）特色优势，有利于提高医院的核心竞争力；而且有利于使医院成为向患者和职工广泛传播中华民族优秀文化和中医药（蒙医药）文化的阵地，成为密切医患关系、促进医患和谐的阵地，成为体现“以人为本”、彰显“大医精诚”理念的阵地，成为向社会宣传、推广医院价值观念、行为规范、环境形象的阵地。为此，医院在加强中医药（蒙医药）文化建设的同时，开展了一系列文化建设活动，取得了较好的成效。

一、抓传统教育，提高职工的综合文化素养

医院几十年文化建设的实践告诉我们，中医药（蒙医药）文化的核心价值是中医药（蒙医药）文化的灵魂，决定着中医药（蒙医药）文化的存在和发展，是中医药（蒙医药）发展进程中积累形成的文化精髓，是中华民族深邃的哲学思想、高尚的道德情操、卓越的文明智慧在中医药（蒙医药）中的集中体现。要想在医院文化建设之中彰显中医药（蒙医药）文化的核心价值，提高职工的综合文化素养就显得尤为重要。为此，我院从抓职工的传统教育和思想建设入手，做了一些行之有效的工作。

1. 从2000年开始，循序渐进地在全院深入开展思想信念、价值取向、职业道德、专业品质、文明行为的教育，倡导遵纪守法、明礼诚信、爱院如家、团结互助、爱岗敬业的基本职业道德规范，打造具有中蒙医院特色的文化教育、传承体系，使职工能自觉地维护医院和自己的形象，规范和约束自己的行为，增强了职工的凝聚力、向心力和工作热情，赢得了广大患者的信任，维护了医院良好的工

作秩序。

2. 坚持中医（蒙医）为主的办院方向，保持中医（蒙医）特色优势的灵魂，体现中医药学（蒙医药学）以人为本、医乃仁术、天人合一、调和致中、大医精诚等理念，时刻牢记生命至上、救死扶伤、济世活人的宗旨，将中医药学（蒙医药学）的天人合一的整体观、阴阳平衡的健康观、调和致中的治疗观贯穿诊疗活动的始终。从 2001 年开始，医院开展了丰富多彩、形式多样的温馨服务活动，对待每一位患者都要做到至真、至诚、至信。而且每年都有新意，将医院文化渐渐融入救死扶伤的行动之中。

3. 依据 10 年来文化建设积累的人气优势和良好氛围，参照医院 2004 管理年、2005 质量年、2006 服务年、2007 和谐年、2008 安全年活动的成功经验，借党的十七大的东风，以适时开展的“中医中药中国行”大型文化活动为契机，于 2009 年在全院开展了文化年活动。为了使活动落到实处，使职工深受传统文化的教育和熏陶，医院成立了领导机构，制定了活动实施方案，细化了实施步骤，确定了活动内容和努力目标。这项贯穿全年的文化活动，坚持“以人为本”的理念，谨守“特色、人文、诚信、和谐”的活动主题，如细雨润物，慢慢浸润于职工的行为活动中，凝聚为推动医院健康发展的动力源泉。为期 1 年的文化年活动虽然短暂，但成效巨大，不但使医院的文化体系就此得到确定，而且为医院之后文化建设活动的开展确立了规范和标杆。

4. 结合医院自身特点，以及蒙汉文化、土默川文化、草原文化等特点，将医院的文化建设发挥到极致。从 2008 年开始，通过将中医药（蒙医药）文化的核心价值融入医院宗旨、医院理念、发展战略、院歌、院训、院徽等方面，以及重要仪式、职工大会上唱院歌、诵院训，拜师仪式上穿唐装、行礼献花等礼仪形式，营造医院独特的文化特色；通过制定富含中医药（蒙医药）文化的规章制度、员工手册，以及对职工的言语、举止、衣着服饰、服务态度等方面的教育，塑造医院的社会形象；通过“中医中药中国行，蒙医蒙药内蒙古行”等大型活动，以及义诊、展板、电视讲座、对外交流、送医送药下基层等多种形式，宣传医院的历史、现状、特色、成果，展示医院的形象，提高医院的社会影响力。

二、抓服务质量，积淀深厚的医院文化底蕴

医院无论是处在20世纪80年代初期的短暂繁荣期，还是21世纪初开启的长达20余年的快速发展期，都有一个显著的特点，就是领导班子能清醒地认识到：医疗质量是医院的生命，是医院发展的核心要素，是反映医院综合实力、服务能力、管理水平的试金石，是医院文化建设永恒的主题。因此，医院始终围绕中医药（蒙医药）这一中心工作，在提高医疗质量、优化医疗服务、保障医疗安全上面下功夫，有效地保证了各项工作的正常运行。

1. 强化对医、药、护、技质量的管理和考核，从2005年开始，进一步规范了具有医院文化特色的三级质控网络建设，细化了考核细则，突出中医药（蒙医药）特色优势和临床疗效，建立了质检考核制度和月度质量通报制度，严格督促检查，并与各科室的绩效工资挂钩。这种平时考核与年终综合目标考核相结合的管理办法，有效地促进了医疗质量的不断提高，使医院文化特色得到进一步发挥。

2. 充分认识到医疗文书是医院的门面，是医疗纠纷的法律依据，是医疗质量的具体体现。为此，医院借助文化年活动这一有利时机，引导医师广泛研习历代先贤的优秀医案医话，做好文化传承的宣传教育，让每位医师从内心深处认识到医学文书的重要价值。特别是2021年以来，启动京呼“双首”健康行动，在人才选拔上以“一库三案”为重要标准，在医疗活动中以三率（中医辨证论治准确率、中医处方点评率、中医治疗有效率）三会（会中医方法查房、会以纯中医思维进行病例讨论、会用中医理论会诊）为基本要求，让具有中华传统文化特质的中医理论、思维、方法等回归医院。并以此为依托，建立了病历书写质量评估机制和专家把关的病历审核制度，使各科的病历能规范地体现中医（蒙医）辨证论治和理法方药的精髓，让祖国优秀文化在医疗文书中得到淋漓尽致的体现。

3. 依托国家重点专科（蒙医五疗科）和全国名老中医药专家传承工作室（中医脾胃病科、中医男科）的龙头示范作用，实施培养名医、创建名科、建设名院的“三名”工程，加强中医（蒙医）特色专科建设，拓展具有中医（蒙医）特色的针刺、艾灸、推拿、药浴、拔罐、刮痧等传统疗法在临床的应用，开展以中医（蒙

医）体质辨识为基础的治未病服务，以特色树立医院的文化品牌。

4. 树立内涵丰富的中医（蒙医）人文服务理念，配合临床工作，对患者开展康复教育、健康教育、心理疏导、护理教育、跟踪服务等形式多样的工作，寓人文关怀于临床治疗之中，不仅使患者有“来院如家”的亲切感，而且提高了临床疗效。

三、抓文娱活动，丰富职工的精神文化生活

自建院以来，医院就十分重视职工的业余文化生活。特别是2000年以后，随着职工人数的增加，有各类特长的人才逐渐聚集，为医院开展文体娱乐活动提供了人力资源基础。于是，一些寓教于乐的文艺表演、体育比赛、书画展示、诗歌朗诵、歌咏联谊、演讲竞赛等活动，愈来愈多地出现在职工的业余文化生活中，为大家所喜闻乐见。

（一）体育活动琳琅满目

2003年仲夏，从抗击“非典”各条战线上“解甲”归院的医务人员，以一场酣畅淋漓的趣味运动会摆脱了抗疫的疲惫心态，投入了正常的医疗活动中。此后，工会每年至少举办一场趣味运动会。虽然场地狭窄简陋，但活动越办越有味，项目越来越丰富，参加人数越来越多，职工趣味运动会俨然已经成为职工文化生活中不可或缺的一部分。当然，通过院内运动会，也培养了一批优秀选手，医院多次组队参加市卫生局、市工会等部门组织的乒乓球赛、羽毛球赛、篮球赛等活动，均取得优异成绩。

2016年搬迁至新院址后，职工人数增加，硬件条件亦发生质的变化，楼前的太极广场、楼后的篮球排球场、楼内的地下室都为开展体育运动提供了良好便利的条件。举办方由工会一家独办延伸到医务科、护理部等多家分别组织。医师节、护士节、劳动节都是举办活动的热门日期。举办项目也从趣味运动会扩展到职工篮球比赛、羽毛球比赛、乒乓球比赛、棋类比赛等诸多项目。同时，医院也凭借场地优势，承办了多届市卫生系统职工运动会和邀请赛，并取得了优异的竞赛成绩。

2020年医院挂牌内蒙古医科大学第一附属蒙医中医医院后，主动融入医科大学这个集体，积极参加学校组织的活动。2021年秋季，医院派出由40多名职工组成

的体育代表队参加了学校秋季运动会，充分展示了职工的精神面貌。

丰富多彩的体育活动，活跃了气氛，增强了体质，陶冶了情操，为医院的文化建设锦上添花。

（二）文艺活动五彩缤纷

医院早在20世纪80、90年代，就经常举办一些小型的文艺活动。2000年以后，随着职工人数的增加和医疗业务的日渐繁荣，职工们参与文艺活动的热情日益高涨，医院遂因势利导，适时组织举办一些颇受职工欢迎的文艺联欢活动。

最初，在每年岁末迎新之际，医院都会召开年度总结表彰暨联欢大会，其间穿插一些歌舞喜庆节目，既增加辞旧迎新的欢乐氛围，又能展示医务人员的才艺和形象，很受职工青睐。特别是在重大节庆或重要纪念日，医院都会组织一些大型文艺联欢活动。如2006年举办的庆祝建党85周年、长征胜利70周年歌咏大会，2008年举办的纪念改革开放30周年文艺汇演，2010年举办的唱院歌、唱红歌歌咏大赛，2012年举办的建院50周年大型文艺活动，以及庆祝“七一”、迎接新年、纪念护士节等都会举办全院性的文艺联欢活动。有组织、高水平的院内文艺活动，使职工得到较好的锻炼，歌舞曲艺水平得到提升，一批才华出众的文艺青年脱颖而出。

自2004年起，医院每年都会组织队伍参加市政府、市总工会、市卫生局等部门组织的各类形式的纪念、庆祝、公益性活动，医院的大合唱、舞蹈等歌舞类节目，以技艺精湛、民族特色浓郁、规模震撼等特点每每闪耀在不同的舞台上，广受各界好评。另外，医院还反复锤炼优秀节目，多次代表市卫健委参加自治区卫生厅、市委市政府、市总工会等部门组织的庆祝联欢活动。

（三）职工业余生活丰富多彩

为使职工增进相互了解、加强团队协作、缓解工作压力、提高工作效率，医院自2001年起，每年都会为职工发放休假补助，以科室为单位组织职工远足、郊游踏青。同时，主题明确、特色鲜明的各项活动轮番登场，点缀着职工的文化生活。如医院组织职工，或身临革命老区接受传统教育，或赴厂矿、农村、牧区、军队等地体验生活，或与离退休老干部相约重阳节联欢，或去博物馆、陈列馆寻古怀今，或植树造林绿化家园，或清洁“牛皮癣”美化市容，或挥毫泼墨、行书作画以陶冶情操，或胸藏文墨、吟诗填词以展示才华。丰富多彩的活动，为职工的业余文化生活增添了一抹艳丽的色彩。

四、抓内涵建设，凝炼独特的医院文化符号

呼和浩特市中医蒙医医院作为一所快速发展中的，以中医（蒙医）传统文化为支撑的医疗机构，在几十年的发展进程中逐步形成了自己的发展理念和核心价值观，而最能直观表现医院核心价值观的院徽、院歌、院训还是空白。从2005年开始，医院便把征集和确定院徽、院歌、院训作为文化建设的一部分进行布置。其间，虽然征集到院徽和院歌的多个方案，但均不尽如人意。2008年，国家中医药管理局《关于加强中医医院中医药文化建设的指导意见》颁布，医院随之将2009年确定为文化年，把确定院徽、院歌、院训提上了重要议事日程。

（一）院徽

早在2005年，医院便开始征集院徽的设计方案。2008年，初步确定了院徽设计方案，并提出修改建议。经反复修改，数易其稿，院徽的设计方案于2009年10月获得通过，随后便制作成不同规格的标徽，在医院广泛使用。

时至2016年，职工普遍认为2009版院徽的设计特色不够鲜明、图案造型不够独特，建议重新设计院徽。经院务会研究，决定重新征集院徽设计方案，并在新建的医院中启用新版院徽。2016年底，新版院徽确定，并制作成标徽装饰在新建医院的显要位置上。

1. 2009版院徽。院徽的内部整体图案是绿叶衬托下的花蕾之象形，一方面表达“呵护生命、维系健康”的寓意，另一方面象征着呼和浩特市中医蒙医医院的朝气蓬勃和长盛不衰，喻示医院将迎接更加辉煌的未来。花蕾为象征“爱心、细心、耐心、责任心”的四个红心构成的红十字架构；绿叶构成“医院”两字的拼音首字母“Y”，又像展翅高飞的和平鸽，借以比喻医院在飞速发展。

外部蓝色圆环的蒙文、中文名称明确表达标徽的专属性，环绕的蒙古特色图纹突出民族地域性，名贵中草药人参图案以反映医院中医药为主的办院特点，“1962”是医院建院的年份，表示医院历史悠久。

院徽的整体设计体现了医院“以人为本”的服务理念，表述了宽容博大的办院精神，凸显“普施善德，仁爱四方”的主题。

2. 2016 版院徽。整体艺术造型以绿色为主基调，象征着生命的生生不息。

外部轮廓呈半弧心形，寓意心脏，代表医务人员对患者用心呵护、精心诊治；轮廓上部装饰蒙古文化特色的纹饰，体现出医院的民族特色；标注的“1962”字样代表医院的建院时间。

院徽内部图案，中心是一条蛇盘绕的银针，两侧由佛手参环抱。银针象征着以针刺疗法为代表的中医学（蒙医学），佛手参代表以植物药、动物药、矿物药为主的中药学（蒙药学），盘蛇取自西方关于医神的传说。三者组合在一起，不仅寓意中医（蒙医）中药（蒙药）是医院的办院特色，而且体现了医院中医、蒙医、西医并重，协同发展的办院理念，昭示着医院蓬勃发展的未来。

（二）院歌

2009 年初，由医院职工作词，请专业音乐人作曲，名为《爱的承诺》的院歌正式确定，并开始在职工中传唱。半年后，全院职工几乎都能完整演唱院歌。2009 年底的医院新年联谊会和 2010 年底的医院庆新年文艺联欢会上，都出现了以科室为单位，集体合唱院歌的场景。医院随之将院歌刻成光碟，分发职工手中，传唱院歌在当时的医院中几乎成为一种时尚。

院歌起名为《爱的承诺》，涵盖两层含义，一是热爱患者，二是热爱中医（蒙医）事业。

院歌分两段。第一段运用借喻的手法，向我们展示了一幅医务人员关心患者、爱护患者、尊重生命、救死扶伤的感人画卷。第二段以现实的手法，讴歌了呼和浩特市中医蒙医医院职工挖掘、继承中医药（蒙医药）文化，大力弘扬、奋力创新的精神面貌。

整首院歌体现了医院“以病人为中心”“以人为本”的服务理念，诠释了“大医精诚”的白衣天使风范，激励全院职工对中医（蒙医）事业的忠诚与热爱之情，为保障人民的健康，为卫生事业的繁荣和发展奋力前行，再立新功。

爱的承诺

（呼和浩特市中蒙医院院歌）

你是一缕春风，拂绿生命的原野；
你是一盏明灯，照亮生命的旅程；
你那灿烂微笑，温暖生命的心田；
你的亲切问候，唤醒未来的祈愿。
让爱相拥，让梦相伴，
让每一个生命创造奇迹，让每一天伴你健康平安。

你用一根银针，续写中华文明；
你用一把草药，繁荣世界杏林；
你用精湛技艺，诠释以人为本；
你用深情厚德，彰显大医精诚。
挖掘继承，弘扬创新，
让中蒙医学与日月同辉，让祖国医苑百花争春。

让爱相拥，让梦相伴，
让每颗心感受生命的温暖，让每一天祈福你健康平安。

（三）院训

2002 年，医院根据当时发展的需要，提出了“仁爱敬业，与时俱进”的院训，对鼓舞职工士气起到了重要作用。然而，随着医院的发展，原有院训已不能较完善地反映医院的深厚内涵，新的院训呼之欲出。2009 年，“厚德、博学、精医、笃行”8 个字作为新的院训，呈现在医院的各个显要位置和书籍文献中，并沿用至今。

“厚德、博学、精医、笃行”虽然仅仅 8 个汉字，却涵盖了广博的内容，对每一位医院职工提出了殷切的期望和严格的要求。

厚德指有道德、有爱心，心胸宽广厚实、善良仁慈，处事严于律己、宽以待人，遵大医精诚之古训，救苍生之苦。

博学指博取中医药（蒙医药）知识、现代医学知识和相关学科知识。勤求古训，博采众方；广阅诸子，旁涉百家；知识渊博，学风严谨；善于继承，勇于创新。

精医指诊断技术精确，治疗技术精湛，护理技术精细；辨证论治得心应手，理法方药驾轻就熟，治疗手段丰富多样，临床疗效有口皆碑。

笃行指清清白白做人，老老实实做事，忠实履行职责，遵纪守法，在医学的道路上一步一个脚印，踏踏实实地走下去。

五、抓环境整治，塑造鲜明的医院文化形象

医院的环境，是展示医院文化的窗口，是医院对外交流的名片，是医院综合实力的体现，是医院留给患者的第一印象。从 20 世纪 80 年代始，医院就把打造具有浓厚中医药（蒙医药）文化的就医环境，作为医院文化建设的重要内容之一。几十年来，历届领导班子经过不懈努力，在医院文化环境建设方面加大投入，力求在医院的建筑风格、设计布局、内部装饰、形象识别等方面，均注入中医药（蒙医药）文化的血液，使之蕴涵博大精深的中医药（蒙医药）文化元素，渗透源远流长的中医药（蒙医药）文化的影响。

（一）建筑外形上的文化元素

医院环境形象是医院文化的物质载体。我院注重在建筑外观的设计中注入中国传统文化元素、融入草原建筑文化特色。

1986 年兴建位于文化宫街的医院综合楼时，就将中国传统建筑文化设计融入了这座大楼中。1988 年大楼竣工后，其楼顶房檐、楼下门楣上装饰的具有中国古代传统建筑风格的绿色翘角琉璃瓦，与古老的中医学非常贴切，交相辉映。2002 年，为加强医院文化建设，在楼顶增建了雄浑大气的蒙古包，在楼前安放了古代著名中医药学家李时珍和蒙医药学家伊喜巴拉珠尔的汉白玉雕像。同时，门窗采用传统的古典造型和色调加以改造，使这一建筑内外整体色调与中国古代建筑文化和装修风格达到和谐统一。良好的外形，可以使职工产生归属感和领域感，使患者产生信任感和温馨感。

2016 年，位于包头东街的医院新建项目竣工交付使用，建筑整体体现了中国传统文化的重要特征。主楼总体建筑形态宛如几条婉转环绕、轻逸飘扬的哈达，楼的入口雨棚和楼顶遮挡雨棚恰如蒙古包的顶棚，建筑立面上竖向装饰着变异的蒙古巴思文字符号，底层裙楼四周配有 56 根仿古宫殿的巨型红色柱廊，楼前的“太极”广场地面上镶嵌着醒目的太极阴阳八卦图，甚至楼内的立柱、墙壁、围栏上都设计有民族特色浓郁的纹饰。整座建筑从内到外，将中国传统文化元素渲染得淋漓尽致。尤其是院内绿化，也与中国传统文化息息相关。在太极广场东西两侧，排列着 4 个异型花坛，每个花坛中央栽种着 1 株高大挺拔的“黄山松”，象征着一年四季；在每个花坛内侧临近广场方向，各弧形排列着 6 株圆球形侧柏，寓意二十四节气。中国文化元素体现在医院建筑的方方面面，无所不至。

（二）内部装饰中的文化元素

为了与建筑造型上的文化元素相匹配，医院在内部装饰上也强调了中华文明特征。

1988 年，综合大楼投入使用后，医院立即请知名画师在五楼大会议室东墙上绘制了 2 幅高约 3 米、宽约 5 米的巨型国画，分别是中国医德思想（大医精诚）的提出者、隋唐著名医药学家孙思邈研究医药典籍的画像；世界知名药物学家、植物学家，明代医药巨擘李时珍采撷草药图。每当职工走进会议室，两幅巨幅画像就会映入眼帘，身为中华民族一员的光荣感和自豪感会油然而生。

2004 年起，医院开始了新一轮的环境文化建设。按照医院规划的整体装饰方案，大厅和走廊悬挂了古香古色的传统风格灯饰；壁灯全部更换为宫灯样式，灯罩上印有诗词，镶刻着古图文纹饰；由全国中医文化名家胡春福教授设计制作的反映中医（蒙医）历史、发展、理论、治法的文化墙在门诊区、病房区亮相，将博大精深的中医药（蒙医药）知识通俗易懂地展示给患者。加上内容丰富的科普知识栏，琳琅满目的传统器械展示橱窗，传统色系和图案装饰的门窗，醒目清晰富含古典韵味的指示牌，廊门两侧悬挂的雕刻着黑底金字的木质楹联，等等。这一切为医患营造了一个幽静、舒适、和谐、富有中国传统文化氛围的医疗环境，让患者在浓郁的中医药（蒙医药）气氛中享受传统医药服务。

2016年，搬迁新医院，优越的基础设施，为医院布局文化建设提供了良好的硬件条件。于是，在内部装修时，将中医古代传统文化中的土黄色系作为主色调，体现在地面、墙壁、立柱、顶棚、窗框等部位，只要一走进医院，浓郁的“中国风”便扑面而来。同时，在窗框、门楣、电梯门框、立柱、玻璃围栏等醒目处，装饰了平面或立体的传统纹饰，传统文化氛围愈显厚重。另外，充分利用现代科学技术服务于患者，使患者能通过具有中国传统文化特征的网页、手机界面、电子大屏幕、触摸屏查询缴费系统、文化宣传栏、中医药（蒙医药）科普知识展板等媒介，多渠道、全方位地了解医院的概貌、科室特色、服务项目、专家特长、诊疗设备、服务流程、价格费用、注意事项等信息，方便患者有选择地就医，密切了医患关系。

六、抓对外交流，传播祖国的优秀医药文化

医院的对外交流活动由来已久，“派出去、请进来”是医院前期对外交流、提高职工技术水平的主要手段。随着医院的发展，对外交流的方式日趋多样化，对外交流的半径在不断延伸，对外交流的内容也更加丰富多彩。

（一）与国外的交流

我院最早诊治外籍患者可追溯至1993年，但规模比较小。2001年3月，以蒙医五疗科为班底的蒙医病房开诊，通过接诊来自蒙古国的患者，引起了蒙古国民众的关注，慕名而来的蒙古国患者逐渐增多。随着科室的发展，医院在蒙古国医疗市场的影响与日俱增，带动了双方医疗机构的交流，双方从民间到官方在医药文化上的交流和合作也日渐频繁。2005年9月，蒙古国驻内蒙古领事馆总领事朝鲁巴特尔先生一行专程来到医院，对医院几年来给予蒙古国患者的治疗和照顾表示感谢，并将蒙古国国家荣誉匾授予医院和五疗科主任特木其勒。就此，进一步掀起了两国医疗卫生交流与合作的热潮。

2006年后的10余年间，蒙古国和俄罗斯的有关地方政府、高等院校、医疗机构、科研院所的代表团、考察团、参观团体等纷至沓来。医院除接待大量考察团外，还与蒙古国阿其医学院、蒙古国医学科技民族大学、蒙古国乌兰巴托传统医学科学院、蒙古国中央省综合医院等单位签署了友好协议，缔结为友好互助单位；与

蒙古国色楞格省综合医院、俄罗斯联邦布里亚特共和国乌兰乌德市东方医学中心等单位签订了合作协议，本着培养技术人员、传授医疗技术、交流诊疗经验的愿望，在平等、互利、友好的基础上开展合作。

为使对外交流合作落到实处，医院2次派员参加了市政府和市卫健委组织的蒙古国考察团，还先后组织了3批蒙医药专家爱心团和1支中医（蒙医）博士交流团，分赴蒙古国乌兰巴托市、东戈壁省、扎门乌德市，俄罗斯布里亚特市和日本大阪市等地开展义诊、讲学、学术交流等活动，把医院职工的爱播撒到异国他乡。在我院与各方的共同努力下，各种形式的交流、合作持续进行，呈现出方兴未艾之势。

除与蒙古国、俄罗斯的医药文化交流颇为活跃外，医院与其他国家和地区也开展了一系列交流活动。2005年，澳大利亚医药代表团一行14人来院考察交流，颇为引人注目。随后，日本汉方医学交流考察团、美国传统医学考察团、泰国传统医药考察团等来自各国的学术团体，相继来院进行交流，中医药学和蒙医药学引起了各国学者的浓厚兴趣。与此同时，我院也派出有关专家远赴日本、欧洲、美国等地学习医养方面的经验，开展学术交流活动，带回了国外先进的管理经验。

为了使对外交流工作更加规范，医院于2017年成立了外事办公室，隶属院团委，负责处理医院所有涉外工作、外籍患者管理、外事联络、职工因公出国等方面的事宜。在外事办的协调管理下，医院的对外交流与合作、外籍患者就医管理等工作，均更加规范、更加活跃。

（二）与各省（自治区、直辖市）的交流

同涉外医学交流与合作相比，医院的国内交流活动更为活跃。

1.走出去。根据工作的需求，或1人，或几人，或几十名职工组成不同规模、不同规格的学习交流团队，赴北京、上海、天津、山西、河北、江苏、福建、辽宁、四川、广东、广西等省、自治区、直辖市的医疗机构进修深造，或学习取经，或交流互鉴。这种形式的交流活动几乎贯穿医院发展的始终，为职工所喜闻乐见。

2.接待了大批各省市的交流考察团体，特别是2005年以来，类似的交流活动渐入高潮。无论是来自东部、南部经济发达地区的首都医科大学附属北京朝阳医院考察团、中国中医科学院西苑医院交流团、天津中医药大学第一附院协作团队、广东省开平政协委员访问团、上海传统医药考察团、福建省政协委员调研团、江苏省中医院协作团队等团体，还是来自边疆少数民族地区的新疆博州交流团、云南西双版纳傣医药代表团、青海藏医药考察团、新疆巴州蒙医药参观团、西藏藏医院专家考察团、云南省政协委员调研团、广西人大委员调研考察团等民族医药团队，亦或来自中原地区的山西省妇儿医院协作团队、河南省卫生考察团、安徽中医药调研组等医疗团体。通过来院交流，他们不仅给我们送来了先进的发展理念和值得借鉴的管理办法，同时对我院的发展情况给予赞扬，使我们进一步增强了发展的信心。

（三）自治区内的交流

医院重视与区内兄弟医疗单位的交流和合作，与内蒙古国际蒙医医院、内蒙古中医医院、内蒙古医科大学附属医院、内蒙古民族大学附属医院、呼和浩特市第一医院等众多医疗机构，在人才培养、学科建设、文化建设、信息共享等方面建立了长期友好的协作关系。

医院积极传播中医（蒙医）优秀文化，多年来，常常选派专家去巴彦淖尔市、乌兰察布市和呼和浩特市郊县开展讲学、义诊等活动。特别是多次组织医疗小队，长期入驻旗县中蒙医院或乡镇卫生院，开展培训乡医、义诊、文化科普宣教、住院病人指导等工作，促进了中医药（蒙医药）知识在基层的普及和传播。

建院几十年来，医院以开放的胸怀、谦逊的姿态、良好的精神风貌，与来自四面八方的国内外医疗机构交流合作。不仅接触、吸纳、掌握了大量的前沿技术和先进的管理理念，对提升医院的医疗水平、培养高层次专业人才、扩大医院的社会影响等，都产生了积极的意义；而且能迅速转化成果，将先进的知识和技术通过科技帮扶等手段，辐射到基层医疗机构，带动城乡卫生文化事业共同进步。

七、结语

几十年来，医院以一系列大型文化建设活动为依托，以大力培养和倡导中医药（蒙医药）文化的价值观为核心，以营造特色鲜明、内涵丰富的中医药（蒙医药）文化氛围为重点，以为人民群众提供优质的中医药（蒙医药）服务为出发点和落脚点。深刻体悟到医院文化建设的实质，就是以制度创新解决医院发展中的诸多瓶颈问题，将医院文化理念融入制度建设，贯穿于医院各类业务活动与运营管理的每个过程和环节之中，固化到各级岗位要求和行为规范中，渗透到以质量管理、绩效考核、资源配置等为核心的价值链体系之中。进一步明确了“医院在价值观念、行为规范、环境形象等方面要充分体现中医药（蒙医药）文化特色，增强中医药（蒙医药）文化底蕴，彰显中医药（蒙医药）文化核心，营造中医药（蒙医药）文化氛围，提高中医药（蒙医药）服务质量”的文化建设目标。从而使广大医务工作者切身感受到中医药（蒙医药）悠久文化的魅力，增强了繁荣和发展中医药（蒙医药）事业的信心，凝聚起同心协力推进医院发展的强大力量，汇集和形成了医院发展进程中的文化特色，有力地促进了医院在祖国传统文化特色的金光大道上阔步前行。

第三节 医诚——杏苑新枝 泽被苍生

我国是文明古国、礼仪之邦。作为医务人员，优质服务、文明礼貌，是基本的职业要求，也是医疗市场和社会发展对我们提出的要求。建院 60 年来，医院无论何时何地，也无论哪届领导，都十分重视医德医风建设，奉“大医精诚”为圭臬，开展形式各异、丰富多彩的教育活动。

一、塑造院风院貌

1981 年，医院迎来第一轮发展高潮。针对由于患者增加而部分医务人员服务不到位的突出情况，医院先后开展了“假如我是一个病人”和“文明服务”活动，对转变医务人员服务态度、提高医疗质量起到了一定的作用。1982 年，又将“五讲、四美、三热爱”活动融入其中，并取得了较好的成效，受到市、区两级政府的表彰。进入 90 年代后，针对不良风气有所抬头的现实表现，医院广泛开展了纠正医疗行业不正之风的活动，并与反腐倡廉工作相辅相成。1994年3月，开展了“百日优质服务活动”，接着开展了持续数年的“白求恩杯”竞赛活动，院风院貌有所转变。1997年，配合仍在进行的“白求恩杯”竞赛活动，又推出了“四为三优双满意”活动。虽然各种活动花样百出，但目的一致，都是为了端正院风、行风，转变服务态度，提高服务质量。

二、“温馨工程”实施

2000年起，医院的业务渐趋复兴，各种问题随之而来。医院按照市卫生局统一安排，在全院开展了优质服务竞赛活动。与此同时，面对部分患者和社会群众对卫生行业的质疑和不信任，医院经调查分析，参照蒙医五疗科开展“温馨活动”的经验，于2002年初在全院推出了“温馨工程”活动。

“温馨工程”涵盖的内容甚广，“一切有利于患者”是贯穿这一活动的主线。在信守服务承诺、接受社会监督、公开检查用药、提高临床疗效的基础上，为患者提供从进入医院、诊断用药，到住院检查治疗的一系列便民优质服务。当患者步入医院时，就感觉似暖风拂面，若需问询，有专人上前解答；若行动不便，有专人用轮椅送到就诊科室。患者住院伊始，温馨服务卡就送到手中，可快速了解科室情况和住院须知；如要检查，便有人陪送到医技科室；每日早餐，由医院免费提供；对孤独老年患者，护理人员会为之打开水、洗头、剪指甲，进行心理疏导；患者住院期间过生日，医院会送鲜花和蛋糕。特别是外籍患者，从生活上的关心做起，如派车到机场接送，外出购物、参观时有人陪伴，饮食不适时尽快根据其习惯改善饮食等。通过从一点一滴小事做起，使患者心情愉悦起来，有利于早日康复。

医院开展的“温馨工程”活动，从2002年开始，一直持续了10多年。2013年晋升“三乙”医院后虽然不再提及，但长期的耳濡目染、身体力行，活动精神已深深烙印在职工心中，体现在行动中。时至今日，若提起各医院的服务态度，社会上普遍公认呼和浩特市中医蒙医医院最好，与这一时期的医德教育是分不开的。

三、推行规范化服务达标竞赛活动

为使精神文明创建活动落到实处，医院从2002年开始，开展了旨在倡导职工职业道德规范教育、改善服务态度、方便患者求医问药、解决患者实际困难、满足患者医疗需求的规范化服务达标竞赛活动。主要活动亮点为：

1. 建立服务承诺制度。针对一些岗位存在的生、冷、推、拖现象，医院从内部建设入手，公布服务承诺内容，畅通监督举报途径，经常听取患者对服务质量的反馈，解决问题于萌芽状态。

2. 实行“病人自主选择医生”。将医生的专业、特长通过专栏简明扼要地公示给患者，并设立“导诊服务台”为患者释疑解惑，使患者求医更加便捷。

3. 成立“名医馆”。为满足患者求医问药的需求，医院聘请内蒙古知名度较高、影响较大的16位名老中、蒙医师，荟萃一馆，为患者提供便捷的服务，深受患者的欢迎。

4. 设立“放心药房”“放心秤”。增加药品溯源和使用的透明度，常用药品明码标价，便于查询。特别是当时社会上常常曝光中草药以假充真、缺斤少两等不良现象，患者颇有疑虑。为此，医院在门诊大厅设有放心秤，虚心接受患者的监督。

5. 实行“一日清单制”管理办法。为让患者对费用心知肚明，杜绝部分科室乱检查、乱用药行为，医院每天下午6时都向住院患者提供一份翔实的消费清单，所列当日消费、累计消费、结余费用等项目清晰齐全，一目了然。不仅规范了医师的执业行为，也让患者就医更加安心。

6. 推行“首席医师责任制”管理办法。只要患者有让最初接诊医生负责从门诊到住院全程治疗的意愿，首诊医师就必须承担患者全程的诊断和治疗责任，让患者放松心态，体验从未有过的就医经历。

7. 开展“透明输液承诺”。针对患者对输液注射方面的疑虑，医院规定患者享有3项权利，任何科室和个人不得阻碍患者了解并行使这3项权利，即患者和家属有选择护士为其输液的权利，患者有收回和核对配药后的空安瓿的权利，患者有观看配液过程、了解所用药液的功能主治等的权利。该工作一经推行，深得患者的拥护和好评。

8. 营造良好就医环境。患者因患病心情压抑、心理负担重，而病房年久失修，更是不利于患者的心理健康。为此，医院筹资装修了病室，安装了磁卡电话、电视机、热水器等，改善了住院条件，为患者创造了一个舒适、恬静、温馨的医疗环境。

正是这一系列规范化服务举措，有力地挑战了医疗旧秩序，为患者、医院、社会送来一阵畅爽的清风。这一系列举措使院风好转，职工的境界有所提升，医院的社会影响力不断扩大，取得精神文明和物质文明建设的双丰收，连续4年被授予“呼和浩特市规范化服务达标单位”荣誉称号。

四、构建和谐医患关系

医院在健康发展的情况下，不忘将自己成功的收获传播到基层，扶助带动基层卫生院共同发展。2001年起，医院的卫生科技扶贫工作喜报频传。和林县新店子乡是医院扶助的第一站，医院针对这个地处山区、自然村分散的山乡，安排一名中医副主任医师常年在此蹲点，免费诊治病人，进行健康指导，辅导乡医提高业务技能。扶助既治标又治本，多角度、多层次，被村民们亲切地誉为“不走的医疗队”。土左旗沙尔营乡经济落后，缺医少药，医院与乡卫生院签订了扶贫协议，每周六、日安排中医（蒙医）专家携带B超机、心电图机远赴乡间开展诊疗活动和科普宣传，并为乡小学的师生和农民们进行健康体检，免费发放药品，实实在在为乡民们办好事。此外，医院还经常组织专家，携带设备和药品，深入乡村、社区，开展大规模的医疗扶贫义诊活动。如在赛罕区八拜村的义诊，场面宏大，医师所到之处，村民反响强烈，接受治疗者甚多；在土左旗善岱乡保同河村和塔布赛乡的义诊，与培训乡医结合在一起，面对许多患有疑难杂病的患者，指导乡医一同治疗，这样即使援助专家走后，当地乡医也能延续后续的治疗。无论去哪个乡村，医师诊治的同时，还会为患者发放药品，使之得到及时治疗。几年来，医院共为乡村无偿捐赠发放价值6万余元的药品，使广大农民从中受益。由于业绩突出，从2001年至2003年，医院连续3年被评为“内蒙古自治区支持公益事业先进集体”，2002年被市委市政府授予“全市社会扶贫先进医院”荣誉称号。

2003 年 6 月，从抗击“非典”的硝烟中走出来的医务人员，征尘未洗，即投入了复工复诊的热潮中。同时，针对当时的情况，在全院开展了“三热爱”教育活动，成立了“文明市民学校”，对医患进行培训教育。2004 年，实行服务公开、药费公开、检查费公开的“三公开”，通过电子大屏幕、触摸屏查询系统、收费价格公示栏、放心秤等设施，使各项操作公开透明，让患者享有充分的知情权。2005 年，医院乘势而为，进一步敞开了与患者和社会的沟通渠道，从社区聘请了社会监督员，听取第三方对医院服务的评价；每月组织召开医患座谈会，了解住院患者的切身感受；建立并完善了患者投诉机制，可以第一时间厘清工作中漏洞或失误；广泛开展问卷调查，接受各方面中肯的反馈意见。一系列措施，使处于相互封闭、互不沟通的医患双方，增进了了解，增加了互信，医患关系大为改善。

鉴于几年来狠抓质量和服务给医院带来的变化，医院把 2006 年确定为服务年，借此促进医院更好地发展。为使服务年活动有成效，医院将之与卫生部和国家中医药管理局于 2005 年始在全国推行的医院管理年活动有机结合起来，以管理带动服务和质量的提升，以服务促进管理的落实。为此，制定了《呼和浩特市中蒙医院 2006 年服务年活动实施方案》，提出了“优质服务十项承诺”；开设了惠民病房，为数十名城乡困难患者减免费用；实行了单病种限价治疗，涉及 27 个限价病种；认可三级医院的近期检查报告单，避免重复检查；建立了患者随访机制，对患者进行跟踪指导等。规范的服务，带动了门诊平均费用、日均住院费用、平均住院天数等指标同步下降，社会反响积极，医院也在当年年底呼和浩特地区近 30 家二级以上医院质量管理综合考核中名列第 2。

几十年的实践昭示，营造一个医患关系和谐、职工团结和谐的氛围和环境，方能以和谐促发展，以和谐促进步。为此，医院本着“诚信友爱，充满活力，安定有序，和谐相处”的宗旨，开展了“2007 构建和谐年活动”。按照医患关系和谐和医院内部和谐的不同要求，制定了活动措施、实施步骤、考核办法。整个活动从始到终坚持以人为本，坚持科学发展，坚持党政齐抓、全院共建。由于措施明确、奖罚分明，解决了许多由来已久，困扰医院和谐发展的问题和矛盾，增进了职工的团结，密切了医患关系，为医院构建了一个温馨和谐的发展环境。

2008年，沉浸在北京奥运会即将召开的喜悦中的医院，开展了2008安全年活动。同年5月12日，《护士条例》颁布实施，加之突发的汶川大地震，更是把这个活动推向高潮。安全年活动坚持“以病人为中心”的服务理念，从细微处入手，针对医疗护理安全、药品采购使用安全、院内感控安全、后勤保障安全等方面，明确了18项任务清单，每一项都有清晰的规则和要求，每一项都有确定的重点责任科室，每一项都有实施步骤和考核办法，而服务质量则是贯穿各项任务的主线。从质量安全方面提升服务水平，无疑是医院医德、医风建设中的一种有益尝试。另外，经过几年努力，医院以提高服务质量为目的的“三公开”活动亦喜结硕果，2008年9月，市价格监督检查局在我院召开“药费公开、检查费公开、服务公开”现场办公会议，将我院“三公开”工作列为样板项目在全市宣传推广。

此后几年里，医院以服务、质量、安全、和谐为抓手，不断赋予医德医风建设新的内涵。特别是将医师护士的专业理论、实践技能的培训和考核，与行风建设相互联系，寓医德医风教育于贯穿全年的理论和技能考核中，使规范化服务更加落到实处，铸牢了医院优质服务的根基。

五、开展医改五项活动

2011年开始，按照自治区卫生厅、市卫生局统一部署，在全院范围内同步开展了“三好一满意”活动、“医疗质量万里行”活动、“优质护理服务示范工程”活动、“医疗机构抗菌药物临床应用和药品安全专项整治”活动和血液安全管理工作等医改五项活动。五项活动既自成体系、独立运行，又相辅相成、浑然一体。

“三好一满意”活动在当年4月初首先推出。为了突出体现“服务好、质量好、医德好、群众满意”的活动宗旨，医院面对每年20%以上的患者增长率所带来的压力，制定活动方案，细化活动内容，优化服务流程，以达到改善服务态度、提升服务水平的目的。一是认真总结历年来的经验，继续深化已运行多年的医疗服务承诺、首诊负责制度、一日清单制度、检查报告互认制度等工作；深入临床一线，开展志愿者服务活动；完善12580预约挂号服务，解决了患者半夜排队挂号的问题；针对危重病患或外籍患者，建立了“绿色服务通道”；发挥惠民病房的作用，为贫困患者排忧解难；优化入、出院服务程序，适时办妥出院手续，减少患者往返颠簸之苦；各楼层设服务台，引导患者顺利就诊。医院以形式丰富的人性化服务，为缓解患者“看病难、看病贵”的问题竭尽绵薄之力。二是对职工进行医德医风教育，大力倡导和培养正确价值观，弘扬以人为本、大医精诚的职业精神，防止医疗活动中滋生不正之风。三是健全社会监督机制，特别是重点发挥社会监督员、满意度调查、医患座谈会等的作用。

“医疗质量万里行”活动其实在2008年间已提出，与颇为引人注目的“中医中药中国行，蒙医蒙药内蒙古行”活动同步开展，但由于后者影响大，故“医疗质量万里行”活动没有得到足够的关注。2011年五项活动提出后，医院高度重视，与中医医院管理年活动和三级质控考核工作同研究、同部署，严格质量管理制度的落实，严格监督检查和奖罚兑现，使“医疗质量万里行”活动在专科建设、人才引进、技术准入、技能培训、院感控制、实验室生物安全等各方面均有体现，医疗护理质量得到持续改善。

“优质护理服务示范工程”活动于2010年出台，活动主题是“夯实基础护理、提供满意服务”，当年主要开展政策宣传、知识普及、护士培训等工作。2011年7月，经过重点培训和考核，医院选定准备较充分的第一病区和第三病区作为活动的试点护理单元率先推开了此活动。2012年，医院的工作重心是“2012年护理年活动”，为此制定了《呼和浩特市中蒙医院2012护理年活动实施方案》，在全院各部门中掀起了尊重护士、理解护士、支持护士的热潮。在这种祥和的氛围中，经过近一年示范工程试点活动的摸索和检验的护理队伍也日益成熟，且士气高涨，是年6月，优质护理服务示范工程活动在全院各病区和门诊的全部护理单元中同步开展起来。基于医院的中医（蒙医）特色，该项活动始终把中医（蒙医）特色护理作为主要内容贯彻其中。一是医院几次召开专题会议研究护理工作，把护理工作放在与医疗工作同等重要的地位布置落实。二是加强护理队伍的建设，每年派出护士长学习深造，每周召开护士长会议讨论研究护理工作，每年开展贯穿全年的护理理论和技能培训，举办形式各异的护理知识和技能竞赛。三是提高合同制护士的薪酬待遇，率先在护理人员中实行同工同酬政策，使全院同学历、同级别的各类人员中，护理专业职工的工资最高。四是编印了《创建优质护理服务示范科室护士手册》等一系列方案、细则、考核标准，并根据科室特点实施相适宜的护理模式，做好中医（蒙医）护理、生活护理、心理护理和健康教育，为患者提供连续的、满意的护理服务。随着时间的推移，优质护理服务示范工程活动的成效日益显现出来，成为提高护理质量、优化护理服务的利器。

以临床合理用药为目标的“医疗机构抗菌药物临床应用和药品安全专项整治”活动也在2011年风靡医院。医院通过推广使用中医（蒙医）非药物治疗技术和中药（蒙药）药品、控制抗菌药品的采购种类和临床使用、加强麻醉类和精神类药品的管理及使用等办法，进行专项治理。还建立了临床药师制度和处方点评制度，从源头上保证了西药药品的合理使用。临床药师和处方点评制度的建立，为医院持之以恒地加强抗菌药物安全应用等工作，建立了较完善的监督机制。

由于医院以中医（蒙医）为主体医学，危急重症患者和手术患者比较少，故临床输血占比很低。即便如此，医院仍十分重视临床用血的管理，从2011年起，成立了输血科，建立了血库，健全了血液质量管理和标准操作规程等一系列制度、流程，对医护人员进行临床合理用血的培训，使血液管理和临床用血更加规范。就此，形成一个良好的管理体系，为后来西医手术科室的发展和急诊、急救能力的提升，奠定了良好的基础。

“三好一满意”活动、“医疗质量万里行”活动、“优质护理服务示范工程”活动、“医疗机构抗菌药物临床应用和药品安全专项整治”活动和血液安全管理工作，号称医改五项活动。自2011年正式捆绑开展以来，其规格之高、声势之猛、波及范围之广、持续时间之长、影响之大，都是空前的。五项活动不仅在当时声势浩大，使医院的管理更趋规范，服务更为周到，质量更加跃升一个台阶，而且还深刻、持久地影响着医院以后很长一个时期的工作。直到2021年，医护质量、医疗管理等诸方面工作，基本上还是按照五项活动的模式运行着。

六、落实“医疗卫生行风建设九不准”

在五项活动开展得如火如荼之时，国家中医药管理局关于印发《中医医院“以病人为中心，发挥中医药特色优势，提高中医临床疗效”为主题的持续改进活动方案》的通知于2013年向全国发布。医院迅速成立了领导机构，制定了实施方案，与正在进行的医院管理年活动、医改五项活动、晋升三级甲等医院工作相互衔接，统一部署。尤其把加强中医（蒙医）内涵建设、突出中医（蒙医）特色、发挥中医（蒙医）优势、提升中医（蒙医）服务质量、提高中医（蒙医）临床疗效等作为重点，建立了自查自纠和动态考核机制，整个活动有序地开展起来。2014年，国家卫健委推出“医疗卫生行风建设九不准”，对医疗活动提出了严格要求。医院随之将“九不准”作为转变行风的切入点，与正在进行的五项活动和以病人为中心持续改进活动统筹安排，同步推进。此后数年里，这几项活动一直搞得有声有色，为院风院貌的明显好转起到了监督促进作用。在2016年全市民主评议行风政风中，我院以优异的成绩名列全市第一名。

搬迁至新址后，医院的规模、科室和专业人员迅速扩张，医疗质量和医德医风建设面临着诸多亟待解决的新问题、新矛盾。此段时间，虽然国家、自治区未推出新的大型活动，但医院不敢有丝毫松懈，继续以五项活动为蓝本，以“九不准”为行为准则，结合医院规模扩大后的实际情况，严抓医德医风建设，严把医疗质量关。特别是2020年以后，与“新冠”肺炎防控工作相结合，以窗口优质服务为切入点，开展了“相互礼让、文明排队，做文明有礼的首府人”主题活动，成立了以青年职工为主的“达嘎”青年志愿者服务队，深入临床一线，为患者释疑解惑、排忧解难。内容丰富多彩的便民服务，使患者在第一时间即可身临其境，切身感受到精细入微的服务。

2022年，医院在完成“‘新冠’肺炎患者康复医院”的重要特殊使命后，以纪念建院60周年和推进“双首”健康行动为契机，大力加强职工的职业道德教育，奋力弘扬中医药（蒙医药）优秀传统文化，努力提高医疗护理质量，使医院呈现出一派生机盎然的崭新面貌。

纵观医院60年的发展史，我们得出一个毋庸置疑的结论：良好的医德医风、规范的医疗服务、和谐的医患关系，是加快患者康复的良药，是促进医院发展的动力，更是推动医院繁荣的保证。

第四节　学科——薪火相传　守正创新

60年耕耘，60年跨越，昔日青涩幼苗终成参天大树。从一个小小的中医门诊一路走来，其中的坎坷和辛酸只有岁月知道。望着今天繁荣的学科发展盛景，我们心潮激越、思绪难平。

一、业务科室的发展演变

（一）临床科室

1962年，只有一个中医门诊在简单运营。随着求医问药者的增加，根据医师专业特点形成的专科雏形逐渐出现，到1965年，已有中医内科、针灸、儿科等笼统的分工。1978年初，中医内科、蒙医科、中医妇科、中医骨伤科、中医针灸科成立，科室设置初现端倪。1980—1985年间，随着中医男科、蒙医针灸科、蒙医紫癜科、中医痔瘘科、中医皮肤科和家庭病床科等新专病专科的陆续涌现，医院的科室设置逐渐细化。1988年，综合楼投入使用，门诊仅设中医科、蒙医科、中医骨科，中医科首次开设病房，拥有30张病床。随后几年，科室设设撤撤、分分合合，终未稳定。1995年，出于创建二级乙等医院（创建时更改为二甲医院）之需，按二级乙等医院标准设置了相应的行政科室和包括急诊、康复、内、外、妇、儿在内的业务科室。

1999年以后，科室设置渐趋科学合理，除急诊科、外科外，其余全部是中医（蒙医）科室。2001年，住院科室发展为中医科、蒙医五疗科、外妇科3个病区，门诊科室的设置也有所增加，但仍以中医（蒙医）科室为主。2008年，医院进行病区合并调整，设立蒙医病区、中医一病区、中医二病区、中西医结合病区、外妇科病区等5个病区，开放床位151张。

此后一段时间里，按照国家中医药管理局关于规范科室名称的要求，以及医院发展的需要，医院对科室的设置进行了调整。到2015年时，中医类别设有病床的科室有中医脾胃病科、中医心病科、中医脑病一科、中医脑病二科、中医肾病科、中医肿瘤科、中医针灸科、中医内分泌科、中医肛肠科、中医骨伤科等，门诊科室有中医妇科、中医儿科、中医男科、中医皮肤科、中医治未病科、中医风湿病科、中医康复科、中医消渴病科等；蒙医类别设有病床的科室有蒙医五疗科、蒙医哮喘病科、蒙医肝胆病科、蒙医针灸推拿科等，门诊科室有蒙医肺病科、蒙医妇科、蒙医紫癜病科等；西医类别设有急诊科、外科、妇科、血液净化中心、手术麻醉科等科室。全院开放床位 310 张。至此，医院结构清晰、布局较完整的临床科室设置体系已初步构建完成，上述所有设立的科室都将成为未来医院学科建设的主体，并深刻影响着其他新科室的创建和形成。

2017 年以后，由于医院规模的扩大，又成立了诸多中、蒙、西医科室，基本上是对 2015 年科室体系的补充或完善。蒙医方面，先后成立了蒙医骨伤科、蒙医脑病科、蒙医心病科、蒙医老年病科、蒙医治未病科等开设病床的科室，以及诸多专科门诊，均有较好发展。中医方面，脑病二科更名为老年病科，中医综合科更名为肺病科，中医风湿病科从一个门诊科室发展为住院科室，耳鼻咽喉科正式成立。西医方面，重症医学科、综合大内科、骨科、口腔科、眼科、消化内科等新成立科室亦都承担起各自的责任。

由于医院以中、蒙、西医三驾马车齐头并进为办院目标，故在 2020 年时，医院的医师总数达到 354 人，住院科室达到 26 个（中医 11 个、蒙医 9 个、西医 6 个），专科门诊更高达 70 个。医院的科室设置虽较其他医院略显繁杂，但这也是医院的特色使然。此时，医院的病床编制数为 720 张，实际开放床位数达到 900 多张。

（二）护理科室

建院初期，医院就配备有护理人员，从事临床护理工作。随着业务量的扩大，护理人员也逐步增加。到 1984 年，已经有护士（含护理员）12 人，主要从事注射、处置和其他辅助工作。

1988 年，启用的综合楼开设了病房，临床对护理的需求扩大，护士达到 16 人，主要分布在中医病房、供应室、注射室、处置室。医院聘任总护士长 1 名，隶属院办，协调全院的护理工作。1992 年，根据医院发展需要，护理工作职能从院办分离出来，成立护理组，专抓护理工作。1995 年因新设蒙医病房，成立了护理部，下辖中医病房、蒙医病房、门诊3个护理单元。1997年蒙医病房因住院患者很少而被迫撤销，护理单元又减为2个。2001年组建蒙医五疗科病房和成立外妇科病房，增加2个护理单元。2004年后，因职业病科和中医心病科联合病房成立，护理单元设为5个。此后，医院病区一直在增加，加之血透、ICU、急诊业务的出现，护理单元也随之增加。到2014年底，护理单元已经达到12个，其中病区7个（中医4个、蒙医2个、西医1个），以及手术室、供应室、门诊部、急诊科、血液净化中心等，护士总数达到150人。

2017年，迁入新址的医院规模迅速扩大，随着医技人员的增加，病区扩大为12个护理单元，加之新成立的蒙医药浴科和重症医学科，护理单元总数达到19个。医院继续在发展的道路上高歌猛进，至2018年，因蒙医发展需要，在四病区再设1个护理单元；同时中医儿科的业务快速上升，亦成立1个儿科护理单元。2022年，内镜科护士增加，升格为护理单元。

到2022年6月底，经过60年的艰辛努力成长起来的护理队伍总人数已达到425人，护理单元也发展至22个，业务范围覆盖中、蒙、西医临床护理，急诊、急救等各个岗位。正是这样一支业务强、技术精、作风硬的坚强护理团队，在医疗工作中发挥着无可替代的重要作用。

（三）药剂科室

1. 药剂工作。1962年建院时，就设有药房，当时中草药饮片、中成药和西药同处一室，药剂师仅1人。之后虽然药剂师人数增加，但仍是中西药混杂的综合型药房。1980年迁址至文化宫街21号（后改为29号），由于中草药饮片处方数量激增，遂将中草药与西成药（含西药和中成药）分开，分设中草药房和西成药房，同时配有中草药库房和西成药库房。

1988年综合楼投入使用后，药剂人员由4人增加至13人，加上临床需要使用蒙药，故又增设了蒙药房。随后的时间里，中草药房和蒙药房基本保持稳定，但西成药房由于业务需要，经历了多次拆分和合并，药房位置在不断变动，药剂人员也在不停调整。1995年10月，因业务发展之需，西成药房首次拆分为门诊药房和病房药房。1998年医院业务陷入低谷，2个西成药房随之合二为一，同时承担门诊、病房、急诊的业务。2001 年，因病房发展和夜间用药的需求，西成药房再次一分为二，分设门诊西成药房和病房西成药房。2003 年“非典”后，人事制度改革显现成效，药剂科因冗员被精简，加之为了提高工作效率，门诊西成药房和病房西成药房再次合并。

2004 年，信息化建设在医院兴起，局域网和微机管理工作迅速覆盖中草药房、西成药房和中草药库、西成药库。翌年，蒙药房和蒙药库亦纳入微机管理范畴。2012 年，中药颗粒剂和小包装剂型被引进医院，在东院建立了中药颗粒剂、小包装剂药房，效益良好。

2016 年，医院搬迁至新址，由于急诊业务的发展、住院患者的大幅增加和院区面积的扩大，为方便治疗用药，西成药房又分为门急诊西成药房和住院西成药房 2 处，于是形成了现在门诊一楼拥有中草药房、蒙药房、中药颗粒剂药房、中药小包装剂药房、门急诊西成药房、住院部西成药房的格局。

2. 制剂学科。自古以来，中医（蒙医）、中药（蒙药）不分家，即使是一个诊室也有自己的制剂作坊。但作为一所现代医院，我院的制剂起步较晚。1978 年在旧城始建制剂室，主要职能有二：一是按照药典的规范对一些常用中药材进行炮制加工，二是用古老的石碾子碾碎药材，加工成丸、散剂，医院的一些常用中、蒙药都是自行加工制作的。1980 年医院搬到文化宫街时，旧城的制剂室一直保留着并承担着制剂任务。

1999 年，医院从中医（蒙医）发展实际出发，新建了制剂室，配备了人员，购置了设备，可加工 10 多种常用中成药（蒙成药）。2003 年“非典”疫情过后，针对中医（蒙医）在疫情防治中的重要作用和群众对中医（蒙医）认识的提高，医院对制剂室进行了扩充改造，生产车间的使用面积达到 800 余平方米，新添置了 10 余台制剂设备，使制剂室的制药能力显著提高。2005 年后，制剂室一直在平稳地发展，生产能力也跟随着临床发展的需求在不断扩大，到 2012 年时，已经可以生产 120 多个蒙药品种和 10 多种中医专科药。

2015 年，建筑面积达 2000 多平方米的三层独体制剂楼在医院新址拔地而起。制剂中心严格按 GPP 标准建设，装备有现代化中药（蒙药）提取、生产设备，拥有

10 万级洁净生产区、理化实验室、阴阳对照实验室等。2016 年迁入后，就开展了各项基础工作。到 2020 年时，制剂中心已备案注册蒙药制剂 197 个品种，并在国家医疗保障局取得医保药品代码。目前，我院制剂中心是自治区首家取得制剂许可证的医院制剂中心，可生产丸剂（水丸）、汤剂、散剂（内服、外用）、硬胶囊剂、颗粒剂、洗剂、口服液等多种剂型。

3. 煎药室工作。进入 21 世纪，随着国家中医政策不断出台和宣传力度的加大，接受中草药治疗的患者不断增加，对代煎中草药的呼声日益高涨，于是医院在 2003 年为制剂室引进煎药机 3 台，开展代煎草药业务。到 2013 年，已发展为拥有煎药机 12 台、包装机 5 台的颇具规模的煎药室，并脱离制剂室而成为独立的业务科室。2016 年，医院在新院区建设了现代化的煎药室，配置有最先进的煎药机 53 台、包装机 21 台。近年，服用中草药的患者与日俱增，代煎中药的工作量非常大，煎药室员工常加班加点，方可满足患者日益旺盛的需求。

（四）医技检查科室

医技检查科室也是从无到有逐渐发展起来的。在 1980 年以前，医师主要靠 3 根手指和体温计、听诊器、血压计这老三件诊断疾病。1981 年，医院购入 1 台显微镜和简单器皿，成立了化验室，随后引进 1 台 X 光机，成立了 X 光室，可开展一些简单项目的检查业务。随后几年，医院又陆续开展了心电图、脑血流图等检查项目。1988 年后因开设病房的需要，医院对检验科进行了扩容，并成立了功能科（含 B 超、心电图等）。1993 年引进 1 台 CT 机，成立了 CT 室，与放射科共用一套医务人员。

1999 年以后，业务量扩大，虽然购置了许多先进诊断设备，但医技科室一直保持着检验科、影像科、功能科三大科室的设置。2004 年，在检验科建立了免疫室和血库，开展了新的检查项目。2007 年，根据业务需要，成立了胃镜室，几年后又增加了肠镜检查项目，确定科名为内窥镜科。2012 年，应创建三级乙等医院的要求，成立了病理科。到 2014 年 4 月，医院万元以上医疗设备达到 189 台，总价值约 2980 余万元。

2016 年，搬迁后的医技科室以新面貌面向群众，所有的诊疗设备全部是近年来研制面世的崭新产品，其中大型设备227台，全部设备总价值约1.27亿元。

2020年，功能科根据工作职能拆分为超声医学科和功能检查科2个科室。至此，医技检查科室形成了以检验科（含输血科、PCR实验室）、医学影像科（含核磁、CT）、超声医学科、功能检查科、内窥镜科、病理科等6个科室为主的诊断集群，作为临床科室的“千里眼”“顺风耳”，为医者当好参谋，为患者排忧解难。

二、重点专科（学科）建设

医院的中医（蒙医）专科建设起步于2002年。当时，医院根据未来发展情况，确定中医疑难病科（后更名为脾胃病科）、蒙医五疗科、中医心病科、中医针灸科等科室为医院重点建设的专科，并制定了重点专科建设方案。在此后每年的工作总结报告和工作计划中，均把中医（蒙医）专科建设列为重要内容。2008年12月，医院中长期发展规划经党政联席会议讨论和职代会审议通过，将蒙医五疗科、中医男科、中医脾胃病科建设成自治区重点专科或国家重点专科的目标，分别列入中期或长期发展规划中。

经不懈努力，2012年2月，蒙医五疗科入围国家“十二五”中医特色优势重点专科建设项目，这是市属医疗机构中首个国家级重点专科，其意义不仅在于五疗科本身，更重要的是它极大地提升了全院医务人员的荣誉感，增强了各科室创建重点专科的自信心。在医院鼎力支持下，2013年，中医脾胃病科、中医针灸科、蒙医针灸推拿科、中医心病科、中医脑病科5个科室成功入选自治区第一批中医（蒙医）特色优势重点专科之列。随后，蒙医肝胆病科、中医内分泌科、中医肾病科、蒙医肺病科、中医治未病科晋级呼和浩特市首批中医（蒙医）特色优势重点专科。国家、自治区、市三级重点专科的创建，带动了全院中医（蒙医）科室的协调发展，全院的科室建设呈现出一派繁花似锦的新气象。2015年底，经过国家“十二五”重点专科专家组的几轮评估验收，蒙医五疗科成功通关。此后几年中，5个自治区重点专科和5个市重点专科也分别通过了自治区或市重点专科专家组的评估验收，标志着诸重点专科创建成功。医院创建各级重点专科之斐然成绩，使全院新老专科呈现出益加强劲的发展势头，带动了全院业务工作的繁荣。

医院迁址后，中医（蒙医）学科迎来新一轮重点学科建设高潮。2018 年，经精心筛选后申报的蒙医针灸推拿科、中医脾胃病科、中医脑病科 3 个专科从“自治区第一批特色优势重点专科”阵营中脱颖而出，步入自治区中医（蒙医）临床重点专科创建行列。同时，蒙医肝胆病科、蒙医骨伤科、中医肾病科、中医风湿病科、蒙医治未病科、中医治未病科、蒙医脑病科等 7 个中医（蒙医）学科入围“自治区第二批中医（蒙医）特色优势重点专科”在建序列。2021 年 11 月中医脑病科等 3 个自治区中医（蒙医）临床重点专科和蒙医肝胆病科等 7 个自治区中医（蒙医）特色优势重点专科，全部通过自治区第二批中医（蒙医）重点专科的评估验收。2021 年底，医院又有 6 个科室申报“自治区第三批中医（蒙医）特色优势重点专科”并获准备案。

2022 年，借京呼“双首”健康行动东风，医院制定了新的重点专科建设规划。即利用 3 ～ 5 年时间，与北京 12 所中医类医院合作，通过 17 个合作项目，再打造 3 个国家中医药管理局重点专科、4 个自治区临床重点专科、4 个自治区特色优势重点专科、4 个市临床重点专科，达到全方位提升医院中医（蒙医）学科水平的目标。

三、全国名老中医药（蒙医药）专家传承工作室建设

在医院几十年短暂的发展历程中，时有名医闪耀而出，一批批老中医（蒙医）作为医院发展进程中的杰出代表，引领着医院的发展。

2012 年 8 月，经国家中医药管理局审批，依托名老中医温启宗而闻名遐迩的中医脾胃病科，以科内骨干医师作为班底组建的工作室，入选“全国名老中医药专家传承工作室”。温启宗作为传承工作室的传承导师，在医院辛勤耕耘了几十年，从一名年轻的中医师，成长为医院名医馆的专家，特别是在 21 世纪初成为名噪首府的老中医。在他的带领下，工作室团队迅速组建起来，按要求开展各项工作。经国家中医药管理局专家组的多次评估检查，国家名老中医药专家温启宗传承工作室（中医脾胃病科）于 2014 年成功通过了最终评估验收，完成创建任务。

在温启宗传承工作室创建的同时，以中医男科为班底的医疗团队在名老中医黄

海波主任医师的指导下，也迈上了传承工作室的创建征程。黄海波是我国中医男科的创始人之一，在20世纪80年代初，他与几名医师共同提出中医男科学科的构想，并付诸实施。2008年，他被评为自治区首届名中医。2015年6月，中医男科成功入围全国名老中医药专家传承工作室。黄海波作为传承导师，积极完成带教学生的工作。2018年6月13日，全国名老中医药专家黄海波传承工作室通过国家评估专家组的验收，成为我院第2个完成创建的国家名老中医药专家传承工作室。

四、名医堂（馆）

2002年初，医院的整顿告一段落，各方面工作日趋规范。为了弘扬中医药学（蒙医药学）传统文化，方便广大患者诊治疾病，提高医院的社会影响力，也为了较好地体现当地名老中医（蒙医）的学术价值，医院决定聘任一些在内蒙古中医（蒙医）界有较高知名度、较大影响力的名老中医（蒙医），荟萃于院，开办"名医馆"。经过近半年的筹备，当年7月8日，名医馆正式开诊。16名（中医10名、蒙医6名）集四五十年行医经验于一身的名老中医（蒙医）在此轮流坐诊。他们人人有特长，个个有绝招，特别是对于疑难重症，精于理法方药，长于辨证论治，得心应手，每起顽疴。名医馆在当时颇有影响，几年后由于没有新生力量补充，原有名医多因身体原因逐渐退出。2005年后，名医馆停止诊疗业务。

2017年初，医院在新院区门诊三楼设立了"名医堂"，装饰设计中体现出浓厚的中国传统文化特色。是年春节刚过，来自内蒙古医科大学和驻呼各大医院的30余名知名中医（蒙医），陆续来名医堂出诊，展现出一派活跃的诊疗氛围。2018年后，由于政策的变动等原因，来院坐诊的名医逐渐减少，但仍有一部分中医（蒙医）以精湛的医理、高超的医术、高尚的医德，在此耕耘不断。

2021年，京呼"双首"健康行动开始实施，为了给从京津等地来院的名医们创造一个较好的工作环境，医院对名医堂进行了装修布置，使之能更直观地体现祖国医学博大精深的文化内涵。随着"新冠"疫情减弱，北京各大中医医院的名医们将会轮番坐镇名医堂，为首府百姓释疑解惑，更会为沉寂几年的名医堂带来蓬勃生机。

五、院士工作站建设

2017年，医院启动院士工作站建设计划，随后与天津中医药大学附属中医医院的石学敏院士进行多次沟通。2018年12月，医院建立石学敏院士工作站的申请获得自治区党委组织部、自治区科技厅和自治区科协批准。经半年的筹备，2019年6月，石学敏院士亲临医院，举行了工作站揭牌仪式和医院6名中青年骨干的拜师仪式，并召开了“石学敏院士学术研讨会”和专题讲座。该院士工作站的建立，是呼和浩特市卫生系统的一件大事，带动了我院中医（蒙医）针灸学科的发展，促进了针灸学科科研工作的开展。2021年7月，石院士再次莅院，举办学术报告会，对中青年医师传经送宝和进行考核。同时。双方将石学敏院士工作站更名为“石学敏国医大师传承工作室”。目前，工作室的工作在有条不紊地进行中。

2019年，医院与蒙古国国立医科大学就合作建设院士工作站达成共识。2020年3月，以蒙医骨伤科为基础的蒙医治疗骨质疏松国际合作院士工作站获得自治区科技厅等部门的批准，中蒙双方启动建设工作。医院随之着手建设蒙医骨伤数字转化医学研究中心实验室等研究设施。2021年，内蒙古自治区科技成果转化引导项目——蒙医治疗骨质疏松国际合作院士工作站建设项目在医院挂牌成立。

第五节　科教——桃李芬芳　下自成蹊

教育兴医，科研强院，是全院职工的共识。建院几十载，医院的整体科研教学实力已经步入自治区同类医院的前列，以日渐强大的教学实力和日益提升的科研能力，引领着首府中医学（蒙医学）的发展。

一、科研

医院的临床医学研究起步于20世纪70年代中期。虽然各方面的条件很简陋，但医务人员积极创造条件，开展了一些科研活动。1985 年 2 月，赵云海主持的科研项目《中药益心通脉汤治疗血栓闭塞性脉管炎》通过呼和浩特市科委主持的科研成果鉴定，这是建院以来医院首项通过鉴定的科研成果。

科研实力，是引领医院向学术型医院发展的关键。从 20 世纪 90 年代中后期开始，我院的临床科研逐步发力。1996 年，1 项科研课题获市科技进步二等奖；2000 年前后，又有 2 项课题分获呼和浩特市科技进步二等奖，1 项获三等奖。2008 年以后，医院的一系列科研奖励政策出台，职工申报科研课题渐成热潮，立项的课题逐渐增多，完成的课题就有 30 余项，其中有 2 项课题分别获得内蒙古自治区科技进步二等奖和三等奖，6 项课题分获呼和浩特市科技进步二等奖和三等奖。另外，还有 4 个项目分别通过自治区科技厅或市科技局的专家鉴定和验收评审，在院内外完成成果转化应用。

在科研课题不断涌现的同时，职工通过临床实践，编著、创作的论著、论文也日渐增多。1982 年 6 月，由黄惠卿主编的《中医证治验录》一书出版发行，这是我院职工正式出版的第一部医学著作。该书的问世，极大地激发了全院职工的科研创作热情，在全院掀起了一场搞科研、写专著、写论文的热潮。2001 年后，职工经正规出版社公开出版发行的医学著作逐渐增多，几乎每年都有专著出版，内容涵盖中医（蒙医）的基础理论研究、古籍文献探幽、内外妇儿临床、针灸推拿等诸方面，推动了医院的学术繁荣。

90 年代后期，随着执业医师考试制度的建立、医务人员职称评聘工作的规范，以及医院发展所营造的尊重知识的和谐氛围的形成，医院职工开展临床学术研究、撰写医学论文的大环境渐渐形成，一篇篇论文在国家知名期刊和省级专业期刊上公开发表。2000—2002 年，职工发表在国家级和省级期刊上的论文就达到了 90 多篇，之后每年公开发表的论文均可达几十篇。2015 年后，职工发表论文呈井喷之势，每年公开发表的论文均逾百篇，高质量的带课题的论文也日渐增多。

医院十分重视科研工作，为鼓励医务人员开展临床科研活动，在 2005 年后，出台了多项科研奖励措施，并适时召开医院科技大会，对获奖科研课题和论文论著给以表彰奖励。2016 年医院搬迁前，各项奖励办法和激励手段已经十分成熟了。搬迁新址后，医院仍然延续了这种奖励机制，还在2019年召开了医院科学技术大会，对在医院管理、科学研究中表现较突出的团队和个人进行表彰，总奖励金额达57万元。正是这种一脉相承的管理办法，使医院的科研能力得到不断提升。

二、教学

医院的实习生教育起源于20世纪80年代初期。1982年，内蒙古医学院恢复高考后的首届学生由学院统一安排来我院生产实习，拉开了我院接受高校公派实习生的帷幕。虽然当时的医院仅设有门诊，但并未减弱大中专院校学生来院实习的热情。此波实习生热潮一直持续到1986年医院拆除前夕。

从1987年起，医院接收大中专院校实习生的教学工作步入低潮。学校有组织地成批安排实习生赴院实习的工作基本终止，但仍有零散的实习生、进修生自己找上门来实习，实习生以护理专业为主。

2005年左右，随着医院业务工作的日渐繁荣和就诊、住院患者的增加，来医院实习的大中专院校学生也逐年增多。学生来源于内蒙古医科大学中医学院、蒙医药学院、药学院，以及驻呼多所大中专医药院校和乌兰察布市有关院校，涉及中医、蒙医、中药、蒙药、药学、护理、检验、影像等专业。这一时期，蒙古国教育部直属院校的医学生，也经常来院进行为期1周的课间实习，学习蒙医脉诊、针灸、药物等知识。络绎不绝的实习学生，不仅促进了医护人员教学能力的提高，而且推动了学科的发展。

2016年底医院搬迁至新院址后，良好的硬件环境、健全的学科设置，引起了各高校的关注。为尽快适应新形势下医院发展的需求，把医疗、科研、教学放在同等重要的位置协调发展，医院于2017年初成立了隶属于科教科的教学办公室，任命1名副科长担任教学办主任，专抓教学工作。2017年8月15日，“内蒙古医科大学教学医院”揭牌仪式在院举行。2018年4月17日，我院挂牌“包头医学院教学医院”。与此同时，医院制定了打造教学型医院的发展规划，并在2017年完成了一系列教学管理制度的制定并完善了实习学生管理机制，同各高校加强校院合作，提高教学管理水平。当年在医院各科室系统地完成生产实习的各医药院校实习生已突破400人。

2018 年，医院开始布局硕士研究生带教工作，向内蒙古医科大学申报硕士研究生导师。2019 年内蒙古民族大学也加入这一行列。到 2020 年，我院有 20 名医务人员担任内蒙古医科大学和内蒙古民族大学硕士研究生导师。2021 年 9 月，我院招收了首批学术学位及专业学位硕士研究生，共 15 人，医院的教学工作由此掀开了新的一页。

在医院教学形势一派大好的背景下，一件引人瞩目，足以影响医院未来发展走势的重大事件降临了。2020 年 10 月 19 日，“内蒙古医科大学第一附属蒙医中医医院”和“内蒙古医科大学临床医学院”揭牌仪式在医院太极广场隆重举行，标志着医院的发展又向前迈出了一大步。随后，医院按照临床医学院的教学要求，进一步完善教学管理制度，制定教学工作计划，严格组织落实。2021 年 6 月，医院举办首届青年教师课堂教学技艺比赛，13 名青年教师参加了角逐，排名前 2 名者代表医院参加了内蒙古医科大学第十一届青年教师课堂教学技艺大赛，向全校师生展示了我院职工的精神面貌。

随着医院教学和带教实习生能力的不断提高，来院实习的医学生逐年增多。2020—2021 学年，医院共承担了 12 所医药院校的 838 名学生的生产实习带教任务，圆满地完成了实习带教计划。

三、基地建设

医院在搬迁至包头东街新院址之前，就开始向上级部门请示国家中医医师规范化培训基地建设事宜。搬迁新院区伊始，又把建设国家医师资格考试实践技能考试与考官培训基地（中医类别）列为重点建设目标。同时，几次向主管部门提交申请，陈述建设两个基地的重要性和迫切性。2017 年 6 月，医院承办了国家中医医师资格考试实践技能考试呼和浩特考点的考务工作，圆满地完成了考试任务。同时，以先进的设施、良好的服务、无可挑剔的执考能力，赢得了各方面的关注和好评，为下一步医院能顺利创建国家医师资格考试实践技能考试与考官培训基地（中医类别）和国家中医医师规范化培训基地创造了有利条件。

经过不懈努力，2017 年底，我院顺利通过了国家卫生考试中心专家组的评估验收，国家医师资格考试实践技能考试与考官培训基地（中医类别）建设项目落户我院。2018年初，医院按国家考试基地建设要求，全面完成了房屋改造和考具模型配置，同时完成了考官和考务人员的集中培训。是年6月，医院组织了2018年呼和浩特等盟市中医类别考生的实践技能考试，随后，又组织了全区蒙医疗术和蒙药技能职工职业技能竞赛，对医院的组织能力和管理能力进行了一次全面的检阅。

完成国家医师资格考试实践技能考试与考官培训基地（中医类别）建设的同时，申报国家中医医师规范化培训基地的工作也在紧锣密鼓地进行中。在自治区卫健委等部门的鼎力支持下，2020年底，我院的国家中医医师规范化培训基地建设项目杀出重围，被国家中医药管理局批准为全国第三批国家中医医师规范化培训基地。医院随之按照规培基地建设要求，建立和完善基地建设的各项制度、职责、流程，组建了各学科的师资队伍，并从2021年3月开始，前后分3批累计派出108名中医类别骨干医师和管理人员，参加了国家医师规范化培训医学模拟骨干师资培训班，参训人员全部取得了国家中医规范化培训骨干师资培训班的结业证书。同年5月，医院启动招录规培生工作。8月，按照自治区招生计划，我院招录的首批25名规培生来院报到上岗，其中中医住院医师18名、中医全科医师7名，我院的11名中医师也借此机会实现了在院内接受规范化培训的愿望。

国家医师资格考试实践技能考试与考官培训基地（中医类别）创建以来，各项工作进展顺利。为使基地工作更加科学化、规范化，医院与时俱进，在自治区卫生考试中心的支持下，从2020年开始走上了基地的信息化建设之路。2020年6月，我院基地作为内蒙古考区首家“国家中医类别医师实践技能考试管理信息化实证研究试点基地”，承担了呼和浩特、乌海、阿拉善等地考生的考试任务；2021年6月，又圆满完成了来自呼和浩特、乌兰察布、乌海、锡林郭勒、阿拉善等5个盟市1000余名考生的执考工作。在现代信息化手段支持下的考务工作，考试的透明度和公开性得到极大增强，考试效率显著提高，不仅使广大考生深受其益，也扩大了医院的影响力。在国家中医药管理局组织的2021年度国家中医类别医师实践技能考试管理信息化实证研究试点基地建设的考核中，我院基地以优异成绩进入全国中医类别医考基地前3名，并以无可争议的骄人战绩荣登自治区各基地的榜首。

从 2016 年起步，短短几年，我院先后建成国家医师资格考试实践技能考试与考官培训基地（中医类别）和国家中医医师规范化培训基地，使医院成为自治区范围内唯一的一所拥有中医专业双国家基地的医院。加上随后建设完成的国家中医类别医师实践技能考试管理信息化实证研究试点基地，使医院在中医国家基地建设方面，从众多大型医院中脱颖而出，走在了全自治区乃至全国同类别医院的前列。

四、在职教育

多年来，医院通过培训、进修、讲座、师承教育、继续教育等多种形式，提高医疗技术人员的专业水平，颇见成效。

（一）师承教育

师承教育，对医院来说由来已久。从建院以来，就有许多职工通过拜师的方式接受传统的中医（蒙医）教育，他们从跟师到入门，从学成到就业，按照中医（蒙医）沿袭几千年的传承模式一路走来，最终成长为一名合格的卫生工作者。

从 21 世纪初开始，一种崭新的师承教育形式在我院逐渐盛行起来，就是已取得执业资格的在职医师跟师学习深造。主要有国家师承教育和自治区师承教育两种。

我院从 2012 年进入国家师承教育体系。是年，自治区名中医黄海波作为全国第四批名老中医学术思想传承指导老师，接收本院 2 名医师为徒，指导中医男科专业的系统学习。名老中医温启宗分别于 2015 年和 2018 年，两次成为全国第五批、第六批名老中医学术思想传承指导老师，医院 4 名年轻医师随之学习中医脾胃病理论知识和临床技能。上述人员全部按计划完成学业。

自治区名老中医药（蒙医药）专家学术思想传承工作始于 2012 年。当年，医院 3 名中医专家被列为自治区第一批名老中医（蒙医）学术思想传承指导老师，接收 5 名学生，传授学术思想。2015 年，自治区第二批名老中医（蒙医）学术思想传承工作启动，医院 6 名老中医（蒙医）与 12 名年轻医师结成师徒关系。2018 年，医院 13 名指导老师和 26 名学术继承人申报自治区第三批传承工作的师承关系通过审核。到 2021 年，前 3 批共 43 名老中医（蒙医）专家学术思想继承人先后通过结业考核，均顺利完成学业。2021 年，自治区第四批名老中医（蒙医）专家学术经验传承工作启动，医院有10名指导老师和20名学术继承人通过审核。

呼和浩特市的名老中医（蒙医）专家学术思想传承工作开展得比较早，学术继承人的选拔门槛相对较低。国家和自治区的师承工作对继承人有严格要求，必须是中医（蒙医）专业、中级职称以上的在职医师，而市内传承工作的继承人则不受学历、专业、是否在职等条件的限制，培养方式比较灵活。2013年，全市首批名老中医（蒙医）专家学术思想传承工作推开，医院8名老师、15名继承人获准通过。2016年，医院18名老师、36名继承人入选全市第二批名老中医（蒙医）专家学术思想传承工作名单。2020年，全市第三批传承工作启动，医院32名老师、60名学生入围师承教育名单。

（二）继续教育

20世纪80年代末期，继续医学教育被引入医院。教育形式为市卫生局或医院组织的现场授课，因没有强制性条款约束，职工可自愿选择听课与否，加之授课频率较低，一年几次，所以规模较小，影响范围也很有限。

进入90年代后，继续教育逐渐规范。在授课方面，医院的中医（蒙医）类别医师开始承担继续教育项目的授课任务，先从市级项目入手，甚至承担一些自治区级继续教育项目。特别是授课医师可根据项目等级，享受相应的继续教育积分，与职称晋级相挂钩，所以医师承担继续教育项目的积极性逐渐高涨起来。在听课方面，既有医院组织的课程，也有市卫健委组织的全市范围的课程，按听课的学时数获取相应的学分。到1995年左右，接受继续医学教育已成为专业技术人员必须完成的工作，如达不到每年规定的学分，职称晋升和岗位聘任都会受到很大的影响。1999年后，继续教育已是一项全民参与的活动，呼和浩特市人事局成立了专业技术人员继续教育办公室专抓公共继续教育，我院的医务人员每年必须完成市人事局组织的公共继续教育课时和市卫生局组织的专业继续教育课时才能过关。与此同时，医院中级以上职称的医师，大多报名了继续教育项目，承担了市级或自治区级的继续教育课程授课任务。

经过20多年的发展，医院的继续教育工作已成为常态。职工获取继续教育学分不再局限于去听继续教育讲座一项，承担继续教育授课项目按级别可以取得不同的学分，外出参加学术会议、培训等亦可获取相应的学分。经过多年继续教育的浸润，医务人员的理论知识确实得到了不同程度的提升。

2017 年医院扩建搬迁后，随着专业技术人员的激增，医院职工申报继续教育项目的热情愈加高涨，一批国家级和自治区级继续教育项目获准通过。特别是近几年，医院每年都会申报 10 多项国家中医药管理局继续医学教育项目和 20 多项自治区继续教育项目。同时，医务人员参与继续教育工作已成为一种习惯、一种时尚。

（三）业余培训

建院以来，医院便不遗余力地对医护人员进行专业培训，培训形式大致有院内培训，外出进修深造，请专家来院传经送宝等 3 种方式。

院内培训是提高医护人员理论素养和操作技能的最便捷、最有效的教育培训手段。特别是 2000 年以来，医护人员的培训内容日益丰富，培训形式丰富多彩，培训时间也从入职医院开始伴随其专业工作的始终。

近 20 年来，护理人员的培训一直走在全院职工培训的前列。从每年制定详细的培训计划，到贯穿全年的针对每一位护士的理论考核和技能培训，再到为检验培训成果而开展的一系列技能比武竞赛活动等，筑牢了护理人员过硬的专业技能和强大的心理素质。几十年来，医院未出现一起较大的护理责任事故或护患医疗纠纷，就是检验医院护理培训成果的试金石。同时，医师、药剂人员的培训也在根据各自的专业特点，有针对性地渐次展开，加之严格的管理和考核，使医务人员时刻牢记质量至上、安全第一的执业理念，练就一身过硬的本领。

外送职工去上级医院进修深造，也是一种行之有效的培训途径，医院几十年来从未中断过。1977 年以来，每年都会有多名医务人员，或外出接受 1 ～ 2 年的长期学习进修，或去专业医院进行 3 ～ 6 个月的短期培训，或参加各类学术会议和讲座等接受培训。培训内容，绝大多数是临床诊断、诊疗技能方面，也有一部分接受理论知识的教育培训。

建院以来，医院除持续不断的外派人员进修外，还出现了几次有组织、成规模的外派进修深造潮。1986—1988 年，医院因新建综合楼而停业，50 余名医、药、护、技人员被安排到区内外诸多医院进修深造。2013—2016 年，医院将为了新建项目储备的各类专业技术人员，有计划、分批次地派赴各大医院对口学习深造，前后有300余人接受了不同形式的进修培训。2021年，京呼“双首”健康行动启动以来，医院与北京10余家医院分别制定了医务人员进修计划，虽因“新冠”疫情影响，进修计划未全部施行，但仍有数名医务人员克服困难赴京深造。

此外，请各地知名专家来医院开展学习讲座、坐诊、查房、会诊等活动，以此提高医务人员的专业水平，是医院经过几十年检验的有效途径。多年来，医院外请的专家来自全国各地的诸多医院和高校，既有两院院士、国医大师，也有省市名医、知名学者，更多的是名噪一方的专家教授。所涉及的内容覆盖基础理论、临床各科、科研教学、文化建设等多个方面。职工们足不出院，便可学习到先进的理念和科学的方法，开阔了思维，增长了见识。将专家请进来，可谓是医务人员喜闻乐见的一种学习形式。

第六节　管理——质量至上　华丽蜕变

我院作为一所地处大医院夹缝中的中医类别医院，始终明白一个道理：管理是医院生存的生命线，质量是医院发展的永恒主题。为此，医院从建院之日起，历代同仁同心同德、艰苦创业，无不以管理水平作为衡量优劣成败的圭臬，造就了医院一脉相承的质量管理体系。

一、医院管理年活动

2005年，卫生部在全国开展了医院管理年活动。国家中医药管理局随之也在中医医院中推开此项活动，并制定了《中医医院管理年活动检查评估细则》，我院积极参与其中。这项活动影响范围之大、涉及内容之广、持续时间之长，是前所未有的，医院管理质量的提升是显著的。

其实早在1999年，医院根据当时实际情况，就从质量入手狠抓医院的管理。在稳定人心之后，从 2001 年起，医院的质量管理工作向从细从严过渡，其成效尤其在医疗上立竿见影。2004 年，医院在全院开展了“管理年活动”，制定了活动实施方案，严格考核奖罚，极大地激发了职工的工作热情。待到第二年全国中医医院管理年活动走进医院时，同志们都能较快地适应并较熟练地投入这项活动中。

为了使管理年活动能落到实处，见到实效。医院按照上级精神，对原有实施方案进行了修订补充。尤其是针对中医（蒙医）特色优势发挥方面，从制定中长期发展规划到年度总结和计划，从鼓励和考核制度的完善到全年综合考核目标的落实，从中医（蒙医）人员配备到临床科室建设等多方面逐项对照，查漏补缺。鉴于这项活动的重要性和紧迫性，医院主要采取了以下措施：一是分工负责，责任到人。副院长责任清晰，科主任职责明确，每个职工都有具体工作内容，全院形成了一张荣辱与共、互相牵连的网络，推动工作向纵深挺进。二是实施的路线图可操作性较强。从宣传发动、全员培训，到自查自纠、整改落实，再到检查验收、评估总结，皆处于透明、公开状态。三是建章立制。2005 年完成了 28 万字的医院《工作制度与岗位职责》，囊括了医院所有科室和岗位，所述条款既考虑到医院在改革管理中遇到的新问题，又考虑到医院未来发展趋势，特别是与管理年的要求相贴切，便于操作。四是互查互学。2010 年，受自治区卫生厅委派，我院 6 名专家代表国家中医药管理局检查组对包头市 3 所中医（蒙医）医院进行了检查；2011 年，按照自治区卫生厅的安排，我院 7 名专家参加了对通辽、赤峰、乌海、阿拉善的 28 所中医（蒙医）医院的检查评估；同年，国家中医药管理局抽调我院 1 名专家作为国家中医药管理局专家组成员，赴河北省对秦皇岛、唐山、廊坊、承德等市的 4 所中医医院开展管理年活动情况进行检查评估。

辛勤的工作定会获得回报，2007 年全区中医（蒙医）医院管理年督查中，我院取得全区第 3 名的好成绩；在 2011 年 3 月和 9 月国家中医药管理局领导和专家的明察和暗访中，以及 6 月自治区管理年检查组为期 2 天的检查评估中，我院均获得良好评价。

2015 年初，配合医院管理年活动而修订完善的第三版《工作制度与岗位职责》（约 60 万字）付梓刊行，作为医院制度化、规范化、科学化、标准化管理的重要依据和全面质量管理、综合目标考核的基本文件，为长达10年的医院管理年活动锦上添花。

全国中医医院管理年活动始于2005年，直到2015年国家中医药管理局组织的“以病人为中心，发挥中医药特色优势，提高中医临床疗效”活动推出后，管理年活动才正式退出历史舞台。但历时10年的严格督查，给医院的管理留下了深刻的烙印，促使医院在提高管理质量、突出中医药（蒙医药）特色优势等方面行稳致远。

二、等级医院评审

20世纪90年代初，国家卫生部针对全国医疗机构的状况，提出规范医疗机构设置、与国际接轨的构想，遂在全国开展了等级医院评审工作。进入1995年，自治区范围内的二级医院评审工作已经开始。此时，正值医院新一届领导班子履职赴任。考虑到医院门诊量、住院量偏小的实际情况，医院确定了“二级乙等医院”为努力目标，并从3月启动创建二级乙等医院的工作。经过近2年的准备，结合相关各方的建议，医院于1996年10月将晋级目标调为“二级甲等医院”，并递交参评申请。1996年11月12日，自治区等级医院评审委员会专家来院进行了检查评估。同年12月27日，内卫中字〔1996〕第392号文件公布：根据自治区等级医院评审委员会的评审结论，呼和浩特市中蒙医院从1996年12月26日起为二级甲等中蒙医院。

晋升二甲医院后，医院经过几年的发展和过渡，从2000年起各方面工作逐渐呈现繁荣发展的景象。特别是2004年以来，医院以提高质量、规范服务、健全规章、完善管理为目的开展的一系列工作，在医院管理年、“三好一满意”、优质护理服务示范工程等活动的助力下，成效斐然。2011年底，医院职工已达到303人；年门诊量7万余人次，较1999年增长了582%；年住院患者3250人，较1999年增长了2038%；医院的综合诊治能力和社会影响力均非以往可同日而语。在此背景下，医院审时度势，于2012年4月9日向自治区卫生部和国家中医药管理局递交了参评三级乙等医院的申请报告，并从即日起启动了等级医院评审迎检工作自查程序。2012年6月，医院东侧原市房产局的办公楼移交我院，经紧张施工改造，10月竣工投入使用。这样，医院晋升三级医院的最后一个硬件不足的障碍已经清除。同年12月底，医院迎检的各项工作全部准备就绪，全院进入临战阶段。但由于特殊原因，检查评估推迟至春节后。2013年3月1日—4日，由辽宁省中医药管理局曹建波局长任组长，来自辽宁、新疆和内蒙古的18名专家组成的国家三级医院评审专家组，按照国家评审细则，从发挥特色优势、队伍建设、学科建设、护理质量、药事管理、文化建设、预防保健、服务能力、医疗质量、医院管理等方面，通过听汇报、查资料、实地检查、考试访谈等环节，对医院的整体情况进行了全面的考核评估，同时对医院的亮点和特色给予高度褒奖。后经国家中医药管理局终审，医院成功晋升国家三级乙等中蒙医院。

从2013年开始，医院进入快速发展时期。医院挟创建三乙医院之威，坚持发展和繁荣中蒙医药事业的办院方向，坚持以规范医疗服务行为、提高医药护技质量、保障医疗工作安全为目标的办院理念，坚持“以病人为中心”的办院宗旨，在党的建设、医院管理、学科建设、特色疗法应用、人才队伍建设等方面取得了突出的成效。尤其是搬迁到东南区域新院区后，筑巢引凤，吸纳八方人才，博士、硕士有110余人，省级名中医（蒙医）达7人，职工人数逾800人，中、蒙、西医科室有序分布，床位突破700张。这时，恰好已经超过4年时限，可以申报新的等级或申请复审。医院经过慎重考虑，果断提出了申报三级甲等医院的申请。2017年11月6日—9日，受国家中医药管理局委托，由自治区蒙中医药管理局组织的15名专家对我院申报情况进行了严格细致的检查评估，并将评审结果报国家中医药管理局审批，同意医院于2017年12月晋升三级甲等蒙医中医医院。

医院从二甲到三甲，一路走来，整整奔波了21年。这21年的发展轨迹，可以说是我院中蒙医药事业发展的一个见证，更是首府医疗卫生事业发展的一个缩影。

三、公立医院综合改革

2011年新一轮医改启动以来，我院就积极参与其中。2013年11月党的十八届三中全会释放出推进改革的强烈信号，要求我们必须用深化改革的思路和勇于探索创新的胆识解决发展中遇到的问题。2014年初，首府改革步伐加快，我院被确定为市医改试点医院。医院乘势而为，首先从药品这个医改“深水区”入手，擂响了我院深化改革的战鼓。

（一）“以技养医”取代“以药补医”模式

2014年6月，医院率先在全市医院中推行西药品零差率销售；7月，中成药亦加入其中。这样，医院药品销售占比一路下滑，至2016年底，药占比仅为31.48%，与2013年相比下降了10多个百分点。同时在实行西成药品零差率销售的两年半中，累计让利患者300余万元，让患者从医改中真正得到了实惠。

作为一所老医院，“以药补医”的固有模式在职工头脑中根深蒂固。所以，加强医师的用药管理就显得尤为迫切。医院在提倡理性用药、严控药品和医技检查费用上加大力度，并从2014年起与药品零差率同步，取消医师开处方、开检查单与绩效工资挂钩的考核办法。这种釜底抽薪的强硬手段，有效降低了药品和医技检查的费用。与此同时，鼓励治疗中多用中药饮片、颗粒剂和蒙药品，在药占比不变的情况下，提升中药（蒙药）的占比。2015年和2016年，中药（蒙药）占药品的份额分别是73.71%和78.08%，而西成药占比仅为药品销售额的26.29%和21.92%。在降低药品费用的同时，更加突出了中医学（蒙医学）在医院发展中的主导地位。

倡导“以技养医”的发展理念，方可尽情彰显医师的价值。医院鼓励医师把中医（蒙医）非药物治疗技术应用到临床中，根据自己的专业特点和患者的疾病类型，广泛运用具有中医（蒙医）文化特色的针刺、艾灸、放血、刮痧、拔罐、贴敷、足疗、推拿、熏蒸、药浴、灌肠、耳穴治疗等治疗技术，进一步丰富了治疗手段。2014年，非药物疗法在业务额中的占比突破30%大关，2015年达33.74%、2016年升至38.53%。而医技检查在业务额中的占比则逐年降低，在2016年降到不足16%。由于中医（蒙医）非药物治疗技术和临床护理治疗技术的广泛应用，有效地挤占了药品（特别是西药品）和医技检查的空间，使该两项在全年业务额中的占比从2010年的90%多降为2016年的47.16%。而且这一比例在此后多年来基本没有大的起伏，一直持续到2018年。充分说明医院在治理过度检查、过度用药方面收效显著，这也是医改的主要收获之一。

（二）调整医疗服务价格

随着医改的深化，不合理的医疗服务价格（检查费用高、治疗价格低）与医改的矛盾日益凸显。医院按照全市统一部署，从2015年开始，对医院所开展的诊治项目进行新旧价格对比核算，并编印了《培训手册》，对医务人员进行培训。2016年3月，完成新版项目录入。2016年4月30日零时，目录切换成功。后经10多天的观察测试，运转正常。医疗服务价格的调整，作为深化医改的助推器已成为共识，至今还影响着医改的进程。

（三）分级诊疗制度建设

分级诊疗是医改“三医联动”中医疗方面的工作，主要涵盖两个方面：

1. 推进家庭医生签约。2015年，医院针对部分医师去居民家进行便民医疗服务的情况，结合医改在分级诊疗方面的要求，曾与所在地回民区探讨了开展家庭医生签约工作的相关事宜。2016年底搬迁新址后，主动与赛罕区卫计委接洽。2017年双方签订了相关协议，并在昭乌达路卫生服务中心协助下，开展了入户调查、居民信息登记、上门医疗服务等诸多具体工作。2018年后，此项工作仍在延续。

2. 开展医联体合作。2011年起，我院就与和林县、土左旗的有关卫生院建立对口帮扶关系，积累了一些经验。2013年，与土左旗塔布赛中心卫生院结成帮扶对子，派驻6名医护技人员开展技术帮扶，一直持续到2018年底，此后仍不定期派医务人员去开展工作。

2016年以来，按照分级诊疗制度要求，医院加快了医联体建设的步伐，先后与内蒙古人民医院等7家医院签订了联盟协议书，与内蒙古国际蒙医医院等6家医院签订了医联体协议书，与武川县中蒙医院等14家医院组成了医疗联合体，在双向转诊、急慢分治、人员培训、专家协作、技术帮扶等方面开展了一系列工作。到2018年，医院已与区内外35家医疗机构签署了医联体协议，承担对口帮扶的县级中蒙医院有3家。

（四）全民医保制度建设

此属医改“三医联动”之医保范畴。随着医保制度的健全，医保关系到每位患者的利益，医保工作如何是检验医院医改成败的试金石。

医院一是狠抓临床路径管理。自 2011 年 10 月起，成立组织，制定方案，明确职责，增加病种，使临床路径的入组比例和完成比例逐年增高。2016 年底完成了与自治区临床路径监测平台的对接，同年进入路径完成率为 53.35%。2017 年达到 67%，2018 年以后均维持在较高水平，为医保下一步按病种付费做好铺垫。

二是加强单病种限价治疗的管理，完善中医（蒙医）优势病种诊疗方案和各科室优势病种的临床应用，健全了中医（蒙医）特色优势的激励考核机制，为推行单病种付费改革做了尝试。

三是拓宽医保服务半径，2017 年 3 月与周边 5 个旗县开通了职工和居民医保直接报销服务，2021 年医保直接报销服务延伸至自治区全境。同时严控人均住院天数和医疗费用的不合理增长，严控 I 类药、自费药的使用和药品费用的增长，确保医疗保障制度落到实处。

（五）完善药品供应保障制度

“以药补医”体制下催生出药品虚高的价格，故降低药价必须要完善药品采购机制，这就是“三医联动”的医药改革。

我院从 2015 年起试行药品采购“两票制”，通过减少流通环节让药品价格“阳光化”，陆续与多家药企建立购销渠道，到 2020 年，通过两票制采购的药品占 99.4%。与此同时，严格控制医用耗材，特别是高值耗材的使用，从 2016 年起实行医用耗材集中招标采购，保证以较低价格获取较高质量的医用材料。目前，这些工作还在逐步推进。

（六）健全绩效考核数据质控工作

公立三级中医医院绩效考核始于 2017 年，2019 年起国家中医药管理局加强了对病案首页上传和 66 条绩效考核数据平台填报的质控考核力度。医院按照要求，从医疗质量、运营效率、持续发展、满意度评价等方面深化考核，取得了较好成绩。2020 年 7 月，国家中医药管理局专家组一行 3 人对我院绩效考核数据质控工作进行专题调研，在肯定成绩的情况下，提出了许多有益的建议，促使我院加快改进。在 2020 年和 2021 年发布的全国三级民族医院绩效考核监测数据排名中，我院分获 651 分和 660 分，分别排名第 8 位和第 11 位。另外，在 2018 年度呼和浩特市 12 家三级医院病案首页上传质量排名中，我院位列第3。2021年12月，医院结合自身实际情况，出台了《呼和浩特市中医蒙医医院绩效考核实施方案》，强化了医院需要重点监测考核的20项指标的考核，力求使医院的绩效考核质控和绩效数据填报工作能够对症下药，取得进一步的突破和提升。

（七）现代医院管理制度建设

在医改不断深化的背景下，2017年7月，国办发〔2017〕67号《国务院办公厅关于建立现代医院管理制度的指导意见》颁布实施。为了使医改的这一中心任务落到实处，医院做了大量工作。

1. 于2018年完成《呼和浩特市蒙医中医医院章程》的制定，在2019年1月召开的医院四届二次职代会上全票通过。到2021年底，医院从实际出发，再次对《章程》做了修订补充，突出了中医（蒙医）文化特色，并报主管部门备案。

2. 先后调整了医疗、护理、质量、院感、药事等专业委员会，不断健全重大事项决策机制。

3. 医疗质量管理、医疗安全监测机制不断完善，疫情防控成效显著，医疗、医药、医保“三医联动”助推医院发展。

4. 针对合同制职工高达73.3%的占比，从2007年开始尝试符合医院自身特点的薪酬分配制度，逐步建立同工同酬的绩效分配办法，并在2021年完成合同制职工的备案制管理。

5. 健全财务管理，从2010年起聘任了总会计师，统筹医院经济运行。

6. 从2019年开始，在医院开展了书记、院长“讲医改、见行动，出成效”活动，历经4年，从未间断。

此外，在绩效考核、人员考核、科研管理、后勤管理、信息化建设、文化建设等方面都与时俱进，为建立现代医院发展模式而不懈努力。

历时10余年的医改，清晰界定了医院的权、责、利关系，以“建机制、堵浪费、调结构、增效益”为总体思路，以“三医联动”为基本架构，为医院在多方面实现创新和发展奠定了基础。

按照国医改发〔2021〕2号《国务院深化医药卫生体制改革领导小组关于深入

推广福建省三明市经验，深化医药卫生体制改革的实施意见》精神，2022 年 4 月，《内蒙古自治区深入推广三明医改经验操作手册》也随之颁布实施，医院加快健全维护公益性、调动积极性、保障可持续的运行新机制已时不我待。医改再起航的号角已经吹响，我院的医改工作又将踏上新的征途。

四、三级质量管理体系的建立

建院以来，历任领导班子都对医疗质量管理倾注了满腔的热情，确实也在提升医疗质量方面有所收获，一套经长期实践检验后确有良效也确实适合医院的管理办法也在逐渐形成中。

1999 年以来，随着医疗业务逐渐复苏，求医问药者逐年增加，对医院管理和医疗质量提出了更多、更高的要求。医院于是把提高医疗质量作为衡量管理到位与否的标准，责成医教科、护理部协同配合，分头主抓。在各科的努力下，从 2001 年起，医院的质量管理渐入轨道，医护质量有所提升。鉴于质量管理在医院建设发展中的地位日益凸显，医院于是确定 2004 年为“医院管理年”，成立组织机构，制定方案细则，从服务、质量、人事、纪律等诸方面齐抓共管。同时在是年 2 月，将质量管理的职能从医教科剥离，从医教科抽出专人成立了质量检查科（后改为质量管理科），协调各科力量，专抓质量检查。

经 1 年实践，颇见成效，医院于是把 2005 年定为“质量年”，制定了翔实的实施方案，出版了详尽的《工作制度与岗位职责》，明确了医院、科室、职工三方的责任和要求。由于三方各负其责，互相监督，互相促进，同时考核结果与奖罚直接挂钩，所以全院的医疗护理质量得到显著提高。实践是检验真理的唯一标准，院、科、职工三方责任制经实践验证确实可行。经过数年的摸索，医院三级质控管理网络的雏形在 2005 年初步形成了。

经过随后实际管理中的不断补充、修订和完善，质量管理已成为医院管理的核心内容，医疗质量的优劣已成为决定医院生存和发展的关键因素。到 2008 年时，以质检考核制度和月度质量通报制度为核心的医院三级质控考核结构和考核细则已非常成熟，考核范围也从最初的医药护技等业务科室扩大到覆盖全院所有科室和专业。为建立常态化质量管理体系，医院在这年召开质量工作会议，成立了质量管理委员会，与各科室签订了《呼和浩特市中蒙医院综合目标考核责任书》，印制了一系列与质量考核相关的细则、方法、流程等指导性文件。经过几年的齐抓共管，遵规守纪、严格检查、奖罚兑现的规则，已成为全院共识。在医院发展尤为关键的这一阶段，正是这种平时质量考核与年终综合目标考核相结合的考核办法，使各科室的整体质量得到提高，连续多年未发生医疗事故和医患纠纷。

面对新技术革命的滚滚潮流，医院管理学作为一门学科正以日新月异之势向前发展。2010 年以后，卫生部、国家中医药管理局、自治区卫生厅等部门的有关医院质量管理的文件、精神纷至沓来。为汲取更先进的质管经验，医院在 2010—2016 年间，先后组织行政科室负责人、临床科主任、护士长约 190 余人次，分期分批赴中国中医科学院西苑医院、山西省妇儿医院、江苏省中医院等以高质管水平而闻名的医院求经问道。同时，邀请国家中医药管理局、西苑医院、山西妇儿医院、江苏省中医院等单位的专家来院授道解惑，使职工们受益匪浅。

与此同时，医院于 2014 年 11 月 3 日召开全院质量安全大会，重新组建了医疗、护理、院感、输血、药事、伦理、病案管理 7 个专业委员会，明确了三级质控的责任。会后，一级质控 QC 小组在实战中应运而生，并很快成长为质量管理的中坚力量。2015 年 6 月，院领导带队、行政科主任参加的每月首个周二的联合质控检查开始施行。每月的全院科主任、护士长质控通报会也随之成为惯例。2017 年 1 月，随着搬迁新院址后会议场所和信息设备的极大改善，全院科主任、护士长质控通报会由语言交流形式升格为多媒体课件（PPT）交流方式，听觉和视觉的共同参与，提升了通报会的实效性和趣味性。同时，由质管科汇编的《质控结果通报》手册也每月按时编发。2020 年后，质量管理与“新型冠状病毒性肺炎”疫情防控相结合，又被赋予了新的内容，更加丰富多彩了。

医院的三级质控管理考核办法，是起源于 2001 年，成型于 2005 年，成熟于 2008 年，完善于 2015 年，并在此后不断补充、沿用至今的一套完整的、规范的、较科学的质量管理考核体系。可以预见，在今后漫长的岁月里，三级质控考核体系必将随着社会的进步、医院的发展而与时俱进，为医院的繁荣进步保驾护航。

五、信息化建设

医院的信息化建设萌芽于20世纪90年代中期。上级拨付的1台小型台式电脑，极大地提升了医院的行政工作效能。

2001年，台式电脑、打印机等开始在医院挂号、收费系统使用。2003年，经过“非典”防控的考验，信息化建设的重要性、迫切性更加显现出来。在相关部门支持下，医院组建了信息网络系统，运用于门诊、药房、住院等多个部门。为便于开展工作，于2003年7月成立了信息科，标志着医院正规的信息化建设由此开启。

此后的数年里，医院的信息化系统在不断扩容、不断升级，应用范围也在不断扩大。经过10余年的蓄积和发展，到2014年，医院信息化建设已打下了一定的基础。是年，医院切换完成了32个新子系统的上线运行，正式与临床接轨。运用于临床的电子病历信息系统，极大地提高了医务人员的工作效率，解放了生产力，可谓我院信息化建设的一场革命。

2016年，医院信息化建设实现跨越式发展。一是新医院信息科的办公环境有了极大改善，机房和办公区有170余平方米；二是工作人员由3人增加到10人，专业学历普遍提高；三是先进的设备一次性组装各科室，无论数量还是质量都是空前的，信息化的应用已覆盖到医院的各个环节和角落。2017年初，在原有信息系统的基础上，30多个新系统陆续上线运行，信息化升级全面完成。同年12月，完成与自治区医保信息平台的对接，可以进行数据上传和正常结算。2018年，上线杀毒平台，进行各系统升级，对接区域健康平台，开通线上支付功能，新增临床路径病种等一系列举措，使信息化建设再上新台阶。

2020年以后，医院信息化建设步入高速发展期。其标志是从6月开始同步启动的智慧医院建设、互联网医院建设和三级等保（信息安全）建设3个项目。三者几乎同时启动、同时招标、同时步入建设周期。

等保系统设备2020年年底全部安装到位；翌年初针对医院数据机房突出的网络安全隐患和数据存储风险，顺利完成了医院网络架构再造，搭建了服务器虚拟化平台；2021年6月，5大主要等保系统全部通过专业部门测评，获三级等保证书3个、二级等保证书2个。

由浦发银行投资500余万元建设的智慧医院项目在2021年2月正式落地，通过微信小程序，可完成手机预约挂号、缴费、报告查询、电子发票推送、费用查询、核酸检测等多项服务功能，并在使用中不断完善。

互联网医院项目也在2021年11月完成建设，开通了线上预约、在线问诊、在线复诊、线上支付、线上查询等多项服务。2021年12月，互联网医院开始试运行，颇受行动不便的慢性病人和复诊病人的欢迎。

智慧医院和互联网医院的建设，是我院医疗服务模式上的一场深刻变革，它彻底破除了沿袭几千年形成的传统就医模式一统天下的桎梏，将现代信息科学技术与医疗活动有机结合，为医院的医疗服务又蹚出了一条新路。

六、绩效工资分配考核

医院的绩效工资分配考核起始于20世纪80年代初期。此时，正值改革开放初期由计划经济向市场经济转轨之时，从极“左”思潮束缚中挣脱出来的医务工作者，热情高涨，积极投身改革。1982年10月，按照国务院的相关精神，医院开始在各类人员中实行岗位责任制，以百分制方法核算奖金，奖金分配上实行多劳多得原则，极大地激发了医务人员的主观能动性，助推医院步入一段令人难以忘却的繁荣发展时期。

1986年起，由于建立综合楼而业务几近荒芜，绩效分配考核停摆。1989年4月，面对复诊近半年却毫无起色的医院状况，为刺激医务人员的积极性，医院出台了《岗位责任制管理办法》，将工作与奖金直接挂钩，却收效甚微。之后医院几度力图靠绩效分配手段重振医院声威，但大多未达到期望的效果。

1999年，针对制约医院发展的种种弊端，院领导经过深入细致的调查研究，制定了切合医院实际的人事分配制度改革方案，箭头直指“大锅饭”这个主要症结，并从2000年开始全面推行。这种以人事制度改革为支撑，大刀阔斧推动分配制度改革的方法，在当时还是比较超前的。改革的主要内容有两个方面：一是直接触动职工工资利益，将个人档案工资分为两部分，80% 按月足额发放，20% 归医院参与绩效分配；二是不唯经济收入论，绩效工资与职业道德、科研教学、工作态度、劳动纪律、工作量、经济收入等 6 项挂钩。这些考核办法在今天看来已不足为奇，但在 20 多年前还是颇具开拓精神的重大改革措施。这套绩效分配制度改革方案，切合医院实际，经历了"非典"时期的洗礼，经历了此后 20 多年实践的检验，经历了不断地修订、调整、充实、完善，经历了医院从二甲向三甲的跨越，日臻成熟，成为促进医院发展的基石之一。

2014 年，国家卫计委颁布了"医疗卫生行风建设九不准"，医院立即响应，率先取消了医师开处方、开检查单与绩效工资挂钩的核算方法，成为全市卫生系统中首家敢于触动这块"奶酪"的医院。此举虽然引起了部分医务人员的抵触，并使医院当年的经济收入减少 120 余万元（医技检查收入减少 44 万元，药品收入减少 76 万元），但切实维护了患者的利益，并使医院的业务结构借此得到调整，为后来大力发展中医（蒙医）传统技术，整治乱检查乱用药的痼疾做好了前期铺垫。

随着医院的发展，职工快速增加，绩效工资占比逐年上升，在 2017 年一度达到 25% 以上。医院敏锐地觉察到，无论从医改、医保的角度，还是从尊崇医院自然发展规律、破除逐利机制、适合医院可持续发展等方面出发，都应控制过度追求经济效益的苗头。为此，经核算科反复精准核算，院务会 4 次专题讨论，五易《效益工资核算办法》方案，确定了 2018 年绩效工资行政后勤同比下降 50%，临床一线科室同比下降 20% 的核算办法，经职代会讨论表决后，予以施行。迅速扭转了一些同志日益膨胀的竭泽而渔式的行为。

根据国务院关于建立现代医院管理制度的要求，结合信息化建设对绩效考核的影响，沿袭几十年的绩效工资手工核算方式引起的质疑、争议越来越大。庞大的工作量、怀疑的眼光，使核算科人员和全院职工空前一致地达成共识，采用现代信息技术核算绩效工资已迫在眉睫。经短期筹备，公开招标，2020 年 8 月，医院与软件项目公司签约绩效工资方案采购项目合同。同时确定新的绩效考核分配方案的制定原则，即以信息系统为支撑，按照国家关于公立医院综合改革的要求，结合医院的实际情况，以工作量、工作岗位性质、工作技术难度、工作业绩、群众满意度等为主要取酬依据，坚持向临床一线倾斜，向关键岗位、高层次人才和业绩突出人员倾斜。主要方向一经确定，项目公司专家经过对全院各科室摸底，对各科室人员访谈，对近年来绩效分配状况测算等先期的准备后，于当年 12 月完成分配草案，并向职工征求了意见。随后，项目公司和核算科对近年来各科室的绩效工资进行了长达 1 年的追踪，通过新旧两种方法反复测算、对照、调整。医院也组织召开不同规模、不同规格、不同专业对象的专题会、培训会、讨论会、征求意见会等数十场，广泛听取各方面的建议和意见，反复对草案稿进行修改，使之渐臻完善。虽几次准备提交职代会讨论审议，但由于“新冠”疫情等一些原因的影响，新的绩效分配方案一直未能实施。2022 年 4 月中旬，刚刚从“新冠”肺炎患者康复医院走出，恢复正常医疗业务的医院，就把绩效分配方案列为亟待解决的重点工作加以部署，并拟在全院试行。

七、总务后勤社会化

随着医院的发展，总务后勤工作的弊端逐步呈现，已成为制约医院发展的瓶颈。长年大锅饭造成的人员懒散、臃肿，工作相互推诿，已难以适应医院的发展，若大量招聘人员又是医院难以承受之痛。医院的现实，呼唤一种全新的管理模式尽快出台。2005 年 7 月，医院率先取消总务科建制，成立物业管理公司。物业公司打破在职人员与外聘人员的界限，实行自主经营、统一管理，负责医院的后勤保障、安保、保洁、食堂、洗衣房等工作。经过几年施行，成绩明显，节约了经费，提高了效率，推进了工作。同时也使大部分职工有了紧迫感，还摸索出了总务后勤外包社会的管理办法。

2012 年后，医院的体量扩大了一倍，安保、保洁等工种的员工需求量也随之增加。为了使后勤工作更加规范，医院将由自己的物业公司管理的安保、保洁等工种人员，整体外包给通过社会公开招聘的物业公司管理。2016 年，洗衣、维修等工种的员工也陆续并入物业公司管理。

2016 年初，医院启动搬迁新院区的工作。在医院制定的《呼和浩特市中蒙医院搬迁实施方案》里，将物业公司招标与设备安装调试、临床科室调整设置等工作一起，列入医院搬迁前的第一批重要工作之列，由此可见医院对后勤工作和招聘物业公司工作的重视。随着搬迁日期的日渐临近，新院区中标的物业公司也浮出水面。2016年11月，中标的物业公司接管医院新院区后勤工作，保安、保洁、管道维修、锅炉管理、洗衣等各项工作也紧锣密鼓地陆续展开。至2018年，物业公司的职工接近200人，几乎承担了医院所有的后勤工作。

与此同时，医院的餐厅也在2016年底完成社会招标，由中标的餐饮公司全盘接管，实行社会化管理。

根据医院与物业公司和餐饮公司的聘用合同规定，医院对物业公司和餐饮公司，于2021年先后启动了新一轮社会招标工作，并先后与新的物业公司和餐饮公司签订了合同，各项工作同步展开。

总务后勤社会化管理，从开始尝试过渡到成熟运作，经历了10多年。现在，物业公司和餐饮公司已完全融入医院的工作中，并在医院的发展中发挥着重要的作用。

第七节　撷英——海纳百川　遍揽才贤

60年前的12名奠基者，肩担历史使命。他们身后的几代人接过接力棒，不断发扬光大，成就了今天这所拥有1100余名职工的大型医院。在医院的每一步跨越中，都留下了无数闪光的瞬间。

一、人员的变迁

医院60年的发展，形成一个铁定的规律：每当医院有重大变动或大型扩建时，总会带来一轮职工人数的较大幅度增长。新鲜血液的大量注入，刺激医院步入快速发展。

1962年市中医研究所成立，以当时12名职工的规模看，充其量相当于一个中医门诊部。当时的社会环境十分有利于中医药发展，故研究所在几年后，职工人数就翻了一番。到1966年初，职工总数达到25人。经过“文化大革命”十年的沉寂，1978年时，职工为40人。其时，医院的业务工作渐入繁荣时期，所以职工大量涌入。一年后的1979年，人员数已达到62人。在1981年达到81名职工后，人员处于相当稳定的状态，数年间职工数一直在80名上下徘徊。

1986年底，医院综合楼破土动工，迎来新一轮职工人数的较快速增长。1987年，医院虽处于施工停业状态，但不到一年时间，职工数就从原来的80多人迅速突破百人大关。1988年飙升至140人，1989年大楼竣工开诊后，职工总数逼近160人。由于医院的发展没有达到人们预期的效果，此后的10年间，医院职工数一直在150～160名之间波动，并略有下降的趋势，到1999年初期时，医院职工总数一度跌破150人，为149人。

2000年，医院从人事分配制度改革入手，激发出职工，特别是一些业务骨干的积极性，医院开始逐渐从困境中走出，各项工作逐步开展起来，表现较明显的就是职工人数的回流。也是从2000年开始，医院首批招聘了3名合同制职工，开启了录用合同制职工的破冰之旅。到2001年，职工数为168人，基本达到建院以来人员最鼎盛的时期。从此开始，职工人数始终处于逐年上升的趋势，从未出现过向下波动。到2008年，全院职工突破200名；2011年，人数逾300名；2012年由于医院扩建项目东楼的启用，职工总数在当年底达362名。

2012年8月，建筑面积8.5万平方米的新院建设项目已开工兴建，为适应几年后搬迁新院址之需，医院开始引进储备各类人员。由于编制的制约和人员需求急增的矛盾日益突出，为解燃眉之急，合同制职工作为招聘的主体大量进入医院。这段时间引进的人员，医师以中年以上专家和高校刚毕业的硕士生和本科生为主，护理人员多为本科或大专学历，辅以其他各类人员。到2013年，医院职工数达到454名；2015年达到567名。对于新招录的人员，医院一方面在本院内消化，进行培养，另一方面针对医院未来新开展的科目，送到其他各大医院进修学习。到2016年底医院搬迁时，派出进修的人员绝大多数学成归院，此时全院职工总数为648名。

2017年1月初，内蒙古国际蒙医医院援助的20余名蒙医、西医专家和医院外聘的一部分专家进入医院，医院的职工数有所增加。然而，面对搬迁后宽敞的医院和700多张病床，600多人的职工队伍显得势单力薄，医院的许多科室人员不足，有些专业难以开展，许多房间闲置未用。鉴于此，医院遂继续加快各类专业人员引进步伐，特别是重点向蒙医蒙护、西医急诊急救和医技等方面倾斜，至当年底，全院职工增长为841名。医院的学科调整也仍在继续，随着内科、蒙医骨伤科、中医风湿病科、中医康复科、蒙医心病科、蒙医脑病科、蒙医治未病科、蒙医内科、消化内科等新科室的相继成立，以及其他科室由于患者不断增加，也在积极补充医护人员，所以到2018年底，医院职工总数已达904名，其中在编人员259名，合同制人员和外聘、返聘人员共645名。至此，医院各科室的人员配备初步构建完成。

2019年后，医院进入人员结构调整阶段，主要是根据各学科发展需求，进行人员补充。当年底，医院职工数为938名。2020年后，由于“新冠”肺炎疫情的影响，预检分诊、核酸采集、疫苗接种等新工种的产生，医院为应急之需，引进一部分医护人员。另外，按照市卫健委统一安排，招录副高级职称和硕士学历以上的各类医师25名。2021年10月，医院开始实施合同制职工备案制管理。到2021年底，全院职工总数为1027名。

2022年5月，从“新冠”肺炎患者康复医院中刚刚走出来的医院，针对护理人员严重短缺的情况，迅速启动了向社会公开招录备案制护士的工作。6月，经过笔试、技能操作考试、面试等考核环节，80名年轻护士从1000余名应试者中脱颖而出，被医院录取，这是建院以来一次性录取人数最多的一次招聘工作。加上这段时间招录的一些其他专业的人员，至2022年6月底，全院职工总数达到1115名，其中全额编职工236名，自收自支编职工66名，合同制（备案制）职工780名，返聘、外聘职工33名。

二、专业的细化

医院于1962年成立时，仅有7名中医师及5名药剂、财务等人员。1965年底，医师增加到12名，但专业类别仍显单一。1977年时，医师队伍基本是中医类医师一统天下的局面。1978年，经呼和浩特市人民政府批准，玉泉区医院蒙医科整建制并入医院，几名蒙医师的加入，使医院医师队伍的类别丰富起来。此后数年内，陆续有西医师、药剂师和护理专业人员调入医院，医院的人员专业结构随之发生了较大的变化，但中医占多数的局面始终没有改变。

2001年3月，蒙医五疗科病区成立，一批蒙医、蒙护专业人员补充到医院，特别是蒙医护理专业护士，自此开始陆续走进医院，出现在医院的护理岗位上。同年10月，外妇科病区成立，一些外、妇科专业人员和专业护士被招录进医院。翌年，因医技科室业务扩展，医院又引进一些专业骨干人员。经过几年的不断发展，医院的发展模式基本形成，即以中医、蒙医为主体，以中医、蒙医重点专科为骨干，以中、蒙、西医互相支持、协调发展为框架的新格局。

2011年以后，由于文化宫路旧院区扩建项目的启用和包头东街新院址新建项目的启动，各学科专业人员不断加入医院，专业越分越细。医院从未来发展趋势出发，制定了调整医务人员专业结构，重点加强蒙医和西医学科建设的发展战略。在人才选拔方面，注重引进各级各类蒙医、蒙药、蒙护专业人员和西医急诊、急救方面的医护人员，使蒙医、蒙药、蒙护人员和西医、西药人员所占比例逐年提高。如2002年，全院蒙医、蒙药、蒙护人员为22人，在2017年达到186人，增加了746%，而全院职工同期增加了400%。同样，西医人员亦较其他专业有较大幅度的增长。

专业结构的变化在医师队伍方面表现最为明显。近20年来，全院的医师队伍均得到长足发展，但蒙医师、西医师的发展和增长尤为显著。2010年以前，蒙医病区仅有五疗科1个科室，配备数名蒙医师，门诊还有几名其他学科的蒙医师；2022年，蒙医病区住院科室达到9个，蒙医医师遍布各个诊室和专科。蒙医科室的床位数也由2010年初的50多张增加到2022年的260多张。同样，西医也得到脱胎换骨式的发展，从2010年外妇科1个科室，到2022年形成了以循环、呼吸、消化、泌尿为主的综合大内科，以普外科、骨外科、妇科、麻醉科为集团的手术科室，以急诊科、重症医学科、“120”为龙头的急诊急救科室，以口腔科、眼科领衔的五官科，以血液净化中心、介入科、感染性疾病科为补充的特殊治疗科室。蒙医、西医的快速发展，弥补了医院学科上的短板，促进了医院学术的繁荣。2002年，全院医师中，蒙医占12.9%，西医占14.2%，中医占72.9%；经过20年发展，2022年3月，医院的医师构成中，中医占44.28%（其中中医专业40.89%、中西医结合专业3.39%），蒙医占28.39%，西医占27.33%。与20年前对照，蒙医同比上升了15.49个百分点，西医上升了13.13个百分点，中医下降了28.62个百分点。同样，其他专 业的人员比例，也随着医师结构比例的变化而做相应的调整。

经过60年的发展，医院现已形成中医、蒙医、西医三足鼎立、协调发展的良好局面。中、蒙、西医齐心协力，各显其长，烘托起医院的繁荣和希望。

三、人事制度改革

在20世纪末期的事业单位里，人事制度改革是一个非常敏感的话题，更是大多数人极力回避的内容。1999年夏，医院针对10多年来发展缓慢的实际，寻弊端，找根源，认为科室设置混乱、人员职责不清是阻碍医院发展的主要原因。只有破除“大而全”的盲目思想，走专病专科之路，才能挽救医院于危机之中。于是撤、减、合并了一些不适宜医院业务发展的科室，建立了10多个中医（蒙医）特色浓郁、具有发展前景的专病专科。同时，本着按需设岗、以岗定人、注重实绩、分流剩余的原则，对全院卫技人员进行综合测评，量体裁衣，据才而用，逐步在医院构建起一个院有专科、科有专病、病有专人、人有专药的大专科、小综合的发展格局，使医院走上发展的康庄大道。

人事制度改革，贵在公平、公开、公正，这样才能使人信服。几年来，医院通过高聘与低聘并行、外聘与内退共存、转岗与分流并举的改革办法，初步解决了医院沉积已久的人浮于事、干多干少一个样等痼疾。到2002年，医院累计低职高聘25人，高职低聘16人，转岗22人，分流30人，外聘24人，办理内退9人，涉及人员达126人。同时，全面推进环节干部竞聘上岗，使一批年富力强、勇于进取的中青年干部走上了重要岗位。一系列举措，使医院的用人机制更趋于规范、透明、合理、实用，在医院营造出一派风清气正的人才选拔氛围，助力医院踏上发展之路。

医院于21世纪初推行的人事制度改革，首开了呼和浩特市卫生系统人事制度改革的先河，从根本上荡涤着医院多年来形成的因循守旧、故步自封的陈规陋习，为医院注入了一股清新的活力，为新时期的城市卫生改革摸索出可资借鉴的经验和教训，引起了社会各方的广泛关注。内蒙古自治区卫生厅、呼和浩特市人事局、呼和浩特市卫生局等部门均专门收集我院的改革经验和相关材料，进行研究和探讨。

20 多年前推行的人事制度改革，可谓是激活医院生命活力的点睛之作。它不仅使医院由此步入年 20% 以上的增长之路，而且长期影响着医院后来的发展。直到 2017 年搬到新院区后，诸如低职高聘、转岗分流等管理办法仍然活跃在医院的用人机制上。

四、筑巢引得凤凰来

高精尖人才在医院的发展中扮演着极其重要的角色。医院成立以来，经历了几波高端人才的集中调入，每次都会带动医院新一轮的发展。

第一波高精尖人才的集中调入是改革开放元年。1978 年，在神州大地气象一新的背景下，黄惠卿、李枝、沙拉布朋兹格、赵云海等一批驰名自治区的名医先后调入医院。他们迅速医治好“文化大革命”留给医院的创伤，带领医院步入健康发展的轨道，在首府中医（蒙医）界独领风骚。

第二波大规模引进专业技术人员潮出现在 2012 年前后。借医院扩建之机，一些已成名的高职称中医、蒙医、西医师进入医院，一些新的学科随之创建。同时，一大批刚从高等院校毕业不久的硕士研究生和本科生相继招录入院，补充到各个科室，这部分人员经过 10 年的锤炼，如今多已成为各学科的中坚力量。

第三波专业技术人员集中涌入潮在 2015—2018 年间。新建医院以较大的规模、现代化的雄姿和良好的发展前景吸引着各方面的优秀人才来此发展。这批人员中，既有各地三甲医院里有所建树的学者，也有刚从省级大医院中退休的知名专家，还有从一些盟、市级医院中来首府发展的中年骨干，当然，更多的是刚刚走出院校的毕业生们。他们的到来，使医院的各个学科丰盈起来，一些新学科也如雨后春笋般成长起来。

第四批高端专业技术人员的引入，得益于 2021 年呼和浩特市人民政府与北京市中医管理局共推的“双首”健康行动。如果说前 3 批是正式落户医院参与医院发展的建设者，这一批则是带着首都的优质中医资源，在 3 ～ 5 年时间内，帮助医院实现中医医、教、研等方面的跨越式发展的合作者和指导者。“双首”行动自 2021 年 8 月 4 日启动后，我院与北京各大医院合作开展了 17 个项目，其中中医药创新引领示范点（甲 A 类）3 个（北京中医医院脾胃病科、西苑医院心病科、东直门医院脑病科）、名医工作室 4 个、团队带团队工作室 10 个。因“新冠”肺炎疫情影响，大多合作内容在线上进行。2022 年以来，在双方的竭力推动下，合作工作进展顺利。目前，已开展了学员赴京进修、专家来院出诊、教学查房、线上会诊、病例讨论、学术讲座、课题协作、论文合作、新技术推广、挂职副院长赴任、科室规范化建设等多项工作，并在双方的努力下，不断向纵深推进。

第八节　情怀——大爱无疆　不辱使命

爱是生命的源泉，是医院发展的动力。几十年来，医院始终竭尽所能地组织和参与各种社会公益性活动，积极为社会奉献爱心。其中，或倾全院之力，抗击“非典”、防治“新冠”；或尽老少之心，助力汶川，恢复重建；或情系老区，送医送药；或面向乡村，精准扶贫；或初心不改，“热血”奉献数十载；或爱心涌动，扶贫济困渡难关……这就是医院职工的担当和情怀。

一、抗击“非典”

2003 年春，突如其来的“非典”疫情席卷首府。面对“非典”灾难，职工们没有惶恐，没有彷徨，全院上下表现出空前的凝聚力和高昂的战斗力。

疫情初期，医院积极开展中草药预防，每天为各族群众提供 2000 余剂中草药，并安排专家携带中草药去内蒙古胸科医院慰问一线医护人员。随着疫情的发展，医院从 140 多名在岗职工中，先后抽调 106 名精兵强将分赴市“非典”防控指挥部、市流调指挥部、市传染病医院“非典”患者病区、市流调大队流调组和消杀组、交通大厦SARS隔离病区、市党政大楼保健室、驻旗县区防控监督指导组、高考考场医疗防控组等抗击“非典”的战场。并且按照市政府指示，在规定时间内将医院改造成合格的发热病人专治医院，还向市防疫站、玉泉区防疫站捐赠价值数万元的医疗设备和药品。

在2个多月的抗疫期间，大家立足不同岗位，努力做好自己的工作，无一人掉队，无一人感染，为首府取得抗击“非典”的胜利发挥了重要的作用，以实际行动，向首府人民交上一份令人满意的答卷。

二、助力汶川

2008年5月12日下午2时许，医院14名护理人员正在呼和浩特市新华广场参加“纪念5·12国际护士节暨贯彻实施《护士条例》大型宣传活动”，突然感觉到大地异常的颤动。不久，四川省汶川县发生大地震的消息就震惊了全院职工。

翌日，医院召开全院职工动员大会，号召大家踊跃为灾区捐款，帮助灾区人民恢复重建。医院职工闻讯而动，短短几天，便募集款项109550元，其中包括全院190名职工（含部分离退休人员）捐款57000元，32名共产党员同时再捐特殊党费7350元，8名农工民主党员同时再捐特殊党费1200元，2名自治区劳动模范同时再捐1000元，加上医院5月12日地震当天的全部业务收入43000元。当饱含着职工浓浓爱心的10万余元捐款通过呼和浩特市红十字会定向捐给地震重灾区都江堰市中医院时，全院职工异常激动。

5月17日，医院隆重举行悼念汶川大地震遇难同胞仪式，全院职工向遇难者默哀，以寄托自己的哀思。随后，一大批职工捐献的棉衣和医院唯一的救护车，越过千山万水，奔赴四川地震灾区。

汶川地震，是一台显微镜，检验了职工的精神境界。令人感慨的是，全院职工都经受住了检验，全体过关。

三、情系老区

从20世纪90年代起，医院针对周边老区缺医少药的情况，常组织医务人员开展义诊活动。2000年以来，这种送医送药的帮扶活动更加频繁，医院先后与土左旗、和林县、武川县、四子王旗等地的有关卫生院长期结成帮扶对子，并将科技扶贫活动融入其中。2003年后，陆续与和林县新营子卫生院、土左旗沙尔营卫生院、武川县可镇卫生院、土左旗塔布赛卫生院、托县中滩卫生院、武川县中蒙医院等结成帮扶对子，或长期安排医护团队入驻帮扶点，或每周委派专家轮流下乡，开展了科普教育、医疗救治、培训乡医、义诊咨询等一系列活动。特别是与土左旗塔布赛卫生院的帮扶合作，一直持续到现在，在历经10多年的考验后，更显历久弥坚。

在做好技术帮扶指导的前提下，医院也不吝与被帮扶卫生院和乡民们共享改革开放后医院所取得的成果。近20年来，医院累计为基层卫生院捐赠药品、医疗设备、器械、医用物资和现金等折合人民币300余万元，促进了乡村医疗机构的建设和当地卫生事业的发展，为此医院多次受到自治区、呼和浩特市有关部门的表彰。

四、“热血”奉献

自愿无偿献血，是医院几十年来的优良传统，经过几代人的接力传递，参与献血的职工逐年增加，呈方兴未艾之势。

建院以来，就有一些职工主动参加无偿献血献爱心活动，在职工中传为佳话。2002年以来，鉴于各医院临床用血颇为紧张的状态，医院党办、工会每年均会组织1～2次集体献血活动，从最初每次的参与者仅几人，逐渐发展到十几人、几十人，近年来甚至达到一二百人参与献血。特别是一些老党员、老同志，无论酷暑寒冬，从未间断过，一献就是20多年，以自己滚烫的热血，诠释了老党员们的高尚情怀，为年轻人树立了榜样。

现在，每当医院组织献血时，年轻人常常会奔走相告，相约而行。也有部分年轻人会独自去血站献血。无偿献血这棵幼苗，经过20多年的呵护，已经成长为参天大树。

五、精准扶贫

2013年11月，习近平总书记在湖南省湘西州考察时提出“精准扶贫”这一重要思想。按照市卫健委统一安排，我院从2015年开始，陆续在领导干部一对一帮扶贫困村民和青年干部任“第一书记”入村帮扶两方面开展了工作，成效斐然。

领导干部一对一帮扶的首批对象是土左旗陶思浩村的6户村民。2015年6月的一天，医院领导班子全体成员远赴70余公里外的陶思浩村，分头到各自的帮扶对象家，与村民促膝谈心，了解其困难程度和导致贫困的主要原因，询问其主要需求，为下一步对症扶助理清了思路。此后的几年里，班子成员经常深入陶思浩村看望帮扶的村民，掌握其脱贫的进展情况，及时帮助解决遇到的主要困难。每次去看望村民，院领导都不会空手，或捐出500元工资资助村民，或送去米面等生活物品。到2017年底，经有关部门鉴定，我院帮扶的6户贫困家庭全部脱贫。

2018年初，市里重新调整了我院的帮扶对象，是呼和浩特市南部土左旗沙尔营镇潮忽闹村和大丹巴村的9户贫困户。是年3月，医院领导班子5名成员和党办、院办、医务科、护理部、人事科的科长共10人，赶到该镇。在参加了镇里组织的“结对子‘精准扶贫’协调推进会”后，大家分头赶赴一对一帮扶的贫困户家中摸清情况。返院后，立即讨论研究，并制定了帮扶实施方案。随后，各位领导不定期深入各贫困户，送去关心和温暖，有时为每户送上500元钱，有时带上粮油物资分发给各贫困户，有时给各贫困户捐助2只羔羊。同时，对症下药，着力解决导致其贫困的主要根源。如为因尿毒症致贫的贫困户解决血液透析方面的困难，或为贫困户解决其子女在学习、就业上的困难，或组织职工为贫困户捐款4.4万元以解燃眉之急，或接送50余名贫困村民来医院进行全面体检等。从细微处入手，着力解决问题。

到2019年初，9户被扶助贫困对象，已经有8户成功脱贫。2021年初，剩下的最后1户也告别贫困，步入了充满希望的新生活。为防止脱贫的群众因病致贫、因病返贫，医院充分发挥专业优势，组织医务人员奔赴潮忽闹村开展义诊活动，病重者接至医院进行诊治，深受村民的欢迎。

在做好领导干部一对一帮扶贫困户的同时，我院选派的脱贫攻坚驻村“第一书记”也开展了卓有成效的工作。

2018年3月，医院选派青年党员刘跃清去托县古城镇北斗林盖村，担任脱贫攻坚驻村“第一书记”兼工作队队长，开展了为期3年零7个月的驻村“第一书记”的工作。几年来，他常驻村中，入户走访，制订计划，帮助6名贫困户精准脱贫。同时在产业扶贫、健康扶贫、教育扶贫、残疾人扶助、环境治理等多方面大力推进。并协调为村里改造了交通、水电设施，使村里的环境发生了变化。医院鼎力支持派驻书记的工作，组织14名专家2次去北斗林盖村义诊，为贫困户捐赠了药品和粮油等物资，并为该村60岁以上老人免费体检。由于驻村帮扶成绩突出，《呼和浩特日报》2次刊文报道其事迹。

六、防治“新冠”

2020年1月，新型冠状病毒感染性肺炎蔓延传播。医院由此踏上了漫长的防治“新冠”之路。

（一）取得“新冠”肺炎防治的阶段性胜利

制定医院防治“新冠”肺炎实施方案和应急预案是第一步，对医护人员进行全员培训、持合格证上岗是第二步，加强院感监督、规范工作流程是第三步。这三步同时启动、相辅相成，并且随着疫情的发展和变化而不断调整补充，但毫无疑问均贯穿于医院几年来“新冠”肺炎防治工作的始终，是做好各项工作的前提条件。

2020年2月，医院被确定为“发热病人定点收治医院”，仅用3天时间就完成了病房改造，并成立了梯队。虽然后来因全市疫情防控工作出色，医院仅收治几例发热患者，但较好地培训了队伍。

为了医疗业务的正常开展，医院十分重视预检分诊工作，严格执行三级分诊制度，将排查关口前移，全院共设预检分诊台26处，形成从进院到完成治疗的全链条式的预检分诊模式。同时，加强发热门诊建设，及时排查可疑发热患者，确保防疫工作落到实处。

作为一所大型医院，核酸检测至关重要。2020年10月，医院改建的PCR实验室经专业部门验收合格，被市里确定为“新冠”核酸检测定点单位，开始为住院患者、陪护人员、医院职工进行核酸筛查，随后扩大到对外接收检测。为了提高核酸采样能力，改善工作环境，医院于2021年底，利用1周时间，在医院东北院落处，新建了一处用彩钢搭建的符合国家传染性疾病防控规范的标准化核酸采样室，实现了采样人员与就诊患者分区管理，极大地提高了医院的核酸采样能力和疫情防控能力。

开展“新冠”疫苗接种是又一项重要工作。2020年12月底，医院开始在急诊室改造后的疫苗接种点，为呼和浩特市卫生系统职工、自治区本级职工和医院职工进行首轮和第二轮“新冠”肺炎疫苗接种工作。到2021年2月，基本完成前2轮接种任务，随后向社会开放，接收来自各方的接种者。

（二）无怨无悔支援抗疫各条战线

医院在医护人员紧缺、防治任务繁重的情况下，服从大局，迎难而上，选派优秀医务人员支援各地的“新冠”肺炎防治工作。

2020年1月—2月，在湖北疫情最严峻的时刻，医院先后选派10名医护人员（2名医师、8名护士）分三批驰援湖北省的武汉和荆门疫区。2021年12月，面对汹涌而来的满洲里疫情，医院选派19名医务人员（医师4名、护士15名）组成“援满”医疗队，紧急奔赴呼伦贝尔疫区。2022年4月，在上海疫情居高不下的危急关头，19名医护人员（医师2名、护士17名）征尘未洗，紧急援沪。2022年6月，又有21名医护人员（医师2人、护士19人）披星戴月，紧急赶赴二连浩特疫区。4批医护人员肩负使命，奔行千里，向世人充分展示了呼和浩特市中医蒙医医院医务人员的精神风貌。

2021年国庆节之后，呼和浩特市出现3例确诊病人，按照市卫健委的统一安排，医院先后分二批派出561名医护人员，深入各单位和居民小区进行核酸采样。2022年2月，首府再现大规模“新冠”病毒感染病例，医院又紧急抽出241名医护人员分赴各社区开展全民核酸采样和检测。大家不畏严寒，不分昼夜，忍饥挨饿，争分夺秒地工作，得到了社区居民的认可。2次紧急抽调大批医务人员外出抗疫，规模之大，前所未有。充分显示了医院的快速反应能力和强大的组织协调能力。

从2020年初“新冠”疫情出现至今，医院抽出大量人员支援自治区、呼和浩特市、赛罕区的有关部门和医疗机构。无论是抽出18名医护人员支援呼和浩特市第二医院“新冠”病人隔离病房；还是选派30余名医护人员亲临机关、学校、社区等处，现场为师生、干部、居民接种“新冠”疫苗；也无论是停运“120”，派出2辆救护车和20多名医生、护士、司机长期支援白塔国际机场旅客转运和检测；还是抽派近百名职工，在自治区卫健委、市卫健委、赛罕区卫健委等几十家单位长期或临时性参与疫情防控等，所有人员均毫无怨言，尽力做好各项工作，为防治“新冠”添砖加瓦。

（三）“新冠”肺炎患者康复医院

2022年春节刚过，医疗业务在快速恢复之中，“新冠”疫情又频频告急。2月19日，医院被市政府紧急定为呼和浩特市“‘新冠’肺炎患者康复医院”，一场硬仗就此打响。

医院接到通知后，连夜开会紧急布置，成立领导小组，分工负责。一边动员住院病人出院，腾出病房；一边对医护人员进行强化培训、考核；一边制订方案、流程等，下地上墙；一边按传染病医院要求设计路线图，开始改造病区、门诊区。2月21日，500余名住院患者和200余名血液透析患者全部转院安置。22日晨，门急诊、发热门诊、核酸检测点全部停止对外业务，全院开始闭环管理。2月23日，医院按传染病医院规范完成改造，各项制度、流程张贴在显要位置，各类设备、耗材、物资配备到位，医护梯队组建完成，经国务院联防联控机制综合组专家、自治区卫健委专家组和呼和浩特市疫情防控专家组分别督查验收，各方面均符合传染病管理的规范和要求，“‘新冠’肺炎患者康复医院”正式开始接收病人。

2022年2月24日黄昏，由内蒙古胸科医院转来的第一批6名患者入院接受治疗。3月5日，入院患者39例，达到单日最高数。至3月21日，最后1名患者入住医院，历时26天，累计424名“新冠”肺炎患者入院观察治疗。与此同时，患者的康复治疗也在有条不紊地进行着，其间虽然先后出现23例核酸复阳患者，但经过系统临床治疗和心理疏导后，陆续治愈出院。从3月10日，首批11名患者康复出院起，到4月4日，最后1名患者完成治疗出院止，424名患者均系统地完成治疗计划，全部康复。

在为期一个半月的“新冠”肺炎患者康复治疗中，各专业人员严格把关，既分工明确，又密切合作，确保各项工作按照规范、科学的流程正常运行。迅速完成培训、考核而组建的 8 个医护梯队冲在第一线，他们充分发挥中医（蒙医）专业优势，将中医药（蒙医药）治疗、现代医学治疗和心理治疗融会贯通，确保所有患者特别是核酸检测复阳患者能顺利康复；督导人员严守各个重要岗位，对医护、消杀、物资转运等所有人员的工作行为和不同工作环境进行严格监测，及时通报问题台账，立整立改，保证了所有工作按照规范流程加以实施；消杀人员不畏疲劳，连续作战，哪里有疑点就出现在哪里，为大家营造了一个健康的环境；物资、药品供应人员和医疗垃圾转运人员立足岗位、默默工作，确保物流畅达，维持各项工作顺畅运转；行政管理人员坐镇中枢，建章立制，夜以继日地协调各方面工作，推动全院各项工作有序进行。

“新冠”肺炎患者康复医院，从 2022 年 2 月 20 日全面启动建设开始，到 4 月 4 日最后一名患者出院，并完成全院消杀验收而告结束，历时 44 天。其间，717 名医务人员和后勤保障人员参与了这场战役，其中包括来自乌海、鄂尔多斯、呼伦贝尔、呼和浩特等地的 14 家医院的 182 名外援医护人员和来自社会的 85 名物业、运输、餐饮工作人员。大家在医院和 7 所旅店间朝夕相处、荣辱与共，以“零感染、零事故”的成绩胜利完成了全市人民交给的神圣使命。4 月 6 日，医院欢送外援医护人员的仪式在太极广场隆重举行，为“新冠”肺炎患者康复医院的工作画上了一个圆满的句号。

七、爱心涌动

尊老爱幼是中华民族的传统美德，医院亦以遵循此传统而自豪。几十年来，医院十分关心离退休职工和在职职工的身体和生活，从 2001 年起，职工每年的生日当天，医院都会给他们送去生日蛋糕和暖心问候；若老同志或职工身患重病，医院会派人登门看望；每逢元旦、春节等传统节日，医院会组织老干部会餐联欢，并为老干部们送上慰问品；从实际出发，每 2 年组织职工做一次全面健康体检。随着医院规模的扩大，退休群体也逐年扩大，医院的献爱心方式虽在与时俱进，但关心老干部的这一传统始终未变。特别是近年来，医院不仅从生活上，而且从精神健康方面关心老干部、老党员，组建了退休党员微信群，并于 2022 年 4 月组建了离退休党员支部，使同志们的情感与医院密切联系在一起。

医院也十分关心女职工的健康和下一代的成长。多年来，每逢六一儿童节，医院都要为有独生子女的职工发放慰问金或慰问品，每逢三八妇女节，总要为女职工发放节日补助，这些在周边地区被传为美谈。近年来，由于政策调整，取消了这些待遇，但医院初心未改，如每年对子女考上大学的职工，医院都会给予慰问和奖励。

医院时刻关注特困患者和困难职工的生活，2005 年以来，5 次组织职工为特困住院患者捐款，使之能得到有效的治疗；20 多次组织职工为患重症或特困的职工捐款；多次组织职工为周边农村、社区的特困居民捐款捐物。医院从细微之处关心社会困难群体，在医院职工中逐渐形成了一种扶贫济困的优良传统。

第九节　筑基——破茧化蝶　固本强体

从 1962 年十几平方米的 2 间房和几件陈旧的听诊器、体温计、血压计，一路走来，到 2022 年拥有建筑面积 8.5 万平方米的院区和价值 1.7 亿余元的诊疗设备，医院整整走了 60 年。充满艰辛、走向辉煌的发展轨迹，不仅是医院一步步发展壮大的见证，更是呼和浩特市中医药（蒙医药）事业日益繁荣的一个缩影。

反映医院硬实力的基础设施和诊疗设备，60 年来，在几代职工的不懈努力下，始终与时俱进，不断跨越新的境界。

一、基础设施的巨大变迁

医院成立伊始，基础设施极其简陋，办公条件非常艰苦，2 间平房支撑起医院的雏形。1978 年迁址至玉泉区大南街 8 号院，已换成清代老式土木结构平房五六间，虽然同一院内还住有居民，而且房屋年久失修，跑风漏气，但工作环境较之前已有较大的改善。同时，为满足临床用药之需，在玉泉区圪料街租用 4 间旧平房开展中药炮制业务。1980年，医院再次迁址至回民区文化宫街29号院，院内有砖瓦结构平房2栋共22间，独立的院落自成一体，医务人员有了用武之地。几年后，根据工作需要，又在院内空地上建了铁皮简易房数间，以缓解医疗用房紧张之困扰。就在这简陋的条件下，医疗工作有序地开展了。

1982年4月，卫生部在湖南衡阳召开了中华人民共和国成立以来首次全国中医医院和高等中医院校工作会议，提出“突出中医特色，发挥中医药优势，发展中医药事业”的指导方针。“衡阳会议”对中医药发展来说具有里程碑意义，其开启了中医复兴的新里程，成为中医药事业迈过“生死存亡”门槛、迎来迅猛发展的转折点。医院借“衡阳会议”之东风，于1983年提出了在原址建设门诊住院综合楼的申请报告。经多方反复论证，开展可行性研究，终于在1985年10月通过国家卫生部和呼和浩特市人民政府的批复。医院随即着手准备，并在翌年夏季，顺利完成了报批手续、图纸设计、拆迁平地等前期工作。1986年9月13日，门诊住院综合楼建设项目破土动工。经过2年的紧张施工，1988年9月15日，整体工程和内外装修如期完成，交付医院使用。综合楼利用原有土地因势而建，呈“L”型，建筑面积4700平方米，共5层，编制床位数100张，安装有电梯。整座建筑无论是结构布局，还是内部装修，在当时都属一流水平。1988年11月25日，大楼正式开诊收治病人，医院的就医环境和办公条件得到了根本性改善。

自门诊住院综合楼投入使用以来，因医院陷入医疗业务不景气的怪圈，故经过十多年的使用却一直没有进行任何修缮。或许因就诊病人稀少而无兴趣修复，或许因经费紧缺而无力修复，或许因领导班子频繁变更而无暇修复。总之，到20世纪末，由于超期使用，大楼内外已破损不堪，水、电、暖管路严重老化，跑冒滴漏随处可见，大小问题此起彼伏，一派萧条荒废的凄凉景象，医院的服务功能受限，职工怨声载道。医院从1999年开始，启动了自救行动，在经过2年的休养生息、还清了历年所欠的20余万元外债后，终于腾出手来，从2001年起，在不影响医疗工作的前提下，利用节假日，分阶段对大楼内外进行全方位维修改造。首先是全面更换了老化、隐患巨大的供电线路、供水管道和供暖系统，特别是供电线路随着医用电器设备的增加，既要增加线路，又要进行扩容。同时对所有水房、卫生间破地重铺防水层和地砖、墙砖。水、电、暖设施一经改造，从根源上清除了令人担忧的安全隐患。随后，完成了供水二次加压工程和污水排放工程的建设，改造提升了制剂室的功能。接着，对门诊、病房从地面、顶棚到门窗进行整体改造，对大楼内外美化亮化，对破旧过时的桌、椅、柜等办公设备进行了全部更换。到2004年，医院的基础设施改造工程全部完成，一所整洁、美观、功能齐全、洋溢着浓郁的中医（蒙医）特色的医院呈现在大众面前。

随着几年的快速发展，就诊住院患者日益增多，医院的硬件设施越来越难以满足医疗服务的需求，房间不足成为制约医院发展的主要因素。医院虽想方设法，并在2005年6月，将位于三楼、四楼西侧行政办公区的院领导和行政后勤科室整体搬至五楼大会议室，腾出的房舍改作病房，但仍属暂时应急。无奈之下，医院从首府卫生资源分布和医院未来发展趋势出发，审时度势，经多次调研讨论，于2005年向上级部门提出了迁址新建医院的构想。2006年1月，首份扩建迁建医院的可行性报告报送内蒙古自治区人大和呼和浩特市人大。开弓没有回头箭，医院遂倾全院之力，一边调研，一边宣传，一边请示，一边筹备，并多次在历次市人大、政协会议上提交议案，向各级卫生部门请示。为了提高申请效率，在深入调查研究的基础上，洋洋万言的《呼和浩特市中蒙医院新建项目可行性报告》五易其稿，终于在2008年11月编制完成，递交各相关部门和各级领导。经社会各方不懈努力，在2010年，各方面领导对迁建新医院项目基本达成共识，于是医院领导班子开始在市区内选择新建项目的地址。经多次在新城区、回民区、玉泉区、赛罕区的七八块土地上现场考察、深入调研、比较权衡，并报请市委市政府批复，终于在2011年确定医院迁建项目选址于赛罕区包头东街，土地面积129亩，项目建筑面积初定为8.5万平方米。

在新建项目的规模确定后，医院敏锐地察觉到，以医院当时0.47万平方米的建筑面积、151张床位、不足300名职工的实力，几年后去接收拥有8.5万平方米建筑面积、700多张床位的体量庞大的医院，其困难将难以想象。唯一的解决方案，就是尽快在新项目建设的几年时间内，将医院的科室设置、人员梯队建设、综合服务能力等各方面，提升到与新建项目的规模和职能基本上相匹配的体量。经研究，一致认为最便捷可行的方案就是争取到医院东部仅一条小巷相隔的呼和浩特市房产局搬迁后遗留下的院落和楼群，稍加修缮改造后，可作为过渡房使用。2011 年 8 月，市委、市政府批准，将医院东侧呼和浩特市房产局原办公用楼及附属建筑（建筑面积共 4200 平方米）无偿划拨给我院使用。2012 年春暖花开之时，东侧楼群改造维修工程及与医院主楼架设天桥连通工程开工。经半年的紧张施工，是年 11 月完工交付使用。东侧建筑群的启用，使医院的建筑面积扩大了 1 倍，住院科室从 5 个增加至 10 个，床位数从 151 张扩充至 310 张，门诊和医技科室的办公面积亦扩大了 1 倍，全院的工作条件亦有相应的改观。此轮原址扩建项目，不仅使医院为几年后搬迁新医院所储备的 300 余名专业人员，有了实战锻炼和提升的用武之地；也使医院的科室设置、专业结构、人员配置等能逐步接近几年后新建医院的需求；更使医院的硬件条件得到显著改善，为翌年成功创建三级乙等医院铺平了道路。

在原址改扩建的同时，位于首府东南区域的新建项目也在紧锣密鼓地进行着“三通一平”工程。从 2012 年 4 月开始，各种大型机械进入场地，清运堆积如山的积土和建筑垃圾。经过 2 个多月的昼夜施工，共清理外运建筑土石约 15 万立方米，施工条件已经具备了。

2012 年 8 月 15 日，是个可以载入医院史册的日子。经过全院职工和社会各界 7 年来同心协力、通力合作，医院新建项目的奠基仪式在工地上隆重举行，自治区有关领导、市委、市政府、市人大、市政协主要领导，以及各局委办、各兄弟单位、建筑监理单位、医院职工代表等 300 余人参加了仪式。这个被列为当年呼和浩特市重点民生工程的项目，从整体设计到建筑质量，从内部装修到设备配置，高端、超前、大气、漂亮，一经启动，便吸引了方方面面的瞩目。

整个工程进展顺利。2012 年入冻期降临时，已完成了地下 2 万多平方米的建设。2013 年 10 月，8.5 万平方米的主体建筑按计划封顶。2015 年前，按最高标准规划的各类管道、线路全部安装完成，内、外装修结束。2016 年 11 月，各种大型设备安装到位并完成调试，各类办公设施和器械配置到位，各型指示标牌悬挂安装到位，所有药品和耗材采购到位，新医院开诊的条件业已成熟。2016 年 12 月中旬，各科室开始有序搬迁。12 月 28 日，全院整体搬迁完成，新院区开诊运营仪式隆重举行。

奋进中的医院开始了新的征程。

在包头东街新建项目紧张施工的背景下，医院敏锐地捕捉到医养结合项目中，中医（蒙医）所体现出的专业特长和优势。从2013年开始，医院反复向市委、市政府递交申请，陈述中医药（蒙医药）在医养结合项目中的独特优势，呼吁市里应着手布局医养结合项目，并落户呼和浩特市中蒙医院。经过3年的艰辛努力，2016年1月，首府首个医养结合项目终于落户我院。2016年1月—7月，市政府就医养结合项目建设事宜先后召开3次专题会议，研究、布置项目推进事宜。2017年年底，项目建设、选址、稳评、环评、申请欧佩克贷款等工作基本完成。项目地址定在医院东北侧仅一路之隔的一块绿地上。2020年春，完成了工程用地上万余株树木的移植和土地三通一平工程。至2020年9月初，建设施工所需的手续大多批复通过。2020年9月23日，建筑体量为8万余平方米的医养结合项目奠基仪式举行，欧佩克拨付的首笔工程预付款（832万美元）随后到位。到2021年11月，裙楼封顶，主楼完成14层，欧佩克贷款已拨付到位计1987万美元。在抗击“新冠”肺炎疫情后快速复工的医养结合项目，于2022年5月6日完成所有一次结构建设工程，主体结构全部封顶，由此转入二次结构施工和装修装饰阶段。不久的将来，整个楼群将以挺拔的雄姿展现在世人面前。

二、医疗设备的更新换代

20世纪80年代初期，医院成立了检查科，配置有1台50毫安X光机、1台显微镜和几件玻璃器皿，开展了一些简单的影像、检验项目。至此，彻底告别了仅靠体温计、听诊器、血压计“老三件”单打独斗，一统天下的局面，为医院的临床诊断赋予了新的内容。

1988年，医院搬迁新楼开设了病房，对医技科室提出新要求。为了更好地开展业务，医院先后购入心电图机、脑血流图机、黑白B超机等设备，开展了常规检查项目。1993年5月，医院争取专项经费，引进美国产GE-9800型CT机1台，虽然不是全新的机器，但其带来的影响还是非常大的。这是市属医院中首台、首府地区各医院中第3台CT机，在当时各大医院大型诊疗设备均比较缺乏的情况下，CT机的业务还是异常繁忙的。1994 年以后的几年，由于诸多原因，医院的诊疗设备基本上没有更新。直到 2000 年，医院除靠使用多年的老旧 CT 机支撑门面外，其他诊断设备大都很落后。而此时，市区内各大医院，特别是自治区级医院基本都配置了大型螺旋 CT 机等现代诊断设备，我院 CT 机原有的优势已荡然无存。为此，医院制定了近期、中期、远期医疗设备配置规划，本着先从急需项目着手的原则，当年就筹措资金 20 余万元，购置了心电监护仪、肛肠病诊疗机、混合制药机等 6 台设备。2001 年，又添置了彩超、400mAX 光机，以及检验科、手术室的诊疗设备。随后几年，根据新开展业务工作的需求，医院不断补充新的先进设备，使医技科室的诊断体系逐步完善，诊断项目不断增加。

2005 年以后，医院的医疗活动日益活跃，医疗业务日渐繁荣，经济条件也逐渐好转，于是开始有计划、分步骤地引进大型尖端设备。2006 年投入 330 万元引进美国产 GE 双排螺旋 CT 机，2007 年投入 200 余万元购入美国产 GE-800 数字化多功能造影机和奥林巴斯电子胃镜等设备，2008 年投资 298 万元购进美产双能 DR 成像系统，2010 年投入 289 万元引进西门子 S2000 高端彩超机等设备。至 2010 年底，几年来共购入万元以上大型设备 112 台（件），涵盖影像科、检验科、功能科、内镜科、手术麻醉科、制剂室、供应室和临床诸多学科，实现了医院诊疗设备的第一次大提升。

2011 年至 2014 年的 4 年间，根据医院扩建后的业务需要，医院的诊断、治疗设备实现了建院以来的第二次全面大提升。特别是腹腔镜、宫腔镜等治疗设备的购入和全自动血液分析仪、全自动生化分析仪、全自动尿有型成分分析仪等大型检验设备的更新换代，使医院的诊断治疗能力大幅提高。到 2014 年 4 月，医院购置的大型设备达 189 台，50 万元以上的设备为 16 台，总价值达 2980 余万元。先进设备的全覆盖，极大地提升了医院的综合诊断和治疗能力，为扩大业务、培养新人营造了有利的条件。

为满足包头东街新建医院项目启用后，对诊断、治疗的需求，按照市政府关于医院搬迁新院区后原医院的医疗设备就地封存移交接收医院的指示精神，新建医院的所有设备必须重新配置。故医院在 2015—2016 年间，大量购入设备。特别是 64

排螺旋 CT、1.5T 核磁共振、大 C 型臂等价值千万元以上设备的引进，使医院的硬实力再上一个台阶。到 2016 年 12 月 28 日新建医院开诊时，医院通过 3 批招标购入的大型设备计 227 台，其中价值 50 万元以上的设备 47 台,100 万元以上的设备 24 台。全院共有各型各类诊断、治疗设备 9777 台（件），总价值约 1.27 亿元。医院的医疗设备完成了医院发展史上的第三次大提升。

2017 年 1 月，医院由药械科、院办、纪检等部门职工组成的医院旧址医疗设备清点移交小组，与呼和浩特市第三医院医疗设备接收小组一起，对旧址所有医疗设备清点造册，顺利移交。

2017 年起，医院根据医疗工作需要，适时地补充一些尖端设备。如 2018 年和 2020 年，分别引入全数字化高端彩超 1 台；2021—2022 年，出于防控新型冠状病毒性肺炎之需，医院接收应急管理局下拨的方舱 PCR 实验室和飞利浦方舱 CT 各 1 台，又利用财政专项拨款招标采购 CT 机 1 台。截至 2022 年 2 月，医院共有万元以上医疗设备 1073 台，总价值约 1.7 亿元。

经过 60 年的不懈努力，特别是近 20 年的快速发展，医院的诊疗设备顺利完成更新换代，从容地担负起我们这所三级甲等医院应有的责任。

第十节　展望——长风破浪　再创辉煌

60 年的风雨沧桑，几代人的艰辛努力，呼和浩特市中医蒙医医院跨过了一段不平凡的征程。面对 60 年的成就，我们欢欣鼓舞，同时也深感重任在肩。回首过去，医院清醒地认识到，与国内诸多底蕴深厚的同类医院相比，我们还存在着很大的差距。只要正视不足，面向未来，发挥特色，一点一滴夯实根基，医院终会屹立于顶尖医院之林。

纵观当今社会，医学科学正以日新月异之势向前发展，中医学（蒙医学）面临的压力和挑战愈来愈大，医院的发展时不我待。在严峻的挑战面前，机遇也在向我们招手。随着科学技术的普及和人民健康意识的不断提高，人们对化学药品有可能产生不良反应的认识逐步清晰，并把健康的希望寄托在传统医药上，一个回归自然、崇尚利用天然药品、热衷于中医传统疗法的潮流正在逐渐形成，并将成为医学科学发展的重要趋势。我们医院，依托中医药（蒙医药）的独特优势，将在这场医学大变革中显示出日益强大的生命力。

医院“十四五”发展规划的蓝图已经描绘，医院高质量发展三年实施方案也已付诸实施。站在新的起点上，医院将一如既往地遵循“传承精华、守正创新”的精神，恪守“厚德、博学、精医、笃行”的院训，深化医疗卫生改革，优化医疗服务环境，提高医护服务质量，加强临床学科建设，培育优秀人才梯队，以“双首”健康行动为契机，以医养中心建设项目为依托，建设好自己的“221”工程。即借“双首”健康行动、石学敏国医大师传承工作站 2 个平台，打造区域睡眠医学中心、国家中医针灸临床医学研究中心内蒙古分中心等 2 个中心，建设自治区医养示范基地这 1 个基地。不断增强医院的综合竞争力，在 2025 年将综合实力提升至全区中医（蒙医）类别医院的前三名，并在全国中医类别医院中产生一定的影响。

“长风破浪会有时，直挂云帆济沧海”。呼和浩特市中医蒙医医院 60 年的发展史，是几代医务工作者的创业史、奋斗史，是首府中医（蒙医）事业走向繁荣的见证和缩影。60 年一路走来，开拓的艰辛，收获的喜悦，已融进医院的每一寸土壤，浸润每一名职工的心田。而今，呼和浩特市中医蒙医医院人放眼未来，深知工作任重而道远，坚信前景灿烂而光明。不懈奋进中的医院，定会雄立于祖国传统医药的舞台上，为振兴祖国医学宏图大业而再立新功。

第二章 各科室发展史

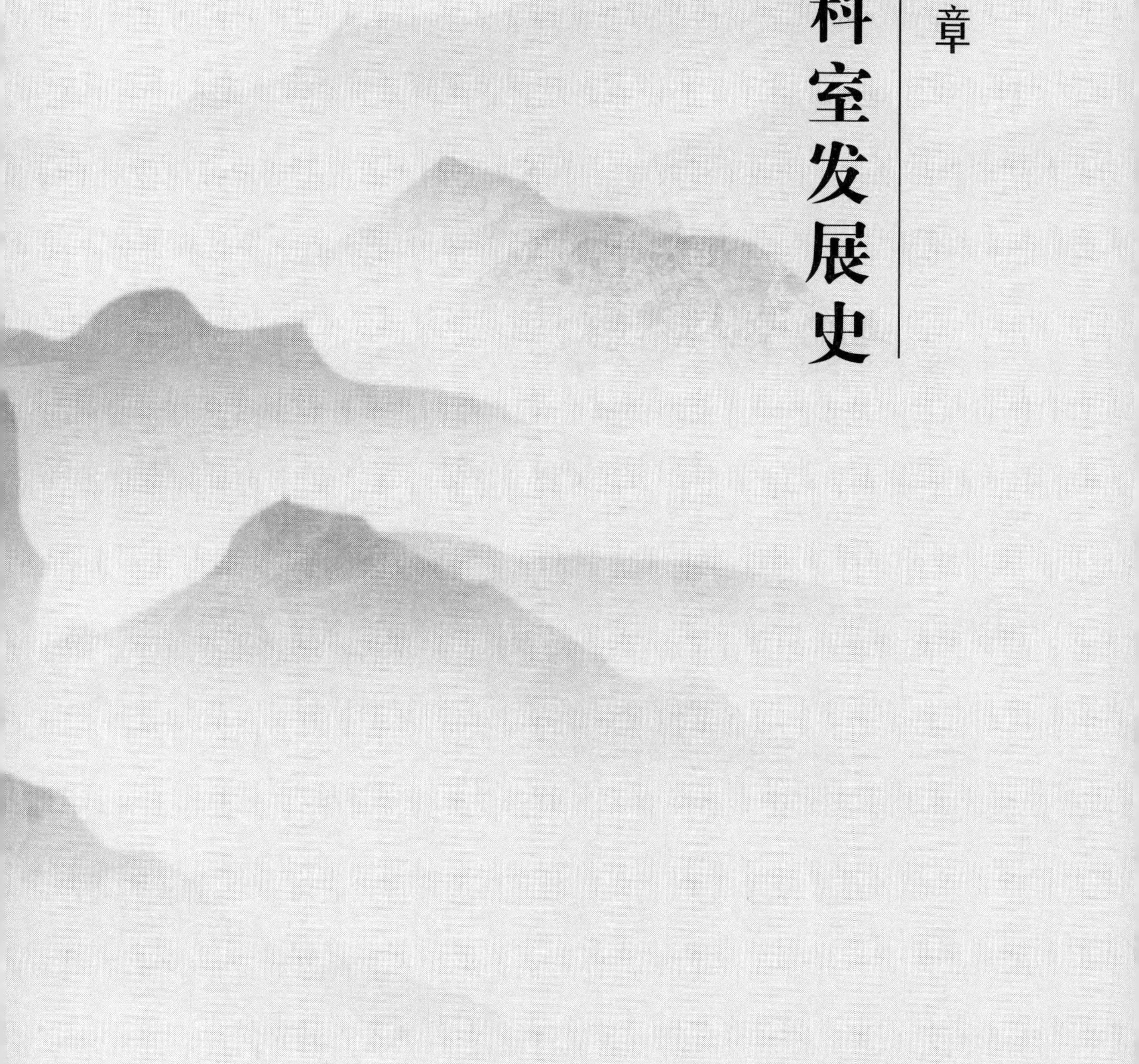

建院60年来，伴随着医院发展的步伐，医院的行政职能科室和临床业务科室从无到有，从少到多，逐渐发展起来。

1977年以前，因人员较少，没有具体的科室划分，医师们根据自己专业特长的侧重点不同，仅有比较笼统的分工。1978年，研究所办公室作为行政管理科室率先设立，中医妇科、蒙医科、中医针灸科、中医骨科等临床专科门诊的雏形也逐渐形成。1988年，中医病房成立，医院的科室设置渐趋规范，科室建设向前迈出可喜的一步。此后30余年中，根据工作职能和专业类别，医院的行政和业务科室越分越细，最终形成了现在的21个行政一级科室、39个临床一级科室（蒙医科室9个、中医科室18个、西医科室12个）、10个医技一级科室和众多二级科室的格局。

第一节 行政科室

1978 年 5 月，所长办公室成立，统筹管理医院的行政、党务、医疗等所有事务性工作，这是医院建立的第一个行政科室。1985 年随着呼和浩特市中蒙医院、中蒙医研究所合署办公，“所办”正式更名“院办”。1988 年后勤工作从院办分出，成立了总务科。1992 年 2 月，根据医院发展需要，医疗业务和财会的工作职能从院办分离出来，形成了院办、财务科、医教组、护理组、预防保健组等 5 个部门。1994 年 4 月，医教组、护理组、预防保健组合并为医教科，承担医务、护理、科教、预防保健等医疗业务工作。1995 年 5 月，护理工作从医教科独立出来，成立了护理部。1997 年，为加强党务和人劳工作，于是把这 2 项工作职能从院办剥离，党办和人事科应运而生。至 20 世纪末，行政管理部门已有党办、院办、医教科、护理部、人事科、财务科、总务科等 7 个职能科室。

2000 年以后，医院行政科室建设大致源于两个方面。一是新技术、新政策在医院的推行，带动了一些行政管理部门的诞生。如 2000 年伴随着全民医疗保险制度的建立，为加强医保患者的管理，医疗保险科宣告成立；2003 年，基于信息化建设的需要，信息科（现名为计算机网络中心）设立；2012 年，在医院新建项目和扩建项目紧锣密鼓地筹建过程中，基建科随之成立；同年 10 月，因院感工作的重要性日益凸显，医院感染管理科成立；2015 年，为加强党风廉政建设，建立健全党风廉政建设责任体系，按主管部门要求，纪检监察室迅速成立。二是由于医院规模扩大，原有一些科室的工作职能进一步细化。如医教科管辖的范围甚广，为便于工作的开展，2004 年对医教科的工作进行了分解，形成了医务科、科教科、质检科（现名质量管理科）、预防保健科等 4 个业务管理科室；2005 年，统计核算工作从医务科剥离，成立了统计核算科；2013 年门诊管理工作从医务科独立分出，成立了门诊部。到 2015 年之前，医院已经设立了行政一级科室 17 个。

2016 年搬入新院址前，针对医院的工作要求和未来发展需要，为便于开展工作，对科室进行了较大的调整，成立了 4 个新科室。如从药械科分离出医学工程部，从院办分离出宣传考核科，从统计核算科分离出物价审计科，从总务科分离出安全保卫科。2021 年 1 月，在“新冠”疫情影响下，为整合医院感控资源，将原有的预防保健科、医院感染管理科和新成立的公共卫生管理科整合在一起，成立了感染控制部。2021 年 6 月，由于教学任务日益繁重，为做好教学工作，将科教科拆分为科研部、教学部 2 个科室。

经过几十年来科室的拆分、合并、调整，形成了现在拥有 21 个行政一级职能科室（不包括工会、团委）的局面，与工会、团委等部门一起，构成了医院的管理中枢，引领着医院的运行和发展。

一、党委办公室

（一）概述

1977 年呼和浩特市中医研究所建立了第一个党支部，当时尚未成立党办。1997 年 11 月，医院根据党政班子调整、支部党员工作需要而成立党委办公室，是医院党委的一个综合性办事机构。党办主要负责党委会的会务工作及对院党委的各项决议的执行进行催办和督察，负责党、群、工部门间的沟通和协调，党委组织的各类大型会议及活动的组织协调工作，协助党委书记、党支部书记开展医院党建思想政治教育、精神文明创建、党风廉政建设、统战、群团工作及干部管理相关工作；负责党委各类文件文稿的起草、审核及公文的处理，加强党委的各项制度建设，落实保密工作；负责安排党委中心组理论学习，督促全院职工政治理论学习，广泛开展调查研究，抓好信息的上传下达工作，做好、当好党委的参谋助手。

党办目前工作人员 5 名，其中主任 1 名、副主任 1 名、科员 3 名。

（二）开展的主要工作

近年来，按照上级党组织关于党建工作不同时期工作重点的要求，党办牵头认真落实 2014 年“党的群众路线教育实践活动”、2015 年“三严三实专题教育”、2016 年“两学一做”学习教育、2019 年“不忘初心、牢记使命”主题教育及 2021 年党史学习教育的各项工作，结合学习教育常态化、制度化对党支部、党员提出不同的教育要求，制定实施方案并落实，通过举办多种形式的学习教育讲座、主题演出、知识竞赛等提升学习成效。2016 年院党总支换届选举并由 2 个党支部增设为 5 个党支部，2020 年院党总支升格为党委。

医院医德医风及行风建设：2013 年机关作风建设年活动，结合党的群众路线教育实践活动，按照“照镜子、正衣冠、洗洗澡、治治病”的总要求，着力整治形式主义、官僚主义、享乐主义、奢靡之风问题。2017 年集中整治“雁过拔毛”式腐败问题。2019 年开展整治“四官”问题，净化医院政治生态工作。

由于医院未设置老干部管理科室，党办至 2021 年年底前一直负责落实医院联系老干部工作，树立热情为老干部服务的思想，采取多种方式（年底慰问、日常关怀等）与离退休老干部加强联系，关心老干部的思想和生活，协调各职能科室尽可能地解决老干部的困难，体现医院对老干部的尊敬、爱护、照顾。为离退休老党员、老干部送去慰问金、慰问品，协助上级部门对离休干部、抗战老党员发放奖章、报送办理离休干部享受的医保费用。

依照党管干部及《干部选拔任用管理条例》相关要求，党办负责全院备案干部相关信息报送及院聘干部考核工作。

落实统战工作。按照院党委的工作指示，党办牵头对全院各党支部、团支部及各科室加强学习贯彻中央、自治区党委、呼和浩特市委关于民族工作的指示精神，联合院内民主党派、无党派人士，将铸牢中华民族共同体意识作为党学习、活动的重点，广泛开展民族团结教育工作，充分发挥统战工作在民族医药发展中的纽带作用和基础性作用，以公立医院党建为引领，全力推进我院统一战线工作提质增效。

各党支部在工作中坚持“三会一课”制度。定期召开支部党员大会、支部委员会，按时上好党课。定期召开以交流思想、开展批评与自我批评为主要内容的组织生活会。按照《党章》规定的党员条件对全体党员进行做合格党员和保持共产党先进性的教育，通过自我评价、民主评议和组织考核，检查和评价每个党员在坚持党的基本路线的实践中，发挥先锋模范作用的情况，并通过组织措施，达到激励党员、纯洁组织、整顿队伍的目的。

医院各党支部开展了义诊、健康宣教、党员培训、结对共建等形式多样的志愿服务活动，组织党员到社区、农村开展送医送药、奉献爱心活动，到革命圣地、教育基地开展参观实践和重温入党誓词活动，与市其他单位党支部、党建共同体开展多种形式的党日活动，增强了广大党员的责任感和使命感，密切了党员与群众的联系，受到社会各界的广泛好评。积极组织开展形式多样的党员主题教育，充分调动和发挥党员的积极性和主动性，增强党员“四个意识”，激励创新精神。党支部在医院的改革发展过程中发挥了坚强的战斗堡垒作用，广大党员也在各自的工作岗位上起到了先锋模范作用。

（三）医院党组织发展情况

1977 年研究所建立了第一个党支部，支部书记和副书记皆由市委任命。1985 年改为医院后，仍是党支部。经过 20 多年发展，党员人数大幅增加，2008 年 2 月医院党支部委员会升格为党总支委员会。党总支下设 2 个党支部，赵焱、杜玺生分别担任行政党支部和业务党支部的支部书记。2016 年 11 月，根据党员情况，党总支增加到 5 个党支部，支部书记分别为孙晋华、吉木斯、王凤君、宋利芳、苏妮尔。2020 年 8 月党总支委员会升格为党委委员会。2022 年 4 月，根据党员情况，增加到 12 个党支部，支部书记分别为王文博、吉木斯、王凤君、杨丽珍、张红艳、张玉鹍、于文峰、苏杉、张翠英、董先梅、李莎、达拉。

2008 年党员数增加到 55 人，隶属于 2 个支部。2013 年党员人数增加到 80 人。2016 年，随着医院新大楼的投入使用，各科室进行了重新分布，院党总支本着便于管理、便于开展活动的原则对支部进行了调整、增设，将原 2 个党支部调整为 5 个党支部，对 93 名党员按照行政、医技药剂、门诊、中医病房、蒙医病房进行了划分。2022 年，按照公立医院党建关于支部标准化建设要求，医院党委重新划分了党支部，并完成了新一轮的换届选举，设 12 个党支部。

（四）医院团组织发展情况

1978 年建立共青团支部，刘勇任书记、林靖海任副书记；1982 年秦海翔任书记，吴英任副书记；1983 年王树任书记，乌兰花任副书记，有共青团员 11 名；1988 年刘飞任书记；2002 年白红印任书记；2014 年莫日根任书记。2017 年 5 月团支部升格为团委，团委书记由莫日根担任，下设 10 个团支部；2019 年 9 月，团委合并为 5 个团支部。2020 年李莎任团委书记，于文峰、赵蒙桐任副书记，下设 5 个团支部，有共青团员 214 名。

团组织主要开展宣传贯彻党的方针政策，扎实推进“青年大学习”，加强团内政治思想教育，开展铸牢中华民族共同体意识学习；做好党的助手作用，开展“五讲四美三热爱”运动；积极响应团市委号召，发动青年医务人员开展为民服务活动；根据青年特点开展多样化有益于青年身心健康的婚恋交友活动；开展篮球赛、棋类比赛、趣味运动会等系列活动；开展无偿献血活动及“青年文明号”创建活动。成立“达嘎”志愿者服务队、“达嘎先锋”志愿者服务队，在常态化疫情防控工作、创城工作、“学雷锋”活动等工作中发挥青年优势，多次受到回民区和市政府奖励，被评为市卫健委系统先进团支部。

（五）科室历任负责人

姓　名	职　务	任职时间
靳玉翔	主任	1997—2001
白恒慧	主任（兼）	2001—2003
赵　焱	主任	2003—2020
唐文俐	副主任	2013—2015
李　莎	副主任	2016—
阿津向	副主任	2021—2022
	主任	2022—

（李莎供稿）

二、纪检监察办公室

（一）概述

在 2007 年前，纪检监察工作由一名党支部委员会成员承担。2007 年原呼和浩特市卫生局党委正式任命杜玺生为纪检书记，专抓此项工作。2015 年 3 月，设立医院纪检监察室，配备 1 名专职干部。2017 年配备 2 名专职纪检人员。2020 年 10 月成立纪委。

纪检监察办公室的主要职责是在医院党委和纪委的正确领导下，牢固树立“四个意识”，坚定“四个自信”，做到“两个维护”，自觉同党中央保持高度一致，尊崇党章，忠实履职，以强有力的监督、执纪、问责，推动落实党风廉政建设主体责任和监督责任。

1、维护党的章程和其他党内法规，维护党的纪律，监督检查医院各部门及职工贯彻执行国家法律、法规和政策以及遵守党章与党内各项规章制度和纪律的情况，实施党章和党的有关规定范围内的监督。

2、对医院各项管理的主要责任部门和党员干部执行党纪政纪情况，特别是领导干部行使权力情况进行监督检查。受理医院纪检监察范围内的检举和控告；按照干部管理权限，对违反党纪政纪情况和案件进行调查，提出处理意见，并将处理结果向医院党委和上级纪委报告；受理医院党员和党政干部对党纪政纪处分不服的申诉，保障党员的权利；做好纪检监察信访工作。

3、开展党风廉政建设和反腐败宣传教育。会同党委相关部门，结合医院实际，通过参观警示教育基地，观看警示教育片，通报各类典型案例等多种形式，对党员干部进行党性、党风、党纪教育及医务人员的廉洁行医警示教育工作，增强全体党员的党性修养和拒腐防变能力。

4、通过医院网站、门诊大厅等多种渠道公开患者投诉举报信箱和投诉电话。参与监督各类大型医疗设备采购工作及职称晋升、职务聘任、年终评优等工作；负责纪检相关文件的收发、传阅、保管以及案件的档案管理和纪检信息工作。

5、完成上级纪委和医院领导交办的其他工作。

（二）开展的主要工作

2015年至2016年，制定和完善《纪检监察室工作制度》《纪检监察室工作职责》《呼和浩特市中蒙医院信访工作制度》，主要是协助上级机关纪委做相关工作。

2017年，医院党总支、纪检监察室组织召开全院党风廉政建设和反腐败工作会议；同赛罕区人民检察院共同成立了预防职务犯罪工作领导小组。制定了《公务用车管理制度》《呼和浩特市蒙医中医医院整治“雁过拔毛”式腐败问题实施方案》，成立领导工作小组；重新修订了《统方管理制度》。与行政、临床、医技科室负责人、重点岗位人员进行廉政谈话，要求严格执行“一岗双责”，签订《呼和浩特市蒙医中医医院2017年党风廉政建设和反腐败工作责任书》《呼和浩特市蒙医中医医院贯彻落实“九不准”承诺书》《呼和浩特市蒙医中医医院干部廉洁自律承诺书》《呼和浩特市蒙医中医医院“统方回扣”专项治理责任书》。

2018年，组织全院召开党风廉政建设和行风建设暨警示教育会议；参观内蒙古自治区廉政教育展厅；同供应商签订《医疗卫生机构医药产品廉洁购销协议》。

2019年，下发了《呼和浩特市蒙医中医医院党组织议事规则》《呼和浩特市蒙医中医医院落实党风廉政建设“一岗双责”责任的实施意见》，建立药品动态监测和合理用药检查通报制度，严格执行招标采购制度。

认真开展了对集中整治形式主义、官僚主义，开展民生领域专项整治，整治“四官”问题，扫黑除恶专项斗争以及脱贫攻坚扶贫领域的几个专项整治项目。

2020年，制定和完善《医院公务用车管理制度和公务加油卡管理制度》，开展违规投资入股矿山及煤炭资源领域专项整治自查自纠工作；填报监察对象情况登记表和党员基本信息登记表。抓“三务”（党务、政务、财务）公开制度的落实，制定“三务”公开登记表，要求公示前登记，公示后拍照留底保存，真正落实好广大职工的知情权、参与权和监督权。

2021年，联合党办、医务科下发《呼和浩特市蒙医中医医院医药回扣自查自纠专项治理实施方案》《关于严禁收受“红包”、回扣等严重违反职业道德行为的规定》《关于严禁私自收费的若干规定》。加强对医务人员“医疗机构工作人员廉洁从业九项准则”的培训学习。

（三）科室历任负责人

姓　名	职　务	任职时间
孙晋华	主任	2015—

（孙晋华供稿）

三、院长办公室

（一）概述

自 1978 年 5 月 28 日医院独立办公开始，“院办”随之成立，因当时医院名称为呼和浩特市中蒙医研究所，故院办名称为“所办”。当时研究所职工较少，只有“所办”一个行政部门，承担了所有的行政后勤工作。1981 年，研究所第一任“所办”主任产生，职能逐步完善，工作步入正轨。1985 年随着呼和浩特市中蒙医院、中蒙医研究所合署办公，“所办”正式更名“院办”。1988 年，医院综合大楼投入使用，院办的职能更加广泛。1991 年，医院档案室建立，由院办管理。1992 年原属院办分管的医疗、财务等工作剥离出来，由新成立的医教组、财务科等负责。2005 年，后勤社会化，总务科职能归入院办。2008 年以后总务科再次独立办公，职能分出。2021 年应急办归入院办管理。2022 年，外事办归入院办管理。

1978 年，院办成立，配备工作人员 1 名，统筹医院的行政、党务、医疗等事务性工作。1981 年，由于工作需要，任命办公室负责人 1 名，科员 1 名。2017 年后，医院院办承担的工作越来越多，人员也逐步增加。

（二）开展的主要工作

本着“服务领导、服务职工、服务患者”的原则，院办主要负责开展内外联络、上下协调、办文办会、行政事务、人员接待、督办协调、招标采购、公立医院改革、应急、外事等工作，同时兼管档案室、车队 2 个二级科室的工作，是一个承上启下、联系内外、综合协调的综合型科室。

1996 年，医院购买了第一台电脑，院办的文件从手写版改为打印版。2016 年 12 月，医院安装了 OA 系统，实现无纸化办公。

2000 年以来，随着医院的发展，每年的总结、计划、方案、报告、申请、汇报等材料很多，能够做到及时完成。

2005 年，组织编写了医院的《工作制度与岗位职责》。2015 年在原基础上，对《工作制度与岗位职责》进行修订补充，印发全院。

近年来，完成《呼和浩特市中蒙医院“十二五”发展规划》《呼和浩特市中蒙医院“十三五”发展规划》《呼和浩特市蒙医中医医院“十四五”发展规划》等编写工作。

公立医院综合改革工作、招标采购工作正式由院办承担。编制了《公立医院综合改革实施方案》《医院章程》《招标采购管理办法》，2 项工作正式步入正轨。

2017 年，院办开始在管理中不断总结经验，逐步修订完善了《院长办公室工作制度、工作流程》《院长办公会会议制度》《总值班制度》《院务公开制度》《用章管理制度》等一系列规章制度，逐步实现了管理的规范化、制度化。与各部门通力配合，完成医院等级评审工作，协助基建科完成医养项目立项工作。

2021 年，牵头承办了北京中医管理局与呼和浩特市人民政府开展的“双首”健康行动启动仪式。院办增设应急办，负责医院应急管理工作。

（三）外事管理工作

2017 年 9 月，医院正式成立外事办公室，隶属于医院团委，在此之前的相关工作由院办、医务科分管。2022 年 6 月，外事办划归为院办二级科室。外事办主要职责是负责医院全部涉外工作、外籍患者管理、因公出国、外事联络等各方面工作。我院最早诊治外籍患者的记录是 1993 年，在迄今 30 年的对外医疗活动中，诊治了来自蒙古国、俄罗斯、德国、日本等不同国家的患者，累计接收外籍医护人员、行政人员、在校师生 500 余人次。

2002 年后，医院时任领导，院长云文清同志及党支部书记莎仁格日勒同志先后 2 次，分别随呼和浩特市政府团组及呼和浩特市卫生局（现市卫健委）团组赴蒙古国进行了交流，并与蒙古国中央省综合医院签署了友好协议，缔结为友好医院。

2015 年我院医护人员随市卫健委团组赴蒙古国与色楞格省综合医院签署合作意向书并进行了义诊。2016 年 7 月随市外办团组赴蒙古国扎门乌德市义诊；10 月赴俄罗斯联邦布里亚特共和国乌兰乌德市参加世界针灸学会联合会“一带一路”中医针灸风采行系列活动，与俄罗斯东方医学中心签署了合作意向书。2018 年 5 月，我院应邀派出 7 名医学博士参加国务院“中医关怀”项目出访蒙古国、日本两国，并在乌兰巴托市、大阪市和新潟县进行惠侨义诊和健康咨询，共服务 1800 余人次。2019 年随市卫健委团组访问乌兰巴托市，考察了当地医院及医疗模式并签署了合作意向书。

2020年3月，我院与蒙古国国立医科大学合作，启动了蒙医治疗骨质疏松国际合作院士专家工作站建设项目。

（四）科室历任负责人

姓　名	职　务	任职时间
尹友祥	主任	1981—2001
马　忠	主任	2001—2003
白恒慧	主任（兼）	2003—2013
尹　洁	副主任	2008—2016
安济胜	主任	2013—2022
王文博	副主任	2019—2022
	主任	2022—

（王文博、安济胜供稿）

四、工会

（一）概述

医院工会成立于1980年5月，随着医院的不断发展，工会规模不断扩大，会员人数逐年增多。截至2021年底，我院工会共有工会小组32个，现有会员1001人。工会在加强职工综合素质教育、促进医院文化建设、加强医院民主管理、维护职工合法权益等方面发挥了积极的作用。

（二）开展的主要工作

多年来，工会有针对性地采取多种形式，开展各项素质教育活动。每年定期组织专/兼职工会委员、女工委员、经审委员等召开工会委员会，并经常以多种形式组织培训，提高他们的政治业务素质和工作能力；并与医务科、教学办、护理部、党办、团委等部门合作，举办医务人员技能大赛、护理技能竞赛、演讲比赛等活动；组织职工开展《工会法》《劳动法》的学习活动，同时还推荐优秀职工参加上级单位或市、自治区相关单位组织的业务竞赛，并取得了优异成绩。有多名会员分别获得了“全国卫生健康系统‘新冠’肺炎疫情防控工作先进个人”“民族团结进步模范个人”“先进工作者”“巾帼文明岗”“工人先锋号”“五一劳动奖章获得者”等荣誉称号。

我院女职工占全院职工的70%以上，肩负着医、教、研等各项工作。为了做好女职工的工作，工会专门组建女工委员会，负责医院的女工工作。多年来，在维护女职工政治、经济、文化、社会和家庭等方面的合法权益方面做了大量工作。每年“三八”妇女节期间，都要为女职工举办专项活动。定期组织女工委员座谈、参加上级工会组织的女性问题研讨会。通过这些活动的开展，引导女职工树立自尊、自信、自立、自强的精神，不断提高自身的思想道德水平和科学文化素质。

按照自治区总工会的有关文件规定，我院工会建立健全了工会财务管理制度。按时上缴工会经费，严格遵循工会经费的使用范围和规定的程序，做到年初有预算，年终有决算。并在职代会上向全体会员进行汇报，同时，始终接受自治区总工会和医院审计部门的审计。

院工会经常组织人员对患重病职工进行慰问，为患重大疾病而存在经济困难的员工捐款，帮助他们渡过难关。

为提高职工凝聚力，营造和谐氛围，工会举办了包括拔河比赛、健步走、趣味运动会等多种多样的体育活动。还在医院院内和行政楼地下1楼设置了免费运动健身区域。院工会组织开展了职工篮球赛、棋类比赛、职工摄影大赛等为广大职工喜闻乐见的文体活动，并多次组织职工参加上级工会和市卫健委系统的体育比赛，都取得了不错的成绩。多年来，院工会组织职工参加了上级工会与市卫健委系统组织的各类演出，均取得了优异的成绩。

（三）职工代表大会

职工代表大会，是工会组织的全院性的重大会议，是医院民主管理的重要形式和渠道，是广大职工行使民主权利的载体。职代会的召开，极大地调动了广大职工的主人翁意识和民主参与、民主管理的积极性，激发了工作热情，在促进医院的发展和建设中发挥了重要的作用。

我院首届职代会于1991年召开。大会选举产生了第一届工会委员会。

第一届二次职代会于1995年9月召开。大会选举产生了第二届工会委员会。

第二届职代会于 2002 年 1 月 14 日召开。大会审议通过了云文清院长作的《医院工作报告》，审议通过《人事、分配制度改革方案》，会议讨论了《呼和浩特市中蒙医院聘任管理办法》《呼和浩特市中蒙医院环节干部聘任办法》《呼和浩特市中蒙医院分配制度改革方案》《呼和浩特市中蒙医院职工内推管理办法》。大会选举增补了部分工会委员会委员。

第三届一次职代会于 2007 年 1 月 15 日召开。大会审议通过了云文清院长作的《医院工作报告》，审议通过《财务预决算报告》《呼和浩特市中蒙医院关于外聘医、药、护、技人员暂行管理办法》，会议讨论了《呼和浩特市中蒙医院 2007 年工作量核算的调整办法（讨论稿）》。大会选举产生了第三届工会委员会。

第三届二次职代会于 2008 年 2 月召开。大会审议通过了《2007 年财务决算及 2008 年财务预算报告》《呼和浩特市中蒙医院 2004 年各科室工作量核算办法修订报告》，会议讨论了《呼和浩特市中蒙医院 2008 年用于医院建设的较大资金支出项目发言》《呼和浩特市中蒙医院关于规范科室门牌和宣传栏的发言》。大会选举产生了第三届工会委员会。

第三届三次职代会于 2009 年 1 月召开。大会审议通过了《2008 年财务决算及 2009 年财务预算报告》《呼和浩特市中蒙医院 2009 年度绩效考核办法（讨论稿）》《呼和浩特市中蒙医院关于外聘医、药、护、技人员暂行管理办法（讨论稿）》。

第三届四次职代会于于 2010 年 3 月 4 日召开。大会审议通过了云文清院长做的《医院工作报告》《2009 年财务决算及 2010 年财务预算报告》。

第三届五次职代会于 2011 年 1 月 24 日召开。大会重点对《医院“十二五”发展规划》《医院绩效工资分配方案》等议题进行了审议。

第三届六次职代会于 2012 年 1 月 11 日召开。大会审议通过了《呼和浩特市中蒙医院关于 2011 年财务预算执行情况和 2012 年财务预算安排的报告》《呼和浩特市中蒙医院关于调整外聘专业技术人员学历认可、工资待遇等相关事项的补充规定》《呼和浩特市中蒙医院重大医疗过失行为、医疗纠纷、事故防范预案及处理办法》。

第三届七次职代会于 2014 年 2 月 20 日召开。大会审议通过了《呼和浩特市中蒙医院关于 2013 年财务决算及 2014 年财务预算的报告》《呼和浩特市中蒙医院

2014年绩效工资分配方案（讨论稿）》。

第三届八次职代会于2015年2月5日召开。出席大会的正式代表65人。大会审议通过了《呼和浩特市中蒙医院2014年财务决算及2015年财务预算报告》《呼和浩特市中蒙医院关于招聘专业技术人员的暂行管理规定及退休职工返聘暂行管理办法》《呼和浩特市中蒙医院迁建项目建设情况》。会上还进行了医院干部民主测评。

第三届九次职代会于2016年1月20日召开。出席大会的正式代表65人。大会审议通过了《呼和浩特市中蒙医院2014年财务决算及2015年财务预算报告》《呼和浩特市中蒙医院关于招聘专业技术人员的暂行管理规定及退休职工返聘暂行管理办法》《呼和浩特市中蒙医院迁建项目建设情况》。现场还以发测评表的形式进行了医院班子成员民主测评。

第三届十次职代会于2017年3月17日召开。出席大会的正式代表96人。大会审议通过了云文清院长作的《呼和浩特市蒙医中医医院2016年工作总结暨2017年工作计划的报告》，审议通过《呼和浩特市蒙医中医医院2016年财务报告》《2016年效益工资核算补充规定》《呼和浩特市蒙医中医医院搬迁新址后2017年度招聘计划的决定》，会上还通报了《工会2016年财务收支情况》。

（四）科室历任负责人

姓　名	职　务	任职时间
董尚志	工会主席（兼）	1980—1982
秦海祥	工会主席	1982—1983
王海花	工会主席	1991—1995
赵　焱	工会主席	1995—2018
莫日根	工会主席	2018—

（莫日根供稿）

五、医务科

（一）概述

建院初期，医疗管理工作由院长办公室负责。1994年医院成立了医教科，负责全院的医疗、护理、科教、预防保健等工作。1995 年护理部独立分出，医教科负责全院的医疗、科教、预防保健、病案管理、数据统计等相关工作。2004 年科教科、预防保健科、质检科独立分出，医教科更名为医务科。2013 年门诊部独立分出，负责医院门诊相关管理工作。2021 年医院成立为民服务办公室，与医务科合署办公，负责医院的全部投诉及纠纷工作。

医务科主要职能为：对全院医疗业务、医疗质量、医疗技术实施科学的组织管理，制定及完善各项医疗规章制度，制定工作计划并组织实施，督导病案管理及核心制度的掌握及落实，负责全院医师的注册、处方权限管理工作，组织临床科室开展新业务、新技术及急危重症患者的抢救工作，接待患者投诉及医疗纠纷的处理工作，负责上级部门的指令性工作及指派的临时性医疗保障等相关工作。

（二）开展的主要工作

医务科成立后，经过不断努力，完善了各项制度，规范了医疗行为，逐步提升了医疗水平。

1994 年，医院开始推行改革实施方案，医务科以落实责任制为核心，完善各项制度，重点抓急救工作，成立医疗抢救小组，负责全院危重症患者的会诊、抢救、治疗、转诊等工作。

1995 年，医务科按照医院创建等级医院工作要求，参照二级乙等医院要求，完善相关指标。同时成立了医院学术委员会，医务科主要负责医疗检查部分。

1997 年，医院开展“四为三优双满意”活动。强调遵守医疗规范、合理检查、合理用药，开展优质医疗服务，认真落实核心制度等。并且成立防灾、抢险、救灾、防洪应急医疗队，积极参加各项社会活动。

1999 年底，医院业务工作渐有起色，其中病床使用率为 6.5%。医务科适时完成了 12 个病种管理，并制定了诊断、治疗、转归标准和住院期限。为提高病历质量，从 2000 年 8 月开始，病历由专门的医务人员负责。

2001 年，医院成立了蒙医病房和外科病房，推出“病人选择医生”的就医办法，公示各专家信息供患者选择。随后推行“首席医师制”，由首诊医师全程跟踪治疗自己收治的患者。

2003 年 4 月，面对“非典”，医院组织中、蒙医专家携带防疫中草药赴内蒙古胸科医院慰问抗疫一线医护人员，并组织医师开展“非典”流调溯源工作。与护理部一同抽派 15 名医护人员组成医疗队，紧急驰援市传染病医院，加入救治“非典”患者的临床一线。

2005 年，以医院管理年活动为契机，健全了医院的“质量、安全、服务”等各项管理制度，对业务科室的工作质量每月进行一次系统、认真、全面、严格的检查。

2006 年，医院专门为减轻下岗职工、特困居民、残疾人士的经济负担而设立的惠民病房开始接诊患者，并为患者减免 20% 的检查治疗费。

2007 年，举办医师技能大比武活动，以提高医疗质量。

2009 年开展了“以病人为中心”医疗安全百日专项检查活动，医院新版“病历书写规范”开始执行。

2011 年，在医务人员中开展了“三好一满意”“医疗质量万里行”以及抗菌药物专项整治等活动。

2012 年 2 月，蒙医五疗科入选全国“十二五”重点专科建设项目。医务科同蒙医病区人员，赴通辽等地医院，学习重点专科建设方面的经验。经大家共同努力，五疗科于 2015 年成功通过国家“十二五”重点专科建设项目专家组的评估验收。

2012 年，医务科参与三级乙等医院迎检，认真准备迎检材料，做好各项准备工作。2013 年 3 月，医院被评为三级乙等民族医院。

2014 年 5 月，医院引入 His 系统，医务科在各科室推广电子化病历。

2015 年始，医院开展了“以病人为中心、发挥蒙中医特色优势，提高蒙中医临床疗效活动”。借此机会，医务科与护理部共同举办“双人心肺复苏”技能大赛。与兄弟医院合作，积极开展新技术，如与北京安贞医院张军教授合作完成了我院第一例“腹腔镜筋膜外全子宫双附件切除术 + 盆腔淋巴结清扫术”；与北京知名专家杜燕夫合作，开展了我院第一例腹腔镜辅助右半结肠切除手术；与北京航空总医院心内科董鹏主任合作完成了我院首例支架植入术；骨科也成功开展了开颅去骨瓣减压血肿引流术和颅骨修补 3D 打印钛网修补术。

2016年以来，医务科认真组织职业医师定考工作。因工作到位，被呼和浩特市医师协会于2017年11月，授予医师定期考核先进单位称号。

2017年以来，医务科每年组织医师参加全区中医（蒙医）职工职业技能大赛，在已参加的4届比赛中均取得多项团体奖和个人奖，为医院赢得了荣誉。

2018年8月，医务科组织了庆祝“首届中国医师节”表彰大会暨文艺演出活动；又举办了“弘扬崇高精神，聚力健康中国”为主题的医师节趣味运动会。

为进一步保障医疗安全，医院2018年11月设立中蒙西医医疗二线班。

2018年12月，医务科组织医师参加了全区中医药健康文化知识大赛，获得自治区一等奖，并代表自治区参加全国总决赛，获得全国总决赛优秀团队奖。

医务科对全院医师进行病历书写培训，2019年4月通过我院总住院医师制度，制定了青年医师技术骨干实施办法。

2019年以来，积极组织义诊活动。在金地广场举办了中医中药中国行暨中医药法颁布两周年大型义诊活动；在呼和浩特市第一中学进行感恩教师节主题义诊活动；在赛罕区广场进行了以服务百姓健康行动为主题的大型义诊活动；在院内组织主题为促进蒙医药发展条例颁布的院内大型义诊活动。

医务科积极参加防治“新冠”的工作，2020年2月，选派医师巴音通拉嘎、张冠群支援武汉“新冠”肺炎疫情防控工作；4月，选派刘晶波、冯雪娟、郭玉杰、周细青、张蕾、孙亚雄支援呼和浩特市第二医院“新冠”肺炎疫情防控工作。此外，选派医师参加了满洲里和上海的疫情防治、机场保障、疫苗接种、核酸采集等多项防治工作。特别是在2022年2月，紧急组建了8个医疗先锋队收治“新冠”病人，圆满完成了任务。

2020年9月，医务科通过各种途径提高职工的管理水平，近年来派人员参加了“新医改下的医疗质量管理与病案质量管理暨法律风险防范专题培训班”“医疗纠纷防范处理与医疗安全规范培训”“新时期医疗纠纷预防暨医院法制建设研讨会”等，提高了安全与防范能力。

为加强医师管理，于2020年12月，对符合本周期医师定期考核的314名医师，按照考核流程进行了考核。

2021年7月，院士青城行活动启动，医务科认真协调，在国医大师石学敏院士和孙书臣教授及专家团队鼎力相助下，成立了石学敏国医大师传承工作室和孙书臣名医工作室。

2021年启动“双首”健康行动，与北京“双首”健康行动帮扶医院签署了17项帮扶协议。2022年1月，北京中医药大学东直门医院脑病科医师齐宝云正式挂职我院副院长。

（三）科室历任负责人

姓　名	职　务	任职时间
孙玉生	科长	1994—1995
刘　正	科长	1995—1996
付景春	科长	1996—1997
莎仁格日勒	科长	1997—1998
唐文俐	科长	1998—1999
刘　正	科长	1999—2000
赵　杰	科长	2000—2003
贾文霞	科长	2003—2021
乌兰娜	副科长	2017—2022
	科长	2022—
张春雨	副科长	2017—

（贾文霞、张春雨供稿）

六、病案室

（一）概述

建院后，在设立病案室之前，病案工作一直由医务科负责管理。我院第一份住院病案形成于1995年。病案室正式成立于2002年。病案室作为医务科下属的二级科室，主要负责集中管理全院住院病案，并对其进行核对、排序、装订、编码、统计归类、上架、病案查询、扫描、复印等工作，为临床医疗、患者、参保人员、临床科研等提供可靠资料。病案信息管理是对病案记录内容的深加工，从病历资料中提炼出有价值的信息，可向医务人员、医院管理人员及其他信息的使用人员提供高质量的卫生信息服务，我院现存病案总数约为 105000 份。

病案室现有职工 12 人，涵盖中医、护理、计算机等专业。

（二）开展的主要工作

我院住院病案最初形成时就是中医病历和蒙医病历并存。

1995 年 6 月开始有第一份病历。当时住院病历和住院患者较少，住院病案由医务科兼职进行管理。

2002 年，医院将病案搬迁到外科病房区域内，购买了第一台病案活动柜和第一台复印机，从此病案室正式成立。当时由一人兼职管理病案。

2003 年，病历从整体结构、内部版面到具体书写要求，均按照国家要求标准进行执行。开始第一次对临床医师进行规范性的指导和培训，启动对病案质量质控管理。开始聘用外院专家进行实践临床指导和病历抽检，这标志着我院病案工作开始向专业化发展。

2004 年，病案室开展病案的标准化装订、排序、回收、催缴、打号上架、复印及统计工作，病案统计工作也随之展开，为全院病案统计分析判断奠定了基础。对全院甲级病历率、乙级病历率、三级查房符合率、出入院符合率、治愈率、好转率、未愈率、死亡率、收治病种、危重病人抢救成功率均开始进行详细统计。开始实施病历 7 日归档制度，归档病历的借阅和复印制度，病历的储存和保留制度，开始利用数码归档，对每份病历进行标记。

2014 年派专人负责病案首页的上报与填报工作。

2017 年，病案室引进了病案信息专业人才，提出改变组织结构框架进行专业分组管理。组建护理质控组、库管组、编码组、窗口组，从此，病案室开始分工明确、责任到人。利用病案管理系统软件进行病案工作实现了病案管理质的飞跃。组织全科人员进行所有库存纸质病案电子录入，建立第一个病案室自己的“病案数据查询库”“病案信息数据统计库”。应用国际色标码的病案标准设计病案袋，减少病历上架错误率，开始我院首次病案首页书写规范培训和考核。对复印病历证件开始规范要求，先后出台文件《呼和浩特市蒙医中医医院关于病历归档、修改、延期情况的统计通知》《呼和浩特市蒙医中医医院病案首页填写说明、规范及质控考核细则》。拉开了病案首页管理的第一步。

2018 年，所有病例开始扫描。建立电子“病历扫描数据库”，对病历复印内容进行电子保存和光盘刻录保存。这是我院病案管理史上第一次将电子信息技术与病案管理相结合。同年，为医院培养出第一批编码员队伍，获得中国病案管理委员会的培训合格证，启动编码工作。出台了《关于呼和浩特市蒙医中医医院病历归档、修改、延期管理规定》《病案首页填写说明》《关于病案质控管理通知》，制度不断完善。

2019 年编辑整理《病案首页工作指导手册》，成为全院病案首页填写标准指导专业用书。出台文件《关于三级公立医院绩效考核首页数据与上报数据不符的紧急通知》和《呼和浩特市蒙医中医医院病案管理规定》将数据具体要求标准化。在全国三级公立医院绩效考核中，我院病案首页填写质量在 2017 年、2018 年和 2019 年质量分析排名中取得非常好的成绩，受到市委领导和院领导的赞扬。

2020 年国家中医 TCD 编码改版后，医院将蒙医和中医的编码操作进行配对处理，我院成为全区首家将中医病案首页操作填写和蒙医操作填写进行配对的医院，这也为以后的数据统计做好基础。开展了关于《低风险死亡率》和《医保住院结算与首页》全院培训，完善《呼和浩特市蒙医中医医院病案管理病历封存制度》。对数据端口进一步完善并出台《关于 2020 年电子接口新增加项目手术和操作填写的具体说明及实施方案》。

2021 年，病案编码加强首页电子审核工作，开始模拟电脑四维度逻辑审核，对全院二级质控进行培训并分享质控经验，利用微信向各科室反馈问题网络，并将问题一一落实解决。组织全院二级首页质控审核经验培训交流大会，完成《病案首页与国家三级公立医院绩效考核》《关于病案首页填写常见错误汇总》《病案首页诊断名称书写规范》的编写。

2022 年开始，利用现有的 5 年电子数据，由编码组开始制作我院“第一部病案疾病谱”。至此，病案管理工作进入病案信息化的全新阶段，是病案管理的又一次提升。

（三）科室历任负责人

姓　名	职　务	任职时间
傅海英	负责人	2004—2017
原　荣	负责人	2017—2022
刘文英	负责人	2022—

（原荣供稿）

七、护理部

（一）概述

自建院初期，我院就设置了护理岗位，并设护士长统一管理。1995 年 5 月，医院成立护理部，主要负责全院护理人员的组织、管理以及护理工作的考核；制定和完善护理工作制度、职责，护理技术操作常规、标准以及各种疾病护理常规方案；开展对全院护理人员的培训、考核；组织开展护理教学、科研以及护理新技术的推广；负责全院护士的电子注册；组织开展护理新业务、新技术；负责上级部门的指令性工作及指派的临时性医疗保障等相关工作。

护理部共有专职管理人员 8 人，其中主任 1 人，副主任 2 人，科护士长 3 人，干事 2 人。护理部下辖 22 个护理单元，共有护理人员 425 人。

（二）开展的主要工作

1988 年，随着临床对护理工作的需求扩大，全院共有 16 名护理人员，分别在供应室、注射室、处置室、中医病房工作。为做好新楼启用后的工作，全体护士在内蒙古医学院附属医院进修学习。经过半年多的学习，掌握了护理工作的全面知识与技能，提升了医院护理服务能力。1989 年 4 月派出 4 人参加在内蒙古卫生干部进修学校举办的中医护理培训。

2000 年，护理部规范了中医护理病历的书写及考核细则，开始组织学习中医护理基础理论。

2001 年，开设了蒙医病房，蒙医护理工作逐渐规范化。在整体护理基础上，开展了温馨服务，赢得了蒙古国患者的赞誉。组织护士长、护士外出进修学习。外请专家开办讲座，全院护理人员素质明显提高。

2003 年，我院 15 名护士被抽调到抗“非典”一线，支援呼和浩特市第二医院的抗“非典”工作，4 人被呼和浩特市精神文明先进委员会评为“抗非典、讲文明、做奉献”先进个人和“SARS 救治工作优秀奖”。

护理质量是常抓的内容。2004 年，护理部成立护理质控小组，并且制定了“质控检查评价细则及标准”。5·12 护士节组织了护理知识竞赛，提高全体护士的质量意识和集体荣誉感。2005 年护理部组织召开了第一届护士素质培训班，同年成立了突发公共卫生事件应急小组，并组织护士长参加“全区防治传染病护理培训班”进一步加强了传染病及消毒隔离工作。

护理部以医院管理年考核标准为指南，逐步使护理工作标准化、制度化、规范化、科学化。根据医院管理要求，制定了《呼和浩特市中蒙医院护理质量管理及院内感染控制标准》《呼和浩特市中蒙医院护理管理制度及工作流程》《临床护理应急预案及常用护理技术操作告知程序》《护理管理目标实施及考核评分细则》《护理管理必备记录本》《护理单位的危险品及高危人群的安全防范措施》等。2006 年，护理部带领护士长去青岛参加护士长学习班，提高护理管理水平。2007 年，开展“百日技术练兵日”活动，在内蒙古卫生厅举办的全区中蒙医护理知识竞赛中获集体优秀奖。

2008 年，选派 6 名护理人员参加卫生厅专科（急诊、ICU、手术室）护士培训班，42 人参加中医护理知识培训，组织 20 名护士长去内蒙古中蒙医院参观学习，去包头蒙中医院、包头市医院参观学习各 1 人，参加包头市卫生局护理管理经验交流会 8 人。

2008 年，《护士条例》颁布施行。在 5·12 国际护士节当天，我院 14 名护士在新华广场参加了贯彻落实《护士条例》的活动。护理部借我院 2009 文化年活动之机，制定了开展文化年活动实施方案，要求护士认真学习《护士条例》及相关法律法规，加强护士医德医风建设。

2009 年，护理部考虑到我院护士以合同工为主，向医院反映护士收入少、待遇低。经院领导认真研究决定，为合同工护士办理了养老、失业、医疗、工伤、生育五大保险，并为合同工护士晋升了10%的工资，切实提高了护士的待遇。

根据国家《2010年“优质护理服务示范工程”活动方案》，制定了我院的优质护理示范工程活动方案，开始开展优质护理服务活动，更好地为患者服务，该项活动一直持续到现在。

2013年，医院创建“三级乙等民族医医院”，护理部根据国家中医药管理局《关于印发中风等13个病种中医护理方案试行的通知》《关于印发优势病种中医护理方案护理效果总结分析报告体例及样稿的通知》，开展中医护理方案效果评价。随后几年，护理部根据国家中医药管理局《52个病种中医护理方案》以及内蒙古自治区卫生厅下发的《蒙医护理常规技术操作规程》，制定了《34个病种中蒙医护理方案》；根据三级民族医医院评审标准以及准备三甲评审制定了《护士必读》；重新修订了《呼和浩特市中蒙医院护理工作制度及岗位职责》。2016年修订了《呼和浩特市中蒙医院护理人员岗位说明书》《护士必读》中的质控标准及特殊单元考核标准，修订蒙医护理基本工作记录单、蒙医交班报告、输血流程、特殊科室护理制度等。

由于狠抓护理质量，护士的业务能力得到提高。2015年5月4日，由解靖、秦若芬、苑姗姗3人组成的护理队在呼和浩特市地区25所医院，75名选手参加的护理操作技能竞赛中取得团体总分第一名，荣获一等奖。2016年7月在首届全国蒙医护理技术操作大赛中，我院获得优秀组织奖。2019年获得内蒙古自治区“质量协会质量信得过班组”称号。2019年10月南丁格尔志愿护理服务支队荣获“中国民族医药学会成就突出奖”。

2016—2017年，共派出四批24名护理人员到江苏省中医院进修学习护理管理知识和技能。2017年制定了《呼和浩特市蒙医中医医院护士分层级管理实施方案》《呼和浩特市蒙医中医医院护士分级进阶管理体系》《呼和浩特市蒙医中医医院护士分层级岗位管理办法（试行）》，并开始对护理人员分层培训考核。2018年3月13日成立了伤口、造口、失禁专科护理小组。2019年9月11日成立静脉治疗专科小组。2021年3月18日，成立中医特色护理小组并开展工作。2018年11月护理部成为中国南丁格尔志愿护理服务总队中国民族医药护理分队呼和浩特市蒙医中医医院支队。

2020年初，“新冠”疫情暴发，我院被确定为呼和浩特市发热患者定点收治医院及定点核酸检测单位，187人参加了发热留观病房护理工作，组建了6个发热门诊护理梯队。2020年2—3月，前后派出三批援鄂护理人员共8人（分别为支援湖北省武汉市沙洋县人民医院3人，支援武汉江汉方舱医院3人，支援武汉协和医院2人）。2020年4月，派出12名护理人员支援呼和浩特市第二医院。2021年12月，在满洲里疫情期间，我院派出15名护士支援满洲里。2022年2月17日，呼和浩特市出现“新冠”肺炎疫情，我院派出127名护理人员参与大规模核酸采样任务。2022年2月19日，我院被确定为“新冠”肺炎患者康复医院。筹建了8层病房，共190名护理人员参与康复医院护理工作，分布在穿戴区、脱卸区、核酸采样、预检分诊、环境采样、感控监督和病房等10个护理梯队。

2020年9月，由自治区教科文卫体工会和自治区卫健委联合举办的“中国梦·劳动美”全区中医职工职业技能比赛中，荣获中医护理组“团体二等奖”，3名护士均获得中医护理组“个人二等奖”，九病区护士贾姣姣荣获“个人第四名”的优异成绩。2020年6月，我院护理部被国家中医药管理局评选为“以社会新需求为导向，延伸提供优质护理服务”先进典型科室。2021年5月，参加内蒙古自治区第二届护理用品创新设计大赛并荣获三等奖。2021年6月，悦耳QC小组参加年内蒙古自治区QC小组活动培训班暨QC小组活动学术交流会，获得“2021年内蒙古自治区质量管理小组二等质量科技成果”奖。2021年9月，由自治区教科文卫体工会和自治区卫健委联合举办的“关于举办建功‘十四五’奋进新征程”2021年全区蒙医行业职工比赛中，1名护士荣获护理组个人三等奖。

经过近1年的准备，2021年11月，医院与北京美鑫科技有限公司（金牌护士）就“‘互联网+’护理服务”合作项目举行签约启动仪式，我院“‘互联网+’护理服务”正式上线。

2021年12月底护理部被医院评为“2021年度质量管理优秀考核组”。本年度修订了46项中医（蒙医）、65个临床护理技术操作规程及评分标准，并做成册子分发到各科室，作为我院内部技术操作考核标准。

（三）科室历任负责人

姓　名	职　务	任职时间
张玉英	主任	1995—2000
赵　健	总护士长	1995—1998
刘秀梅	主任	2000—2007
张翠英	主任	2007—
宋巧凤	副主任	2007—
艳　艳	副主任	2017—
李桂萍	科护士长	2017—
乌　兰	科护士长	2017—
云智艳	科护士长	2021—

（四）各科室历任护士长

时间（年）	姓　名
1987	赵　健
1988	马　冰
1989	温德明
1992	孙丽萍
1995	张翠英、沙日娜
2004	宋巧凤、王芳
2007	兰凤玲、云智艳、高玉燕、李桂萍
2008	贾　静
2009	王　静
2012	乌兰、张慧杰、刘洁
2013	高俊娥
2015	马艳、陆燕洁、乌日查胡、莎日娜、贾琼、郭美霞

续表

时间（年）	姓　名
2016	吴国花、冀妙妙、孙雅婷、辛月华
2017	苑洁汝、张楠、董春、赵瑞芳、云利虹
2018	白阳、阿日棍、席萨日古拉
2019	李瑞霞、温都日木拉、马春燕
2020	乌云塔那
2021	张建新、李红娟

（艳艳、张翠英供稿）

八、科研部

（一）概述

科研部成立于2021年，其前身是1994年成立的医教科。医教科成立初期主要围绕医疗、护理、科教、质控、统计等工作开展业务管理，随着医疗业务的不断发展以及管理需要，1995年5月成立护理部，护理工作从医教科分离出来。因医教科业务范围太广，2004年2月拆分为医务科、科教科、预防保健科、质检科4个科室。随着医疗工作的进一步深入开展，科教科在不断推进科研工作的同时加强人才培养与培训工作，并出台科技创新鼓励政策促使医院科研工作有了一定的发展，产生了一定的科研成果及科技论文、专著。医院晋升三甲医院后，科研教学工作日益繁重，为使工作更好地开展，2021年科教科分为科研部、教学部2个职能科室。

科研部现有管理人员4人，覆盖中医、蒙医、西医临床专业，学历结构为在读博士1人、研究生1人、在读研究生1人。

（二）开展的主要工作

医院2016年底扩建搬迁后，随着医院的评审升级、人才引进，科教研工作实现了质的飞跃。2019年、2020年分别获批2个院士工作站（石学敏院士工作站—康复科、蒙古国骨质疏松院士工作站—蒙医骨伤科），医院先后申报并获得多项自治区级自然基金、内蒙古自治区科技计划、内蒙古自治区科技成果转化引导项目、内蒙古卫生科技计划、呼和浩特市科技计划项目立项，获批国家专利 10 项，发表 SCI 论文、中文核心期刊论文、科技核心期刊论文 36 篇，出版专著 11 部，国家级继续医学教育项目 3 项，省级继续教育项目 8 项，省级适宜技术推广项目 4 项，填补我院历史无省级科研项目及专利、继续教育项目、适宜技术推广项目的空白。2019 年评审验收后挂牌临床技能考试中心，2020 年评估后医院挂牌为内蒙古医科大学第一附属蒙医中医医院，同时通过国家评审为中医专业规培基地。

2021 年为细化科教工作，6 月份将科研与教学工作进行了剥离，分别成立了科研科与教学科，同时两科进行了人员的调整与充实，将为科研工作的纵深管理提供人才支撑。

近年在国家各项中医药利好政策下，科教科先后实施并完成了 2 个国家名老中医传承工作室建设工作；完成第四批、第五批、第六批国家名老中医师承管理工作，2 位指导老师先后培养 6 名学术继承人；完成自治区第一批、第二批名老中医学术继承工作，19 位指导老师先后培养 38 名学术继承人；完成呼和浩特市第一批、第二批、第三批学术继承工作，57 位指导老师先后培养 108 名学术继承人。同时培养国家传承创新人才 1 名，国家传承骨干人才 2 名；建成国家特色优势重点专科 1 个，自治区特色优势重点专科 12 个，自治区临床重点专科 3 个，市特色优势重点专科 5 个，市临床重点学科 2 个。

（三）科室历任负责人

姓　名	职　务	任职时间
孙玉生	科长	1994—1995
刘　正	科长	1995—1996
付景春	科长	1996—1997
莎仁格日勒	科长	1997—1998
唐文俐	科长	1998—1999
刘　正	科长	1999—2000
赵　杰	科长	2000—2003

续表

姓　名	职　务	任职时间
贾文霞	科长	2003—2004
宋　青	科长	2004—
杨怡侠	副科长	2022—

（宋青供稿）

九、教学部

（一）概述

教学部成立于 2021 年 6 月 15 日，其前身是 1994 年成立的医教科。2004 年科教科成立，2017 年科教科下设了教学办公室，2021 年科教科分为科研部、教学部 2 个职能科室。

教学部主要职能是承担医院的本科生教育、研究生教育、继续教育、师承教育、教育培训、全科医生转岗培训、住院医师规范化培训，以及临床医学模拟中心、进修培训管理、人才项目管理、考务管理、基地管理、图书馆管理等工作。

教学部坚持贯彻实施“科教兴医”的发展战略，扎实推进“教学兴院”步伐，认真落实各项教学管理措施，加强学生管理，培养学生综合素质，承担并顺利完成各项教学任务。

教学部现有管理人员 6 人，覆盖中医、蒙医、西医临床专业。学历结构，研究生 1 人、本科 5 人，将为教学工作的管理提供人才支撑。

（二）开展的主要工作

教学部从 2017 年开始，每年承担区内外高等院校的各专业生产实习任务为 400 人左右。在教学部的牵头下，我院陆续在 2017 年完成了内蒙古医科大学教学医院挂牌；2018 年包头医学院教学医院挂牌。在 2020 年 5 月与内蒙古民族大学签订建立了硕士研究生培养基地，2020 年 10 月与内蒙古医科大学第一附属蒙医中医医院和内蒙古医科大学蒙医中医临床医学院签订并建立了博士和硕士研究生培养基地。

2017 年 12 月，我院获批国家医师资格考试实践技能考试与考官培训基地（中医类别），教学部迄今为止连续4年承担了5个盟市3717名考生的考试任务。分别在2020年、2021年参加了国家中医药管理局中医师资认证中心主管的“国家中医类别医师实践技能考试管理信息化实证研究试点基地”的建设，2022年我院成为国家中医药管理局中医师资认证中心首批国家中医类别医师实践技能考试管理信息化实证研究试点基地与试题分期投放试点基地。

2021年1月，我院获批国家中医医师规范化培训基地，教学部承担了25名学员的教学管理任务。

随着医院教学师资队伍日渐雄厚，从2019年至今，已拥有高校硕士研究生导师30名，持有高等教师资格证书的教师有25名，并且有国家级师资的带教老师67名，自治区级师资带教老师35名，师承导师32名，具有本科实践教育带教资格的老师有588名。教学部牵头建立了我院中、蒙、西医的内、外、妇、儿等19个教研室，25个示教室，示教室面积不小于25平方米，每个示教室均配有投影仪、投影幕布、教学模具等。

在教学部的牵头下，2018年5月医院临床技能培训中心成立，固定资产1000多万元，位于行政楼六层和七层，面积为2128平方米，设有370平方米的学术报告厅、60机位的机考室、蒙医综合技能实训室、中医外科（骨伤）技能实训室、外科技能实训室、内科技能实训室（胸腹部训练、心电图、体格检查）、中医诊断实训室（病史采集、望闻问切、模拟门诊）、中医针灸学实训室（针灸、艾灸、推拿、刮痧、中医模拟病房）、护理技能实训室、妇儿五官技能实训室、65平方米的专家观摩室/手术转播示教室/中央控制指挥中心、90平方米的图书阅览室/中医临床思维实训室、85平方米的多媒体教室/病历书写训练室/技能大赛集中训练室、CPR专项训练区、200平方米的会议室等功能区，能同时安排至少12站考试。中心还有语音交互系统、音频录制系统及OSCE考试系统。中心共有模型/模具120种/类、仪器设备55件、教学系统15套、电子设备73台，模型模具包括急救专业技能训练模型、体格检查技能训练模型、临床专科技能训练模型、护理专业技能训练模型等，可满足内、外、妇、儿、护、急救等各专业的培训及考核要求。还配有高端模拟模型，可进行虚拟医学教育。建设了“智、数、实”为一体的图书馆，实体图书 10000 册、电子数字图书馆藏书种类 650 种、数量为 15 万册，阅览室内设有学习查阅电脑 20 台，也可进行中医临床思维训练操作。

2017 年至今，获批了国家级继续医学教育项目 7 项、省级继教项目 73 项，教学部圆满完成了继续教育任务。

教学部承担医院人才培养项目中，国家第四批、第五批、第六批名老中医师承管理工作,2 名指导老师先后培养 6 名学术继承人；自治区第一批、第二批、第三批、第四批名老中医学术继承工作，先后培养 63 名学术继承人；呼和浩特市第一批、第二批、第三批学术继承工作，先后培养 111 名学术继承人。同时培养国家传承创新人才 1 名，国家传承骨干人才 2 名，全国护理骨干人才 2 名。

（三）科室历任负责人

<table>
<tr><th>姓　名</th><th>职　务</th><th>任职时间</th></tr>
<tr><td>宋　青</td><td>科教科科长</td><td>2004—2022</td></tr>
<tr><td rowspan="2">达　拉</td><td>科教科副科长</td><td rowspan="2">2017—2022</td></tr>
<tr><td>教学办公室主任</td></tr>
<tr><td>达　拉</td><td>教学部主任</td><td>2022—</td></tr>
</table>

（达拉供稿）

十、感染控制部

（一）概述

2021 年 1 月，为进一步扩展医院感控职能，医院将原有的预防保健科、医院感染管理科及新设立的公共卫生管理科 3 个科室整合在一起，成立了感染控制部。

1992 年医院设立预防保健组，1994 年后预防保健工作归属医教科管理，2004 年 2 月 9 日医教科分解为医务科、科教科、预防保健科、质检科 4 个行政科室。医院感染管理科正式成立于 2012 年 10 月，当时员工只有 1 名。2016 年 12 月，医院搬迁新院址后逐步发展为 6 人，负责对医院感染管理工作进行技术指导、管理与监督。公共卫生管理科成立于 2021 年 1 月。

感控部现有在职人员 13 名，高级职称 1 名，中级职称 4 名，初级职称 8 名，主要专业为中医学、公共卫生、护理学。

预防保健科主要职能：传染病防治和管理。死亡病例、肿瘤病例的监测、登记、报告及管理，食源性疾病的信息报告管理，收集疫情相关数据信息并上报，医院内重点人员核酸检测应检尽检管理工作，开展"新冠"肺炎、鼠疫等传染病的防控知识培训及考核，开展传染病病例、死亡病例、肿瘤病例、食源性疾病病例培训及考核。

感染管理科主要职能：完善医院感染管理相关制度、工作流程、操作规程，检查指导有关预防与控制医院感染管理规章制度的落实情况；对医院感染及相关危险因素进行监测、分析和反馈，针对问题提出控制措施并指导实施；对医院环境卫生、消毒、灭菌效果进行监督、检测，对医院感染发生状况进行调查、统计分析；对医院的清洁、消毒灭菌与隔离，无菌操作技术，医疗废物管理等工作提供指导；对医务人员有关预防医院感染的职业卫生安全防护工作提供指导；对医院感染暴发事件进行报告和调查分析，提出控制措施并协调、组织有关部门进行处理；对医务人员及其他第三方人员进行预防和控制医院感染的培训工作；负责对医院新建、改建项目，从医院感染控制角度提出建设性意见。

公共卫生科主要职能：负责"新冠"疫苗接种工作，负责医院内控烟工作。

（二）开展的主要工作

预防保健科

1. 疾病监测工作

传染病管理工作。2011 年成立传染病领导小组，相继又成立了鼠疫、禽流感、"新冠"肺炎等疫情防控领导小组，并逐年完善修订。加强全院突发传染病的应急处置工作，各类传染病日常感染防控工作。2018 年增设了传染病预警系统，监督医生及时上报传染病，更加严密地防范了传染病迟报、漏报等现象。

死亡病例监测及上报工作。2018 年 6 月印制了《死亡医学证明书》填写指导手册，大大提高了我院死亡病例报告卡的准确性和及时性。

肿瘤病例监测及上报工作。2021 年 10 月，正式开始对我院肿瘤病例进行监测及上报，为了方便工作开展，提高临床医师报卡积极性，特制定了《肿瘤病例监测上报奖惩制度》，做到奖罚分明。

2. 预检分诊管理工作

2016 年 12 月 28 日搬迁至新院址后，新增设发热门诊、肠道门诊、预检分诊，交由预防保健科进行管理。2019 年底，由于鼠疫疫情及“新冠”疫情的相继爆发，我院预检分诊及发热门诊实行 24 小时值班制。

2020 年 3 月，进一步完善预检分诊，设置普通患者出入口及发热患者出入口，规范发热患者筛查流程及路线，全院实行三级预检分诊制度，分别为门诊出入口、诊区 / 病区出入口及诊室内，其中门诊共设置预检分诊台 14 处，病房 12 处。分别执行测体温、查验健康码及行程码，将发热患者或有流行病学史等可疑患者引领至一楼预检分诊候诊区进行初筛，然后由专用通道引领至发热门诊进一步排查。

2021 年 2 月联合信息科，引进智能闸机系统，通过信息化手段对所有进入人员进行行测体温、查验健康码和行程码，经过不断的改进、优化和实践后，我院预检分诊工作最终趋于成熟化和系统化。

3. 发热门诊管理工作

2019 年 11 月开始，我院发热门诊实行 24 小时值班制，承担发热患者及中高风险区域返呼人员的排查、留观、治疗工作。2019—2022 年之间，多次进行了合理化改造。严格按照“三区两通道”进行布局，分区之间设置物理隔断，相互无交叉。发热门诊现有发热诊室 1 间，备用诊室 1 间，隔离室 3 间（配备独立卫生间），留观室 7 间。配套方舱 CT 1 台。

4. 核酸采样室管理工作

由于“新冠”疫情暴发，我院将儿科的原址改造为核酸采样点，于 2020 年 5 月 18 日正式投入使用，并交由预防保健科进行管理。核酸采样点设 5 名护士。2021 年 11 月，调整并延长核酸采样服务时间，扩大标本检测能力，实行 24 小时核酸采样工作。

5. 应检尽检工作

2021 年开始，为了做好“外防输入、内防扩散”的工作，预防保健科承担了我院重点人群及重点场所的应检尽检管理工作，根据疫情形势，对我院重点人群、重点场所按照文件要求的频次，开展核酸检测。及时规避疫情在院内传播的风险，杜绝疫情期间的院感发生。

6. 重点科室人员的健康体检

根据职业依法自查要求，预防保健科在2021年1月开始分管放射人员的个人健康监测工作。

感染管理科

2012年开始，按时开展每年院感质控中心要求的横断面调查工作，在院感网完成上报。根据国家要求，开展院感病例监测、外科手术部位感染监测等，掌握医院感染趋势及现状。

2016年引进ATP生物荧光检测技术并运用到医院感控工作中，监测医院手术器械、内镜、环境物表面及医务人员手部卫生洁净度，提高清洁质量。

2017年开展重症监护室感染监测、多重耐药菌监测、血液透析中心现状调查、医院环境卫生学监测、医务人员职业暴露等监测，掌握医院感染趋势及现状，评价感控措施的效果，实现持续改进。每季度汇总医院感染监测数据，编写《医院感染管理工作报表》，向全院发布。科室人员配备趋于合理化、专业化，业务水平不断向前迈进，机制更加健全，制度更加完善。制定印发《医院感染管理制度》《医院感染预防与控制标准操作规程（SOP）》《医院感染诊断标准》等。

2017年，医院感染管理监测进入网络信息化阶段，启用院感监测软件“杏林系统”监测在院病例，并不断升级维护，智能提取数据，大大节省人力，保证了医院感染监测数据的准确性和时效性，提高监测质量。同年10月，开始根据全国医院感染监控管理培训基地和全国医院感染监测网工作安排，每年按时开展医务人员诊疗过程手卫生监测调查工作，在感控工作间完成上报。

2015年—2019年，每年外派专职人员外出进修及参加国内、省内学术会议，以不断学习新知识、新理念，提升团队整体业务水平。

2020年春节期间疫情来临时，医院感染管理科积极投身疫情前线，对医院院感防控工作做了周密细致的规划部署。制定详细的防控措施、制度、工作流程和工作路线，组织疫情防控及防护用品穿脱流程培训及考核，指导全院消毒隔离及医废管理等工作。

2021 年至今，院感科积极配合卫健委参与呼和浩特市疫情防控督导、包联土左疫情防控督导工作，对机场、各级医院、隔离酒店、药店、学校等进行督导检查。

我院院感科荣获自治区医院感染质控中心 2020 年度优秀数据上报单位，2021 年度优秀现患率上报单位。

公共卫生科

“新冠”病毒疫苗接种工作：自 2020 年底以来，应上级要求和疫情防控需要，在全院范围内借调工作人员组建“新冠”病毒疫苗接种点，负责政府机构和全市居民的“新冠”病毒疫苗接种工作。同时派出医护人员、冷链人员、保障人员、管理人员等赴各高校、中小学校为在校师生进行“新冠”病毒疫苗接种工作。截至 2022 年 2 月 15 日，为自治区级单位、市级单位、大中专院校、中小学、幼儿园、养老院、企业、辖区居民等，共接种“新冠”疫苗 140912 针剂次，无异常反应，零失误率，零差错率。为建立全民免疫屏障，早日战胜“新冠”肺炎病毒提供了坚实的保障。

院内控烟禁烟工作：为打造无烟医院，创建文明城市，公共卫生管理科按照相关文件要求，进行院内控烟禁烟工作，开展知识培训和控烟禁烟讲座，发放禁烟戒烟传单，开设戒烟门诊，劝阻并回访来院就诊的吸烟患者 170 人。

（三）科室历任负责人

姓 名	职 务	任职时间
席丽华	预防保健科科长	2004—2010
乌兰图雅	预防保健科科长	2010—2021
	感染控制部主任	2021—2022
芦 佳	感染管理科科长	2012—2020
樊 艳	感染管理科副科长	2017—2022
	感染控制部主任	2022—
李洪刚	预防保健科副科长	2021—
魏彦斌	公共卫生科副科长	2021—

（樊艳、李洪刚、魏彦斌供稿）

十一、门诊部

（一）概述

门诊部成立于2013年，主要负责门诊医疗业务和行政管理工作。

门诊部现有3名职工，主任1人，职员2人。医院门诊现有中医科室32个，蒙医科室24个，西医科室14个，门诊出诊医师153名，其中主任医师38名，副主任医师57名，主治医师58名。

（二）开展的主要工作

2020年，门诊及时按照最新版的“新冠”肺炎诊疗方案进行培训学习，会后考核，通过考核者方能正常开诊。全部65个诊室，125个医师通过考核，先后分8个批次陆续开诊，门诊于5月份全面恢复正常。4月13日全面开启电子排班系统，改变了我院几十年来人工排班挂号的落后现象，减轻了医院挂号室工作人员的负担，降低了因人工产生的错误率，节省了患者的排队时间，改善了患者的就医体验。6月19日，我院全面启动门诊电子病历，不论医保还是自费，所有患者都要完善门诊病历，门诊部收集蒙、中、西医三种模板维护进系统。

2021年，1月开始门诊质控，试运行3个月，4月份正式开始。通过质控工作，进一步加强门诊医疗质量、医疗安全、服务质量管理。质控工作从疫情防控、医师考勤、诊断证明书的管理、电子病历、患者满意度等多个方面对门诊医疗质量管理工作进行考评及整改，以患者为中心优化门诊流程。1月14日三楼叫号系统启用，7月15日二楼叫号系统启用，既帮医务人员提高了工作效率、促进了“一医一患一诊室”环境的营造，又为广大患者提供了有序方便的就诊环境。2月3日开启青城医疗，3月23日开启医院小程序，大力开展预约诊疗工作，方便群众就医、提高工作效率、构建和谐医患关系。年底收集门诊145名出诊医生的职称、职务、头衔、专业特长等医疗技术信息，将全院出诊信息统一格式，整理内容，做到专病、专科、专治。全新改版制作一楼大厅的医师出诊信息栏，既方便了患者查找就诊信息，又全方位地宣传了我院医生。

（三）科室历任负责人

姓 名	职 务	任职时间
朱 晓	主任	2013—2018
郝艾君	副主任	2017—2022
白娑茏	副主任	2019—2022
	主任	2022—

（朱晓、白娑茏供稿）

十二、质量管理科

（一）概述

2004年以前，质量管理工作由医教科和护理部承担。根据卫生部相关要求，我院成立了质量管理委员会。2004年2月，质管工作从医教科、护理部分离，交由新成立的质量检查科。

主要职责为：负责全院质量管理工作的考核、控制、反馈和分析等；制定质量管理考核工作细则，协助各职能科室完善质量管理相关工作制度、职责、考核细则等；督促医院各级考核组开展质量管理工作，定期召开各级质量管理会议，汇报、分析、指导质量管理考核工作。

（二）开展的主要工作

2005年，我院质量控制工作已经开展起来。2008年，三级质量管理体系已经成熟，成立了我院质量与安全管理委员会。2015年，组织环节干部赴山西省妇女儿童医院学习先进的质量管理理念，并于2016年1月起在全院范围内试运行新型质量管理模式。同年，医院对院内包括质量管理委员会、医疗质量委员会等各委员会进行整合，由质量管理科牵头搭建医院质量管理体系，即三级质量管理体系，成立了我院质量与安全管理委员会。质量与安全管理委员会下设医疗医技、护理、感染控制、药事、医保、科研教学、后勤、经济、医德医风、行政、医学装备、门诊等12个院级考核组。

2017 年 1 月，质量管理科印发了第一版《呼和浩特市蒙医中医医院质量控制考核标准》及《医院质量控制操作手册》，并发放给各科室，为各级质量管理组织展开质控工作提供了科学的标准与全面的指导。在 2017 年制定的《呼和浩特市蒙医中医医院质量控制考核标准》基础上，每年进行一次修订，对《医院质量控制操作手册》每 2 年进行修订，以不断完善、更新质量管理相关制度。各级考核组按照《考核标准》有关要求开展院内质控工作。三级考核组每月对临床、医技科室工作质量进行检查、考核、评分，并将考核结果汇总到质量管理科；二级考核组每月召开科室质控会议，对科室当月质控情况进行全面分析，提出整改意见，会议内容统一记录在科室质控会议记录中，每月整理反馈上报质量管理科留档；一级考核组每月按照计划对科室相关工作进行自查，将自查结果记录在 QC 记录本中，并在科室质控会中进行详细汇报。

质量管理科每月监督科室质控会召开情况，与考核组共同参会，提出整改意见并监督执行与落实；每月组织召开质量管理例会及全院质控会，汇报当月质量管理工作情况及各项质量指标，提出质管要求与整改意见；每月收集各考核组考核资料，编写当月的《质控通报》，通过内网向全院公开当月质量考核情况并落实奖惩；年中组织召开全院质量年中总结大会，年末组织召开全院质量年度总结大会，总结全年质量工作及各项指标，就医院全面质量工作中存在的问题、难点、重点进行研究分析，同时表彰各级优秀质量管理组织。质量管理科于 2019 年获得由自治区质量协会、自治区总工会、自治区妇联、自治区技术协会颁发的“2019 年度全区质量信得过班组”荣誉称号；同年荣获《质量信得过班组建设准则》团体标准奖。2021 年 8 月，杨海龙科长荣获“2021 年度内蒙古自治区质量信得过班组建设活动先进个人”称号。

质量管理科每月组织相关职能部门负责人进行 2 次联合查房，更好地服务临床，及时、有效地解决临床科室质量管理中存在的问题；后续对查房中发现的问题的解决、落实情况进行追踪管理，同时将结果在院质控会上进行通报，并通过内网向全院公示。此外，根据院内实际情况，实时开展各类主题质控，有针对性地解决突出问题。每月对医院运行数据进行监控、比较分析，通过完成情况与变化趋势进行分析评价。目前常用的评价质量指标有：住院人次、床位使用率、平均住院日、入院及出院诊断符合率，三日确诊率、医疗费用、治愈率、好转率、病死率、院内感染率等30项。

质量管理科每年组织科内、院内人员参加中国质量协会与内蒙古自治区质量协会组织的各类培训及督促QC小组开展课题活动，全程参与、指导，并参加各级成果发表与评比。科室全员均取得质量管理小组活动初级推进者合格证书。杨海龙科长于2016年获得全国质量管理小组活动诊断师培训证书；2017年12月被聘为内蒙古医院协会全面质量管理专业委员会委员；2018年9月参加中西部地区医院管理人员培训班，取得结业证书；2018年10月获得中国质量协会举办的质量信得过班组自评师培训课程合格证书；2019年4月参加中国质量协会举办的《全面质量管理》普及教育师资培训，获得教师资格证；2019年取得中级推进者合格证书。我院开展的多项QC课题参加区内评比均取得优异成绩。2017年，我院有4项QC课题参加全国QC成果发表，荣获1项全国一等奖，3项全国二等奖。

质量管理科于2019年、2020年、2021年连续3年荣获“全区质量管理小组活动优秀组织单位”奖，科室负责人杨海龙于2019年、2020年连续两年荣获“全区质量管理小组优秀推进者”荣誉称号；2021年荣获“2021年度内蒙古自治区质量管理小组活动卓越领导者”称号及“2021年度内蒙古自治区质量信得过班组建设活动先进个人”称号。

2021年，质量管理科组织参加由呼和浩特市市场监督管理局举办的QC小组活动成果评比，我院荣获优秀组织单位奖，参赛课题荣获优秀质量成果奖。

（三）科室历任负责人

姓 名	职 务	任职时间
贾文霞	科长（兼）	2004—2006
赵丽红	科长	2006—2012
杨海龙	科长	2012—

（杨海龙、白苏乐、张慧峰供稿）

十三、医学工程部

（一）概述

医学工程部成立于2016年9月，前身是药械科。1994年医院成立器械科，2002年器械科与药剂科合并成立药械科，2016年医院搬迁新址前将医疗器械工作内容由药械科分出成立医学工程部。

医学工程部现有工作人员11名。科室下设医疗设备维修组，由5名专职维修工作人员组成。科室按职能划分为医疗设备管理、医疗耗材管理、医疗设备维修3个部分。各部分设有专职采购、库管等专人专岗。

医疗设备管理：负责医疗、教学、科研用医疗设备的采前论证、移交招标、验收建档、临床使用培训、物品上账、出入库管理、院内调拨、组织报废等医疗设备管理工作。

医疗耗材管理：主要负责医用卫生材料、消杀物品、试剂等耗材院内准入及遴选、采购、验收、上账、物品出入库、库房管理等工作。

医疗设备维修：主要负责全院医疗设备故障维修、预防性维护、组织大型医疗设备定期保养、设备计量器具定期检测工作；负责医院制氧机房、层流机房、酸化水机房、气动物流机房等大型机房日常巡检、预防性维护及维修等维修管理工作。

（二）开展的主要工作

1994年器械科成立，科内有器械科长1名、材料会计1名，负责全院医疗设备、耗材采购、上账、发放工作。

2002年器械科与药剂科合并称药械科，时任器械科主任主管器械及中药方面工作，科内有1名器械兼职保管，负责设备和耗材出入库，直至2003年后科内设1名专职器械保管。

2003年“非典”期间，接收政府下拨医疗设备有创呼吸机、煎药机等若干台。2003年之后，根据医院发展需求引入双排螺旋CT机、DR设备、数字化多功能造影机、多台彩超机及检验科实验室设备和手术室腔镜设备。截至2014年，我院共有万元以上医疗设备189台，总价值约2980万。医疗耗材供应实行零库存管理，减少医院耗材库存资金积压。

2013 年配合医院建立血透室，引入血液透析机 5 台，血滤机 1 台，引入医院南区病房及诊室所需医疗设备。

2014 年 12 月与国药集团内蒙古医疗器械有限公司签订耗材托管协议，协议期 8 年。

2013—2017 年，规划医院新址医疗设备配置，先后制定 6 版《医疗设备采购方案》，上报获批准后经过 3 批 7 包招标，配置包括 64 排螺旋 CT 机、1.5T 核磁共振仪器、FD20 血管造影机、DR 设备、胃肠 X 光机、乳腺 X 光机、多台彩超机、肺功能仪、胃肠镜、宫腔镜及有创 / 无创呼吸机、麻醉机、手术室灯塔桥等大型设备 227 台，中医诊疗设备 9550 余件，医院新址配备医疗设备总价值约 1.27 亿。

2016—2017 年，完成医院旧址设备清点，2017 年 1 月与呼和浩特市第三医院联合清点旧址医疗设备并移交。

2016 年后半年开始接收并安装医院新址医疗设备，影像科、功能科、检验科、手术室、供应室、制剂室等科室因设备较大且安装需要施工配合，在 2016 年 11 月前均到货并安装完毕。医院其余设备在 2017 年 1 月 8 日前均到货并安装完毕，2017 年底医院新址全部医疗设备完成验收及上账工作。

2017 年医工部建立高值耗材管理制度及验收流程，骨科类高值耗材全面实行阳光采购。

2018 年引入 1 台全数字化高端彩超。2019 年配合三大中心建设引入微波消融治疗仪、耳鼻喉综合动力系统、双能 X 线骨密度仪、神经磁刺激器及关节镜、椎间孔镜等，2020 年引入国产迈瑞彩超 1 台。

2021 年 6 月，成立维修小组，崔海源任第一任维修组组长。2021 年设立耗材专职采购岗位及医疗设备采购岗位，第一任耗材采购任晓英，第一任设备采购张凯越。

2021 年 11 月接收应急管理局下拨 1 台方舱 PCR 实验室及 1 台飞利浦方舱 CT。同年 12 月财政专项拨款招标购入一台 CT 机，预计 2022 年 6 月到货。

2020 年以来，做好防疫物资的储备和供应，配合医院完成“新冠”定点后备医院任务和“新冠”定点康复医院任务。“新冠”康复医院期间（2022 年 2 月 20 日至

4月6日），建立防护物资供应保障队，封闭在院工作人员共8名。

（三）科室历任负责人

姓　名	职　务	任职时间
额尔敦巴特尔	科长	1994—1995
李岩宏	科长	1995—1996
赵　焱	科长	1997—2000
喻小菊	科长	2000—2012
李双钢	科长	2000—2016
韩文艳	副科长	2017—2020
马春玲	科长	2017—
任晓英	副科长	2022—

（马春玲、张凯越供稿）

十四、人事科

（一）概述

在未成立人事科之前，医院人事工作由院办管理，由1名同志负责日常人事工作，1997年人事科成立前，先后有4名同志承担过这项工作。每逢人事档案整理、调整工资标准、工资改革等重大工作，都由办公室全体党员同志共同完成。1997年4月人事科正式成立，独立负责人事工作。根据医院发展规划，制定与实施人力资源计划，2004年前负责国家统招统分大中专毕业生的分配工作；2006年后负责事业单位工作人员公开招考和高层次人才引进工作。现在主要负责人才引进、招考、录用、配置、培养、评价等工作；负责办理在编职工入编、转正、定级、离休、退休、退职、辞职、销编；办理职工工资调整晋级、津贴、合同签订、职工年度考核、保险核定缴纳；职工专业技术职称的考、评、聘工作，职工岗前教育、公共课继续教育、人事档案管理等工作。

人事科现有人员7名，其中1名科长，1名副科长，5名科员。硕士学历2人，中级职称2人。

（二）开展的主要工作

2001年3月，医院开始招聘合同制职工，共招聘3名合同制职工。为后来大量引进合同制职工做了尝试。

2008年1月起，根据国家政策，为医院所有合同制职工缴纳社会保险。

2008年5月，第一次通过人才引进方式引进高学历、高职称人才。

2011年，根据国家规定，事业单位实施岗位聘任制度，全体在编职工签订聘用合同。

2014年10月起，根据国家政策为在编职工缴纳养老保险和职业年金。

2015年，根据呼和浩特市委组织部统一要求，完成在编职工档案“三龄一历”认定工作和涂改情况认定工作。

2014年，医院成为公立医院改革试点医院。从2017年起，核定绩效总量、核定院长年薪。

2018年，整理全部退休职工工龄、工资、养老保险视同缴费年限等信息和情况，上交社保中心。自2018年9月起退休职工养老金由社保发放。

2019年10月，开始为已同工同酬合同制职工缴纳住房公积金。

2020年，在疫情期间统计职工体温，外出情况；疫情结束后统计疫情期间值班人员，为疫情补贴发放打好基础；援鄂人员上编。

2021年10月实施合同制职工备案制管理。

（三）科室历任负责人

姓　名	职　务	任职时间
靳玉翔	科长	1997—2001
王翠珍	科长	2001—2007
董玉荣	副科长	2003—2007
	科长	2008—2021
黄明哲	副科长	2017—2022
	科长	2022—
孙　婧	副科长	2022—

（张丽萍供稿）

十五、医疗保险科

（一）概述

为保证自治区、呼和浩特市医保各项政策的落实与实施，更好地为参保人员服务，我院于2000年成立了医疗保险科。科室现有科员7人，其中副主任医师1名，本科学历6名。

医疗保险科主要负责贯彻执行上级医保部门及本院各项政策；开展医保宣传、咨询服务，接受群众监督；负责参保患者住院、出院、转院等结算审核报销工作；负责本院医疗保险的监督、监管工作，发现重大问题应及时向上级医保部门报告；负责医保报表、医保资料的填写审核，医保档案的收集、分类、归档及数据管理工作；协调医、患、保三方利益关系，与上级医保部门密切合作，共同做好医保服务管理的其他工作。

（二）开展的主要工作

医疗保险科成立之初，为保证医保政策在我院顺利实施，先后制定并完善了《城镇职工基本医疗保险暂行规定》《城镇职工基本医疗保险管理考核细则》等相关规定，完成了《城镇职工基本医疗保险三个目录》对应库。

2000年12月与呼和浩特市劳动局城镇职工基本医疗管理科签订了定点医院协议书，实行定载管理（结余有奖、超支不补）的管理办法。

2001年6月，与内蒙古直属机关职工基本医疗保险基金管理中心签订了定点医院协议书，并开展相关工作。

2008年1月，与呼和浩特市卫生局签订了新型农村合作医疗保险定点医疗机构协议书，制定并下发相应规章制度。

2010年，与呼和浩特市医保局签订了城镇居民定点医院医疗服务协议书，开通了呼和浩特市职工医保门诊刷卡直报系统，参保患者就医更加便捷。

2012年，签订了尿毒症门诊血液透析定点医院协议。至此，呼和浩特市地区及周边5个旗县的城镇职工医保院直报工作在我院全部展开。

2014年，与院内各科室签订了《医疗保险院内协议》，医保管理更趋精细化。

2017年，建立了新农合网络平台，完成了新农合系统与我院HIS系统的对接工作。至此，呼和浩特地区新农合参保患者住院费用实现网络结算。

2018年，为加强对住院医保患者费用的管理，控制医保费用过快增长，按病区核定了各临床科室人均医疗费用定额指标，获得较好的效果。

2019年，积极探索总额预付制下各级医保住院患者医疗费用管理模式，以住院患者次均费用结合单病种限价作为考核指标，下发《关于医保患者医疗费用管理的规定》等。

2020年，为控制西成药费不合理增长，制定了《西成药品管理办法》《西成药品奖惩办法》，实现了月公示、季考核、年通报，控制了西成药占比增速过快的现象。

2021年，接入国家医疗保险平台，实现了区内无异地，全面实施电子医疗凭证。

（三）科室历任负责人

姓　名	职　务	任职时间
宋　青	科长	2000—2006
卢　佳	科长	2006—2010
李晓东	副科长	2010—2014
苏　杉	科长	2014—

（苏杉供稿）

十六、宣传考核科

（一）概述

医院自成立以来，一直未设立过宣传科，医院的宣传工作内容较少，主要由院办、党办等科室负责对外交流与宣传。2016年12月 医院整体搬迁，为了适应医院整体发展的需要，开拓医院宣传工作新局面，经院务会研究决定成立宣传考核科。

主要负责：医院的对外宣传，树立医院的社会形象，着力宣传医院的中医药、蒙医药等特色诊疗服务，医疗新技术、新任务、科研创新等突出战绩，与各类媒体部门对接沟通协调联络，对医院进行正面宣传报道，扩大医院社会影响。对内宣传院内各项决策和规章制度，做好院内文化建设，各类会议的筹划布置、影像拍摄及重要会议的宣传报道。

宣传科现有职工 6 名，其中科长 1 名，科员 5 名。

（二）开展的主要工作

2016 年 9 月，医院召开院务会，经讨论决定，正式成立宣传考核科。当时只有科长 1 人，开展各项工作。

2016 年 12 月 20 日，医院微信公众号申请成功。

2016 年 12 月 28 日，医院整体搬迁工作完毕，正式开诊，宣传科配合党办、院办等科室组织了医院开诊庆典仪式，拍摄了全院工作人员集体照，并装裱下发至各科室。

2017 年 9 月，在院领导的大力支持下，在各科室的大力协助下，宣传科编辑的《院报》创刊。

2019 年，宣传科组织拍摄了医院第一部宣传片《普施善德，仁爱四方》。

2020 年 11 月，医院抖音账户建立。

2020 年 12 月，医院微信订阅号建立。

2021 年 11 月，医院《今日头条》账户建立。

2022 年 2 月，为“新冠”患者康复医院设计、制作各种制度、流程、指示牌，保证了医院按时开诊。

（三）科室历任负责人

姓　名	职　务	任职时间
尹　洁	科长	2016—

（尹洁供稿）

十七、财务科

（一）概述

1962 年，随着医院的成立，当时设立了会计室，员工 1 名，负责单位的现金收付和人员工资的发放，在记账方面也是记录简单的流水。1992 年，财务工作职能从院办分离，财务科也随之成立。

改革开放以来，会计制度开始逐步完善，医院会计核算也逐渐步入正轨，按照收付实现制的办法进行会计记账、结算。进入 21 世纪，医院开始建立财务管理制度，实行财务预决算管理。

（二）开展的主要工作

经过几代财务人 60 年的不懈努力，财务科从开始的 1 个人发展到现在的 28 人，从以前单纯的记账、收付款，发展成了现在的包括医院预决算、成本核算、财务分析、财务核算等职责的财务管理机构，从开始的纯手工记账到现在的智能化财务核算系统，是顺应医院发展的需要，也契合现代财务管理的需要。

医院的业务收入在不断增加，2000 年突破百万，2005 年破千万，2017 年破亿元大关，这对财务管理也是一个个新的挑战。我们克服困难，投资 200 多万元，装备了金蝶财务软件，实行智能化管理。

在这 60 年里，每一代财务人都兢兢业业，克己奉公，严格遵守财务纪律，按时完成各项任务。

（三）科室历任负责人

姓　名	职　务	任职时间
吕福华	负责人	1962—1989
马　忠	科长	1989—1995
云　英	科长	1995—1997
鲍国华	科长	1997—1998
唐文俐	科长	1998—1999
李　枫	科长	1999—2019
肖淑芳	总会计师	2014—
魏学亮	副科长	2017—
柳振林	科长	2019—

（柳振林供稿）

十八、物价审计科

（一）概述

物价审计科成立于2016年9月5日。自2005年开始，至2016年底，审计工作一直由统计科负责，不含物价管理工作。物价审计科的主要职责是充分发挥物价管理和内部审计在规范管理、防范风险、完善治理等方面的基础性作用，建立健全内部控制制度，以强有力的监督和指导，促进和助推医院新时期高质量良好发展。

（二）开展的主要工作

2017年，结合医院工作实际，建立健全相关管理办法，先后编制和完善了《呼和浩特市蒙医中医医院物价工作制度》《呼和浩特市蒙医中医医院审计工作制度》《呼和浩特市蒙医中医医院内部审计工作制度》《呼和浩特市蒙医中医医院内部审计工作流程》《呼和浩特市蒙医中医医院物价审计科管理办法》《呼和浩特市蒙医中医医院物价管理办法》《呼和浩特市蒙医中医医院审计管理办法》等一系列物价和内审管理制度，全力推进医院物价和内审工作实现规范化和制度化管理。

2018年，结合上级主管部门相关要求，制定完善《医疗服务价格公示制度》《医院医药收费复核与监管制度》，开展国家《审计署关于内部审计工作的规定》的学习传达。开展财务收支、工会经费、科研专项（如蒙医心病科“四部医典”）和医院“三公经费”内部审计，强化医院各部门严格执行中央《党政机关厉行节约反对浪费条例》要求，增强勤俭节约意识。联合开展临床科室针灸针全年使用和领用情况检查工作。

2019年，根据《内蒙古自治区医疗服务项目和价格（2018修订版）》，按照规定时限取消医用耗材加成，并完成医院整体调价工作。疫情防控期间，结合上级调价规定及时开展医院调整核酸检测费用工作。开展《公立医院医疗服务价格项目执行情况》报送工作。做好患者投诉答疑解惑，针对患者反映内窥镜室麻醉收费存在不合理情况等问题，及时了解收费标准，做好沟通解释工作。围绕医院中心工作，拓宽内审领域，开展三公经费、车辆及设备维修内部审计，并对医院物业费用支出预算、体检中心健康证发放等进行内审。

2020年，按照国家、自治区和呼和浩特市新型冠状病毒性肺炎各项防控规定和要求，开展住院患者收费项目调整维护工作，以及新型冠状病毒核酸检测价格调整工作。同时全年维护一次性材料共121项，接待审批和查价咨询约400多次。按照《国家医保药品目录调整工作方案》和《国家基本医疗保险、工伤保险和生育保险药品目录》，开展医院《药品目录》切换工作。开展器械库和总物库物品出入库情况检查，强化医院物资管理工作。做好患者投诉复印病历费用高等问题的答疑解惑工作。开展财务专项资金、公务用车、专项资金账目等内部审计，加大内审监督力度，开展总物科和医工部捐赠物品统计工作检查，并对药房与药库报损药品进行核查，有效加强主管科室在收支管理方面的改进和提高。参加全区医疗保障系统医疗服务价格政策培训，提升物价管理人员综合知识的储备。

2021年，按照上级主管部门统一部署，及时开展新型冠状病毒检测价格调整，年内先后进行了6批次各类医疗服务项目价格调整工作。开展“特需门诊诊查费、区外专家会诊、地级行政区划外救护车使用费”等项收费项目审批工作，以及“中性粒细胞载脂蛋白（HNL）检测”项目收费申报工作。开展医疗服务项目目录库维护工作，全年维护一次性材料共100多项，接待审批和查价咨询约300多次。开展患者投诉解答，针对提出的挂号费不合理等价格收费方面疑问，做好相关政策的解答工作。开展财务专项资金、“三公经费”、专项资金账目等内部审计，按照市卫健委工作部署，参与院内部招聘“招标代理有限公司”评选工作。开展药房与药库报损药品核查。开展医院宣传栏制作、办公家具采购、电梯配件更换、发热门诊监控系统等采购项目内部审价工作。

（三）科室历任负责人

姓　名	职　务	任职时间
柳振林	科长	2005—2016
杨彩霞	科长	2017—

（杨彩霞供稿）

十九、统计核算科

（一）概述

统计核算的工作源于1994年，当时属医教科管理，制定了简单的核算办法，形成了我院工作量核算的雏形。2005年医院成立统计核算科，负责医院的工作量核算工作。在以后的几年里，我院的核算办法逐步改进和完善，适应了医院发展需要。2007年为了充分发挥中蒙医药特色优势，进一步提高医疗质量，体现按劳分配的原则，医院制定了《呼和浩特市蒙医中医医院奖金分配方案》，打破了奖金分配的科室平均主义，极大提高了职工的工作热情和积极性，更好地促进医院科学、协调、持续发展。2010医院统计工作进一步完善和细化，使统计数据更加全面，为医院发展和晋升三级甲等医院奠定了良好的基础。2020年为做好公立医院改革工作，医院对绩效分配制度进行改革，新绩效分配制度严格执行医院成本及预算管理制度，加强对医院成本的控制，降低运营消耗，提高医院运行效率，形成一套完善的绩效考核与绩效工资核算体系，由原来的手工操作实现了绩效管理考核信息化。

目前统计核算科共5人，由2名副科长（分别负责统计和核算工作）、3名科员组成。科员专业集中在统计、会计、经济、计算机应用等方面。医院统计和绩效考核工作是综合性较强的工作，对员工专业综合素质要求较高，部门员工有较强的责任心，是一个实干型和学习型的团队。

（二）开展的主要工作

统计工作

统计工作是医院管理的重要组成部分，为医院的经营决策提供可靠依据，在医院的经济运行中发挥着重要的作用。

几十年来，严格执行《中华人民共和国统计法》、卫生统计工作制度和卫生统计报表制度。准确、及时、全面地执行上级卫生行政部门布置的医院统计调查任务，为上级卫生行政部门掌握医疗服务和卫生资源利用情况，了解医疗服务的社会效益和经济效益，提高医院宏观管理水平，提供科学的依据。

建立和健全了临床各科室、药剂、病房、门诊和医技科室的医疗工作量的登记和统计工作。采用日、月、季、年报形式，每月定时或随时向院领导提供统计信息。

将收集到的各科室工作数质量指标，经过整理分析，定期或不定期地系统地反馈到科室，使科室既能了解自己完成工作的情况，又可横向对比。

及时收集、整理、分析和保管好医院的各项统计资料，并建立健全了统计台账，随时可以向全院各科室提供医疗、教学、科研所需要的统计数据。

编制了各种统计资料汇编，做好了历史资料的保管、运用。

严格按照《统计法》的规定，准确、高效地完成定期报表，做到统计数据正确可靠，数出有据。不虚报、瞒报、迟报、拒报统计数据。按照省卫生厅对医院信息统计网络直报的要求，每个月、每个季度都能准确及时地完成上报任务。

运用统计理论和方法，利用医院的统计资料，开展统计分析与统计预测，并结合医院工作实际，编辑统计资料，实行统计咨询与统计监督。并为各级领导了解医院工作情况，检查计划执行情况，掌握各科室工作进度，提高医疗质量和效益，改善医院内部管理，进行宏观控制等提供必要的综合统计信息，使医院保持良好的运营状态，不断提高医院社会效益与经济效益。

核算工作

核算工作主要履行经济核算职能，充分发挥绩效管理的“指挥棒”“风向标”的作用。

根据《呼和浩特市中蒙医院绩效工资考核方案》，实行按劳分配、多劳多得、优绩优酬的良性分配机制，负责全院各类人员绩效工资及夜班补助的核算与发放工作。

医院推进绩效分配制度改革，在国家有关政策的指导下，并结合公立医院的特点，提出以预算为导向，以工作量为核心，辅以质量控制、成本控制、医德医风、患者满意度等因素，广泛征求职工意见，对不同岗位、不同部门进行公平、公正的系数测评。充分体现医、护、技、药、管等不同岗位差异，兼顾不同学科之间的平衡，向关键和紧缺岗位、高风险和高强度岗位、高层次人才、业务骨干和作出突出成绩的医务人员倾斜，体现知识、技术、劳务、管理等要素的价值。

建设绩效二次分配体系，指导科室负责人设定二次分配方法，旨在让科室负责人学会如何在医院引领下推进科室绩效管理，带领员工提升业务水平。

经过多年运行，形成一套完善的绩效考核与绩效工资核算体系。2022 年，由原来的手工操作转变为绩效管理考核信息化，充分体现劳务价值、多劳多得、优绩优酬的分配思想，有助于带动全院职工的工作积极性，提高工作效率、提高医疗质量、改善服务水平、降低运营成本，全面推动医院各项管理工作的信息化、规范化，助力医院走向精细化管理的飞速发展之路。

（三）科室历任负责人

姓　名	职　务	任职时间
柳振林	科长	2005—2019
图　雅	副科长	2010—
云文婷	副科长	2019—

（图雅、云文婷供稿）

二十、计算机网络中心

（一）概述

计算机网络中心原名信息科，科室创建于 2003 年“非典”时期。主要承担医院信息化系统规划、建设及运行维护。目前保障全院 3500 个信息点位、五大网络基础设施（院内业务网、互联网、视频监控网、无线网、安全管理网）、固定电话、电视，以及全院 90 余个业务子系统的正常运行，涉及医院管理、医疗、科研、教学等各部门工作。同时，承担各个关键业务系统的对接上线等工作。现全院拥有电脑 800 余台，打印机 400 余台，各类服务器 50 余台，存储设备 2 台，安全设备 17 台，网络设备 160 余台。

中心现有在职职工 10 人，本科 9 名，专科 1 名，中级职称 9 名。数据中心机房面积 200 平方米。目前电子病历达到三级、主业务系统通过等保测评三级。秉承打造智能数字化医院的理念，“互联网 +”智慧医疗以电子病历为核心，线上线下相结合的模式为患者提供便捷高效的就医体验。

（二）开展的主要工作

2001 年安装了全市统一的呼和浩特市医保软件《中青医件》，有挂号、收费系统，配置服务器 1 台，台式电脑 6 台、爱普生针式打印机 3 台，期间由收费处负责，财务管理。

2003 年 7 月“非典”过后，我院安装了“天网系统 20030702 版”，这是由西安天网计算机有限公司向内蒙古红十字会捐赠的《天网医院信息管理系统》，该系统包含 7 个子系统模块，分别是：门诊管理系统、药房管理系统、药库管理系统、住院部管理系统、医疗一卡通管理系统、患者综合查询、院长查询系统。2004—2005 年该系统先后升级成“天网 HIS20031209 版”和“天网最新程序 V10”，新增 4 个模块：总务管理系统、设备管理系统、人事管理系统和医嘱管理系统。将门诊管理系统、住院部管理系统、药库管理系统、挂号管理系统、人事管理系统、设备管理系统、院长查询系统、医嘱管理系统、中草药管理系统、经济核算管理系统进行了全面升级。

2006 年新增窗口语音报价系统。

2009 年 5 月新增院内医保算法系统（城镇居民医保、农村合作医疗、内蒙古医保、呼和浩特市医保）。

2010 年 5 月，为保障患者安全，全院病区新增天网软件呼叫系统。2011 年 1 月全院信息系统升级“天网数字化医院 V11 版本”。

2014 年 4 月，在院领导的大力支持下，我院信息化发展迅速，通过短短 5 个月，共计切换完成 32 个新子系统的上线运行。从以计费为目的的信息系统，转变为以中蒙文兼容的电子病历信息系统，有效提高了医务人员的工作效率，更好地服务于患者。

2016 年 4 月 30 日，成功无缝切换了 2012 版医疗服务项目价格。

2016 年 9 月，完成了呼和浩特市居民医保的对接。

2016 年底随着新医院的搬迁，我院信息系统实现了质的飞跃。信息化机房面积达到 113 平方米，办公面积 50 余平方米，人员从最初的 1 名也扩展到了 10 名。从当年 12 月 27 日开始，奋战 36 小时顺利完成新旧医院信息化工作的无缝对接，使得医院顺利乔迁新址开展业务。在此之前加班加点投放电脑500余台，安装打印机等设备300余台，安装固定电话300余部，网络跳线500余根。软件安装500多个点，完成了LIS、PACS等新设备的软件接口对接工作。及时、准确、全面地完成规定的各种统计报表，确保报表数据准确无误，清楚反映出医院各科室每天诊疗和经济运行情况，为领导和上级部门进行科学决策提供数据支持。

2017年，中心在旧医院原有信息系统的基础上完成了30多个新系统的上线运行，完成行政办公、临床医疗业务电子化，实现检验、物理检查、影像报告自助打印，改善患者就医感受，大大地提高了医院信息化管理水平和能力，加快了医院数字化建设。切换2017版药品目录完成医保系统对接，顺利过渡，正常结算。

2018年，全面开通微信、支付宝扫码支付功能，改善患者就医体验，省去收费员验钞、点钞环节。实现人事请、销假电子化流程，取消纸质签字流程，完成“信息数据多跑路”。由兴业银行投放自助机，切换医院磁条就诊卡为高抗磁MI卡，开通储值功能，实现门诊自助挂号、缴费、预交金充值等功能。同年完成“入院证”电子化，实现了门诊与住院的互联互通，简化患者办理入院流程，改善就医体验，同时增加中草药“机械煎药”附加费和检验项目自动关联采血管，自动生成对应收费项目标准，减轻了收费员烦琐的工作，同时避免了因错收所带来的麻烦。新增临床路径50个病种，完成居民医保与新农合医保接口合并工作，完成呼和浩特市卫生信息平台健康档案接口对接，上传电子病历、病案首页、检验检查等相关数据20余万条，上线“知网”知识库系统，医护人员通过内网中任何一台电脑都可以进行资料查询，专业知识学习等。胃镜室、影像科上线排队叫号系统，提高患者就医体验。新增健康证系统，可为餐饮行业提供办理健康证业务。为抵抗全球爆发的勒索病毒更新补丁、安装杀毒软件及桌管600余台。更新国家2017版ICD-9、ICD疾病编码库。上线随访、满意度调查、医德医风考评、医患管理系统，实现电子化管理，数据永久保存，方便统计。与公安局视频监控联网，实现视频同步，完成“雪亮工程”任务，保障我院安全生产。协助行政楼整合搬家，搭建中医智业医师实操考试中心。

2019年4月11日凌晨，正式全面启用电子健康码，经过一段时间的运行，成为当时“呼和浩特市地区使用最早、自治区使用率最高”的医院。为加快推进全民健康信息平台建设，实现互联互通和数据共享打下了坚实基础，提升患者就医体验，全流程扫码就医，解决忘记带卡、多卡、丢卡难题。我院作为市政府首选医保智能监控试点单位，完成“国新医保智能监控系统”对接，实现对在院医保患者实时监控、智能分析、预警稽核等功能，实现对浪费、滥用、欺骗医保基金行为的筛查和对各种不合理使用医保基金行为的监控，充分调动医务人员管好、用好医保基金的积极性和主动性，得到市政府领导的高度认可和充分肯定。随着医院业务的不断发展，为影像科上线排队叫号系统，系统上线后充分解决了检查排队的混乱以及因此产生的医患矛盾，打造了和谐良好的就诊秩序。完成国家绩效考核平台数据报送，上传 38652 份住院患者病案首页数据，同年切换 2 次国家版疾病诊断，弥补了临床医生对病历填写诊断的不完整，提高了医疗质量以及诊断填写的精确性。全年完成 2 次系统大升级，更新、修复 86 次，保证信息系统正常高效运行。2019 年 12 月份完成 2018 版收费项目和 2019 版国家药品目录切换，同时荣获自治区“2019 年度全区信息化新技术推广应用先进单位”荣誉称号。

2020 年初突如其来的疫情打破了春节的喧闹，科室全体人员于年初二到岗，齐心协力、共克时艰，逐步搭建 4—15 楼发热病房，以“住院楼整体为发热病房，按照楼层共划分 12 个病区进行电子化管理的思路”完成信息系统改造，全力保障我院一线医务人员高效开展工作。搭建 PCR 核酸检测中心网络，调试 LIS 接口，部署电脑、电话、打印机，完成核酸检测数据每日定时自动上传自治区平台，实现数据共享。发热门诊的改造实现挂号 → 开单 → 标本采集 → 自助打印检验报告一体化闭环管理电子流程。

2020 年 4 月，完成接口改造工作，正常开展单病种结算业务，为下一步医保工作打下坚实基础；启动门诊医生排班系统，打破挂号后医生不出诊造成的退号问题，解决了患者因医生不出诊带来的矛盾，规范了门诊医生按照排班出诊的习惯。完成全民健康信息平台对接，取得全市上传排名第二的优异成绩。

2020 年 5 月完成医保药品目录切换，同时与卫健委视频会议系统对接，可在本院参加两级卫健委会议以及国家会议。

2020年7月20日启动预检分诊扫码登记，通过自治区卫健委平台并且结合大数据自动筛查，扫绿色健康码登记每位患者的流调信息，有效缩短了患者进入医院的等待时间，大大提高了预检分诊工作实效。同时，启动门诊电子病历，医生无须再填写纸质版门诊病历，患者病历数据永久保存，并且逐步完善门诊病历智能化功能，实现门诊电子病历自动质控。

2020年8月启动门诊排队叫号系统，上线号源模式，完成统一号源管理。

2020年9月份共计修复漏洞292类，封堵340余台终端，保障医院网络信息安全。

2021年初完成了网络架构再造，搭建服务器虚拟化平台，迁移服务器业务数据、应用系统50台。

2021年2月门诊及行政楼入口速通门投入使用，与自治区卫健委平台进行对接，实现刷健康码的同时测温进入医院大厅，有效缩短了患者进入医院的等待时间，大大提高了预检分诊工作实效。

2021年3月23日正式上线微信小程序，实现手机端预约挂号、门诊缴费（自费）、电子发票自动推送、报告查询、核酸检测、住院缴费、查询费用明细等多个服务功能，减少排队等候时间，避免交叉感染。

2021年4月连夜部署设备，为保障疫苗接种工作的顺利完成，先后跟随疫苗接种团队奔波于各大高校、小学，保障疫苗接种团队完成接种82998针次。

2021年6月完成主业务系统版本跨度2年的升级，保障业务不中断，并对HIS、LIS、PACS、EMR、官网进行等级保护测评，最终顺利通过，获取三级等保测评证书3个，二级等保测评证书2个。

2021年7月完成自助机上线，实现挂号、缴费、报告打印等功能，解决无智能手机的老年患者扎堆排队的问题。同时为提高临床工作效率，上线电子CA签章，省去病历打印后签字的烦琐程序，保证病历合法合规的同时减轻了医护负担，重新启动移动护士工作站45台PDA，升级移动护士工作站版本，方便护士核对医嘱，降低临床护理风险。

2021年8月，完成医技科室排队叫号系统改造，在符合疫情防控要求的同时为患者提供便捷通道，采血叫号只需用身份证或者健康码就可以进行登记，解决了体检患者不能叫号，排队秩序混乱的问题。

2021 年 9 月，完成主业务系统跨 2 年版本升级。

2021 年 10 月，突如其来的疫情打破了我院的正常诊疗秩序，随之而来的就是全院职工的核酸检测以及对外大量核酸检测工作，实现分时段预约、24 小时采集，为患者出行办事时出示健康码的同时展示核酸检测结果提供了便利的条件，同时为抗击疫情提供了有力支撑。

2021 年 11 月，完成国家医保贯标项目上线工作，启用电子医保卡和身份证结算业务，提供多种支付便捷就医结算渠道。在医保贯标切换初期，我院获得全市医疗机构结算排名第三的好成绩，保质保量完成对接国家新医保平台任务，得到两级医保主要领导的高度认可。

2021 年 12 月互联网医院开始试运行，患者和医生只需两个屏幕就可以隔空看病，解决看病远、看病难的问题，减少了来回奔波，排队挂号交费的不便，大大节省了医患双方的时间成本和经济成本，为慢性病和需要复查随诊的患者提供更为合理、有效的疾病诊疗过程。

（三）科室历任负责人

姓　名	职　务	任职时间
杨彩霞	科长	2003—2016
徐文强	科长	2017—

（徐文强供稿）

二十一、后勤保障科

（一）概述

后勤保障科成立于 1988 年，当时名为总务科，其前身的相关工作由医院办公室负责。后勤保障科现有工作人员 8 名。

后勤保障科是医院后勤保障的职能部门，工作职能主要有管理职能、行政职能和服务职能。负责医院的后勤物资供应、水电气供应、各类维修、锅炉供热、污水垃圾处置、绿化、保洁等工作。对第三方物业公司、维保公司等外包服务公司进行监管。

（二）开展的主要工作

1988年呼和浩特市中蒙医院文化宫街院址建成，成立总务科，负责医院的后勤、安保、消防、基建相关工作。

2010年，在院领导的安排和部署下，完成了装修及美化就医环境的工作。

2013年在我院晋升全国“三乙医院”关键时期，科室对现有规章制度、操作规范及牌匾进行了全面检查。对院内的卫生环境、工作环境进行大力度整顿，从而使我院的晋级工作得以顺利圆满地完成。

2016年12月，新院址建成并投入使用。医院后勤通过招标引进物业服务公司，外包服务内容包含保洁、保安、洗涤、电力、消防、维保等方面。通过引入外包物业公司来经营和管理医院的后勤业务，以达到专业化、高质量服务的目的。

2017年搬入新院址后，由后勤保障科负责卫生检查评比工作，全面负责院内卫生工作实施、督促、检查，保证医院室内外环境整洁、规范，每半年进行评比并颁发卫生流动红旗。重新制定和实行了《呼和浩特市蒙医中医医院后勤保障制度》《呼和浩特市蒙医中医医院后勤保障应急预案》等各项制度。

2017年安保科成立，医院的安保、消防工作由后勤保障科划归至安保科管理。

2018年医疗废物储运操作趋于规范，医疗垃圾站设施配置齐全，交接记录齐全完善。在赛罕区防疫站的日常检查中对我院提出表扬，并推荐为赛罕区示范单位。

2020年1月，后勤保障科承担起发热医院的后勤物资采购工作。面对春节及疫情的特殊时期，后勤保障科克服困难，顺利完成各科室的物资需求。

2020年2月起，对发热医院产生的疑似“新冠”医疗废弃物进行单独收集、清运、贮存。并安排专人对疑似“新冠”医疗废弃物进行监督管理。

2020年12月，关于对医源性污水的处理，根据呼和浩特市生态环境局〔2020〕84号文件的通知要求，我院上线了医疗污水在线监控系统，统一纳入全市污水处理在线管理。通过在线监控系统的上线，可对医院污水指标进行实时监控，确保污水排放数据达到规定标准。

2021年6月，后勤保障科重新制定了医院卫生流动红旗检查评比工作实施方案，提高了环境卫生工作的参与感，提升了整体的院容院貌。

2021 年 6 月，根据市生活垃圾分类领导小组及市卫健委部署安排，认真落实医院生活垃圾分类工作实施方案。

2021 年 12 月，我院通过公开招标上线了医疗废弃物条码管理系统，本系统的上线实现了我院医疗废弃物的条码化数据监管。

（三）科室历任负责人

姓　名	职　务	任职时间
云利峰	负责人	1988—1995
宋　青	负责人	1995—1998
云利峰	负责人	1998—1999
牟文玉	负责人	1999—2003
李岩宏	副科长	2003—2017
马　忠	科长	2003—2020
郭志文	副科长	2017—2022
安济胜	科长	2022—
吴　斌	副科长	2022—
朱洪杰	副科长	2022—

（张鹏供稿）

二十二、基建科

（一）概述

1962 年建院以来未设基建科，医院的基建工作由总务科兼管。2012 年 8 月，为加强医院基础设施建设，确保医院迁建项目顺利实施，我院正式成立基建科。

基建科主要负责医院基础建设及院内维修改造工程。基建科参与医院基本建设整体规划，负责起草编制医院基本建设年度计划，具体落实医院基本建设项目前期决策和实施工作，并根据医院发展需要，承担院内规划的各项维修改造任务。基建科自成立至今已有 10 年，在医院的规划建设过程中发挥了重要的作用。

（二）开展的主要工作

1985 年，医院综合大楼开始建设，新建综合大楼总建筑面积约 4700 平方米。在领导和基建人员的努力下，大楼于 1988 年建成并投入使用。

2012 年，医院对东侧一栋原属房管局的旧楼进行改造。总建筑面积约 4200 平方米，改造后将一楼用作药房、蒙医门诊，二至四层作为住院病房。

2012 年，经多次调研选址，医院迁建项目正式开工，新址位于赛罕区东影南路与包头东街交汇口东北处，总占地面积 129 亩，总建筑面积 85000 平方米。2016 年 12 月，迁建项目顺利建成并投入使用。

2016 年 1 月，市政府批准我院新建医养中心，并列入“十三五”期间呼和浩特市养老服务机构建设重点工程。同年 7 月，国家发改委、财政部将医养中心项目列入外国贷款项目，由欧佩克基金投入建设资金 4160 万美元。2017 年 7 月底，新建医养中心项目立项，选址医院东北侧，双台什路与哈达路交会处西南角。项目总建筑面积 70945.08 平方米，其中地上建筑面积 59560.84 平方米，地下建筑面积 11384.24 平方米，设置床位 728 张，其中养老床位 396 张，养护型床位 200 张，医护型床位 132 张，分为康养区、失能区、半失能区、康宁区等。2020 年 9 月，新建医养中心开工前手续全部办理完成，9 月 23 日正式奠基开工。

2019 年 12 月底新型冠状病毒性肺炎疫情突发，基建科按照要求对医院门诊大厅各层、儿科发热门诊等地进行改造，改造面积共计 1129.05 平方米，改建 300 平方米的“PCR 实验室”。

2021 年 11 月，为满足短期内集中完成大规模核酸采样的应急需要，新建 140 平方米核酸检测采样室。

（三）科室历任负责人

姓　名	职　务	任职时间
郭志文	科长	2012—2022
赵云恒	副科长	2022—
云　峰	副科长	2022—

（姚思琦供稿）

二十三、安全保卫科

（一）概述

1962 年建院初期我院并未单独设立安保科。自 2003 年起，安保工作由总务科兼管。2016 年新建医院顺利建成并投入使用，随着医院规模的壮大，医院安全保卫及消防安全工作加重，经过院领导班子研究决定，正式设立安全保卫科。

医院安保科有职工 5 名，负责全院安保工作。医院设有治安监控室、消防监控室，治安工作主要由物业保安负责，还组建了一支由 34 人组成的义务消防队，人员由物业保安及各科室重点部位负责人组成。

安保科承担着全院安全保卫与消防安全工作任务。主要职能是，认真落实内部治安保卫制度，维护正常医疗秩序，保护医务人员人身安全，为医患双方营造良好诊疗环境；加强消防安全管理，对重点要害部门进行监督检查，全面做好综合治理工作。

（二）开展的主要工作

多年来，安保科充分发挥保卫职能作用，保障了医院正常的安全生产，设施设备正常运行，安保消防工作万无一失。

安保科在多年的工作中，不断总结经验，切实履行职责，坚持“预防为主，防消结合”的工作方针，建立健全各项安全制度，落实治安综合治理和安全保卫目标责任制，制定完善了《安全保卫规章制度》《安保科工作制度》《消防安全规章制度》等一系列规章制度及应急预案，初步形成了安保科工作规范，保障了医院安保消防工作的完成。同时，做好安保消防宣传与检查工作，并通过定期举办消防安全培训和演习，提高广大医务人员的安全防范意识，做到了防患于未然。设立了治安警务室，深入开展平安医院创建工作，及时妥善处理化解各类矛盾。

在医院的大力支持下，安保科以构建和谐平安医院、狠抓治安消防安全为根本目标，为临床一线服务，立足基础，深化创新，进一步加大工作力度，齐心协力，努力工作，切实维护了医院的安全稳定，有效地防止了各类重大事故的发生，在治安安全、消防安全、就医环境安全等方面都取得了显著的成效。

（三）科室历任负责人

姓　名	职　务	任职时间
杨宝民	科长	2016—2020
李岩宏	副科长	2017—
郭志文	科长	2021—
刘跃清	副科长	2022—

（杨宝民、李岩宏供稿）

第二节　蒙医科室

1978 年，蒙医科门诊成立。至 1999 年，蒙医哮喘门诊、蒙医五疗门诊、蒙医紫癜病门诊、蒙医针灸推拿门诊、蒙医妇科门诊等相继建立。其间虽然在 1995—1997 年设立了蒙医病房，但因住院病人很少，故 2000 年以前这一阶段蒙医的工作，主要以各个专科门诊的业务活动为主。

蒙医学科真正的快速发展起始于 2001 年。是年，蒙医五疗科病区成立，为沉寂中的蒙医带来了活力。2010 年，蒙医肺病科病区建立；2012 年，蒙医肝胆病科病区和蒙医推拿科（现名蒙医针灸推拿科）病区先后建立。至此，蒙医学科的集团优势初步形成。

搬迁新院址后，蒙医迎来了快速发展的良好局面。2017 年，蒙医骨伤科病区和蒙医综合科（现名为蒙医老年病科）病区成立；2018 年，蒙医脑病科、蒙医心病科，以及整合后的蒙医治未病科 3 个病区相继成立。

至此，蒙医已形成了 9 个学科特色鲜明、功能完善的临床一级科室。其中国家重点专科 1 个，自治区临床重点专科 1 个，自治区蒙医特色优势重点专科 5 个，市重点专科 2 个。

一、蒙医五疗科

（一）概述

蒙医五疗科由蒙医五疗科门诊及蒙医五疗科病区两大部分组成，简称五疗科。蒙医五疗科是国家中医药管理局“十二五”重点专科，也是迄今为止呼和浩特市卫生系统唯一的国家重点专科。科室曾荣获“自治区五一劳动奖状”“自治区工人先锋号”“全区用户满意服务明星班组”“呼和浩特市先进集体”“呼和浩特市青年文明号”“青城健康卫士团队”等荣誉称号。

蒙医五疗科成立于 1992 年，现开放床位 30 张。现有职工 29 名（医师 14 名，护士 15 名），其中享受国务院津贴、内蒙古自治区名蒙医、二级主任医师 1 名，主任医师 1 名，主治医师 9 名，医师 3 名。

（二）学科建设与发展

蒙医五疗科的前身，是 1992 年由特木其勒创建的蒙医针灸五疗科门诊，这是呼和浩特市卫生系统最早建立的蒙医针灸五疗学科的专科门诊。经过潜心发展，蒙医针灸五疗科门诊的就诊患者逐年增加，成为全院接诊量最大的门诊科室，也是医院的拳头科室、骨干科室。但是，由于没有与科室相匹配的病房，导致大量需要住院治疗的患者流往我市的其他医院，广大患者对此颇为失望，迫切希望在我院五疗科住院接受治疗。鉴于此背景，在时任呼和浩特市卫生局局长桂忠和医院院长云文清等领导的鼎力支持下，由特木其勒主任牵头，在蒙医针灸五疗科门诊的基础上创建的蒙医针灸五疗科病房，于 2001 年 3 月正式开始收治患者。至此，蒙医针灸五疗科成为集病房、门诊为一体的，功能较为完善的临床科室。

随着医护人员的到位和管理机制的健全，科室的工作逐渐步入正轨。特木其勒主任作为科室的核心，不仅收治了科室的全部住院患者，而且带领科室一步步走上了发展的坦途。从此，蒙医针灸五疗科门诊与蒙医针灸五疗科病房紧密且科学的有机结合，增强诊治患者的水平，提高救治危重患者的能力，赢得了社会的好评。

蒙医针灸五疗科病房成立初期，只有 10 张床位，医护人员 8 人。通过 10 年的努力，人员的业务水平逐年提高，病房的诊治设施逐渐完善，收治的病种逐渐增加。2011 年，科室床位数达到 53 张，医护人员 16 名；2017 年，科室更名为蒙医五疗科，床位设置 120 张，医护人员 30 名；2018 年，考虑到病房床护比失调、医护人员负荷过重、易产生医疗护理风险等原因，实行科学化管理，故将床位减到 60 张，医护人员 30 人；2020 年再次将床位减到 30 张，医护人员 30 人。

蒙医五疗科成立 30 年来，不断加强科学化、精细化、规范化管理，内实力不断发展壮大，在医疗、科研、教学、对外交流等各方面均取得了优异的成绩。

在临床应用方面：注重发掘民族医药学理论，临床上积累了丰富的成功经验。以民族医药理论为依据，通过多年来大量的临床实践，总结出一套独特的学术经验、学术观点和诊疗方法。特木其勒主任认为："腧穴不通受阻是先行造成器官功能退化、机体功能衰竭的主要根源，确立了用蒙医针灸五疗辨证地疏通器官对应腧穴"的蒙医外治疗法体系。在继承传统蒙医针灸五疗的基础上，将辨证施治的理论与中西医多种手法融会贯通，总结多种疾病及疑难病症的特征，摸索出一套针对现代人、现代疾病的治疗理论与诊疗方式，攻克了许多疑难杂症、急症及危重症，形成了独特的诊疗风格，创新并提升了传统蒙医针灸五疗的疗效。比如用针灸、穴位注射、针探术等手段治疗脑梗死、颈腰椎间盘突出症、神经性耳聋、血管性头痛、风湿、类风湿性关节炎、面神经麻痹等都取得了满意的效果。有许多患者是躺着送入病房，经治疗后自己走出医院。同时，结合现代医学理论，拓展对心肌梗死、肺心病、支气管哮喘、脑干出血、糖尿病酮症酸中毒、尿毒症合并癫痫发作等病症的治疗。该技术被列为国家中医药管理局"十二五"适宜技术教学推广项目。同时为自治区东、中、西部基层医生培训了该项技术的正确操作方法，为提高基层医疗水平发挥了重要作用。

在专科建设方面：针对呼和浩特市医疗卫生系统蒙医外治疗法科室薄弱的状况，蒙医五疗科敢为人先，下大力提升学科水平，把创建国家重点专科列为奋斗目标。功夫不负有心人，2012 年 2 月，蒙医五疗科从众多竞争对手中脱颖而出，成功入围国家"十二五"中医特色优势重点专科之列。几年来，蒙医五疗科的临床应用、队伍建设、诊治效果和综合服务能力逐步提高，在呼和浩特市地区有很大的影响。经过 3 年的艰辛努力，2015 年，蒙医五疗科在通过几轮检查评估后，成功完成国家“十二五”中医特色优势重点专科的创建工作。这是中华人民共和国成立以来呼和浩特市卫生系统唯一的国家重点专科，也成为市政府、市卫健委与蒙古国文化交流的纽带。十多年来，医院依托蒙医五疗科的桥梁和纽带作用，与蒙古国的医院开展了广泛的医疗合作，蒙医五疗科也成为呼和浩特市市级医疗单位中首家诊治国外患者的科室，累计医治国外患者3000余例，社会效益和经济效益显著。国家重点专科的创建，推动了科室的健康发展，特别是2017年以来，蒙医五疗科每年收治住院患者1000余例，其中年收治国外患者400余例，病源辐射欧亚多个国家。因成绩突出，蒙医五疗科2004年被授予“市级先进集体”，2007年荣获“自治区五一劳动奖状”，2008年被授予“全区用户满意服务明星班组”称号。

在对外医疗服务方面：针对近年来愈来愈多的蒙古国患者前来呼和浩特市中医蒙医医院就医的实际情况，为了使这些国外患者（蒙古国患者以外，还有俄罗斯、德国、波兰、匈牙利、捷克、美国、澳大利亚、日本等国的患者）在住院治疗期间得到优质的治疗和服务，五疗科医护人员为国外患者就诊建立了“绿色通道”。为使国外患者能安心治疗、心情愉快、生活舒适，诊室招聘数位精通蒙、汉两种语言的医护人员为其提供医疗服务，消除了国外患者与医护人员交流的语言障碍。同时开展了“温馨服务”活动，当蒙古国患者乘火车（飞机）到达后，科室的医护人员会手捧着鲜花在车站（机场）迎接他们到医院，无论寒冬还是酷暑，数年如一日；在患者住院期间，科室为每一位患者献上一份爱心，减轻了蒙古国患者在异国他乡的孤独感、陌生感；在生活中，医护人员从平凡小事做起，体现了礼仪之邦的风范，如主动陪患者做检查等；蒙古国患者住院期间若过生日，医护人员都会诚挚地送上一张笑脸、一杯奶茶、一束鲜花、一句祝福；在门诊、病房等公共区域设置外文标识，方便他们理解和阅读，为他们营造家的感觉；针对其生活习惯的不同，科室早晨准备了可口的民族风味早点，并能够根据患者的需求调整饮食；还会根据患者的需要为其提供帮助购买火车或飞机票、办理护照延期、兑换人民币等服务。蒙医五疗科开展“温馨服务”活动的经验，为医院开展“温馨工程”活动提供了重要的参考资料。为表彰蒙医五疗科和特木其勒对中蒙两国医药交流方面的贡献，2010年3月由蒙古国总统签发127号令，授予特木其勒教授国家功勋奖（“阿勒腾·嘎德思”奖章）。

在服务患者方面：蒙医五疗科医护人员对工作认真负责，对病人极端热忱。响应国家医保局号召，在医保基金使用上，加强科室管理，夯实医保民生，严格遵守医保法，把宝贵的医保基金用在刀刃上，为国家节约了大笔医保资金。近年来，科室没有出现1例挂床住院、分解住院、虚增住院天数的患者，为医院各科室树立了榜样，同时也为解决百姓看病难、看病贵贡献了绵薄之力。蒙医五疗科和特木其勒的相关事迹曾被《环球人物》《健康报》《中国中医药报》《内蒙古日报》《呼和浩特晚报》《苏伦嘎》等媒体刊载，并在内蒙古电视台、内蒙古卫星电视台、呼和浩特市电视台、内蒙古人民广播电台《大众之声》热线直播节目中多次播出。近年来，蒙古国家公共电视台、国家新闻报等权威媒体也多次对其救治国外患者的事迹进行宣传报道，被患者亲切地喻为“妙手神针”“当代白求恩式的大夫”。

（三）教学与科研

教学方面：主要承担蒙医专业研究生、本科、专科等学生的教学任务，从2014年起就成为我院最早带教内蒙古医科大学研究生的科室，目前年均承担50余名各类实习生的实习、见习带教工作。承担了国外医务人员的进修培养和国外医学生的教学任务，共带教外籍进修、实习、见习学生500余人。

科研方面：主持完成科研课题5项（国家级1项，省级2项，市级2项），其中国家级课题《蒙医针刺治疗颈、腰椎间盘突出的研究》被国家中医药管理局确定为“十二五”筛选技术教学在全国推广，《蒙医针刺治疗颈、腰椎间盘突出症的临床研究》获内蒙古医学会科学技术二等奖和呼和浩特市人民政府科学技术二等奖。

目前正在进行的科研工作有3项：主要参与“石学敏国医大师传承工作室”的建设；主要参与国家中医针灸临床医学研究中心内蒙古自治区分中心的建设，并开展了“国家重点研发计划（2019YFCO840709）”框架下的国家重点研发项目《针灸治疗中风病的病例注册登记研究》；主持《蒙医针刺治疗良性前列腺增生的临床研究》，项目编号YNXM-2019-10。

协作完成国家中医药管理局中医药标准化项目《乎朱奈乎英（颈椎病）蒙医临床诊疗指南》《尼如奈乎英（腰椎间盘突出症）蒙医临床诊疗指南》等5项。

科室召开研讨会 3 次：国家民族医药适宜技术筛选推广项目《蒙医针刺疗法治疗颈椎间盘突出症技术的推广应用理论培训会》，国家民族医药适宜技术推广项目《蒙医针刺疗法治疗颈椎间盘突出症技术的阶段性考核会》，国家民族医药适宜技术推广项目《蒙医针刺疗法治疗颈椎间盘突出症技术推广进展研讨会》。

论文方面：在国家级和省级科技期刊上发表医学论文 56 篇（医生发表论文 42 篇，护士发表论文 14 篇）。其中特木其勒撰写的《试述蒙医针刺疗法特点及作用》被收录到《中国内蒙古—俄罗斯布里亚特国际会议论文专辑》中；《蒙药、光磁和针刺合用治疗糖尿病》科研论文成果被收录在《中华医药大百科文库·中华名医高新诊疗通鉴》中，并被中国中医科学院特色医药合作中心、中华高新知识产权参评推选组委会评为“中华名医世纪高新金杯奖”一等奖。

（四）科室历任负责人

姓　名	职　务	任职时间
特木其勒	主任	1992—
陈桂杰	副主任	2001—2018
呼格吉勒图	副主任	2018—2019
包红梅	副主任	2019—

（特木其勒、包红梅供稿）

二、蒙医肺病科

（一）概述

蒙医肺病科成立于 2010 年 5 月 6 日，是我院第二个成立的集门诊、住院病区为一体的蒙医临床科室，是呼和浩特市蒙医特色优势重点科室。

科室现有医护人员 24 名（医师 11 人，护士 13 人），其中主任医师 2 人，副主任医师 1 人，主治医师 7 人，住院医师 1 人。具有硕士学位 2 人，学士学位 9 人。开放床位 36 张，配有血氧仪、呼吸机等现代化呼吸系统诊疗设备。

科室以蒙医传统理论结合现代西医医学为理论基础及诊断基础，以蒙药及蒙医传统疗术为主要治疗手段，结合现代医学技术治疗各类肺病及呼吸系统疾病，对呼吸系统变态反应性疾病及慢性呼吸系统疾病肺康复指导也具有较好治疗方案，对鼻、咽、喉、上呼吸道急慢性感染，顽固性疾病，相关系统、脏器的多发病、常见病也具有较强的治疗能力。

（二）学科建设与发展

1999 年，额尔敦巴特尔主任成立蒙医哮喘鼻炎科，住院患者收入当时的蒙医科病房。

2010 年 5 月，正式成立了蒙医肺病科，与中医老年科共用一个病房和护理组，共有 18 张床，主治医师及住院医师共 3 人，能够开展肺病科常见病、多发病的急性加重期的诊疗工作。

2012 年 12 月 6 日，门诊及病房整体搬至医院当时新扩建的东楼。有了新的门诊诊室、治疗室和独立的病区，搬入新病区后医师增加到 8 人。

2013 年，科室被评为呼和浩特市重点专科。

2016 年 12 月，随医院整体搬迁，床位增至 36 张。蒙医肺病科承担了蒙医肺病门诊、蒙医哮喘鼻炎门诊、戒烟门诊等门诊工作任务，全面开展呼吸内科常见多见病、疑难危重病患者的诊治工作。

蒙医肺病科主要诊治范围：呼吸系统疾病，咽炎、喉炎、上呼吸道感染、慢性支气管炎、支气管扩张、肺炎、慢性阻塞性肺疾病、肺纤维化、肺心病等常见病多发病，擅长过敏性鼻炎、过敏性咽炎、过敏性哮喘等呼吸道过敏性疾病的诊疗及慢性呼吸系统疾病肺康复指导。主要治疗手段为内服蒙药，急性加重期蒙西医结合治疗，达到标本兼治的效果，延缓慢性肺病的进程，减少急性加重次数。经过 20 年的潜心研究，总结出运用纯蒙药治疗呼吸系统疾病的诊疗方法。

（三）教学与科研

主要承担蒙医本科与专科等专业的教学任务，年均承担 40 名实习生的实习、见习任务及 7 名研究生、规培生的带教工作。

2020 年起承担内蒙古医科大学研究生导师带教，招收研究生 1 名。

科室人员先后在国家级刊物上发表论文 15 篇。完成科研课题 1 项，额尔敦巴特尔主持的科研课题获得“呼和浩特市科技进步三等奖”“内蒙古自治区科学技术三等奖”。

2020年承接了市政府、市卫健委委托的关于挖掘治疗过敏性鼻炎的蒙药的课题，即将完成。

（四）科室历任负责人

姓　名	职　务	任职时间
额尔敦巴特尔	主任	1999—
图　娅	副主任	2012—2016
敖力玛杨杰	副主任	2016—

（敖力玛杨杰、额尔敦巴特尔供稿）

三、蒙医肝胆病科

（一）概述

蒙医肝胆病科成立于2012年10月，是集门诊、住院病区为一体，具有较强医疗、教学、科研能力的蒙医临床科室，是自治区特色优势重点专科。

科室开放床位39张，现有职工24名（医师11人，护士13人），其中主任医师1人，副主任医师1人，主治医师7人。具有硕士学位6人。

科室应用蒙药治疗专科疾病外，还利用蒙医放血疗法、针刺疗法、灸疗法以及用金针、银针、热针、温针、药浴等传统疗法治疗各种疑难病症。作为医院特色科室，多次接受全国不同省、市、地区及国内外各类团体的考察及参观，并多次出国参与对外交流及健康服务。

（二）学科建设与发展

2012年，蒙医主任医师包额尔敦朝克图牵头成立了蒙医肝胆病科。当时只有3名医生，4张治疗床，与其他科室共用3张病床。成立不久，蒙医肝胆科先后在土默特左旗毕克齐镇塔布赛乡开展对口帮扶工作，为当地卫生院建立了“蒙医科”。

2015年，蒙医肝胆病科设立独立病房，床位数增加到16张，共有医务人员11名。

2016年5月，蒙医肝胆病科被呼和浩特市卫健委评为呼和浩特市特色优势重点专科。

2016 年 12 月，医院搬迁新址后，科内又增设了内疗科目，门诊治疗区治疗床增至 15 张，住院病床增至 39 张，医生 10 名，护士 15 名，组成了老中青三结合的医疗团队。

2017 年 12 月，成立了“包额尔敦朝克图科技创新工作室”。2019 年工作室被市总工会授予“优秀创新工作室”称号。

2018 年 5 月，蒙医肝胆病科被自治区卫健委选入自治区特色优势重点专科。2021 年 11 月验收合格，创建成功。

2019 年 4 月，蒙医肝胆病科荣获市总工会“工人先锋号”荣誉。

随着科室的不断发展，开展了多项特色诊疗项目。如运用蒙医传统疗术银针温针法配合蒙药治疗顽固性便秘、食管炎、急慢性脾胃病、癌前病变、胆息肉、胆结石、胆囊炎、脂肪肝、肝硬化、酒精肝、结肠病等消化系统疾病，膀胱炎、前列腺病等泌尿系疾病；运用蒙医放血疗法治疗高血压、高脂血症、高尿酸血症、动脉硬化、口腔溃疡等；运用蒙医银针治疗腰椎病、颈椎病、肩周炎、坐骨神经痛、类风湿、风湿等骨关节疾病；蒙药配合金针治疗不孕症等；运用艾灸治疗，对慢性寒性疾病及难以治愈的疾病起到了良好的效果。最具特色的诊疗项目是运用蒙医金针治疗睡眠障碍、冠心病、脑出血、脑梗、面瘫等心脑血管、神经系统疾病及治疗胆息肉、胃息肉、治疗耳聋的疗法疗术，以及将治疗肝病、治疗“四高”（高血压、高血糖、高血脂、高尿酸血症）的验方推广应用于临床。

蒙医肝胆病科近 3 年平均每年门诊病人达 6000 人次，住院病人 500 余人次。

（三）教学与科研

承担理论和实践能力培训工作，带教医学院校实习生、见习生达 200 余人。现有硕士研究生导师 2 人，自治区级、市级名老蒙医经验传承导师一名，带教医生 10 名，并全部顺利毕业。

近 3 年来，在各级各类学术期刊发表文章 35 篇。承担自治区科技计划项目 1 项，呼和浩特市科技计划项目 1 项。“蒙药、金针治疗胆息肉”课题获第一届“内蒙古自治区职工技术创新成果展”三等奖。

现学术团体任职情况：

包额尔敦朝克图担任内蒙古健康科学研究会常务理事，内蒙古蒙医药学会理事，中国民族医药学会疑难病分会理事，中国民族医药学会男科分会理事等 。

海艳任自治区肝病学会常委。

（四）科室历任负责人

姓　名	职　务	任职时间
包额尔敦朝克图	主任	2012—
海　艳	副主任	2015—

（包额尔敦朝克图、王俊峰供稿）

四、蒙医心病科

（一）概述

蒙医心病科是内蒙古自治区蒙医特色优势重点学科。科室门诊始建于 2014 年 3 月，病房成立于 2018 年 3 月，目前开放床位 17 张。现有职工 22 名（医师 6 人，护士 16 人），其中主任医师 1 人，主治医师 3 人，住院医师 2 人。具有博士学位 1 人，硕士学位 1 人。

科室配备的专科设备有，动态血压监护仪、动态心电图、振动排痰机、快速肌钙蛋白检测仪、微量泵、无创和有创呼吸机、心电图机、呼吸气囊、电针治疗仪、微波治疗仪、磁疗仪等。

（二）学科建设与发展

2014 年 3 月，本科室由白玉华创建并担任科室负责人。4 月，白玉华主任带领由 6 名医师、1 名护士组成的医护团队，入驻土默特左旗塔布赛乡卫生院，承担对口帮扶医疗工作，在条件极其简陋的情况下，全面服务于患者及卫生院的各项建设。2018 年初，完成了对口帮扶工作后返院。

2018 年 3 月 3 日，蒙医心病科病房在四病区成立，由 6 名医生、9 名护士组成了病房医护团队。2019 年引进 1 名蒙医学硕士，科室医护队伍更加完善。

2021 年，白玉华博士的多年经验方《居如很额尔敦》被列入内蒙古自治区蒙医基层特色技术。

科室在应用传统蒙药方剂诊治心血管疾病方面独具特色。同时，结合先进的医疗设备，开拓了传统蒙医药与现代医学互补的治疗心血管疾病的新疗法。

蒙医心病科经过多年的发展，对心病科常见疾病已形成了独特的蒙西医结合诊疗体系，能够运用蒙西医优势互补的治疗方法开展临床工作。对急性心肌梗死、心力衰竭、心律失常、结构性心脏病、心肌病、先心病、冠心病、血脂异常、高血压、动脉粥样硬化、心血管微循环障碍等疾病，科室充分发挥蒙医药特色优势，合理灵活应用汤剂、成药、五疗术等蒙医治疗手段，提高了患者生活自理能力，降低了住院率和恶化率。同时，对疑难、危急、重症患者开通24小时实施抢救的绿色通道，赢得了患者一致好评。

（三）教学与科研

自2018年承担蒙医学专业实习生带教工作，共带教实习生96人，进修生1人，规培生1人。

科室在省级以上杂志共发表学术论文42篇。科室成员参加国家级及省级课题20余项，主持课题5项，创建数据库软件1项，主编著作1部。

白玉华博士主持的呼和浩特市科技项目获国家级科学技术进步奖二等奖，自治区级科学技术进步奖一等奖。

现在学术团体任职情况：

白玉华任内蒙古蒙医药研究会会长等。

（四）科室历任负责人

姓　名	职　务	任职时间
白玉华	主任	2014—

（白玉华供稿）

五、蒙医脑病科

（一）概述

蒙医脑病科是集急救、治疗、康复、预防为一体，以治疗脑病为基础，蒙医特色突出的蒙西医结合神经内科科室。是内蒙古自治区第二批蒙医特色优势重点专科，内蒙古自治区蒙医脑病专科联盟副理事长单位，内蒙古自治区卒中诊治专科联盟成员单位，北京航天医科神经医学联盟成员单位。

蒙医脑病科成立于2018年3月，开放床位28张。现有职工26名（医师11人，护士15人），其中主任医师1人，副主任医师1人，主治医师4人。具有硕士学位6人。

（二）科室建设与发展

2018年，科室由陈桂杰主任筹建成立，2019年入围内蒙古特色优势重点专科，2021年成功验收通过。

经过近4年的专科建设及人才引进，医师队伍由原来的4人增加到11人，硕士学历占比达到66%，学术团队建设逐渐完善。现在，脑病科已成为本地区有影响力和竞争力的特色优势重点学科。

蒙医脑病科落实医疗核心制度，建立质量控制小组体系，使科室医疗质量明显提高。目前收治疾病蒙医治疗率提高到95%以上，辨证使用蒙成药率达到90%，优势病种蒙医治疗比例≥95%。

开展的诊疗技术操作有：哈塔噶呼疗法、温针灸、拔罐、仪勒朱努哈勒呼扎萨勒（推拿疗法）、妥讷呼扎萨勒、蒙药浴足疗法、放血疗法、蒙药灸脐法、盐热敷、蒙药药罐，灸脐疗法等。

组建萨病（脑梗死、脑出血）亚专科组、头晕（眩晕）亚专科组、头疼（偏头痛）亚专科组、眩晕门诊。有独立单元，人员分工合理，有较高的技术水平和服务能力。技术特色：在原有的传统疗术上开展新技术蒙药灸脐法、盐热敷、蒙药药罐等。蒙药灸脐法在2019年获得市级课题项目。

在以蒙医脑病专病及蒙医“萨病”为重点病种的基础上，拓展主要运用蒙药和疗术相结合的方式治疗萨病后消化功能紊乱、肢体功能障碍、语言障碍、吞咽障碍等疾病。已成功申报课题“蒙医腹部针刺法结合蒙药灸脐疗法治疗脑卒中后便秘的临床研究”。

蒙医脑病科平均年出院人数由2018年度138人次提高到388人次。已开展的治疗范围有脑血管疾病，特别是脑梗死、脑出血、短暂性脑缺血发作、眩晕症、面神经麻痹、面肌痉挛、三叉神经痛、偏头痛、耳聋耳鸣、睡眠障碍、高血压、帕金森病、特发性震颤、癫痫、糖尿病神经系统并发症，各种疼痛性疾病及其他内科疾病。能独立诊治本专科主要重症及合并症发生，疑难重症诊治能力和抢救成功率从2018年的6%提高到26%。2019年3月，科室在医院大力支持下完成我院首例脑血管介入术。

（三）教学与科研

承担医学院校实习生、规培生的理论培训、见习和生产实习工作并圆满完成各项工作。

承担自治区级继续教育项目2项。

科室人员共发表国家级论文21篇，主持院内课题1项、市级科研课题项目1项。

（四）科室历任负责人

姓　名	职　务	任职时间
陈桂杰	副主任	2018—2019
	主任	2019—

（陈桂杰、乌日罕供稿）

六、蒙医老年病科

（一）概述

蒙医老年病科前身为蒙医综合科，成立于2017年2月。是呼和浩特市特色优势重点专科。

科室目前开放床位24张。现有职工19名（医生8名，护士11名），其中主任医师1人，副主任医师4人，主治医师1人。具有博士学位1人，硕士学位4人。

（二）学科建设与发展

2017年2月3日，成立蒙医综合科，当时床位20张，医生5名，门诊专家3名，开展内科常见病的诊疗及急危重症的急救。

2018年，科室更名为蒙医内科。当时有7名医生，20张病床，综合治疗室1间（共用）。能开展呼吸内科常见病诊疗及急救工作，运用非药物疗法治疗及缓解急慢性支气管哮喘等疾病。

2021 年 12 月，因科室发展需要，正式更名为蒙医老年病科。同年，医院配备无创呼吸机 1 台，开展老年人呼吸系统、消化系统疾病诊疗。

（三）教学与科研

2019 年起承担蒙医临床本科生的课间实习及生产实习带教工作。2021 年起承担蒙医规培生的带教工作。现有硕士研究生导师 2 人，共招收培养研究生 5 名。

科室在省级以上学术期刊发表论文 70 篇，其中收录 SCI 论文 1 篇，国内核心期刊 37 篇，主编出版论著 1 部。

现在学术团体任职情况：

秀兰任内蒙古蒙医药学会理事。

包乌兰任中国民族医药学会循证医学分会理事。

张红艳任中国民族医药学会心身医学分会理事，呼和浩特市蒙医药学会秘书长。

太平任呼和浩特市第十四届政协委员，呼和浩特市回民区第十届政协委员，中国民族医药学会心身医学分会理事。

（四）科室历任负责人

姓　名	职　务	任职时间
秀　兰	主任	2018—
包乌兰	副主任	2018—

（秀兰、包乌兰供稿）

七、蒙医骨伤科

（一）概述

蒙医骨伤科成立于 2017 年 1 月，是内蒙古自治区特色优势重点专科、蒙医治疗骨质疏松国际合作院士专家工作站。

科室现设有临床（蒙医骨伤、蒙医骨病）门诊、病房、蒙医骨伤数字转化医学研究中心实验室、蒙医治疗骨质疏松国际合作院士专家工作站等。科室开放床位 35 张。现有职工 24 名（医师 11 人，护士 13 人），其中主任医师 1 人、副主任医师 2 人、主治医师 6 人。具有博士学位 1 人，硕士学位 7 人。

（二）学科建设与发展

2017 年搬迁至新医院时，鲍伟民筹建了蒙医骨伤科门诊，为科室负责人。同年，特木日巴根组建成立了蒙医骨伤临床科室，设门诊和住院病房两个部分，开放床位 20 张，医师团队 6 人。在我院开创了蒙医手术的先例，得到了社会各界的认可。

2017 年 12 月，住院病房调整至住院部六病区，开放床位 20 张。

2017 年 12 月 15 日，科室在四子王旗蒙中医院共建成立了蒙医骨伤科。

2019 年，科室形成 8 人医师团队，设 1 个门诊、2 个治疗室。本年度申请获批了内蒙古自治区蒙医特色优势重点专科；申请了蒙医骨伤中心、院士工作站等。

2020 年 1 月 20 日，成功申报获批呼和浩特市蒙医中医医院蒙医治疗骨质疏松国际合作院士专家工作站。12 月，引进 3D 打印技术并创建蒙医骨伤数字转化医学研究中心实验室。

2020 年，开放床位增加至 35 张。开展的新技术有手足外科、颈部手术；新开展的传统疗法有蒙医 24 穴位点穴疗法、蒙医三根针疗法，申请了适宜技术有茶酒疗法、蒙医骨科手法（按压脊柱 20 穴位）。

2021 年 8 月，获批原有实验室扩建至 40 平方米左右，医院批复 80 万元，建设蒙医骨伤智慧病房，购置骨质疏松治疗仪、脊柱平衡按摩系统、快速 3D 打印机。10 月，引进脊柱平衡系统。

2021 年，拥有 10 人团队，2 个门诊、2 个门诊治疗室（共 9 张床）。在周边地区帮扶建设蒙医骨伤科 6 个，其中有北京蒙医康复医院、四子王旗蒙中医院、武川县蒙医中医医院、集宁区蒙医医院、包头市九原区蒙医医院、杭锦旗蒙医综合医院等专科联盟。

2021 年 12 月，内蒙古自治区蒙医特色优势重点专科成功验收。新获批科研项目 3 项（国家自然科学基金资助项目《基于“胃—血—骨关联追踪”的蒙药通拉嘎

—5“清浊生华”质控新模式研究》1 项，自治区项目 2 项）。

蒙医骨伤科以蒙医药预防与治疗骨质疏松症，以蒙医传统整骨疗法（手法复位、小夹板外固定、喷酒手法复位）治疗四肢闭合性骨折脱位，以蒙医传统特色疗法治疗颈椎病、腰椎间盘突出、骨性关节炎等各种骨关节疾病，以微创髋关节置换术治疗晚期股骨头坏死及骨质疏松性股骨颈骨折，以关节置换术治疗膝关节骨性关节炎、骨质疏松性胸椎、腰椎压缩性骨折，以经皮椎体成形术（球囊治疗）加内外用蒙药治疗类风湿性关节炎、强直性脊柱炎等。

开展手术新项目有：经皮穿刺椎体成形术（PVP），经皮球囊后凸成形术（PKP），微创经皮椎弓根螺钉固定治疗外伤性胸腰椎压缩性骨折，胸椎结核后路病灶清除钉棒系统内固定术，微创髋关节置换术，全膝关节置换术等。

开展蒙医诊疗技术项目有：蒙医三根针、二十四穴位点穴治疗、盐热敷疗法、玻璃拔罐、毫针法、电针治疗法、喷酒按摩疗法、黄油按摩疗法、蒙药贴敷疗法、茶酒疗法、推罐疗法、推拿、手法复位、颈部诺哈拉呼疗术、背部诺哈拉呼疗术、头部诺哈拉呼疗术、躯干放血疗法、手指点穴治疗、关节诺哈拉呼疗术、艾灸疗法等。

优势病种有骨质疏松、股骨头坏死、腰椎间盘突出症、膝关节炎、肩周炎等，分别对以上病种初步制定了临床路径。

蒙医骨伤科近 3 年平均每年门诊病人达 2700 余人次，住院病人 450 余人次。

（三）教学与科研

主要承担医学类院校蒙医专业生产实习、课间实习带教工作及进修生带教工作。承担蒙古国国立医科大学国际蒙医药学院的 20 名学生带教任务。

现有硕士研究生导师 1 人，共招收培养研究生 3 名。

特木日巴根主任承担院内讲座 5 次，院外讲座 8 次。

科室人员主编出版论著 1 部。主持参加国家级科研项目 3 项，内蒙古自治区科研项目 2 项，呼和浩特市市科学技术局项目 1 项；主持参加内蒙古自治区医疗卫生计生科技成果及适宜技术推广项目 3 项，其中 1 项荣获内蒙古科协重点交流项目技术推广奖；主持承担国家级中医药继续教育项目 2 项；获得专利 4 项。

（四）科室历任负责人

姓　名	职　务	任职时间
特木日巴根	主任	2017—
鲍伟民	副主任	2017—

（敖日格乐供稿）

八、蒙医针灸推拿科

（一）概述

蒙医针灸推拿科创立于 1998 年，为自治区临床重点专科和自治区特色优势重点专科。全科现有蒙医师 15 名，其中副主任医师 1 名，主治医师 9 名，住院医师 3 名，治疗师 2 名。具有硕士研究生学位 2 人，在读研究生学位的 2 人。

（二）学科建设与发展

蒙医针灸推拿科前身为蒙医骨伤科，于 1998 年底由乌兰花主任带头创立。科室创建初期仅有 10 平方米的门诊室，治疗床 4 张。经过多年发展，患者数量日渐增加，科室团队逐渐形成。

2012 年底，科室更名为蒙医推拿科，设立了病房。

2016 年，科室被评为内蒙古自治区特色优势重点专科。

2018 年，科室被评为内蒙古自治区临床重点专科。

2018 年 7 月，科室改名为蒙医针灸推拿科。

开展的诊疗项目以蒙医五疗特色疗法为主，主要治疗病种有颈椎病、腰椎间盘突出症、膝关节骨性关节炎、肩周炎等骨关节疾病；脑梗死、脑出血、面神经麻痹等神经系统疾病；静脉曲张、带状疱疹、风湿、类风湿性关节炎等免疫系统疾病。近年来，在脑卒中康复领域扎根，技术积累的同时，不断提高服务能力，得到了患者的认可。

（三）教学与科研

蒙医针灸推拿科每年承担医学院校生产实习生约 15 人次，课间实习生约 200 人次，目前已在医院教学办的组织下完成了 3 名规培教师的培养。

科室人员先后在国家级期刊发表论文 20 篇。

现在学术团体任职情况：

周双宝现任中国民族医药学会医史协会理事，内蒙古非药物疗法学会理事等。

（四）科室历任负责人

姓　名	职　务	任职时间
乌兰花	主任	1998—2017
乌兰娜	副主任	2012—2017
周双宝	主任	2018—
于文峰	副主任	2018—

（于文峰供稿）

九、蒙医治未病中心

（一）概述

蒙医治未病中心于 2018 年 4 月 9 日成立。是由蒙医治未病门诊、蒙医紫癜病门诊、小儿药浴门诊、蒙药药浴部及住院病区组成的综合性蒙医临床科室，集临床、教学、科研为一体的内蒙古自治区特色优势重点专科。

病区床位数为 25 张。现有职工 22 名（医师 10 人，技师 6 人，护理人员 6 人），其中主任医师 1 名，副主任医师 2 名，医师 8 名。具有博士学位 2 人。

（二）科室建设与发展

2016 年年中，我院开始外派医生、护士在相关医院科室进修学习，为成立蒙药药浴科做准备。2016 年 12 月，在医院新址门诊部负一层最先成立了蒙药药浴科，占地面积 3000 平方米左右。科室配备监护仪、心电图机、除颤仪、平车、轮椅、医用冰箱等设备。在男区和女区分别设 1 个抢救室。

蒙医治未病中心：成立于 2018 年 4 月 9 日，整合了蒙医药浴科、小儿药浴门诊、蒙医紫癜病门诊、蒙医综合治疗区、蒙医治未病中心病房、蒙医治未病门诊而构成。

蒙药药浴科：包括男普通浴疗区、女普通浴疗区、男皮肤浴疗区、女皮肤浴疗区、美容浴疗区各 1 个。治疗特色为蒙医传统疗法，治疗项目包括：蒙药浴疗、蒙药浴足、针灸、推拿、放血、穴位贴敷入浴、喷酒疗法、茶酒疗法、拔罐（铜罐、玻璃罐）、灸疗、蒙药热敷、沙疗、盐疗等为主，以策格（酸马奶）疗法、药浴美容疗法、养生保健茶、音乐疗法等为辅。其中 2018 年开展铜罐疗法、沙疗；2019 年开展了药浴美容疗法；2020 年开展了蒙药热敷、盐疗；2021 年开展了养生保健茶、策格疗法等新技术、新项目。

小儿药浴门诊：2017 年 1 月，小儿药浴部正式成立，分设门诊、小儿按摩室、小儿药浴治疗区，共有 9 个独立工位浴区。2021 年，成立了新生儿及特殊患儿药浴诊疗室、中蒙药雾化室、蜡疗室。开设了优势病种荨麻疹、湿疹、疱疹性咽峡炎等疾病儿科专家门诊。主要治疗小儿上呼吸道感染（包括支气管炎、肺炎、急性喉炎）、过敏性疾病（包括荨麻疹、湿疹、手足口病、接触性皮炎）、胃肠炎、泌尿系感染、佝偻病、疱疹性咽峡炎、新生儿黄疸、小儿疝气、遗尿等疾病。小儿药浴门诊年就诊患者约 8000 例人次。

蒙医紫癜病门诊：于 2008 年由齐晓慧创建。门诊现有蒙医师 2 名，其中主任医师 1 名，主治医师 1 名。以蒙医传统方、验方治疗各种血液病症。研发的紫癜丸 I～III 号系列方，专治过敏性紫癜、血小板减少性紫癜、肾性紫癜、白血病以及其他皮肤紫癜病，填补了我院治疗血液病的空缺。

此外，还运用传统蒙药治疗痤疮、牛皮癣、湿疹、荨麻疹等多种慢性顽固性皮肤病。

（三）教学与科研

每年承担临床医学、蒙医学本科、专科实习生的实习教学任务，并圆满完成各项工作。

科内人员在国家级期刊发表论文 34 篇，参编专著 4 部。参与完成 2 个国家自然科学基金项目，参与 4 项内蒙古自然科学基金项目，主持参与 1 项院内课题项目。齐晓慧主任获“98 中华医学文选二等奖”1 项，参编《中国少数民族传统医药大系》《蒙古学百科全书 · 医学卷》《家庭医生》等 3 部专著。

现在学术团体任职情况：

齐晓慧现任中国民族医药学会理事，自治区蒙医药学会理事。

席迎春任中国中医药信息研究会药浴手法分会委员，内蒙古药理学会理事。

白永峰任中国民族医药学会儿科分会理事，中国中医药信息研究会药浴手法分会理事，中国民族医药学会外治疗法分会理事。

（四）科室历任负责人

姓　名	职　务	任职时间
齐晓慧	紫癜科主任	2008—
赵树忠	药浴科主任（兼）	2016—2020
席迎春	副主任	2016—2021
	主任	2022—
白永峰	副主任	2018—
周双宝	副主任	2018—2019

（席迎春、白永峰、杨蒙供稿）

第三节　中医科室

1962 年建院之初，仅设中医门诊。1965 年时，医师只有较模糊的专业侧重，分工很笼统。1978 年，中医内科门诊、中医妇科门诊、中医针灸科门诊、中医骨伤科门诊（现名为中医推拿科）同步成立，都接诊门诊患者。随后数年里，中医痔瘘科门诊（现名为中医肛肠科）、中医男科门诊先后建立。一直到 1988 年综合楼启用前，中医各专科的业务均以门诊治疗为主，兼以少许家庭病床治疗。

1988 年 11 月，中医病房建立，以收治中医内科患者为主。2005 年，心病科病区成立。2008 年，医院对各病区进行了整合，中医类别形成中医一病区、中医二病区、中西医结合病区 3 个中医类病区。2012 年，根据国家中医药管理局关于科室设置的精神，医院对病区科室进行了拆分和调整，形成了中医脾胃病科病区、中医针灸科病区、中医心病科病区、中医内分泌科病区、中医肿瘤科（现名为中医肾病科）病区、中医骨伤科（现名为中医推拿科）病区等 6 个中医病区。2013 年脑病学科从针灸科剥离出来成立了中医脑病科病区。2015年后，中医脑病二科（现名为中医老年病科）病区、中医风湿病科病区、中医肺病科病区等相继建立。

与此同时，从2009年始，中医儿科、治未病科、皮肤科、康复科、耳鼻喉科等中医科室亦陆续成立，充实了中医科室队伍。至2022年初，中医已经形成了以18个业务科室为骨干，以众多专科专病门诊为辅的综合诊疗体系。其中全国名老中医药专家传承工作室2个，自治区临床重点专科3个，自治区中医特色优势重点专科7个，市重点专科3个。

一、中医针灸科

（一）概述

中医针灸科成立于1978年初，是内蒙古第一批中医特色优势重点专科。擅长治疗中风、痹证、面瘫、眩晕、蛇串疮、痿证等多种疾病。目前开放床位数75张，医护人员19名。其中主任医师1人，副主任医师2人。具有硕士学位3人。

（二）学科建设与发展

1962年由中医针灸医师杨九戌成立了中医针灸门诊。杨九戌先生是参与建院的元老之一，是“呼和浩特市名老中医”，在治疗中风、风湿类疾病、痿证、面瘫、痹证、妇科病方面有独到的见解，造诣深厚。1978年初，在杨九戌先生的主持下，中医针灸科成立。

2012年，中医针灸科成立了独立病房，收治患者与日增多，病房床位数增加到50张，治疗设备有电针、艾灸、艾灸仪、中频电治疗仪等。

2015年，中医针灸科入围内蒙古自治区中医特色优势重点专科创建之列，杨鑫泰主任被批准为内蒙古自治区第二批名老中医学术经验传承人，带徒2人。科室年收治住院患者约600余人。

2016年12月，中医针灸科病房床位数扩至75张，其中包括1间抢救室（3张床位），有独立护理单元。门诊有7个针灸治疗室，主要设备有电针仪、中频电治疗仪、艾灸仪等。

2018年，针灸科创建内蒙古自治区中医特色优势重点专科成功。杨鑫泰主任入围内蒙古自治区第三批名老中医学术经验传承人，带徒 2 人，2 人均于 2021 年 11 月顺利毕业。

2021 年，中医针灸科全年诊治患者数位居全院前列，其中非药物治疗占 70%，取得了良好的效果，得到了广大患者的好评。

（三）教学与科研

科室承担实习生带教任务。截至 2021 年科室人员带教 300 余名；自 2021 年 10 月起承担规培生带教工作，每个月带教 1 名，共带教 5 名规培生。

科室人员共发表论文 15 篇。

现在学术团体任职情况：

杨鑫泰任内蒙古中医学会内科专业委员会委员。

（四）科室历任负责人

姓　名	职　务	任职时间
杨九戌	主任	1978—1980
杨鑫泰	主任	1980—
杨尚霖	副主任	2014—
赵　敏	副主任	2012—2016
都日娜	副主任	2016—

（杨鑫泰、都日娜供稿）

二、中医心病科

（一）概述

中医心病科成立于 2005 年，是内蒙古自治区重点专科。科室设有专病门诊 1 间，名老中医传承工作室 1 间，开放 51 张床位。现有工作人员 26 名（医师 10 人，护士 16 人），其中主任医师 1 人，副主任医师 2 人，主治医师 6 人，住院医师 1 人。具有硕士学位 5 人。

（二）学科建设与发展

2005 年 8 月 1 日成立了中医心病科，当时设在四病区，有医生 8 名，护士 10 名，开放床位 13 张。科室成立之初主要收治病种有高血压病、冠心病、颈腰椎等杂病，采取中医、中药、针灸、理疗等手段。经过不断丰富治疗手段，以及引进新的诊疗设备，不断提高临床治愈率，逐步形成心病专科。2008 年增加了 4 名医生，床位增加到 21 张。

2009 年，科室形成 3 个优势病种，分别为中风、眩晕、胸痹。后在不断优化总结分析的基础上，至今新增心悸、项痹、胃脘痛、心衰病等 4 个病种，中医心病科诊疗已形成一定模式。

2011 年，在针刺、电针、光敏、拔罐、推拿、放血的基础上购置了中药熏蒸床，开展中药熏洗治疗，在颈腰椎疾病的治疗方面有了尤为明显的优势。

2012 年，购置了血脂治疗仪，在治疗高脂血症和预防心脑血管疾病方面有效率明显提高。收治病种主要是心病科常见病、多发病，以及部分疑难杂症等。治疗上进一步扩大中药熏蒸技术的应用，对失眠、神经衰弱、风湿、关节顽疾、颈椎病、肩周炎、腰椎间盘突出、腰肌劳损、手脚麻木、手脚冰冷、气血不通等患者疗效显著。在治疗中普及了拔罐，针灸，艾灸，耳穴等中医特色治疗手段。同年，科室被授予呼和浩特市重点专科。

2015 年，被授予内蒙古自治区重点专科。

2016 年 11 月，科室搬迁至新医院，床位数增加至 71 张，成立专科门诊、名医工作室。更新了心电监护仪、除颤仪，引进了 24 小时动态心电监测仪、24 小时动态血压监测仪、中药离子导入仪、超声治疗仪、体外反搏仪、湿热敷仪、干涉波治疗仪、中频治疗仪等仪器设备。这一年开始，中医心病科积极高质量地推进非药物治疗，包括针灸、药透、艾灸、肢体加压、耳穴、拔罐等，尤其在针灸方面发展更系统化、精细化、专科化，科室的疾病救治能力及影响力也是逐年提升。科室在抓业务的同时不忘社会责任，积极参与疫情防控救治工作。目前，心病科既具有传统中医治疗特色，又拥有先进的现代化设备，独特的临床优势可为患者提供中西医双重保护。

中医心病科主要治疗冠心病、高血压、肺心病、心力衰竭、高脂血症、眩晕、失眠、心律失常、心肌病、风湿性心脏病等疾病，一直秉承“中医要领先，西医不滞后”的理念，发挥中医药优势，采用中西医结合防治心血管疾病，服务广大患者。

（三）教学与科研

主要承担临床医学本科生、专科生、基层医生的实习教学任务及规培生的带教实习任务。承担了中医诊断及中医儿科学 2 门课程的教学任务。

承担了“高脂血症的中西医结合治疗”“胸痹心痛病的中医诊疗”“任寿山治疗心衰病临床经验”“慢性心力衰竭治疗常用药”4 项内蒙古自治区医学教育项目。

承担内蒙古自治区第二批、第三批老中医药（蒙医药）专家学术经验继承项目及呼和浩特市第一批、第二批老中医药（蒙医药）专家学术经验继承项目。

科内共发表学术论文 20 篇，参编著作 1 部。

现在学术团体任职情况：

张秀娟任内蒙古中医学会心脑血管分会副主任。

宋利芳任内蒙古中医药协会心病分会委员，内蒙古医师协会心血管内科医师分会会员。

（四）科室历任负责人

姓　名	职　务	任职时间
徐国俊	主任	2005—2007
赵振生	主任	2007—2012
任寿山	主任	2012—2016
张秀娟	副主任	2005—2016
	主任	2016—
宋利芳	副主任	2016—

（张秀娟、宋利芳供稿）

三、中医脾胃病科

（一）概述

中医脾胃病科是我院最早建立的科室之一。科室前身为 1988 年成立的中医病房，包含针灸、心病、脾胃病、肺病等专业。

科室于2012年底从中医病房剥离，成立中医脾胃科病房。目前为内蒙古自治区临床重点专科。现开放床位32张。现有职工28名（医师13人，护士15人），其中主任医师4人，副主任医师1人，主治医师6人。具有博士学位1人，在读博士1人，硕士学位4人。

科室现设有门诊及病房，以胃食管反流病、胃癌前病变、溃疡性结肠炎等为主要研究方向。

（二）学科建设与发展

2012年底，中医脾胃病科成立，以全国名老中医温启宗为学科带头人，逐步开展科室工作。当时科内有医生10人，护士15人，拥有床位数31张，同时参与了医院晋升三级乙等的评审工作。

2016年12月28日，随医院搬迁新址，床位数增加至51张，医务人员增加至27人。同年，科室被遴选为内蒙古自治区中医特色优势重点专科（经过3年的努力创建，已完成评估验收）。同时，临床也开展了穴位埋线法的治疗。

2018年，科室被评为内蒙古自治区临床重点专科。

2021年10月，响应政府号召，通过“双首”行动，得到首都医科大学北京中医院脾胃病科的帮扶，并于科内开展了中药直肠滴注。

科室每年委派骨干到上级医院进修学习，提高业务能力的同时积极开展新技术、新业务，不断提高医疗服务质量。脾胃科近3年来，平均每年门诊病人达6000人次，住院450人次，业务收入逐年增加，受到院内和社会各界的好评。

（三）教学与科研

主要承担中医、中西医结合、针灸推拿专业本科及专科实习生以及规培生、进修生、全科转岗生等的中医脾胃病课程的带教任务，年均承担理论授课368学时，见习课288学时。

现有硕士生导师2名，共招收培养硕士研究生5人。

先后在省级及以上期刊发表论文27篇，其中3篇发表于国家核心期刊，参与科研项目1项。完成了《温启宗中医临床笔记》一书的编写工作。

现在学术团体任职情况：

周改兰任内蒙古自治区中医药学会第十届理事及内蒙古自治区中医药学会第一届脾胃病分会委员。

李晓庆为第六批全国名老中医药学术继承人，任内蒙古自治区医师协会中医医师分会委员。

张英任内蒙古中医药学会青年委员会委员。

曹彩云任内蒙古中医药学会脾胃病分会委员。

（四）科室历任负责人

姓　名	职　务	任职时间
温启宗	主任	2012—2016
周改兰	主任	2016—
李晓庆	副主任	2016—

（李晓庆、周改兰供稿）

四、中医脑病科

（一）概述

脑病科是以医、教、研并重的临床科室，为内蒙古自治区中医特色优势重点专科。

中医脑病科成立于 2013 年 9 月。现拥有独立病区，设有床位 56 张。现有医护人员 25 人，其中副主任医师 2 人，主治医师 7 人，住院医师 1 人，护士 15 人，具有硕士学位 5 人。

（二）学科建设与发展

中医脑病科于 2013 年从针灸科独立出来，同年 9 月正式成立病房。病房初期设立于十一病区，设有床位 28 张，以针灸、理疗及西医对症治疗方法诊治脑病科、内科常见病为主。

2016 年 12 月搬迁至新址，床位增加至 56 张，引进 3 名硕士研究生，并新建综合治疗区，同时引进失眠治疗仪、经皮神经电刺激治疗仪、中医定向透药治疗仪、生物反馈神经康复治疗仪、超声波治疗仪、24 小时动态心电图记录仪等多项诊疗设备。开展了经皮神经电刺激治疗、生物反馈神经康复治疗等多项治疗技术。病种体现专科专病，以急、慢性脑血管病，眩晕病为主。

2017 年，为了提升临床及科研水平，引进 2 名硕士研究生。

2018 年，我科被评为内蒙古自治区中医特色优势重点专科。业务方面，以传承和发挥中医药特色，重点以脑血管病、眩晕类疾病为基础，在中风病预防，急性期中医干预、恢复期中医调理，眩晕病辨证施治等领域寻找中医切入点，在开展新疗法的方面寻求创新思路。全科医生除了承担本科的日常诊疗工作外还参与院内的会诊工作，得到了大家的一致认可。管理方面，成立了我院首个科委会，选举出 5 名科委会成员，更好地进行科室质量管理。

2019 年，开展了中药热奄包治疗新项目，临床疗效显著。同期还开展了早期神经康复、电刺激、针灸等综合治疗神经系统疾病，均取得较好疗效。我科增设 TCD 检查室，开展了经颅多普勒脑血管超声检查技术应用。

2020 年科室增设神经心理测评室，开展了认知测评及心理测评等工作。同时，重视心理护理及心理干预治疗，开展神经系统疾病预防、临床康复为一体的全面医疗，进一步优化急、慢性脑血管病，眩晕等病的诊疗规范及临床路径。

2021 年 10 月，与北京中医药大学东直门医院签署“双首”健康行动协议，以促进学术交流。开展了中药涂擦治疗技术运用。

（三）教学与科研

自 2016 年起，主要承担着中医学专业及相关专业实习生带教管理工作，每年带教学生 80 余名，接收规培生 2 名，接收全科医师进修人员 5 名。

2021 年，刘飞担任学术型学位硕士研究生导师。

科室人员在各级各类学术期刊发表论文 25 篇，其中发表于核心期刊 2 篇。完成呼和浩特市科技局项目 1 项，目前承担内蒙古自治区卫健委项目 1 项。

现在学术团体任职情况：

刘飞担任内蒙古中医药学会脑病分会副主任委员，内蒙古医师协会第一届眩晕医学专业委员会委员，呼和浩特市医学会神经内科分会第一届委员会副主任委员。

刘军任内蒙古中医药学会脑病分会常务委员，内蒙古医师协会第一届眩晕医学专业委员会委员。

陈慧君任内蒙古中医药学会脑病分会常务委员。

高飞娟任内蒙古中医药学会脑病分会委员。

戴秀丽任内蒙古中医药学会脑病分会委员。

（四）科室历任负责人

姓　名	职　务	任职时间
刘　飞	主任	2013—
王红梅	副主任	2016—2018

（陈慧君供稿）

五、中医肺病科

（一）概述

中医肺病科是市级重点专科。成立于2021年12月30日，科室前身为1988年成立的中医病区。现开放床位40张，现有职工24名（医师11人，护士13人），其中副主任医师2人，主治医师4人。具有硕士学位3人，硕士在读2人。

（二）学科建设与发展

中医肺病科由中医综合科更名而来。2012年12月，科室部分医师从中医病区剥离，成立中医综合科。因医院病床紧张，科室临时挂靠在病床充裕的中医推拿科。当时科室有医生8人，床位数20张，与中医脾胃病科共用1个护理单元，护士15人。科室主要开展中药、推拿、针灸、蜡疗、中药熏蒸等治疗手段，诊治疾病范围除呼吸系统病症外，还治疗一些内科杂症。

2016年12月，医院整体搬迁新址，中医综合科脱离中医推拿科独立为1个科室，医生7人，护士16人，病房设在十一病区，科室有床位32张。

经过不懈努力，科室得到健康发展。到2017年5月，中医综合科仅病房的医生就有9人，床位增至40张。

2018年科室就诊患者2301人次，逐年递增，到2021年就诊人次达到4088人。科室逐年开展新技术、新项目，得到了大家的一致认可和好评。

2018 年新增雷火烧针法，治疗哮喘、肺炎、冠心病等病症；新增小针刀、提拉斜位旋转搬法、火龙灸、穴位埋线等诊疗技术；2019 年新增平衡针刺法、形神同调针刺法等诊疗技术；2020 年新增了六气针法、平衡针法、肺金疗法等诊疗技术；2021 年新增九宫针法。

2021 年 12 月 30 日，中医综合科更名为中医肺病科。

主要诊疗疾病范围：肺炎、支气管哮喘、支气管扩张症等呼吸系统疾病，兼颈肩腰腿痛、带状疱疹及后遗神经痛、神经性皮炎、更年期综合征等症的康复调养。

科室开展的治疗项目：中药内服和外用、针灸、揿针、拔罐、穴位贴敷、推拿、雷火灸、离子导入、穴位埋线、耳穴压丸、热奄包等治疗。

拥有大型设备：智能温热牵引仪、经颅磁脑病理生理治疗仪、电脑干扰电疼痛治疗仪、中药离子靶向导入治疗仪、脉冲三维微波治疗仪、冲击波治疗仪、冷空气治疗仪、电脑恒温蜡疗仪等。

（三）教学与科研

2018 年至 2021 年，年均带教实习生 91 人次；年均开展实习生讲座 29 次，年均临床操作教学 22 次；2021 年带教规培生 5 人。

科室人员在省级以上期刊发表论文 19 篇。

（四）科室历任负责人

姓　名	职　务	任职时间
籍　璐	主任	2012—2016
杨永生	主任	2016—2017
张喜云	主任	2017—
武　俊	副主任	2012—

（武俊供稿）

六、中医肾病科

（一）概述

中医肾病科成立于 2014 年 12 月。科室目前在中西医结合诊治肾脏疾病方面处于市级领先水平，是内蒙古自治区中医特色优势重点专科、呼和浩特市重点专科。

科室集门诊、住院为一体，是医疗、科研、教学全面发展的重点专科。以中西医结合诊治糖尿病肾病、肾病综合征、慢性肾衰竭、难治性泌尿系感染等多种肾脏疾病为主要研究方向，形成了独特的以针灸、按摩、中药溻渍、冷热湿敷、中药灌肠、穴位贴敷、食疗等中医特色疗法为主的急、慢性肾脏病诊疗体系。

科室开放床位 36 张，现有工作人员 20 名（医师 7 名，护士 13 名），其中副主任医师 1 人，主治医师 4 人，住院医师 2 人，具有硕士学位 3 人。

（二）学科建设与发展

2012 年 12 月，在赵震生的组织筹建下，中医肿瘤科成立，即中医肾病科的前身。赵震生为科室学科带头人，牛利文任科室主任。

2014 年 12 月，中医肿瘤科与血液透析室合并，正式更名为中医肾病科，病房设在十病区。当时科室有医师 7 名，护士 15 名，开设床位 30 张，诊疗病种涵盖慢性肾衰竭、慢性肾炎、糖尿病肾病、尿路感染、肾病综合征、狼疮性肾炎等，承担院内透析、血滤业务。科室具备血液透析机 7 台、血液滤过机 1 台，具备心电监护仪、心电图机及 TDP 神灯、电针、中频治疗仪、中药熏蒸治疗仪等诊疗设备。年均病房收治患者约 250 人次。

2015 年，科室正式申请建设呼和浩特市重点专科。重点专科建设以来，新购进一批中医诊疗设备，包含电脑中频脉冲整体治疗仪、多功能艾灸仪、中药离子靶向导入治疗仪、熏蒸床、电针治疗仪、TDP 神灯、半导体激光治疗仪、空气压力波防静脉血栓治疗仪、全自动移动床旁灌肠治疗仪等。

2016 年，我院搬迁至新院址后，科室病区由十病区更换至十一病区，床位数增至 36 张。

2019 年，科室正式申请建设内蒙古中医特色优势重点专科。重点专科建设以来，科室建立了水肿（肾病综合征）、关格（慢性肾衰竭）、淋证（泌尿系感染）3 个优势病种，并逐年优化诊疗方案。同时科室新购进电针治疗仪、中频治疗仪等理疗设备，新开设平衡罐、温灸罐刮痧、青敷贴、精灸等新技术新项目，开展顺利，临床疗效显著。

2019 年 9 月，中医肾病科与血液透析室独立管理。

2020 年 5 月，中医肾病科建设的呼和浩特市中医重点专科顺利验收成功。

2021 年 5 月起，科室多次邀请中国中医科学院王凤兰研究员来院坐诊，并对中医肾病科住院的疑难病例进行会诊诊治。

2021 年 8 月，随着北京市中医管理局与呼和浩特市以新一轮京蒙对口帮扶为契机，“双首”健康行动，共推中医药事业发展项目正式开展，科室作为“乙 A 类”项目与北京中医药大学东直门医院达成合作协议，进一步制定了“双首”行动发展目标。与东直门医院肾病科成功对接，双方交换合作意见，逐步开展线上、线下合作，拟定了具体化合作细则与工作内容。

2021 年 8 月，我院与“北京中西医结合肾脏病疑难病会诊中心”顺利签约挂牌成为合作单位，并于 2021 年 11 月首次顺利举办 1 例疑难肾病远程会诊，推进了科室医护肾脏疑难病诊疗能力的提高与临床经验积累。

2021 年 11 月，中医肾病科在建的内蒙古中医特色优势重点专科顺利验收成功。12 月，科室被评为我院 2021 年度质量控制优秀科室。

2019 年以来，科室逐年共引进 3 名优秀硕士学历人才，科室人才队伍逐渐壮大，科室年龄结构、职称结构合理。科室着重培养医疗技术队伍，整体技术实力较高，各级医师均熟练掌握临床诊疗技术，对肾病专科病种诊疗能力逐年加强。

（三）教学与科研

承担医学院校实习生、规培生的理论培训、见习和生产实习工作，年均承担实习生带教任务 60 余人次。

科室人员发表论文 12 篇，其中发表于核心期刊 3 篇，承担市级科研课题项目 2 项。

现在学术团体任职情况：

牛利文任中国民族医药学会针灸分会委员，内蒙古医师协会肾病分会委员。

（四）科室历任负责人

姓　名	职　务	任职时间
赵振生	主任	2012—2014
云卫方	主任	2014—2017
牛利文	副主任	2012—2017
	主任	2017—

（牛利文、高梦蕉供稿）

七、中医内分泌科

（一）概述

中医内分泌科是呼和浩特市中医重点专科，内分泌相关疾病的防治处于呼和浩特市领先水平，并承担住院医师规范化培训、实习、进修等教学工作。现正在申报内蒙古自治区中医特色优势重点专科。

科室成立于 2012 年 10 月。开放床位 43 张，现有职工 25 名（医师 10 人，护士 15 人），其中主任医师 1 人，副主任医师 1 人，主治医师 5 人，住院医师 3 人，主管护师 1 名，护士 14 名。其中硕士学位 7 人。

（二）学科建设与发展

中医内分泌科是由职业病科发展而来。2004 年 5 月，孙建刚主任建立职业病科，大力开展市职业病防治所撤销后的职业病人管理，每年大约收治各种职业病住院病人 600 人次。

2012 年由于工作需要，科室更名为中医内分泌科，业务重心转移到糖尿病、甲状腺疾病等内分泌方面。共有医生 11 名，床位 20 张，年收治患者 700 余例。

2013 年开始门诊治疗脑卒中、冠心病、心力衰竭、高血压、老年性胃肠疾病以及老年性骨关节疾病等内科常见疾病，重点诊治糖尿病及相关并发症、甲亢、甲减、甲状腺结节、肥胖、矮小症等。

2016 年 12 月搬迁新院，配合医院成立医养中心，科室增名为中医内分泌科、中医老年病科，共有医生 10 名。

2021年恢复中医内分泌科为唯一名称。与中国中医科学院北京广安门医院内分泌科开展“双首”帮扶合作，促进科室在诊疗水平上进一步提高。

现有床位43张，年收治住院患者1000余例。对疑难危重病人，如糖尿病酮症酸中毒、糖尿病足等相关疾病，邀请上级医院多名教授联合诊治。为慢性病患者建立完善的临床信息档案和长期随访体系，建立微信公众号，定期发布科普文章、科普视频讲座，致力于健康宣教，架起医生和患者之间的桥梁。

（三）教学与科研

承担医学院校实习生、规培生的理论培训、见习和生产实习工作并圆满完成各项工作。

科室人员发表论文7篇，其中发表于核心期刊2篇。

参与主持科研项目2项，获得论文二等奖及科技进步二等奖荣誉，参编著作1部。

现在学术团体任职情况：

孙建刚任内蒙古中医药学会内分泌分会委员，内蒙古医师协会内分泌分会委员，内蒙古民族事业促进会脑心同治协会委员，呼和浩特市医师协会内分泌分会教育主任委员、常务理事。

（四）科室历任负责人

姓　名	职　务	任职时间
孙建刚	主任	2004—
刘晶波	副主任	2016—

（孙建刚、田海广、艾广供稿）

八、中医老年病科

（一）概述

老年病科成立于2015年。是呼和浩特市老年病重点专科，以中西医结合为主，治疗中风病、胸痹病、眩晕、不寐等老年病。科室现设有门诊、病房，以中医内科学、老年医学为主要研究方向。

科室开放床位32张，现有职工23名（医师8人，护士15人），其中主任医师

1 人，副主任医师 1 人，主治医师 5 人。具有硕士学位 2 人。

（二）学科建设与发展

老年病科的前身是中医脑病二科。2015 年 10 月，秦卫民主任筹建的中医脑病二科开始收治病人。当时和中医脑病科同处 1 个病区。

2016 年 12 月，科室的规模扩大，医护人员增加，以中西医结合治疗脑病的独特优势，积累了大量心脑血管诊治经验，开展中医内科及脑病、老年病等学科的常见病的诊治，在数年的诊治过程中积累了大量的老年人疾病、老年综合征的治疗经验。

2017 年开始增加业务项目，3 月开展免疫三氧治疗。2018 年 1 月开展穴位贴敷治疗。2019 年 5 月开展穴位埋线治疗。

2021 年 7 月，将原有的中医脑病二科更名为中医老年病科。

2021 年 10 月，“双首”行动中与北京隆福医院成为帮扶单位。

老年病科目前主要承担老年患者及老年病患者的诊疗任务及老年医学相关实习及住院医师规范化培训的教学工作及老年医学相关科学研究工作。年门诊量 300 人次，年住院 600 人次，优势病种 5 种，分别为中风、眩晕、痹病、耳鸣、头痛。科室秉承中医为主体，中西医结合为特色，继承与发扬并举，临床能力突出的建设和发展主旨，坚持发展、创新具有该科室特色的诊疗方法。

目前科室具备的医疗设备：电脑恒温蜡疗仪、超声、激光、神经肌肉电刺激治疗系统、多功能神经康复诊疗系统、特定电磁波治疗器、脉冲针灸治疗仪、罐具类、银针。

在科室带头人的带领下，将中医药及中医传统手段应用于临床，突出中医在治疗老年病疾病方面的优势，擅长老年常见疾病及老年疑难病例的诊治。在老年心脑血管疾病、老年内分泌代谢疾病、老年呼吸系统疾病及消化系统疾病等专业领域形成了自己的特色。突出中医在治疗老年慢性病的优势，在治疗脑血管病（缺血性中风、脑动脉硬化、短暂性脑缺血发作等），冠状动脉粥样硬化性心脏病，脾胃系统疾病，运动障碍性疾病（帕金森病），周围神经病变（糖尿病周围神经病变等），老年退行性骨关节炎、颈椎病、腰椎病及头晕、头痛、失眠、肢体麻木等疾病方面取得很好的临床疗效。老年病科开展的独特的中医医疗技术有针灸、拔罐、穴位贴敷、推拿、雷火灸、蜡疗、穴位埋线、耳穴压丸、神经康复等，在临床上取得显著疗效。

（三）教学与科研

每年承担医学院校实习生约 70 人，承担中医住院医师规范化培训培的教学工作，每年约 12 人。

现有硕士研究生导师 1 人。

科室人员发表论文 15 篇。

现在学术团体任职情况：

秦卫民任中华医学会中医脑病分会常务委员。

刘明荣任中医药协会内蒙古分会脑病学会会员，中医药协会内蒙古分会老年医学会委员。

（四）科室历任负责人

姓　名	职　务	任职时间
秦卫民	主任	2015—
刘明荣	副主任	2017—

（杨昊东、刘明荣供稿）

九、中医风湿病科

（一）概述

中医风湿病科是全国名老中医阎小萍教授名医传承工作站，内蒙古自治区中西医结合风湿免疫专科联盟成员单位，内蒙古自治区中医特色优势重点专科，呼和浩特市中医痹病学重点学科。

科室目前有 4 个独立亚专科：门诊分设尪痹（类风湿关节炎）、大偻（强直性脊柱炎）、骨痹（骨关节炎）、痛风（痛风性关节炎）4 个病种的专病门诊，临床科研以骨痹、痛风、尪痹、骨痿病种为主要研究方向。

科室成立于 2016 年 12 月，开放床位 25 张，现有职员 25 人（医师 10 人，护士

15人），其中主任医师2人、副主任医师2人、主治医师4人、住院医师2人。具有博士学位1人，硕士学位4人。

（二）学科建设与发展

2015年，杨永生开始了中医风湿病科的筹建工作。

2016年12月，中医痹病科（风湿病科）正式成立，当时有医生7人、护士10人，分设门诊和病房，共有床位12张。已能有序开展中医常见风湿病种的临床诊疗工作。当时病区配有：中药离子导入仪，中频电治疗仪，电子艾灸治疗仪，电针治疗仪，TDP治疗仪、颈腰椎电动牵引床等医疗设备。此外，病区设有独立无菌操作治疗室，可常规开展关节腔穿刺、关节腔灌注等治疗。

2017年3月，挂牌"阎小萍名医传承工作站——呼和浩特市蒙医中医医院分站"，成为北京中医药薪火传承"3+3"工程建设单位之一。

2017年10月，分派丁超华主治医师参加全区中医诊疗、针灸推拿职工技能比赛，获得推拿组二等奖。

2017年12月，首次邀请北京中日友好医院中医风湿病科阎小萍教授团队一行4人，来我院开展学术讲座及健康义诊活动。

2018年10月，风湿病科由十一病区调整为八病区，床位增至22张。

2018年杨永生科主任因参与呼和浩特市人民政府外事（侨务）办公室组织的"精准扶贫 侨爱义诊"活动，积极投身公益事业，呼和浩特市人民政府外事（侨务）办公室特颁发感谢状。

2019年杨永生主任在我院科技大会上获得了科技项目一、二、三等奖，论文一等奖，优秀硕士研究生导师和内蒙古自治区中医药学会任职荣誉奖。

2019年8月成为内蒙古自治区中西医结合风湿免疫专科联盟成员单位。

2020年9月，科内三名医师代表呼和浩特市蒙医中医医院参加"中国梦·劳动美"全区中医职工职业技能比赛：其中丁超华获推拿组二等奖，白菊芳获中医诊疗组三等奖。

2021年7月通过专家评审成为"2021年市级医学中医痹病学重点学科"。

2021年开始全方位参与"双首"健康行动。

2021 年 11 月通过专家验收评审工作，科室成为“内蒙古自治区中医特色优势重点专科”。

中医风湿病科自建立以来，一直坚持“传承创新、兼容并蓄”的理念，在临床诊治风湿病时，以中西协同、综合序贯为治疗原则，通过药物、针刺、艾灸、火罐、推拿、中药熏蒸、穴位贴敷、中频治疗、中药离子导入、关节腔灌注、肌腱组织封闭术等多方位的治疗手段，在减少病人痛苦，控制疾病复发，改善病人的生活质量方面有显著的优势。诊治范围主要包括：类风湿关节炎、骨关节病、脊柱关节病、痛风、干燥综合征、系统性红斑狼疮、硬皮病、结节红斑、纤维肌痛综合征、风湿性多肌痛、白塞氏病、骨质疏松症、产后风湿病等风湿性疾病，以及颈椎病、腰腿痛等常见疾病。

（三）教学与科研

每年按要求承担医学院校实习生的理论培训、生产实习工作，承担带教规培生和进修人员的教学工作。

现有硕士研究生导师 1 人，共招收培养硕士研究生 3 人。

科室完成内蒙古自治区自然科学基金项目 1 项，完成内蒙古卫健委项目 1 项；目前承担内蒙古自治区科技计划项目 1 项，呼和浩特市科技局项目 1 项。

在各级各类学术期刊发表文章 50 余篇，其中 SCI 论文 2 篇，中文核心期刊 1 篇。主编著作 2 部，参编著作 5 部。

现在学术团体任职情况：

杨永生任中华中医药学会风湿病分会第五届委员会委员，中国民族医药学会风湿分会常务理事，世中联骨质疏松专业委员会理事，内蒙古中医药学会风湿病分会副主委，内蒙古中医药学会中西医结合风湿病分会第一届委员会常务委员，内蒙古中西医结合风湿免疫专科联盟理事会常务理事，内蒙古医师协会风湿免疫科医师分会第二届委员会委员。

丁超华任内蒙古自治区中医药学会风湿病分会委员，内蒙古自治区中医药学会中西医结合风湿病分会第一届委员会委员，内蒙古自治区医师协会风湿免疫科医师分会第二届委员会委员。

（四）科室历任负责人

姓 名	职 务	任职时间
杨永生	科主任	2016—

（杨永生、丁超华供稿）

十、中医男科

（一）概述

中医男科成立于 1984 年 11 月 28 日，开放床位 30 张，现有医师 11 名，其中主任医师 1 人，副主任医师 5 人，主治医师 4 人。具有硕士学位 3 人。

（二）学科建设与发展

1984 年，黄海波筹备的中医男科门诊成立。

2015 年，“黄海波全国名老中医药专家传承工作室”获国家中医药管理局批准立项〔2014〕252 号揭牌成立。同年 4 月，传承工作室正式启动。以“弘扬国医国粹，推广名医经验”为核心宗旨，工作室结题于 2018 年 4 月。传承工作室系统总结黄海波传承学术思想及诊疗特色，研究推广、普及其临床经验特色，重点培养了 2 名副高以上的传承人并结合临床资料出版学术专著，面向全国开放接收 10 名以上外单位进修研修人员形成培养中医药传承型人才的流动站，推动院内专科制剂研发、开办国家与自治区继续教育项目并扩大培训面。

2017 年，黄海波获中国民族医药学会男科分会颁发表彰“三十年来为中医男科事业所做出的贡献”奖，获世界中医药学会联合会颁发的“发展中医男科杰出贡献奖”，是国内最早研究治疗不孕（育）症的专家之一。

2018 年 8 月被内蒙古自治区政府授予“首届内蒙古人民好医生”称号，和医院首届中国医师节“老骥伏枥奖”。

中医男科在治疗不孕不育、男科、辅助生殖（试管婴儿）方面的中药调护经验丰富独特。如输卵管阻塞、附件炎等妇科炎症；多囊卵巢、闭经、高泌乳素、卵巢储备功能下降、早衰等因素引起的排卵障碍；子宫内膜异位症、子宫肌瘤、卵巢囊肿、月经病、妊娠病、带下病、产后病等；男性少、弱、死、畸形、无精子症、精液不液化、精液量过多、过少、血精及性功能障碍、前列腺等；免疫性不孕、不明原因不孕。

中医男科 2021 年门诊量达到 6242 人次，住院病人数 447 人次。科室不断创新发展，打造以妇科疾病综合诊治、中医生殖医学、腹腔镜宫腔镜微创手术等领域为主，形成中医特色和优势；男科学诊治范围涵盖男性生殖系统疾病的诊断治疗，包括前列腺、精囊腺、睾丸、附睾、阴茎、输精管等男性特定器官，形成以男性不育、男性前列腺疾病、男性性功能障碍和精索精囊疾病的特色诊治技术。

（三）教学与科研

每年承担医学院校实习生的理论培训、见习和生产实习教学，带教规培生和进修人员 30 余人，承担国家 2 项、自治区 1 项继续教育项目。

科室人员共主编、参编学术著作 22 部。发表学术论文 50 余篇，SCI 论文 1 篇。

主持及参与国家科技部“十一五”科技支撑计划重点项目、呼和浩特市科技项目、全国中医药创新骨干人才项目等科研项目 10 项，申请专利 6 项。

现在学术团体任职情况：

黄海波任中华中医药学会男科专业委员会顾问，世界中医药学会联合会男科专业委员会副会长，中国民族医药学会男科分会副会长，国际中医男科学会副主席。

黄震洲任内蒙古中西医结合生殖分会副主任委员，中华中医药学会生殖医学分会委员，中华中医药学会中医男科分会青年委员，中国民族医药学会常务理事，内蒙古中医药学会仲景学说分会委员，内蒙古医师协会男科医师分会第二届委员会常务委员。

张龙梅任中华中医药学会生殖医学分会青年委员，中华中医药学会中医男科分会青年委员，中国民族医药学会男科分会理事，中国医师协会中西医结合医师分会第三届男科专业委员会委员，内蒙古自治区中医药学会中西医结合生殖医学分会委员，内蒙古自治区医师协会男科医师分会青年委员会常务委员。

（四）科室历任负责人

姓　名	职　务	任职时间
黄海波	主任	1984—2009
黄震洲	副主任	2010—

（黄海波、黄震洲、张龙梅供稿）

十一、中医妇科

（一）概述

中医妇科成立于1978年5月28日，是我院特色浓厚的中医重点专科。现有职工4名（医师2人，护士2人），其中主任医师1人、主治医师1人。

（二）学科建设与发展

1978年5月28日，中医妇科门诊成立，科室成员有黄惠卿、黄海波2位医师。

1985年，科室人员增加了黄海超等4人。随着科室的发展，1988年人员不断增加到13人。

1989年，在黄海超主持下，科室开始研制黄氏药枕系列保健品。

1992年4月18日，经市卫生局批准，医院外疗保健研制中心成立，黄海超任负责人，牵头生产中药药枕系列产品。投放临床，颇受欢迎。

1992年，中医妇科内开设了不孕不育专科门诊。对男女各种原因引起的不孕不育及子宫肌瘤、卵巢囊肿、闭经、功能性子宫出血、子宫内膜异位症、男性性功能减退、阳痿、早泄、前列腺炎、结肠炎进行治疗。除中药治疗外，还开展自凝刀手术治疗技术，治疗子宫肌瘤、功能性子宫出血、宫颈炎。

2010年8月，中医妇科开展了住院业务，病人收治在妇外科病房，黄海超任科主任。当时有医生7名、护士13名，开放病床18张。能开展常规普外、胸外、骨科、泌尿外科及妇科手术如卵巢囊肿切除术、子宫肿瘤切除术、宫颈癌根治术等大手术。

中医妇科在治疗各种妇科疾病和不孕不育症等疑难疾病，有独特的治疗方法。

现科室开展以下特色诊疗项目：不孕不育专科方面擅长治疗不孕不育症、输卵管阻塞性不孕、女性排卵障碍性不孕、男性少精症、弱精症、性功能障碍、阳痿、早泄、前列腺疾病，并开展优生优育生殖健康咨询；妇科疾病方面擅长治疗月经病，如功能性子宫出血、月经过多、月经过少、经期出血、经行头疼、闭经、痛经、倒经、经前期紧张综合征、盆腔瘀血综合征、子宫内膜异位症、子宫肌瘤、子宫内膜息肉、多囊卵巢综合征、更年期综合征（心慌、烦躁、易怒、失眠、月经失调）、绝经后出血、面斑等；带下病方面擅长治疗外阴炎、霉菌性阴道炎、滴虫性阴道炎、细菌性阴道炎、老年性阴道炎、非特异性阴道炎、宫颈炎、宫颈糜烂、子宫内膜炎、盆腔炎等；妊娠病方面擅长治疗流产、妊娠腹痛、妊娠呕吐、妊娠咳嗽、妊娠小便淋痛、妊娠大便难等；治疗产后病方面擅长治疗产后腹痛、产后恶露不绝、产后大便难、产后小便淋痛、产后自汗、盗汗等，得到广大患者的认可和好评。

黄海超主任在传承了其父的验方经方基础上结合自身临床经验，研制了药枕及一系列治疗妇科杂病、不孕不育症的中成药，如黄氏妇经安、黄氏育坤丸、黄氏消抗丸及中药滴注保留灌肠Ⅰ号、Ⅱ号药液。用于治疗附件炎、盆腔炎、结肠炎、前列腺炎、子宫肌瘤、子宫内膜异位症等。特别是肠道用药弥补了口服给药的不足，避免了药物对胃的刺激，提高了疗效和局部吸收效果。

中医妇科积极发挥中医专科特色优势，拓展不孕不育门诊业务，并与内蒙古自治区人民医院生殖医学中心开展深度合作。

（三）教学与科研

科室2005年开始承担医学院校实习生的理论培训、见习和生产实习教学，2021年带教规培生理论培训、见习和生产实习教学。

科室人员在省级以上期刊论文发表14篇，1篇荣获论著二等奖，发明的“妇经安”荣获产品三等奖。主持并完成国家级科研课题1项，参与内蒙古自治区科研课题项目1项。1988年经呼和浩特市科委鉴定《中药外用药枕系列类保健制品》获得科学技术成果视同鉴定证书；参与编写著作1篇：名老中医黄惠卿先生所著《妇科论治验录》。

现在学术团体任职情况：

黄海超任国际中医男科学会委员，中华名医协会理事，内蒙古医学会理事，世界中医药学会联合会优生优育专业委员会第二届理事会常务理事。

（四）科室历任负责人

姓　名	职　务	任职时间
黄惠卿	主任	1978—1987
张德胜	主任	1988—1994
云培生	主任	1994—1996
黄海超	主任	1997—

（黄海超供稿）

十二、中医儿科

（一）概述

中医儿科成立于 2009 年 10 月，是以中医诊疗为主的中西医结合特色科室。对呼吸系统疾病、消化系统疾病等有深入研究，及独特较好的治疗手段。现有床位 3 张，输液椅 20 张，职工 8 名（医师 3 人，护士 5 人），其中副主任医师 1 人。

（二）学科建设与发展

2009 年科室成立时，仅有医师 1 名，科室面积狭小。

2016年底增加1名护士，此后随着科室不断发展，至2019年底增加护士到5名，医师增加到 3 名，科室面积增大，环境明显改善。至 2019 年底设有床位 3 张，引进心电监护机等设备，开展超声多动能治疗、静脉穿刺术、留置针等技术业务，科室结构逐步完善。

2020 年因医院疫情防控工作的调迁安排，儿科多次搬家，就诊诊室多次流动、诊室狭小，但仍坚持正常接诊。并积极参与了医院的发热梯队、预检分诊、核酸检测、疫苗接种等防疫工作。

2021 年底在“双首”行动中，与北京儿童医院中医科建立了帮扶关系，积极参加线上讲座、会议等交流活动，参与线上学习儿科疾病 19 种。全年可接诊门诊患儿 7573 次。

（三）教学与科研

中医儿科每年承担医学院校学生的生产实习教学工作，2021 年开始承担的中医医师规范化培训学生带教和基层进修人员的带教工作。承担内蒙古自治区名老中医师承的带教工作及继续教育及院内讲座等工作。

科室人员先后在省级以上期刊发表医学论文 30 余篇。

现在学术团体任职情况：

郝小玲任内蒙古医师协会儿科医师分会连任委员，内蒙古儿科疾病诊治联盟及内蒙古妇幼保健学会儿科专业委员会理事，内蒙古中医药协会理事。

（四）科室历任负责人

姓　名	职　务	任职时间
郝小玲	主任	2009—

（郝小玲、顾芳、刘志强供稿）

十三、中医康复科

（一）概述

中医康复科是以现代康复技术为核心、中医针灸推拿等传统治疗方法为特色，集临床、科研和教学为一体的综合康复机构，是呼和浩特市重点学科、内蒙古自治区中医特色优势重点专科。

科室成立于 2016 年 12 月 28 日，现有工作人员 17 名（医师 3 人，康复治疗师 13 人，康复护士 1 人），其中副主任医师 3 人，具有博士学位 1 人、硕士学位 2 人，硕士研究生导师 2 人。

（二）学科建设与发展

2016 年 12 月，中医康复科正式成立，科室有医生 3 名，康复治疗师 7 名。科室分设运动疗法治疗区、作业疗法治疗区、康复评定室、言语吞咽治疗室、推拿治疗室和针灸治疗室。已能开展传统康复，脑卒中恢复期和后遗症期肢体运动功能障碍、吞咽功能障碍、言语功能障碍和风湿骨关节病的康复评估与治疗。

2017 年以来，是康复科团队积累经验、探索和快速发展阶段，通过人才引进，科室已经有16名专业技术人员，分设了运动疗法组、作业疗法组、言语吞咽治疗组、徒手治疗组、中医传统治疗组，每个组由科室技术骨干负责。

2018年1月5日，中医康复科成为广州中山大学附属医院“康复专科合作发展联盟成员单位”，2019年6月6日，医院获批成为国家中医药管理局区域针灸诊疗中心联盟成员单位，樊海龙均担任联盟成员单位负责人。

2018年6月，派业务骨干去第四军医大学附属唐都医院学习，向国内外知名康复专家学习新Bobath技术，并引进新Bobath治疗技术，标志着中医康复科开始将神经生理学疗法运用于康复临床工作中。11月，科室业务骨干入选国家中医药管理局“全国中医临床特色技术传承人才培训项目”，推广应用“五运六气思想”及“龙砂开阖六气针法”，提高治疗效果，缩短疾病疗程。

2019年6月29日，我市医疗卫生系统首家中医院士专家工作站在我院成立，科室2名骨干人员拜石学敏院士为师，并担任院士工作站负责人和主要工作。将醒脑开窍针法这项技术广泛应用于临床脑卒中康复病人的康复治疗中，疗效显著。

2019年，康复科开始实行康复评定会制度，康复团队为住院患者进行精准的康复评定，根据每个患者的身体条件制定不同的治疗方案。

2019年6月15日，科内职工参加在北京举行的全国吞咽障碍技能大赛，取得华北赛区三等奖的好成绩。

2020年4月起，科室对“武川县可镇旧区卫生院”进行入驻帮扶，已培养6名医务人员，卫生院中医科室已初具规模。7月参与内蒙古医科大学助力武川县脱贫攻坚义诊活动。

2020年9月，樊海龙入选中共中央组织部“西部之光”访问学者，并获得由中共中央组织部、教育部、科学技术部、中国科学院联合颁发的“西部之光”访问学者证书。在国内针灸专业研究最高机构进行学习深造，得名师指点，熟悉了行业内顶尖研究机构科研管理工作的开展组织模式、学科建设、重点实验室建设等情况，进一步熟悉了科研项目申报、管理、运作的相关情况，为康复科以及医院的学科发展、基地和平台建设等方面积累了经验。

2020年11月，我院与天津中医药大学第一附属医院签署了在“国家中医针灸临床医学研究中心”框架下开展合作项目协议。在此协议框架下，康复科作为协作单位的主力与全国20多家三甲中医院共同协作完成“国家重点研发计划（2019YFC0840709）”——针灸治疗中风病的病例注册登记研究。

2021年7月17日，我院与国家中医针灸临床医学研究中心签署了“呼和浩特市蒙医中医医院石学敏国医大师传承工作室建设项目框架协议”并成为呼和浩特市政府“六大产业集群”建设项目之一。康复科为此做了大量的工作，承担石学敏国医大师传承工作室的主要工作。2021年10月22日，康复科在医院会议室首次与国家中医针灸临床医学研究中心专家进行了远程会诊。

2021年7月，中医康复科被确定为市级重点学科建设项目。

2021年依托“双首”行动，首都医科大学附属望京医院康复医学科为医院中医康复科在临床、科研、教学等方面提供技术支持。

2022年，中医康复科建设灸疗室，大力发展传统康复，形成以现代康复技术为核心，中医针灸推拿等传统治疗方法为特色的综合康复科。

2022年3月，中医康复科被确定为第三批自治区中医（蒙医）特色优势重点专科建设项目。

科室治疗区域面积700平方米，设有运动疗法区、作业疗法区、语言吞咽训练室、心理认知治疗室、风湿骨关节病康复治疗室、针灸治疗室、灸疗室、推拿治疗室、理疗室，引进了Redcord红绳悬吊康复工作站，虚拟情景互动平衡评估训练仪，减重步态训练器，言语综合训练仪，经络重复刺激治疗仪等先进的康复和治疗设备。

中医康复医学科主要对神经系统功能障碍、运动系统损伤、风湿骨关节病以及其他康复医学科常见疾病所造成的功能障碍进行科学系统的评估诊断，并运用现代康复与传统康复相结合的方式进行康复治疗。

对神经系统功能障碍的康复治疗主要包括：脑卒中、脑外伤、脊髓损伤术后、周围神经损伤导致的肢体活动不利、言语吞咽障碍、情感认知功能障碍。中医康复医学科对脑卒中后呼吸功能障碍，排痰障碍、神经源性直肠和神经源性膀胱导致的二便障碍等康复效果显著。

对运动损伤的康复治疗主要包括：骨折术后、关节置换术后、肌肉肌腱损伤导致的关节活动受限、疼痛肿胀。

对风湿骨关节病的康复治疗主要包括：颈肩腰腿痛、风湿及类风湿关节炎、强直性脊柱炎、骨性关节炎等风湿免疫疾病。

科室成立时已能开展传统康复（针刺治疗、推拿），脑卒中恢复期和后遗症期肢体运动功能障碍、吞咽功能障碍、言语功能障碍和风湿骨关节病的康复评估与治疗。逐步开展醒脑开窍针法、龙砂开阖六气针法、薄氏腹针治疗；易化技术（神经生理学疗法）以 Bobath 技术（神经发育学疗法）、PNF 技术（本体感觉神经肌肉促进疗法）和 NJF（神经肌肉关节促进疗法）技术为主、Mckenzie（麦肯基）疗法，魏氏整脊治疗，龙火灸、平衡火罐、经颅重复磁刺激治疗。

近年来科室的神经康复评估与治疗从主要以恢复期和后遗症期患者为主，向脑卒中急性期和亚急性期过度，对脑卒中患者在保证安全的前提下尽早进行康复治疗，以提高康复治疗效果，缩短康复治疗时间。同时对脑卒中急性期卧床病人进行康复指导，减少或减轻废用综合征（肌肉萎缩、关节挛缩、肺部感染、褥疮、深静脉血栓、直立性低血压等）、坠积性肺炎、骨质疏松的发生和发展。

中医康复科设备先进、技术力量雄厚、康复理念先进，康复团队始终以精湛技术为基础，以优质服务为载体，全心全意为患者服务。

（三）教学与科研

中医康复科现有硕士研究生导师 2 人，目前招收 2 名硕士研究生。科室临床带教实习生 588 人次，进修生 147 人次，蒙古国参观实习 4 人次，基层技术人员 4 人，规培生 5 人；带教康复专业相关课程共 300 学时；获批内蒙古自治区继续教育项目 5 项，并圆满完成授课任务。

科室人员先后在省级以上期刊发表论文 43 篇，其中 10 篇发表在 SCI 等核心期刊上。参与国家级课题 2 项，参与编著作 4 部、主编著作 1 部。主持院内课题 1 项，参与省部级科研项目 1 项。参研国家级课题 3 项，主持内蒙古自治区科技成果转化引导项目 1 项，内蒙古自然科学基金面上项目 1 项，内蒙古自治区医疗卫生科研计划项目 1 项，呼和浩特市科技计划（应用技术研究与开发）项目 1 项，发明专利 2

项，商标 2 项，获得内蒙古自治区继续教育项目 5 项。

现在学术团体任职情况：

樊海龙担任中医针灸院士专家工作站负责人，石学敏国医大师传承工作室负责人，中组部“西部之光”访问学者，呼和浩特市科学技术协会智库专家，中国民族医药学会针灸分会执行会长，中国民族医药学会理事，国医大师郭诚杰中医针灸学会常务理事，内蒙古蒙中医针灸学会副会长，内蒙古康复治疗学会传统康复委员会副主任委员，内蒙古睡眠医学学会委员。

杨丽珍任中国民族医药学会风湿分会理事，世界中医药学会联合会五运六气专业委员会理事，内蒙古康复治疗学会理事，内蒙古中医药学会中西医结合分会委员，内蒙古睡眠协会委员。

谢涛任中国残联“十二五”康复专业学科带头人，中国 Bobath 研究会委员。

（四）科室历任负责人

姓　名	职　务	任职时间
樊海龙	主任	2016—
王凤君	副主任	2016—2020
杨丽珍	副主任	2020—

（樊海龙、杨丽珍、谢涛供稿）

十四、中医肛肠科

（一）概述

科室成立于 1980 年，现开放床位数 12 张。现有职工 5 名（医师 4 人，护士 1 人），其中副主任医师 1 人、主治医师 2 人。具有硕士学位 1 人。

（二）学科建设与发展

中医肛肠科的前身为中医痔瘘科，1980 年成立时科室人员有 2 名（医生 1 人，护士 1 人），开展一般性肛门疾病的诊疗。

1987 年，科室更名为中医肛肠科，科室人员增加到 3 人，已开展痔病的手术治疗。

2004年始科室开展对混合痔、内痔、外痔、肛瘘、肛周脓肿、肛裂、息肉等肛肠疾病的手术治疗。

2015年至今，科室人员增加到5人，科室擅长对混合痔、内痔、外痔、肛瘘、肛周脓肿、肛裂、息肉等肛肠疾病的微创手术治疗，对溃疡性结肠炎、直肠炎，便秘、肠易激综合征等消化道疾病的治疗有独特疗效。

科室目前拥有高频电刀、直肠内窥镜、结肠水疗仪、肛肠综合治疗仪、消化道动力检测仪、生物信息反馈红外疗仪、超声雾化熏洗仪等先进设备。

（三）教学与科研

每年承担医学院校实习生、规培生的理论和技能培训、见习和生产实习工作并圆满完成各项工作。

现在学术团体任职情况：

李晓波任内蒙古自治区中医药学会第二届肛肠分会委员，世界中联“虚实挂线”专业委员会第一届理事会常务理事。

（四）科室历任负责人

姓　名	职　务	任职时间
张荣华	主任	1980—1986
孙玉生	主任	1986—1997
李晓波	主任	1997—

（李晓波供稿）

十五、中医推拿科

（一）概述

推拿科是我院最早建立的科室之一，科室前身从中医骨伤科、骨伤推拿科更名为中医推拿科。现科室设有推拿诊室、牵引室、艾灸室、针灸室，推拿床3张，牵引床2张，针灸理疗床6张，病房与脑病科共用开放床位26张。现有职工4名（医师2人，技师2人），其中副主任医师1人。

（二）学科建设与发展

推拿科前身中医骨伤科最早成立于 1978 年 5 月，由呼和浩特市中蒙医研究所副所长、骨科名老中医李枝成立，他的祖传中医整骨术和“接骨散”驰名区内外。

1980 年由于研究所业务拓展的需要，老中医籍世衡加入中医骨科。

1988 年医院综合大楼落成，李谦、郭彩云加入本科室。

1995 年籍璐调入本科室，更名为中医骨伤推拿科。

从 2002 年以来，科室发展方向逐渐过渡到以推拿治疗为主，于 2013 年更名为中医推拿科。

近年来，因科内业务拓展，陆续引进人才，现科室人员为 4 人，先后开展了温针、火针、穴位埋线等治疗。

中医推拿科是以中医传统整骨、理筋、推拿为主的中医外治法与现代医学物理疗法、经络疗法、机械牵引法相结合的中医特色科室。对颈腰椎病、骨关节痛、肌肉劳损、肩周炎、坐骨神经痛、腱鞘炎、骨质增生、面瘫、带状疱疹等疾病有独特的、较好的治疗手法。

（三）教学与科研

科室每年承担医学院校学生的生产实习教学工作。

从 2021 年承担内蒙古医科大学护理学院推拿学的教学工作。

科室人员先后在国家级核心期刊发表论文 10 篇，参与内蒙古自然科学基金面上项目科研课题 1 项。

现在学术团体任职情况：

刘影任内蒙古自治区中医药学会小儿推拿分会第一届委员。

（四）科室历任负责人

姓　名	职　务	任职时间
李　枝	主任	1978—1984
李　谦	副主任	1984—1999
籍　璐	主任	1999—2020
刘　影	负责人	2020—

（刘影供稿）

十六、中医皮肤科

（一）概述

中医皮肤科成立于2015年，设有中医皮肤科门诊、蒙医皮肤科门诊、中医特色治疗室、激光美容处置室、光疗室、过敏原检查室、真菌检查室等。

现有工作人员9名（医师6人，护士3人），其中副主任医师3人，主治医师2人。具有硕士学位3人。

（二）学科建设与发展

2015年初郝钧主任开始了中医皮肤科的筹建工作。初成立时，科室仅有1名中医师和1名护士。设备也较为简陋，仅有1台电离子治疗仪和1台老旧的二氧化碳治疗仪。当时主要依靠中药治疗，通过仪器仅能开展液氮治疗和一些皮肤浅表肿物的电离子治疗。

2016年12月28日，迁至新院址后，引进了一批新设备，新的二氧化碳点阵激光治疗机、窄波UVB治疗仓、308nm准分子激光治疗仪。完善了皮肤科相关的检查设备：如真菌显微镜检测系统、伍德氏灯检查，以及皮肤镜检测系统。开展了一系列特色治疗：如面部激光治疗、冷冻治疗、面部药物湿敷熏蒸治疗等。2017年3月，引进了血清过敏原检测系统，开展中医特色治疗，如穴位放血、拔罐治疗、艾灸治疗等。2017年9月，引进并开展了新技术火针治疗，在临床取得了显著的疗效。2017年11月，开展了穴位埋线、针灸围刺等治疗，治疗荨麻疹、神经性皮炎、肥胖等效果突出。2018年9月，二氧化碳点阵激光治疗仪开始启用，后陆续将面部静态纹、痘印、痘坑等治疗技术开展起来。

2019年，我科挂牌中华医学会皮肤性病分会玫瑰痤疮研究中心。

2019年，引进1名蒙医皮肤病专业的医师，设立蒙医皮肤科门诊。

2019年，利用点阵激光治疗机开展了面部静态纹祛皱术，痘印、痘坑的祛除修复，取得了比较满意的疗效。

2020年10月，增设了整形美容相关治疗，开展了开展面部年轻化，妊娠纹、生长纹的治疗以及瘢痕修复术等激光美容项目。2021年6月，皮表肿物切除术等项目逐步完善。

目前科室设备有二氧化碳点阵激光治疗机、308nm 准分子激光治疗仪、窄波 UVB 光疗仪、微波治疗仪、红蓝光治疗仪、真菌显微镜检测系统，皮肤镜检测工作站、冷喷治疗机等。

能开展的项目有：皮肤肿物切除术（色素痣、纤维瘤、皮脂腺囊肿、基底细胞癌等）、面部年轻化、重睑术、腋臭注射、腋下多汗症的治疗等外科项目；痘坑、痘印、妊娠纹、面部静态纹、瘢痕修复术等激光美容项目；穴位埋线、穴位放血、火针、拔罐、针灸、艾灸等中蒙西医特色治疗。

（三）教学与科研

自 2021 年科室开始承担医学院校实习生、规培生的理论培训、见习和生产实习工作并圆满完成各项工作。

科室人员编写论著 1 部，在国家级期刊发表论文 10 篇，承担内蒙古自治区自然科学基金项目 1 项。

现在学术团体任职情况：

郝钧任中国中药协会皮肤病药物研究专业委员会常务委员，内蒙古中医药学会理事，内蒙古中医药学会中医皮肤性病学分会常务委员，内蒙古医师协会皮肤科医师分会委员。

娜布其玛任内蒙古中医药学会皮肤性病分会委员，内蒙古中西医结合皮肤病专业委员会委员。

宋豆豆任内蒙古中医药学会皮肤性病分会委员。

张敏任内蒙古中医药学会皮肤性病分会委员。

（四）科室历任负责人

姓　名	职　务	任职时间
郝　钧	科主任	2015—

（郝钧供稿）

十七、中医耳鼻喉科

（一）概述

中医耳鼻喉科承担着我院门诊、病房、入学入职体检、伤残鉴定、全院会诊及教学培训工作。科室拥有先进的诊疗设备，专业的医疗团队。现有医生 3 人，其中副主任医师 1 人、主治医师 2 人。具有研究生学历的 2 人，本科学历 1 人。

（二）学科建设与发展

2015 年，武艳燕开始了中医耳鼻喉科的筹建工作。

2016 年 12 月，正式成立中医耳鼻喉科。当时有中医师 1 名，护士 1 名，已能开展耳鼻喉科的常见病的诊治。尤其是贯彻中医药治疗特色，中西医结合治疗过敏性鼻炎、急慢性咽喉炎、急慢性中耳炎、外耳道湿疹及轻度扁桃体腺样体肥大等疗效显著。

2017 年，科室引进 1 名中医师，开展了耳、鼻外伤的清创缝合，耳部、鼻部、喉部的异物取出，开展双极电刀治疗鼻出血，鼓膜修补术治疗外伤性鼓膜穿孔，鼓膜穿刺术治疗分泌性中耳炎，扁桃体周围脓肿切开引流术，耳前瘘管切开引流术，鼻骨骨折复位术，外耳道胆脂瘤取出术，良性位置性阵发性眩晕复位治疗及运用耳鸣治疗仪配合针刺治疗耳鸣耳聋。全年接诊 1334 人次。

2017 年 3 月，与内蒙古自治区人民医院签订专科医联体协议书，并聘请了内蒙古自治区人民医院 1 名专家，开展了耳鼻喉的手术治疗。

2017 年 5 月，成立了五官科病房，收治住院病人。

2018 年，接诊 2220 人次。开展了扁桃体烙法治疗扁桃体肥大、慢性扁桃体炎。

2018 年 8 月，武艳燕、范金玲 2 名中医师在北京同仁医院参加蝶颚神经节针刺学习班，同年开展了蝶颚神经节针刺术治疗过敏性鼻炎。

2019 年，接诊 2970 人次。开展了耳部穴位注射治疗耳鸣耳聋，参与我院建设区域性变态反应重点实验室及开展中医药治疗过敏性鼻炎的研究。

2020 年，接诊 2087 人次。开展了鼓室注药治疗难治性分泌性中耳炎，耳郭瘢痕疙瘩注药治疗。

2021年，接诊3766人次。开展了氦氖激光治疗过敏性鼻炎、中耳炎。

目前科室拥有耳鼻喉综合治疗台、耳鼻喉内窥镜检查系统、耳鼻喉手术动力系统、测听阻抗仪、耳鸣治疗仪、氦氖激光治疗仪、低温等离子治疗仪、双极高频电刀、超声雾化机、双通道低频脉冲治疗仪等先进的医疗设备。

（三）教学与科研

2017年12月我科承担了1名蒙古国进修生的教学工作，2021年7月承担中医实习生的教学培训工作。同年，我院成为中医住院医师规范化培训基地，2021年10月开始承担中医住院医师规范化培训的教学培训工作。

科室人员发表论文9篇，其中发表于核心期刊2篇，国家级期刊7篇。

现在学术团体任职情况：

武艳燕担任中华中医药学会耳鼻喉科分会委员，中国中西医结合耳鼻咽喉科专业中医药研究专家委员会委员，内蒙古自治区医师协会耳鼻咽喉科分会委员，呼和浩特市医学会变态反应学分会委员。

（四）科室历任负责人

姓　名	职　务	任职时间
武艳燕	科室负责人	2016--

（武艳燕供稿）

十八、中医治未病中心

（一）概述

中医治未病科是呼和浩特市地区医院中治未病学科建科最早的科室，是呼和浩特市首批中医特色优势重点专科，是内蒙古自治区第二批中医特色优势重点专科。

科室现有职工8名（医师6人，技师2人），其中副主任医师1人，主治医师4人，住院医师1人，具有硕士学位3人。

（二）学科建设与发展

2012年8月朱晓开始了科室筹建工作，12月中医治未病科正式成立，是呼和浩特市最早开设的治未病科。

2013 年 6 月，在原治未病科中增加体检项目。

2013 年开始，每年为全院职工开展健康体检工作，并提供个性化健康管理方案。

2015 年 4 月，为加强中医“治未病”服务能力建设，筹备“治未病”中心。

2016 年 12 月，医院搬迁至新址，成立了治未病中心。引进中医四诊仪、中医经络检测仪、人体成分分析仪、动脉硬化检测仪、中低频治疗仪及治疗床等设备。延伸健康体检及健康管理工作，为企事业单位及个体展开体检及健康管理服务。

2017 年，科室新增三伏贴、三伏灸、茶饮、香囊、雷火灸、督灸等疗法。

2018 年开始为餐饮、酒店、个体等从业人员提供健康体检，并发放健康证明。

2019 年，引进温灸罐、艾灸椅设备。

2019 年 2 月，成功通过呼和浩特市特色优势重点专科验收。

2021 年 10 月，开启北京市中医管理局与呼和浩特市“双首”健康行动，我科与北京中医药大学东方医院建立团队工作室。

2021 年 11 月，成功通过内蒙古自治区特色优势重点专科验收。

“治未病”是中医倡导的防病治病理念，是在中医理论指导下，充分发挥中医综合诊疗的特色优势，运用中医传统养生保健技术和方法，并结合现代健康管理手段，防止疾病的发生发展，以达到“未病先防、既病防变、愈后防复”的目的。

科室现占地面积 380 平方米，设有健康体检区、健康咨询区、健康干预调养区、健康宣教区、慢病康复区、营养药膳指导区和随访管理区七大健康服务区域；开展中医体质辨识、西医健康体检、心理状态评估、平衡膳食指导、睡眠保健指导、妇女疾病防治、慢性疲劳干预指导、慢性疼痛干预指导、功能性便秘干预指导、控制体重预防慢性病、健康教育等工作；配备有中医四诊仪、中医经络检测仪、人体成分分析仪、动脉硬化检测仪等设备；提供经腧穴按摩保健、针刺、艾灸、拔罐、刮痧、放血、蜡疗等中医传统疗法以及针对解决睡眠亚健康及脾胃亚健康问题的音乐疗法等服务。

（三）教学与科研

2012 年开始，朱晓主任承担在内蒙古电视台及呼和浩特市电视台健康宣教工作，成为《蒙中医说病》栏目特约嘉宾。健康讲座平均每周3次，共做千余期节目。

承担呼和浩特市中医药师承工作和临床实习及进修人员带教工作；承办呼和浩特市基层继续教育讲座；主持召开内蒙古中医药学会治未病分会学术年会并进行学术交流。

科室人员发表论文20余篇，主编著作1部，参与编写亚健康专业系列教材3部。

现在学术团体任职情况：

朱晓任中华中医药学会治未病分会委员，中华中医药学会亚健康分会委员，内蒙古中医药学会治未病分会副主任委员，内蒙古中医药学会养生康复分会常务委员，营养膳食标准化技术委员会委员，内蒙古医师协会健康管理专业委员会委员，内蒙古中医治未病专科联盟理事会副理事长，内蒙古医师协会中医医师分会第二届委员会常务委员。

（四）科室历任负责人

姓　名	职　务	任职时间
朱　晓	主任	2012—

（朱晓、杨丽影供稿）

第四节　西医科室

建院以来，因医院规模较小，设置的临床科室全部是中医、蒙医科室。2001年起，出于业务发展的需要，医院开始设立西医科室。当年，率先成立了外科，随之成立了妇科，两科合用一个病区，简称为外妇科。同时，建立了手术室，开展简单的手术。2010年因禽流感防控的要求，感染性疾病科宣告成立。2012年，成立了急诊科和血液净化中心，同时开始筹备其他西医类科室。

2016年底，随着医院搬迁至新址，西医科室迎来了快速发展的大好时期。在接下来不到2年的时间里，内科、眼科、口腔科、骨科、重症医学科、消化内科等科室先后开诊收治患者。至此，一个科室设置比较齐全、初步具备急诊急救能力的现代医学救治体系初步构建完成。

一、内科

（一）概述

西医内科是我院内科综合科室，成立于2016年12月28日，设置固定床位数36张，与其他科室共用床位3张。现有职工28名（医生10人，护士18人），其中主任医师1人，副主任医师1人，主治医师4人，医师4人，具有硕士学位3人。

（二）学科建设与发展

2016年12月科室成立时共有医生8人，其中副主任医师3名（其中2名为国际蒙医医院援助医师），主治医师1名，护士16人，共有床位54张，开展呼吸内科、心内科、神经内科、消化内科、内分泌科等的疾病诊疗。

2017年，随着人才引进，我科医生增加到9人，护士16人，拥有床位33张，全年收治住院患者608人，门诊就诊患者1423人次。同年开始介入治疗，总例数25台。

2018年全年收治患者993人，门诊就诊患者2631人次，介入治疗总例数2台。

2019年全年收治患者956人，门诊就诊患者3290人次，介入治疗总例数21台。

2020年全年收治患者755人，门诊就诊患者3438人次，介入治疗总例数33台。

2021年，科室医生增加到10人，护士18人，床位数36张。全年收治患者909人，门诊就诊患者4465人次。同年开展心脏起搏器植入术（其中包含1例无导线心脏起搏器植入）、介入治疗总例数63台。

目前科室拥有有创呼吸机、无创呼吸机、心电监护仪、除颤仪、免疫层析检测仪、中央工作站等医疗设备。

（三）教学与科研

主要承担各个医学院校实习生的理论培训、见习和生产实习带教等。共带教蒙医、中医、西医实习生220人次。

科室人员在国家级期刊共发表论文6篇，SCI论文3篇。

现在学术团体任职情况：

李志强担任中国神经科学学会意识与意识障碍分会委员，中国医疗保健国际交流促进会心血管疾病预防与治疗分会青年委员会委员，内蒙古自治区蒙西医介入放射学专科联盟副理事长，内蒙古自治区蒙西医介入放射学专科联盟副理事长。

（四）科室历任负责人

姓　名	职　务	任职时间
李志强	主任	2016—
冯雪娟	副主任	2021—

（冯雪娟、李志强供稿）

二、消化内科

（一）概述

消化内科成立于 2018 年 7 月，开放床位 12 张。现有医师 6 名，其中主任医师 2 人、副主任医师 1 人。具有硕士学位 2 人。

（二）学科建设与发展

2018 年 7 月，消化内科病房正式成立。当时拥有医师 6 名，护理人员 15 名，开设普通床位 20 张。

2019 年共收治病人 345 人次；同年 9 月份，1 名医生考取内分泌硕士研究生。

2020 年，由于受到新型冠状病毒性肺炎疫情的影响，全年收治病人锐减到 186 人次，床位由 20 张，缩减到 12 张。

2021 年年底通过人才引进消化内科副主任医师 1 名（具有消化内科硕士学位），缓解了医生紧张的局面，增强了科室医疗技术力量，也为我科深化发展储备了人力资源。

（三）教学与科研

承担中医、蒙医、临床和护理专业实习生的带教工作并圆满完成各项工作。

在省级以上期刊共发表论文 27 篇，核心期刊发表论文 3 篇，其中 3 篇获优秀论文奖。

（四）科室历任负责人

姓 名	职 务	任职时间
贾志义	主任	2018—

（贾志义供稿）

三、外科

（一）概述

外科是我院西医治疗体系中的重要组成部分，担负我院外科专业医疗、教学、科研工作。外科以腹腔镜微创手术为专业特色，在全区较早开展腹腔镜微创手术，无论手术例数还是手术难度在全区中医类医院中都处于领先水平。

外科成立于 2001 年，当时与妇科共用 1 个病区。2016 年 12 月成立独立的外科病区。现有床位 21 张，医护人员共 16 人（医师 7 人，护士 9 人），其中副主任医师 1 人，主治医师 4 人，副主任护师 1 人，主管护师 1 人。外科专业硕士研究生 2 人。

（二）学科建设与发展

2001 年 9 月组建外科，与妇科同一科室，开展外科常规手术。

2004 年 4 月，科室开展了腹腔镜微创手术，在北京专家的指导下逐渐独立自主完成腔镜手术，包括腹腔镜胆囊切除术、腹腔镜阑尾切除术、腹腔镜肝囊肿开窗术等。转型为以腹腔镜微创手术为专业特色的科室。

2016 年 12 月，独立成立以腹腔镜微创手术为专业特色的外科（腹腔镜微创外科）病区，引进包括德国 STORZ 超高清腹腔镜系统、德国 STORZ 电子胆道镜及美国强生 GEN11 超声刀等国际先进医疗设备。同年，积极开展腹腔镜相关手术，包括腹腔镜胆囊切除术、腹腔镜阑尾切除术、腹腔镜肝囊肿开窗术、腹腔镜辅助结直肠癌根治术。

2019 年以来，外科不断开展腹腔镜下腹股沟疝无张力修补术（TAPP）、腹腔镜下甲状腺癌根治术、胸腔镜肺癌根治术等三级、四级手术，并于 2021 年引进前列腺电切镜等设备，积极拓展相关专业领域。建科以来，外科注重人才培养，第二代本院外科医师可以独立完成腔镜手术。同时，不断完善外科人才储备，坚持传承与创新，加强科室建设，提升团队能力，形成以腹腔镜微创手术外科为主线的科室特色。

（三）教学与科研

外科承担着临床、中医、蒙医等专业实习生教学工作，每年接收实习生近百人。培训外科相关知识，包括外科常见疾病的诊断与治疗，观摩参与手术以及拆线、换药等临床操作。

2021 年 9 月起，外科开始承担中医医师规范化培训教学工作。

现在学术团体任职情况：

佈和担任内蒙古医师协会外科分会肝胆胰脾外科组委员，内蒙古医师协会外科分会甲状腺外科组委员，内蒙古医师协会外科分会肿瘤分会委员，内蒙古蒙医药协会微创外科分会委员。

（四）科室历任负责人

姓　名	职　务	任职时间
哈日巴拉	主任	2001—2011
白永利	副主任	2011—2016
佈　和	主任	2016—

（佈和、姜峰供稿）

四、骨科

（一）概述

骨科是医院西医治疗体系中重要的组成部分，担负着我院创伤、急救、骨折病人的医疗诊治工作。

骨科正式成立于 2017 年 3 月，目前设置床位 33 张，现有工作人员 19 人（医师 8 人，护士 11 人），其中主任医师 1 人，副主任医师 2 人，主治医师 3 人，具有博士学位 1 人，硕士学位 4 人，在读硕士 1 人。

（二）学科建设与发展

2016 年末，医院着手组建西医骨科，并于 2017 年 3 月正式成立。当时有医师

7人，护士7人，设置床位27张，骨科门诊1间，主要开展骨科常见病、多发病的治疗工作。

2017年引进C臂机1台，骨科牵引床1张，放散式冲击波治疗仪1台，成功开展院内首例经皮穿刺椎体成形术，成功开展院内首例截肢术，并在患者群体中树立良好口碑。

2018年成功对1例腰椎爆裂骨折合并截瘫患者进行了手术治疗，术后患者功能恢复良好。同期可以独立完成膝关节及髋关节置换手术。同年，开展了院内首例胫骨截骨矫形术（HTO）。2018年5月22日，骨科被授予内蒙古创伤创面修复专科联盟成员单位。

2019年6月28日，成立“颈肩腰腿疼痛学校”，并在院内及周边社区开展多次讲座。同年，骨科被评为院内“先进科室”和“先进护理单元”。

2019年9月，完成区内首例跟腱断裂跟腱龙微创修复术。

2019年10月，科室引进双极射频消融仪1台，并成功开展多例腰椎间盘突出髓核射频消融术。

2020年7月，引进关节镜系统和椎间孔镜系统，顺利完成了院内首例关节镜下交叉韧带重建术及椎间孔镜下髓核摘除术。

2021年9月，开展我院首例Sanders Ⅳ型复杂跟骨骨折切开复位植骨融合钢板内固定手术，术后患者功能恢复良好。11月开展了多例拇外翻矫形术。

2021年9月，在“双首”健康行动中，骨科与北京中医药大学附属第三医院结为对口支援单位，旨在打造中西医结合的新骨科，科室引进副高以上专业技术人才1名，引进中医专业硕士研究生1名。

2022年1月7日，北京中医药大学第三附属医院骨科中心及呼和浩特市中医蒙医医院骨科“双首行动”线上交流会顺利召开。

西医骨科坚持继承与创新，以突出中西医结合特色和足踝矫形优势为主线，以加强内涵建设与能力提高为重点，形成中西医并重，优势互补，“两条腿走路”的中西医结合骨科发展新格局，力争将呼和浩特市中医蒙医医院骨科打造成自治区级特色优势重点专科。

（三）教学与科研

主要承担临床、中医、蒙医、针推、康复等专业实习生教学工作，每年接收实习生近百人。

自 2021 年 9 月起，骨科承担全科医师规范化培训医生的带教工作及中医医师规范化培训医师的教学工作。

科室人员在省级以上学术期刊发表论文 42 篇，其中 SCI 论文 2 篇，核心期刊 3 篇；主编论著 2 部，参编论著 2 部。

目前在研内蒙古人才开发基金项目 1 项，申报内蒙古自治区体育科学技术奖 1 项。

现在学术团体任职情况：

杨建国任中华医学会骨科分会足踝外科学组青年委员，中国研究型医院学会足踝医学专业委员会委员，中国骨关节康复与矫形器研究学会委员会委员，中国残疾人康复协会肢残康复专业委员会矫形器与肢体功能重建学组委员，白求恩公益基金会骨科基层教育委员会内蒙古分会委员，内蒙古医学会骨科分会足踝学组委员会委员，呼和浩特医学会骨科分会副主任委员。

（四）科室历任负责人

姓　名	职　务	任职时间
宝　音	主任	2017—2021
杨建国	主任	2021—

（李杨、杨建国供稿）

五、妇科

（一）概述

妇科于 2001 年成立，承担着我院妇科疾病的诊治及手术工作。目前开放床位 21 张，其中隔离病房 1 间，监护室 1 间。科室拥有 Storz 电子宫腔镜、腹腔镜，阴道镜、Leep 刀、负压吸引器、心电监护系统、微波治疗仪、肢体加压治疗仪等先进的医疗设备，开展了多项妇科治疗。

妇科现有医护人员 22 名（医师 7 人，护士 15 人），其中副主任医师 2 人，主治医师 1 人，住院医师 4 人。

（二）学科建设与发展

2001 年我院成立妇外科，开始开展西医妇科工作。当时仅设立病房，开放床位 16 张，无门诊部，通过各科室转介绍等方式收入病房进行治疗。主要开展妇科常见病的诊治及手术工作。比如：妇科良性、恶性肿瘤、子宫腺肌病、子宫异常出血、各种炎症性疾病、外阴疾病、异位妊娠、月经异常等疾病的诊治，可开展经腹卵巢囊肿切除术、输卵管切除术、子宫肌瘤剔除术等。

2003 年引进了腹腔镜。在外请北京专家的指导下，逐渐开始独立完成腹腔镜下卵巢囊肿切除术、输卵管切除术、子宫肌瘤剔除术。

2005 年，引进了 Olympus 宫腔镜，可独立完成宫腔镜探查术，对阴道异常出血的病人可进一步进行诊治，大大提高了科室的治疗水平。

2016 年，外妇科病区拆分，西医妇科单独正式成立，设病房及门诊。科室得到较好的发展，年门诊量和住院量显著增加。

近年来，开展了宫腔镜下子宫内膜息肉电切术、黏膜下子宫肌瘤电切术，腹腔镜下子宫全切术、子宫肌瘤剔除术、附件切除术，腹腔镜辅助下的阴式子宫全切术、阴道前后壁修补术等，同时开展并规范了妇科恶性肿瘤的手术治疗。

（三）教学与科研

2016 年开始承担医学院校实习生的理论培训、见习和生产实习教学工作，2021 年 9 月开始承担带教规培生和进修人员。

科室人员共发表论文 15 篇，参编著作 2 部，申请国家专利 1 项，承担院内科研课题 1 项。

现在学术团体任职情况：

马秀华任呼和浩特市医师协会妇产科医师分会委员，妇科腔镜分会常委。

（四）科室历任负责人

姓　名	职　务	任职时间
哈日巴拉	主任	2001—2011
马秀华	主任	2011—

（牛佳丽、马秀华供稿）

六、口腔科

（一）概述

口腔科承担着全院口腔门诊诊疗、入学入职体检、院内会诊工作及实习生的带教等工作。成立于 2016 年 12 月，现有职工 3 名（医生 2 人，护士 1 人），其中副主任医师 1 人，主治医师 1 人，主管护师 1 人，具有硕士学位 2 人。

（二）学科建设与发展

2015 年，商丽娟作为负责人开始口腔科的筹建工作。于 2016 年 12 月我院搬迁新址后成立口腔科，并于 2017 年 6 月开诊。2017 年接诊 501 人次，2018 年接诊 1097 人次，2019 年接诊 1222 人次，2020 年接诊 824 人次，2021 年接诊 1737 人次（包含体检人次）。

口腔科设有口腔诊室、技工修复室、灭菌室、无菌间、设备间。现有牙椅 3 台，并预留 3 处牙椅管线，为将来口腔科的发展扩大做了准备。

口腔科引进德国数字化影像诊断设备、韩国综合治疗台、莱卡口腔显微镜、VDW 根管马达、VDW 热牙胶充填系统、塞特力根管荡洗系统、意大利灭菌消毒机等高端设备，技术先进，为患者提供了良好的就医环境。

口腔科开展的项目：牙体牙髓治疗、各类义齿修复、牙齿美容、牙列不齐的正畸治疗、无托槽隐形矫正、龋病预防、牙周基础治疗等。

（三）教学与科研

承担医学院校实习生、规培生的理论培训、见习和生产实习工作并圆满完成各项工作。

科室人员发表论文 14 篇，其中发表于国家级核心期刊 5 篇，国际级期刊 2 篇，国家级期刊4篇，获优秀论文奖2篇。参编著作1部。

现在学术团体任职情况：

商丽娟任内蒙古医师协会口腔分会委员。

（四）科室历任负责人

姓 名	职 务	任职时间
商丽娟	科室负责人	2016—

（商丽娟供稿）

七、眼科

（一）概述

眼科承担着门诊诊疗、体检、院内会诊、伤残鉴定及实习生、规培生的带教等工作。成立于2016年12月，现有职工2名（医生1人，护士1人），其中主任医师1人。

（二）学科建设与发展

2015年，在院领导的大力支持下，邢淑华作为负责人开始眼科的筹建工作。于2016年12月我院搬迁新址后成立眼科，并于2017年1月正式开诊。2017年就诊1104人次，2018年就诊1563人次，2019年就诊2023人次，2020年就诊1624人次，2021年就诊3115人次。

眼科开展业务范围包括：青光眼、白内障、玻璃体混浊、屈光不正、干眼症、眼内炎、眼外伤及高血压、糖尿病性视网膜病变等疾病的诊疗。随着患者量的逐年增加，已经开展泪小管断裂吻合术、泪道探通术、眼肿物切除术、睑内翻矫正术、睑外翻矫正术、角膜深层异物取出术、翼状胬肉切除术等。

眼科现有诊室1间、处置室1间、检查室1间。房屋总面积55平方米。配备有日本拓普康裂隙灯、KR-800电脑验光仪、NIDEK非接触眼压计、白内障超声乳化手术系统、AFC-330免散瞳眼底照相系统、B10-1000电脑视野检查系统、MD-2300S眼科AB超检查系统等设备，暂无住院床位。

（三）教学与科研

自2021年眼科开始承担医学院校实习生、规培生的理论培训、见习和生产实习工作并圆满完成各项工作。

科室人员发表论文7篇，其中发表于核心期刊2篇。

现在学术团体任职情况：

邢淑华担任内蒙古医学会眼科分会委员，内蒙古自治区医师协会眼科分会委员，内蒙古自治区眼科专家库成员。

（四）科室历任负责人

姓　名	职　务	任职时间
邢淑华	科室负责人	2016—

（邢淑华供稿）

八、急诊科

（一）概述

急诊科，承担着院前急救、院内急诊急救的工作，此外还承担着突发事件的医疗救治任务。

急诊科成立于2012年，目前设置床位10张，其中抢救床位2张，留观床位6张，隔离病房2间。现有医护人员32名（医师15人，护士17人），其中主任医师1人，副主任医师2人，主治医师10人，住院医师2人。具有硕士学位2人。

（二）学科建设与发展

2012年，科室刚建立时，位于门诊楼西侧，设有医生办公室、护士办公室、治疗室、输液室、抢救室。抢救室有抢救床、抢救车、氧气瓶。急诊科最初只有医生4人，护士2人。医院从各病区抽调高年资优秀护士5人，充实到急诊科，但科室整体门诊就诊量不大。

2013年，医院考虑急诊科整体力量弱，业务水平低，为几年后搬迁新医院储备人员，逐渐增加急诊科人员，并外送大量人员到上级医院进修，急诊科急救能力有所提高。

2016年底医院搬迁新址，急诊科科室面积增加，增设中医特色治疗室1间，抢救室1间，门诊手术处置室1间，并配有手术灯和手术床，还增设留观室2间，每间6张床位。急诊科人员增加到29人，床位扩增到14张。科室引进大量急救设备，包括2台呼吸机，1台心肺复苏仪，1台可视喉镜，1台普通喉镜，2台心电图机，6台心电监护仪，1台洗胃机，2台除颤仪，1台红外线烤灯。科室跟随医院增加门诊办公电子系统，病历采用电子病历。

2017年9月，急诊科开通院前急救站，医院购置2台急救车，当时运营1辆，承担院前“120”急救转运任务。实行24小时值班，可以做到接到“120”中心派车任务后3分钟出车。

2018年，医院开通急救绿色通道。对急重症“三无”病人，实施先入院，先抢救。

2019年，引进心肌酶分析仪，可以快速完成肌钙蛋白，C反应蛋白等化验指标的快速分析。

随着硬件条件改善及人员增加，急诊科整体急救能力大幅度提高，可以接诊的急危重症种类增加，包括心力衰竭、呼吸衰竭、药物中毒、心律失常、急性脑梗、各类创伤、各类休克。每月门诊接诊量增加至1500～1800人次。

2020年，“新冠”疫情暴发，急诊科全科医护积极踊跃报名参加抗疫一线工作，派送医生援助武汉，参加国际航班转运工作，援助呼和浩特市第二医院。

2021年，按照医院安排，将急诊科1间留观室和特色治疗室改造成“新冠”疫苗接种区域。把保安室和一间办公室改造成隔离病房，全科承担了整年的外出疫苗接种医疗保障任务。

2021年底，内蒙古满洲里“新冠”疫情暴发，急诊科外派1名医生、2名护士援助满洲里。

（三）教学与科研

2018年开始承担实习生带教工作，目前承担中医、蒙医、临床和护理专业实习生的带教，每年约100人次。2021年开始承担中医规培生带教，目前每月1人。2021年承担全科医师进修学习带教工作，目前每月1人。

科内人员发表论文 15 篇。其中发表于中国家级核心期刊 2 篇。

现在学术团体任职情况：

李志强担任中国神经科学学会意识与意识障碍分会委员，中国医疗保健国际交流促进会心血管疾病预防与治疗分会青年委员会委员，内蒙古自治区蒙西医介入放射学专科联盟副理事长，内蒙古自治区蒙西医介入放射学专科联盟副理事长。

（四）科室历任负责人

姓　名	职　务	任职时间
潘利平	主任	2012—2016
贾志义	主任	2016—2018
董先梅	主任	2018—2020
白永利	副主任	2019—
李志强	主任	2020—

（王丁艳、李志强供稿）

九、重症医学科

（一）概述

重症医学科位于住院大楼三楼，于 2017 年 9 月 12 日成立。科室设置床位数 9 张。现有职工数 22 名（医生 9 人，护士 13 人），其中主任医师 1 人，主治医师 4 人，住院医师 4 人。具有硕士学位 1 人，在读硕士 2 人。

（二）学科建设与发展

2014 年底我院开始外派进修医生、护士，筹备成立重症医学科。2017 年 9 月 12 日，重症医学科正式成立。当时设置床位数 9 张，医生 6 名，护士 14 名。设有重症医学科病房、门诊。

开科时配备吊桥系统、有创呼吸机、无创呼吸机、床旁监护仪、医用电脑控温仪、吸痰仪、除颤仪、心电图机、输液泵、注射泵、营养泵、多功能自动洗头车等设备。后续陆续引进血滤机、空气净化仪、高流量无创湿化治疗仪等医疗设备。

收治范围：急性、可逆、已经危及生命的脏器功能不全，经过严密监测和加强治疗有望恢复的患者；存在各种高危因素，具有潜在生命危险，经过严密的监护和有效治疗可能减少死亡风险的患者；在慢性脏器功能不全的基础上，出现急性加重且危及生命，经过严密监测和治疗可能恢复的患者。慢性消耗性疾病以及肿瘤的终末状态，不可逆性疾病和不能从加强监测中获得益处的患者，理论上不属于我科的收治范围。

科室成立至今共收治患者 300 余名，病种包括各种病因引起的急性呼吸心跳停止需要呼吸循环支持者，各型休克、多脏器功能衰竭，急性冠状动脉粥样硬化性心脏病、缺血性心肌病、扩张性心肌病、急慢性心力衰竭，各型心律失常、高血压危象、重症肺炎、支气管哮喘、慢性阻塞性肺疾病急性加重期、急性呼吸窘迫综合征、肺栓塞、急性肺水肿、急性肾功能不全、慢性肾功能不全急性加重，重症胰腺炎，消化道出血；急慢性脑卒中合并有脏器功能不全、糖尿病酮症酸中毒、电解质紊乱、酸碱失衡等疾病或者状态。

目前可开展气管插管、深静脉置管、纤维支气管镜镜下吸痰、有创无创呼吸支持治疗、持续性血液净化治疗等。其中有创 / 无创呼吸支持治疗、持续性血液净化、纤维支气管镜治疗等均是科室第一次开展的项目。

（三）教学与科研

每年承担临床医学、中医学本科、专科实习生、规培生的理论培训、生产实习教学任务。

科室人员在国家级期刊发表论文 4 篇。

现在学术团体任职情况：

董效师任中国医师协会重症医学分会委员，中华医学会内蒙古重症医学分会常委。

（四）科室历任负责人

姓　名	职　务	任职时间
董效师	主任	2017—
陈建军	副主任	2017—

（陈建军供稿）

十、手术麻醉科

（一）概述

手术麻醉科承担全院手术相关科室的麻醉及手术护理工作，并承担全院抢救患者的急插管工作，帮助其他科室完成深静脉穿刺置管、腰椎穿刺等高危操作。

手术麻醉科成立于2001年。现有医护人员15名（麻醉师7人，护理人员8人），其中副主任医师1人，主治医师2人，住院医师4人；主管护师1人、护师7人，均为本科学历。

（二）学科建设与发展

手术麻醉科正式成立于2001年。当时称手术室，由外妇科病房统一管理，时任外妇科主任哈日巴拉兼手术室负责人，另设1名护士长和2名护士管理日常工作。有简易手术室，无固定麻醉师。手术时常请外院麻醉师帮助，再临时抽调外科病房医师和护士配合完成手术。所有人员均归外妇科主任统一管理。所开展手术以开腹阑尾、胆囊、腹外疝及乳腺手术为主，对应麻醉以椎管内麻醉和局麻为主。2003年手术种类也由过去的简单几种手术逐渐变得多样化，并引进腔镜系统。2006年年底，1名医师从内蒙古自治区医院麻醉科进修归来，成为我院成立以来的第一名正式麻醉师，为我院麻醉专业的发展播下了第一粒种子。

随后的10年间，由于手术量的增多，手术、麻醉护理人员的专业性较强等因素，手术室的医护人员也开始逐渐增加，人员配置也从只有1名麻醉师逐渐增加到4人，护士由3人增加到6人，仍由外妇科主任统一管理。2001—2016年期间，科主任先后由哈日巴拉、黄海超、白永利、佈和、马秀华担任，护士长先后由孙丽萍、王静、陆燕洁担任。

跟随时代潮流，手术向微创化发展。同时，因手术需要，大大增加了全身麻醉的比例。但当时医院的麻醉力量仍很薄弱，大多麻醉需要更高级医院的麻醉师帮助完成。

2016年12月28日，医院搬入新址，手术麻醉科的硬件条件大为改善，一部分优秀的麻醉医师和护士被引进医院，一举改变重大手术需要请外院麻醉师的现状。

新院科室占地面积约1500平方米，净化区约1200平方米，生活区约270平方米，包括百级层流手术间1间，千级（铅防护）层流手术间1间，万级层流手术间3间，正负压手术间1间，麻醉恢复室1间，麻醉准备间1间。科内现有大型仪器设备：斯道斯腹腔镜联合胆道镜系统1套，腹腔镜联合宫腔镜设备1套，关节镜设备1台，小型C型臂1台，德尔格麻醉机5台，飞利浦监护仪4台，迈瑞监护仪1台，迈瑞手术床6台，除颤仪1台，可视喉镜1台，低温等离子灭菌器1台，戊二醛熏箱1台，快速压力灭菌器1台，腔镜清洗器1台，注射泵6台。

现在手术麻醉科能够独立完成无插管静脉全麻、气管插管全麻、支气管插管全麻、经鼻插管全麻、椎管内神经阻滞、臂丛神经阻滞、颈丛神经阻滞等各类麻醉工作。可独立承担开颅手术、开胸手术、耳鼻喉及口腔科手术，所有普外科手术、各位置骨科手术和妇科手术的麻醉工作，并完成深静脉置管和全院麻醉会诊及插管抢救工作，近几年年均手术麻醉台次基本在1000例次左右。

（三）教学与科研

科室承担着实习生带教工作，规培生带教、全科医师进修学习等工作。

目前科内在省级以上期刊发表论文4篇。

现在学术团体任职情况：

哈斯任呼和浩特医学会麻醉学分会副主任委员。

（四）科室历任负责人

姓　名	职　务	任职时间
魏彦斌	主任	2016—2017
哈　斯	主任	2017—

（哈斯供稿）

十一、血液净化中心

（一）概述

血液净化中心是我院的重点科室之一，主要治疗慢性肾功能衰竭或急性肾功能衰竭疾病。开展项目为血液透析、血液透析滤过、血液灌流、中心静脉临时导管及长期导管置管术。

科室成立于2012年，当时称血透室。现有工作人员19名（医师4人，护士15人），其中主任医师1人，副主任医师1人，主治医师2人；主管护师2人，护师8人，护士5人。具有硕士学位2人，现有血透机26台。

（二）学科建设与发展

2012年，云卫方开始了血透室的筹备工作，当时有6台血透机。经过半年多的前期准备，2013年3月6日，收治第1例患者并开展了中心静脉临时导管置管及血液透析，之后陆续开展了中心静脉长期导管置管、血液滤过、血液灌流工作。

2016年12月，医院搬迁新址，更名为血液净化中心。机位增加至26台，患者逐渐增加至110人左右。

2021年，科室顺利开展了首例肾活检术、首例腹膜透析置管手术并行腹膜透析治疗。

2022年引进了便携式B超机。科室医生、护士可完成彩超引导下内瘘血管定位穿刺及中心静脉置管定位穿刺。

建科至今，科室注重人才培养，已经完成第二代本科医师独立完成中心静脉临时导管、长期导管置管术，不断完备人才储备。

（三）教学与科研

每年承担医学院校实习生的理论培训、见习和生产实习教学工作，学生约30人。2021年9月起，开始承担医师规范化培训教学工作。

科室人员先后在国家级、省级期刊发表论文34篇。

现在学术团体任职情况：

云卫方担任内蒙古自治区及呼和浩特市血液净化质控中心委员。

（四）科室历任负责人

姓　名	职　务	任职时间
云卫方	主任	2012—

（陈那日苏、云卫方供稿）

十二、感染性疾病科

（一）概述

感染性疾病科于2010年5月正式成立。现有留观隔离室10间。现有职工11名（医师5人，护士6人），其中副主任医师1名，主治医师4名，具有硕士学位3名，本科学历2名。

（二）学科建设与发展

2009年1月份，医院为促进中医药防治传染病临床科研体系建设，做好各类传染病防控工作，成立了“呼和浩特市蒙医中医医院传染病防治专家小组”，医院传染病防治专家小组的成立为感染性疾病科的创建奠定了基础。

2010年5月14日，因受禽流感疫情影响，呼和浩特市蒙医中医医院响应国家政策要求，正式成立感染性疾病科，共有3名工作人员。当时主要承担发热患者排查工作。随着禽流感疫情逐渐趋于平稳并结束，感染性疾病科人员进行过多次调整变动，科室发展长期处于停滞状态。2013年起，负责人由院感科科长兼任。

2019年10月份，内蒙古地区出现鼠疫疫情，医院按照政策要求，再次对人员进行调整，配备4名医生、3名护士。感染性疾病科当时配备诊室2间，留观隔离病房3间，实行24小时值班制度，主要负责鼠疫排查工作。

2020年初，我国爆发新型冠状病毒肺炎疫情，感染性疾病科全体工作人员临危受命，积极开展抗击“新冠”疫情工作，为狙击“新冠”疫情奉献出自己的一份力量。

2020年初至今，感染性疾病科共收治患者1088人，排查中高风险地区返呼人员3072人。感染性疾病科主要工作内容：收治有发热、呼吸道症状、腹泻患者，运用中药、蒙药、西药为患者进行救治；对“新冠”疫情中高风险人员进行排查工作。

（三）科室历任负责人

姓 名	职 务	任职时间
王钢柱	科主任	2010—2013
卢 佳	科主任（兼）	2013—2019
冯艳宏	负责人	2019—2020
张志强	负责人	2020—

（张志强供稿）

第五节 医技科室

医技科室伴随着医院的发展，逐渐充实起来，形成了今天分工明确、各司其职的10个业务科室。

药剂科是最早成立的医技科室，在原有药房的基础上，与1977年正式设科。1978年，制剂室始建。至此，药剂系列走上了漫长的发展之路，形成了今天强大的药剂科和制剂中心。

1981年，检验科和放射科（现名医学影像科）相继成立。1984年功能科成立，经过不断发展，于2018年拆分为超声医学科和功能检查科2个科室。2007年内窥镜科成立，开始接诊患者。2012年，病理科初创，并于2017年发展为设备先进的一级医技科室。上述6个科室，构建了医院的临床诊断体系。

另外，1988年成立的供应室和2020年从中医治未病中心分离出来的体检中心，同样是临床工作的有力补充。

一、药剂科

（一）概述

药剂科成立于1977年。承担我院药品采购供应和管理、调剂、临床药学及临床用药研究等工作。

药剂科现设有中草药房、中药颗粒（小包装）药房、蒙药房、门急诊药房、住院药房、煎药室、药库、蒙药研发室、临床药学室及行政办公室等10个部门。现有职工63名，其中主任药师1人，副主任药师7人，主管药师6人，药师14人，临床药师7人。具有硕士学位5人。

（二）科室的建设与发展

1962年就设有药房，药剂师1名。1977年药剂人员仅有3名，主要从事药品调剂及保管工作。

1985—1988年，随着医院规模的扩大，人员也由原来的3人增加到10人。由原来中草药房、西成药房2个药房扩展到了3个药房，增加了门诊蒙药房。

1998年起，我院引进了单味中药浓缩颗粒剂，开启中药免煎冲服时代。

1999年成立了制剂室，当时的设备只有粉碎机、打丸机、烘干机各一台，能生产10多种蒙成药。

2003年，为方便患者服药，设立煎药室，配备煎药机12台，包装机5台。

2011年，成立临床药学组，开展了处方点评工作，促进合理用药。

2012年成立颗粒药房，完成中药颗粒全方调剂工作，与传统中药汤剂相比，易携带、服用方便、疗效确切、安全卫生。

2012年，我院开始向国家药品不良反应监测系统上报药品不良反应事件。

2014年6月，我院使用的西药品种实行零差价销售。

2016年12月，医院搬迁新址，药械科更名为药剂科，相继引进3名硕士、21名本科的高学历药学人才。扩建各部门面积，引进大量先进设备。

2017年2月13日，成立门急诊药房，提供24小时全天候药学服务，全年无节假日休息，确保急诊患者抢救和用药的绿色通道畅通。

2017年3月15日，临床药学室正式成立。

2017年7月17日，正式执行西成药品采购“两票制”。

2017年8月，我院成为“全国抗菌药物监测网上报单位”。

2018年6月15日，药品验收平台启动。

2020年1月1日—2022年1月1日，药剂科已执行药品集中带量采购的惠民政策，采购中选的药品品种达105种。

2020年1月8日，设立总药剂师岗位及相关制度。

2020年8月25日，设立蒙药研发室。

2021年12月，为提高我院突发公共卫生事件应急处理能力，确保卫生应急药品物资储备安全，建立应急药品库。

为适应现代医院发展的要求，近几年药剂科培养了多名审方药师，全面加强了药事质量管理，使药剂科的中心工作逐渐由传统的保障供应模式向以病人为中心，以合理用药为核心，提供药学技术服务的模式转变。

（三）教学与科研

每年承担医学院校实习生的理论培训、见习和生产实习教学。蒙药房每年带教38人次，中草药房每年带教49人次，颗粒药房每年带教44人次，门急诊药房每年带教15人次，住院药房每年带教15人次，煎药室每年带教30人次。

2020年起，5名药剂师担任内蒙古医科大学硕士研究生导师带教，现招收硕士研究生2名。

完成市级科研项目1项。科室发表论文49篇，其中2篇发表于核心期刊。

学术团体任职情况：

李双钢曾任内蒙古中医药学会中药分会副会长。

吉木斯现任内蒙古蒙医药学会理事、呼和浩特市蒙医药学会副会长。

冯海先现任内蒙古药师协会中药专业委员会常务委员、内蒙古医院协会药事专业委员会常务委员。

潘俊英现任内蒙古药师协会中药专业委员会委员。

乌兰图娅现任中国民族贸易促进会民族医药专家委员会专家。

王慧现任内蒙古执业药师协会医院药师专业委员会委员。

（四）科室历任负责人

姓　名	职　务	任职时间
文德明	主任	1977—1983
张茂章	主任	1983—1985
王洪亮	主任	1985—1996
李岩宏	主任	1996—1997
赵　焱	主任	1997—2001
喻小菊	主任	2001—2010
李双钢	主任	2010—2021
韩文艳	副主任	2010—2017
李雪岩	总药剂师	2021—
吉木斯	副主任	2017—
冯海先	副主任	2017—
乌兰图娅	蒙药研发室主任	2020—
王承楠	副主任	2022—
李素梅	中药房主任	2022—

（张宇翔、李雪岩、吉木斯供稿）

二、制剂中心

（一）概述

制剂中心正式成立于 2017 年，是医院药学的重要组成部分。现有工作人员 16 名，其中副主任药师 3 名，主管药师 3 名，初级药师 7 名，具有研究生学历 1 名。

（二）科室建设与发展

在原旧城圪料街平房的制剂室（1978 年成立）的基础上，1999 年成立呼和浩特市中蒙医院制剂室，隶属于药剂科。当时设备只有粉碎机、打丸机、烘干机各 1 台，能生产 10 多种蒙成药。

2003 年在国庆主任的筹备下，制剂室进行扩充。当时占地面积约 500 平方米，使用面积800余平方米，粉碎车间为活动板房，初加工车间为旧车库改造而成。当时制剂室设备有：粉碎机2台、初碎1台，水丸机2台，振动筛1台、水丸振动筛1台、散剂振动筛1台，烘干机3台，蒸馏水机1台。当时能生产80多个品种，专科药20多种。

2016年，随着医院的搬迁，建成制剂中心大楼。总面积为2070平方米，其中净化区面积950平方米，非净化区面积为1120平方米，具备传统生产设备、现代化蒙药提取设备、先进的质量控制仪器。制剂中心严格按照GPP标准兴建，10万级的洁净生产区、万级的洁净生产区、理化实验室和阴阳对照实验室等，保证了中蒙药制剂产品的质量。

制剂中心分为一般生产区、洁净区、储存区、检验区、办公区等。室内设有原药库、挑选室、清洗室、干燥室、炮制室、精料库、纯水供应室、粉碎车间、混合车间、真空干燥室、蒙药浓缩提取车间、制丸室、汤散水丸包装室、胶囊填充室、铝塑包装室、成药库、灌装室、口服液车间、理化试验室、阴阳对照实验室、办公室等。

制剂中心设备有：304不锈钢材质CW-700水冷式粗碎粉碎混合机组、CW-300粉碎机组、CW-240小型高速粉碎机、制丸机、槽型混合机、三维混合机、真空微波干燥机、纯水设备、提取设备、丸粒滚筒筛、水丸瓶包装流水线、汤散水丸的袋包装机、脉动灭菌机、破碎机、口服液包装机、大容量液体包装机、摇摆颗粒机、原药烘干箱、空气压缩机等；检验设备有：高效液相色谱仪、紫外可见分光光度计、气相色谱仪、智能试验崩解仪、火焰—石墨炉原子吸收分光光度计、电热恒温箱、生物显微镜、水分测定仪、三用紫外分析仪、水浴锅、超净工作台、1%电子天平、1‰电子天平、1%电子天平、旋转蒸发仪、自动恒温电热套、数控超声波清洗仪、生化培养箱、超纯水系统、酸度计等。

目前我院制剂中心注册备案蒙药制剂品种200余种，已投入临床使用50余种。制剂剂型包括：丸剂（水丸）、汤剂、散剂、硬胶囊剂等。

制剂中心本着中药（蒙药）制剂的“继承传统、弘扬创新、精微安全、确保疗效”的宗旨，更好地展示中医药（蒙医药）特色，确保满足我院临床需求，发挥着重要作用。

（三）教学与科研

每年承担医学院校实习生的理论培训、见习和生产实习教学。先后在国家级期刊发表论文 12 篇，参与科研项目 1 项。

（四）科室历任负责人

姓　名	职　务	任职时间
国　庆	主任	1999—
云花尔	副主任	1999—

（吴阿古达木、国庆供稿）

三、医学影像科

（一）概述

影像科是我院较早成立的科室之一，前身是放射科，成立于 1981 年 5 月。科室现有 CT、MRI、乳腺机、数字化胃肠机、DR 等多台较先进的设备。现有工作人员 19 名（医师 12 人、技师 4 人、护士 3 人），其中主任医师 1 名，副主任医师 1 名，主治医师 4 人，住院医师 6 人，主管护士 1 名。其中具有硕士学位 1 人，在读硕士 1 人。

（二）科室建设与发展

1981 年 5 月，成立了放射科，当时设备仅有国产东方红 200mA1 X 线机 1 台，1 名放射工作人员，开展全身各部位 X 线检查、诊断。

1993 年 3 月新购进当时较先进的全身 GE-9800 CT 机 1 台，成为当时呼和浩特市第一家拥有 CT 机的市级医院。CT 机的购进，使放射科有了质的飞跃，员工增加到 5 人，新开展了头部、脊柱、关节、胸部及腹盆腔平扫及增强（人工推注）检查，使放射科诊断水平提高了一大步。

1996 年 6 月，放射科与 CT 室合并，成立影像科。于 2006 年新购进 GE 双排螺旋 CT 机 1 台，2007 年新购进 GE 数字化胃肠机 1 台，2008 年新购进 GE 飞天 6000-DR 1 台。3 台新机器的引进，使影像科再次有了质的飞跃，职工增加到 8 人，新开展了胃肠造影、子宫输卵管造影、T 管造影、静脉泌尿系造影等检查项目，CT 增强检查改为机器推注。

2016 年 12 月，影像科新购进 GE64 排 128 层 OptimaCT680 一台、Quantum 螺旋 CT 1 台、GE Defininm 6000 双板 DR 1 台、飞利浦 1.5T 磁共振 1 台、飞利浦木兰钼靶数字化乳腺 X 光机 1 台、西门子 Luminos fusion 大型数字化平板胃肠机 X 光机 1 台、KAVO 数码口腔 X 线机 1 台、KAVO Gendex 口腔全景 X 光机 1 台，诊断水平和诊断能力显著提高。

CT 新开展项目：冠状动脉 CTA、颅颈 CTA、下肢血管 CTA、胸痛三联等相关检查。

磁共振开展项目：全身各部位、各器官的普通扫描、增强扫描及特殊序列扫描，如：MRA、MRV、DWI、SIR、SWI、FLAIR、MRCP、MRU；乳腺钼靶检查、乳腺造影检查；口腔曲面体层摄影、咬合片 X 线摄影及牙片 X 线成像。

（三）教学与科研

2018 年至 2020 年，我科承担内蒙古卫生职业技术学校教学任务；承担医学院校教学任务及带教工作，共 80 余人；承担中医规培教学工作。

在各级学术期刊发表论文、论著共 18 篇，其中发表于核心期刊 1 篇，获得呼和浩特市人民政府颁发科技三等奖 1 项，自治区推广项目 1 项。

现在学术团体任职情况：

杜玺生任中国管理科学研究院学术委员会特约研究员，内蒙古自治区医师协会放射医师分会委员，内蒙古蒙医药学会放射专业委员会委员等职。

高升任中国针灸学会医学影像专业委员，内蒙古蒙医药学会放射专业委员会秘书，内蒙古自治区医师协会放射医师分会委员，内蒙古医学影像质量控制小组成员，呼和浩特市医学影像质量控制成员。

祝永刚任内蒙古自治区医师协会放射医师分会青年委员。

（四）科室历任负责人

姓　名	职　务	任职时间
郭永和	放射科主任	1981—1999
蒲俊智	CT室主任	1993—1995
刘　军	CT室主任	1995—1999
杜玺生	影像科主任	1999—2018
高　升	影像科主任	2018—
马智亮	影像科副主任	2007—
祝永刚	影像科副主任	2018—

（祝永刚、杜玺生、高升供稿）

四、检验科

（一）概述

检验科成立于1981年。是负责提供临床基础检验、临床生物化学检验、临床免疫学检验、临床微生物学检验等专业的检测报告，为临床诊疗提供精准可靠的诊疗依据的现代化实验室。现有职工26名，其中副高级职称4人，中级职称9人，初级职称13人。

现有采血、临检、生化、免疫、微生物、输血、分子生物学诊断实验室等7个专业组，设立10个QC质量管理小组。科室拥有下列资质：艾滋病检测筛查实验室、内蒙古自治区与人体健康有关的病原微生物实验室和实验活动备案、呼和浩特市三甲医院检验结果互认医院、临床基因扩增实验室技术验收合格实验室、内蒙古血液中心供血合作单位等。

（二）科室建设与发展

1981年，科室刚建立时，仅1名工作人员。所开展项目仅限于手工的血尿便常规检查，唯一的检验设备就是1台老式显微镜。

1987年，医院整体搬迁到楼房内，有了独立的化验室，逐步开始引入设备，如721分光光度计、离心机、恒温箱等。开展简单的生化项目如血糖、肝功等化验检查。

1995 年，医院为化验室购入了半自动生化分析仪、尿液分析仪，这是科室走向自动化的标志。

2003 年，逐步引进了全自动生化分析仪、全自动荧光免疫分析仪、全自动血球计数仪等大型设备。化验室改名为检验科，设立了临检、生化、免疫、血库等。

2014 年 2 月，设立输血科，并派出工作人员进修学习。

2014 年 4 月，检验科被内蒙古自治区总工会授予工人先锋号称号。

2015 年，检验科在院内率先启用《QC 质量管理制度》，设立 10 个 QC 管理小组，达到了覆盖检验分析前、分析中、分析后全过程。

2017 年 1 月，我科设立微生物实验室。

2019 年，检验科开设了 PCR 分子诊断实验室，保质保量完成疫情期间检验任务。

2020 年 6 月，检验科被共青团呼和浩特市委员会授予青年文明号称号。

2021 年，选派人员向内蒙古四医院支援防疫检测。

现有大型仪器设备希森美康 XN-9000 血液分析流水线 1 套，罗氏 C-501 生化分析仪 2 套、罗氏 E-602 化学发光免疫分析仪 2 套、梅里埃药敏鉴定仪、梅里埃血培养、中元汇吉质谱仪等仪器设备 150 余台。

检验科现开展项目 256 个，外送委托项目 93 个，共计 349 个。现已成为集科研教学、临床检验、健康普查、预防医学为一体的综合性临床检验中心，智慧型检验中心。

（三）教学与科研

检验科自 2008 年开始承接实习带教工作并圆满完成各项工作。

科室发表论文 16 篇，其中 2 篇发表在核心期刊，申报科研项目 2 项，正在主持自治区级科研项目 1 项。

现在学术团体任职情况：

渠茂林任呼和浩特市医学会检验分会副主任委员。

张玉鶡任内蒙古自治区医师协会临床输血分会委员。

郭文智任呼和浩特市医学会检验分会委员。

（四）科室历任负责人

姓 名	职 务	任职时间
马 斌	主任	1981—1987
王淑珍	主任	1987—2004
渠茂林	主任	2004—
张玉鹍	副主任	2012—
郭文智	副主任	2016—

（呼博奇、渠茂林供稿）

五、超声医学科

（一）概述

超声医学科承担着我院门诊、住院、体检的日常超声检查工作。现有职工 18 名（医师 13 人，护士 3 人，报告员 2 人），其中主任医师 2 人、副主任医师 4 人。具有本科学历 17 人。

（二）科室建设与发展

1984 年科室成立，当时与放射、检验合称为医技科室。

科内只有 4 名工作人员，没有 B 超机，仅有 1 台日产心电图机，只能进行心电图检查。

1988 年，购进日本横河 50 B 超机，仅开展腹部疾病 B 超检查。同时组建为功能科，开展包括超声和心电图的检查。

2002 年，购进惠普 50 B 超机（现已淘汰），开展了腹部、妇科、心脏、颈部血管、甲状腺、乳腺等常规疾病 B 超检查。

2013 年，购进飞利浦 IU22 彩超机器（现仍使用），2016 年 10 月购进飞利浦 EPIQ 7C 和声科彩超机（现仍使用），2013 年先后招录 4 名本科毕业生。因购进先进机器及招聘专业人才，我科对于常见疾病的诊断能力有了显著提升，对于疑难病例的诊断有了质的突破。

2015 年，引进 1 名副主任医师，开展浅表和小器官、急腹症疾病超声诊断，在相关疑难病例方面有了新的突破。

2016 年 12 月，搬迁至新医院，科室开展的项目有：腹部（肝胆胰脾、泌尿系统、妇科）、浅表器官（男科、甲状腺、甲状旁腺、涎腺、乳腺）、颈部血管、四肢血管、腹部大血管等疾病超声诊断；心脏疾病超声诊断及心功能评价等。

2017 年招录 2 名影像专业本科生，开展急诊相关疑难病例诊断，如睾丸扭转、阑尾炎、乳腺炎、肠套叠、腹腔脏器破裂、宫外孕等。

2018 年 1 月开展肌骨超声检查。3 月开展超声引导下介入治疗，可进行超声引导下关节及肌肉内注药、超声引导下刮宫、取环、超声引导下置管、超声引导下肾脏穿刺等，填补了科室介入超声的空白。

2018 年 5 月科室独立为超声医学科。6 月购进飞利浦 EPIQ 7（现仍在使用）。

2019 年 8 月购进迈瑞 Resona 8 和康友射频消融设备，并委派相关医师护士外出进修学习，并着手准备开展射频消融相关新技术。

2020 年，先后派出 4 名医师到内蒙古人民医院超声科学习超声造影，同期筹备开展超声造影相关检查工作。

2021 年 11 月，引进 1 名主任医师，1 名副主任医师，同期筹备开展胃肠超声造影检查。

（三）教学与科研

自 2018 年开始承担教学工作，每年对中医、针灸、护理等 10 余名专科学生进行理论培训、生产实习教学。

科室人员发表省级以上期刊论文共计 52 篇，其中发表于国家级期刊共计 22 篇，核心期刊共计 4 篇。

现在学术团体任职情况：

云美霞任内蒙古超声医学会会员。

闫君任内蒙古医师协会超声分会青年委员会委员。

（四）科室历任负责人

姓 名	职 务	任职时间
马 冰	副主任	1984—1998
郭永和	负责人	1989—1991
王素珍	负责人	1991—1993
哈森高娃	主任	1994—2018
白晓丽	副主任	2018—
云美霞	副主任	2019—
闫 君	副主任	2022—

（云书荣、云美霞供稿）

六、功能检查科

（一）概述

功能检查科成立于 2018 年 5 月，其前身是 1984 年成立的功能科。现有职工 5 名。科室开展的检查项目有心电图、动态心电图、动态血压、脑彩超、脑电图、肌电图、肺功能等。

（二）科室建设与发展

2018 年之前，功能检查科和超声医学科都归属于功能科。2017 年，为了扩大心电图及电生理检查的发展，招录了 4 名临床本科毕业生，并陆续送往上级医院学习深造，为功能检查科的独立发展打下基础。

2018 年 5 月，各科室发展成熟，将功能科分为功能检查科和超声医学科 2 个独立的科室。

2020 年，为了满足我院中、蒙、西医骨伤科、老年病科、体检及其他科室临床诊断的需求，我科室引进了 GE 双能 X 射线骨密度仪，为临床诊断骨质疏松等疾病起了至关重要的作用，同时促进了科室的建设发展。

（三）教学与科研

科室每年负责带教实习生 30 余人，规培生 12 人。教学主要内容为：心电图及动态心电图的基本操作和基本诊断。

累计在各级学术期刊发表论文 4 篇，其中在国家级核心期刊发表论文 1 篇。承担科研项目工作 1 项。

（四）科室历任负责人

姓　名	职　务	任职时间
王　玲	负责人	2018—

（王玲供稿）

七、内窥镜科

（一）概述

内窥镜科承担着全院上、下消化道内窥镜检查，诊断各种消化道病变的工作。现共有工作人员 11 名（医师 6 人，护士 5 人），其中主任医师 1 人，副主任医师 1 人，主治医师 2 人，住院医师 2 人。

（二）科室建设与发展

2007 年内窥镜科成立时，只有 3 人，条件简陋，开展项目单一。随着新医院的搬迁及人才引进，2017 年开始了消化内窥镜检查。

内窥镜科设有消毒间、清洗工作间、操作间、储藏室、无痛内镜病人恢复室等。配有电子内窥镜系统、胶囊内镜系统，能进行胃、直结肠、上下全消化道检查及治疗。另外还配备血氧、心电血压检测仪，清洗消毒工作站，内镜清洗消毒机，内镜治疗附件等。年内检查胃肠镜患者 600 余人次，其中，镜下治疗 150 余人次。

目前科室开展项目有：无痛内镜技术，病人在麻醉下完成检查和治疗，无任何痛苦；胶囊内镜检查技术，主要对慢性腹痛、腹泻、腹胀，不明原因消化道出血者，具有检查方便、无创、无痛、安全卫生、舒适自如、无交叉感染，视野开阔等优点；胃肠异物取出术等；电凝刀切胃肠镜息肉摘除等项目。

（三）教学与科研

科室承担着实习生带教工作，规培生带教、全科医师进修学习等工作。

科室人员通过参加国内各项学术交流活动，积累了丰富的经验，同时进一步推进了新技术、新业务的引进和开展。累计在各级学术期刊发表论文 20 篇，其中在国家级核心期刊发表论文 2 篇。

现在学术团体任职情况：

乌日娜任呼和浩特市医师协会副会长职务。

（四）科室历任负责人

姓　名	职　务	任职时间
高　升	主任	2007—2008
乌日娜	主任	2008—

（乌日娜供稿）

八、病理科

（一）概述

病理科初创于 2012 年。病理科承担全院常规病理诊断、手术中的快速病理诊断、细胞学诊断等任务。

现有职工 4 名，其中副主任医师 1 名，主治医师 1 名，技师 2 名，具有硕士学位 1 名。

（二）科室建设与发展

2012 年医院成立了病理科，开始外派进修医生。2017 年病理科拥有独立科室，当时有住院医师 2 人，技师 1 人，外聘 1 名副主任医师。

病理科占地面积约 250 平方米，设有接诊室、病理取材室、病理制片室、细胞病理室、免疫组织化学室、病理档案室、试剂库等。

现有配套设备尼康多人共览光学显微镜 1 台，双目光学显微镜 2 台，三目光学显微镜 2 台，徕卡冷冻切片机、包埋机、全自动脱水机、石蜡组织切片机，显微镜专用数码摄像装置，TCT 液基细胞学制片仪，计算机病理图文管理系统等，总固定资产 180 万余元。

现科室主要开展的业务工作有：常规石蜡切片病理诊断：能够对各种送检病变组织做出病理诊断，尤其对癌症早期确诊极为重要；手术中快速冷冻切片诊断：为临床确定诊断及手术范围提供依据；液基细胞学检查：适合宫颈癌癌前筛查；脱落细胞学及穿刺细胞学诊断：以确定有无癌症；科室另有多项与迪安及金域合作但尚未开展的业务，可以满足临床诊疗需要。科室能为临床提供医、教、研等方面的优质服务。

科室年外检量约 1500 例，细胞学检查 1600 余例。

（三）科室历任负责人

姓　名	职　务	任职时间
赵双双	主任	2017—

（赵双双供稿）

九、体检中心

（一）概述

体检中心成立于 2020 年 9 月，是由中医治未病科转型而来。最初只为本院职工提供健康体检管理服务，后逐步开展对外体检业务，现主要负责对健康和亚健康人群进行健康体检、健康评估、健康教育、健康咨询等。科室现有职工 8 名（医师 2 人，护士 4 人，信息录入员 2 人），具有硕士学位 1 人。

（二）科室建设与发展

2016 年中医治未病科室进行扩建，开始承接健康证业务，社会体检工作正式开始。2020 年 9 月，由郭美霞牵头，体检中心从中医治未病科独立出来正式成立。体检中心的工作主要是定期对个人健康问题提出预警，早期发现身体异常，阻止疾病发生或延缓疾病的发作；促使临床早期干预，早期治疗；为提高人民群众生活质量提供有力保障，具有明显的社会效应。

2021 年 10 月搬入新院址，占地约 400 平方米，优化工作流程，独立设置检查室、报告室、护士站、办公室、资料室、档案室等，建立了独立的体检信息系统。

体检中心与我院内外科、内科、眼科、儿科等临床科室，检验科、影像科、物理检查中心、内窥镜科室、病理科、等医技科室建立密切合作关系，互相帮扶、共同进步。陆续承担了多个企事业单位的体检工作，并将健康证的工作继续扩展。

开展项目有就业前体检及转岗、离岗体检、单位团体体检、个人健康检查、事业单位入职等体检业务；根据体检者年龄、性别及受检者需求设计相应的体检项目；由专业医师提供个性化体检设计；并对体检结果进行相关的评价和指导；对健康档案进行管理；进行健康状况后期服务，为受检者提供卫生知识、健康知识讲解培训。从 2020 年 9 月至今，共检 30000 余人次。

（三）教学与科研

于 2020 年起开始承接实习带教工作，目前已成为内蒙古各大医学院校的实习合作单位。

科室人员发表论文 10 篇，其中发表于核心期刊 3 篇。

现在学术团体任职情况：

郭美霞任中国民族卫生协会健康管理分会委员。

南如连任内蒙古自治区医师协会健康管理分会青年委员。

（四）科室历任负责人

姓　名	职　务	任职时间
朱　晓	主任	2013—2020
郭美霞	主任	2020—
杜文宇	副主任	2022—

（杜文宇、郭美霞供稿）

十、消毒供应中心

（一）概述

消毒供应中心，承担着全院各临床科室可重复使用的器械、器具、物品的清洗、消毒、灭菌等工作。现有工作人员 12 名，其中副主任护师 2 人，主管护师 1 人，护师 6 人，护士 3 人。

（二）科室建设与发展

1988 年供应室成立，当时以 60L 的一个小型灭菌锅供应医院科室的灭菌，器械物品都是科室自己清洗消毒后搬去灭菌，条件简陋。

2001 年成立手术室，对器械的灭菌要求也随之提高。随着患者的增多，我院及时引进了一台相对大的高压灭菌器，供应室当时只有 4 名护理人员。

2013 年引进了一台塑封机，对一次性物品可以灭菌后塑封保存。

2016 年 12 月 28 日，医院搬迁新楼，供应室正式集中管理全医院的器械物品，集中处理，供应室正式更名为“消毒供应中心 ”。此时的消毒供应中心占地面积约为 580 平方米，并配有高压灭菌器 2 台，全自动清洗机 2 台，超声清洗机 1 台，煮沸机 1 台，蒸汽发生器 1 台，低温等离子灭菌器 1 台，其他配有相关清洗水槽、高压气枪、水枪及纯化水制水设备。由于消毒供应中心的扩大，人员增加到 12 人。

2017 年科室正式成立 QC 小组，并将质控工作、院感工作层层整改，层层落实。

2019 年 7 月，为兄弟医院伊生泰妇产医院清洗消毒灭菌，并签订灭菌协议。随后与呼和浩特市申氏中医院也相继签订灭菌协议。

2022 年 1 月 26 日，与博爱医院签订正式灭菌协议。

消毒供应中心现在负责全院可重复使用的器械、器具、火罐等物品的清洗、消毒、灭菌等工作，并深入临床科室下收、下送物品，集中管理全院各科室器械、物品的重复清洗、消毒、灭菌。尤其是我院火罐的使用频繁高，数量大，清洗、消毒、灭菌、包装工作任务重，每天成百上千个火罐的灭菌，为的是患者的医疗安全，也是我院的一大亮点，吸引内蒙古多家医院前来参观学习。

（三）教学与科研

自 2021 年 7 月开始承接实习带教工作，目前已成为内蒙古各大医学院校的实习合作单位。

科室人员先后在省级以上期刊发表论文 16 篇，其中 3 篇发表在 SCI 等核心期刊上。

（四）科室历任负责人

姓　名	职　务	任职时间
武小霞	负责人	2001—2013
岑慧卿	护士长	2013—2018
李志刚	护士长	2018—2020
李海霞	护士长	2020—

（李志刚、李海霞供稿）

第二章

领导与专家名录

建院以来，医院历任领导和几代专家们殚精竭虑、辛勤工作，引领着医院60年的发展潮流。他们团结奋进，带领全院职工，战胜了一个个前进路上的艰难险阻，攻克了一个个学术阵地上的堡垒暗礁，完成了医院从小到大、从弱到强的跨越，塑造了医院60年的辉煌历程。医院发展的史册上，理应留下这些开拓者和奋斗者们的足迹。

第一节 医院领导机构

医院成立早期，由于人员很少，只设有行政领导班子。随着医院的发展，中国共产党党员数不断增加，于是在 1977 年成立了医院的第一个党支部委员会，就此形成了党政两套领导班子共存的局面。

一、党的委员会

1977 年 5 月，医院首个党支部委员会宣告成立，由 3 名委员组成。2008 年 2 月，医院党支部委员会升格为党总支委员会。2020 年 8 月，医院党总支委员会升格为党委委员会。

截至 2022 年 6 月 30 日，从 1977 年迄今的 45 年里，医院共历经 21 届党的委员会，其间产生了 12 名书记，9 名副书记，1 名纪检书记，31 名委员。

表1 历任书记、副书记名录

担任职务	姓 名	任职时间
书记	王凤鸣	1977—1979
副书记	何全宝	1977—1978
书记	齐长庚	1980—1984
副书记	董尚志	1980—1984
副书记	秦海祥	1984—1985
书记	云存忠	1985—1986
书记	关世毅	1986—1994
书记	邓培德	1995—1996
副书记	龚伟民	1995—2000
书记	关世安	1997—1997
副书记	胡玉平	1997—2001

续表

担任职务	姓　名	任职时间
副书记	郑　连	1997—1998
书记	贾澍华	1997—2000
书记	龚伟民	2000—2003
副书记	云文清	1999—2013
书记	莎仁格日勒	2003—2013
纪检书记	杜玺生	2007—
书记	云文清	2013—2018
书记	云耀峰	2018—2021
副书记	张　良	2020—2021
书记	张　良	2022—
副书记	包立道	2022—

表2　历届党组织委员名单

任职时间	党的委员会委员
1977—1978	王凤鸣、何全宝、刘荣平
1978—1979	王凤鸣、秦海祥、刘荣平
1980—1984	齐长庚、董尚志、秦海祥
1984—1985	秦海祥、云存忠、张荣华
1985—1986	云存忠、尹友祥、张荣华
1986—1991	关世毅、云存忠、尹友祥、张荣华
1991—1994	关世毅、云存忠、尹友祥、段秀宝、丽　红
1995—1996	邓培德、龚伟民、段秀宝、斯布吉德玛、王翠珍
1997—1997	关世安、龚伟民、胡玉平、斯布吉德玛、王翠珍
1997—1998	贾澍华、郑　连、龚伟民、胡玉平、王翠珍

续表

任职时间	党的委员会委员
1998—1999	贾澍华、龚伟民、胡玉平、靳玉翔、王翠珍
1999—2000	贾澍华、云文清、龚伟民、靳玉翔、王翠珍
2000—2002	龚伟民、云文清、莎仁格日勒、靳玉翔、王翠珍
2002—2003	龚伟民、云文清、莎仁格日勒、白恒慧、贾文霞
2003—2007	莎仁格日勒、云文清、白恒慧、赵　焱、贾文霞
2007—2013	莎仁格日勒、云文清、白恒慧、王卫东、杜玺生、赵　焱、贾文霞
2013—2016	云文清、白恒慧、王卫东、杜玺生、莎仁格日勒、赵　焱、贾文霞
2016—2018	云文清、白恒慧、王卫东、杜玺生、赵红兵
2018—2020	云耀峰、白恒慧、王卫东、杜玺生、赵红兵
2020—2021	云耀峰、张　良、王卫东、杜玺生、赵红兵
2022—	张　良、包立道、王卫东、杜玺生、赵红兵

2008 年，医院党总支委员会开始建立基层党组织，共下设了 2 个党支部。迄今 14 年里，医院党委（党总支）先后共建立基层党支部 19 个，产生了基层党支部书记 19 名，党支部委员 57 名。

二、行政领导

1962 年研究所成立伊始，就组建了由所长、副所长组成的行政领导班子。1985 年 10 月 28 日，在呼和浩特市中蒙医研究所基础上，呼和浩特市中蒙医院成立，医院与研究所合署办公，虽两块牌子，但一套领导班子。1986 年 1 月，医院行政领导班子的称谓由“所长、副所长”更名为“院长、副院长”，统一管理医院和研究所的工作。21 世纪初，医院步入快速发展时期，为适应科研工作的需要，逐渐加强了中蒙医研究所的建设，于 2001 年 12 月，聘请了 3 名研究所副所长，研究所所长仍由医院院长兼任，就此形成了院、所两套领导班子共存的局面。2012 年，根据医院发展情况，参照同级同类医院的组织建设模式，医院恢复了院长、副院长一套领导班子兼管医院和研究所工作的组织管理架构，一直延续至今。

截至2022年6月30日，在医院60年的发展史上，共产生了8名院长（所长），30名副院长（副所长）。

表3　历任院长（所长）、副院长（副所长）名录

姓　名	担任职务	任职时间
赵相如	所长	1962—1966
刘济民	副所长	1962—1966
何全宝	副所长	1977—1978
李　枝	副所长	1978—1984
陈方彦	副所长	1978—1980
秦海祥	副所长	1979—1984
齐长庚	副所长	1980—1984
董尚志	副所长	1980—1984
赵云海	副所长	1980—1984
黄惠卿	副所长	1982—1984
云存忠	副所长	1984—1986
云存忠	院长	1986—1995
张　清	副院长	1986—1995
魏志忠	副院长	1993—1995
蒲俊智	副院长	1995—1995
巴特尔	院长	1995—1997
邓培德	副院长	1995—1996
张爱英	副院长	1996—1996
斯布吉德玛	副院长	1996—1998
郑　连	院长	1997—1998

续表

姓　名	担任职务	任职时间
关世安	副院长	1997—1997
贾澍华	副院长	1997—1998
贾澍华	院长	1998—1999
莎仁格日勒	副院长	1998—2017
云文清	院长	1999—2018
温启宗	副所长	2001—2006
特木其勒	副所长	2001—2012
那音太	副所长	2001—2009
任寿山	副院长	2003—2008
白恒慧	副院长	2003—
王卫东	副院长	2003—
任寿山	副所长	2006—2009
黄海超	副所长	2006—2012
赵红兵	副院长	2016—
杜玺生	副院长	2017—
赵树忠	副院长	2018—2020
云耀峰	院长	2018—2020
张　良	院长	2020—
包立道	副院长	2022—

第二节　专家简介

1962 年 10 月研究所成立时，聚集了一些在首府中医界颇有影响力的名中医，为研究所在短短几年内赢得了较好的发展空间。1977 年后，一批驰名自治区的名中医（名蒙医）专家陆续云集研究所，代表人物有李枝、沙拉布朋兹格、黄惠卿、赵云海、杨九戌等。2000年后，跟随着医院发展的步伐，各方面的专家开始进驻医院。特别是医院搬迁新院址前后，大批专业人才纷纷汇聚医院，医院的专家队伍不断发展壮大。

本书共收录高级职称专家简介156条（正高59名、副高97名），其中临床医师类123名（中医68名、蒙医29名、西医26名），药剂类15名（中药4人、蒙药5人、西药6人），医技检查类10人，护理类8人。

惜因时间久远，人员更迭，加之院史编写时间仓促，还有一些老专家的资料未能搜集到位，甚感遗憾。只能留给后来人补充完善了。

一、正高级职称专家

本书共介绍正高级别职称专家59人，其中中医主任医师25人，蒙医主任医师14人，西医主任医师13人，药剂主任药师2人（蒙药1人，西药1人），医技主任医师3人，中医护理主任护师2人。（按姓氏拼音排序）

白恒慧

中医主任医师（专业技术三级）。1983年毕业于内蒙古医学院中蒙医系中医班，获医学学士学位。曾在赤峰市宁城县中医院、呼钢医院、《中国民族医药杂志》编辑部等单位工作，2001年调入我院工作。现任、曾任我院党委委员、副院长，《中国民族医药杂志》常务编委，《内蒙古中医药》杂志常务编委，内蒙古中医药学会常务理事，内蒙古中医药学会管理分会副会长，呼和浩特市医师协会副会长，呼和浩特医学会呼和浩特市中蒙医院医学会会长，内蒙古医学会医疗事故技术鉴定专家，内蒙古中医蒙医高级专业技术资格评审委员会委员，全国中医类别医师资格实践技能考试呼和浩特市考区总考官，全国中医学有专长考试考区总考官，国家等级医院评审专家等职。在国家级、省级学术期刊上发表论文35篇，其中《老年痴呆中医临床近况》获呼和浩特市科学技术优秀论文三等奖。主编、参编医学著作9部，其中《针刺事故救治与预防》获呼和浩特市人民政府科学技术一等奖。1997年，《内蒙古中医药》杂志获第二届优秀科技期刊评选三等奖，为主要获奖人员。2003年，获得自治区党委、人民政府颁发的抗击“非典”先进个人荣誉称号。

白永利

外科主任医师。2001年毕业于内蒙古民族大学，获医学学士学位。2001年来我院工作，现任急诊科副主任。先后在省级以上期刊发表论文5篇。

白玉华

蒙医主任医师。2013年10月毕业于蒙古国国立医科大学，获博士学位。先后在通辽市毛道卫生院、牧区中心医院工作，2013年12月由呼和浩特市委市政府绿色通道引进我院工作。曾任通辽市牧区中心医院院长职务。现任我院蒙医心病科主任，内蒙古蒙医药研究会会长，中国名方名药研究推广中心研究员，国家蒙医规范化培训指导老师，内蒙古医学会医疗事故鉴定与预防接种异常反应鉴定专家，内蒙古公益联盟副主席，呼和浩特市中蒙医师承教育指导老师等职。先后在省级以上期刊发表论文30余篇，其中SCI 3篇。主编《四部医典蒙、汉、英、藏、西里尔文对译》《四部医典名词术语五种文字对译晶珠》《蒙医心病古籍文献汇编》《蒙医名方名药经典汇集》等5部著作，参编《传统蒙医文献汇编》（西里尔文版）等3部。主持及参加科研课题10项，其中《四部医典蒙、汉、英、藏、西里尔文翻译及数据库研发》获中国民族医药协会科学技术进步奖二等奖、自治区民族医药协会科学技术进步奖一等奖。

白玉兰

蒙医主任医师。1997年毕业于内蒙古民族大学蒙医系，获医学学士学位。一直在我院蒙医妇科工作。为全国名老中医第四批继承人。先后在省级以上期刊发表论文20余篇，参编《明慧宝膳》《蒙医传统外治法——尼如哈》2部专著。

包额尔敦朝克图

蒙医主任医师。九三学社社员。1981年毕业于内蒙古民族医学院蒙医系。先后在通辽市扎鲁特旗前德门卫生院、通辽市扎鲁特旗蒙医医院工作，2012年调入我院工作。现任蒙医肝胆病科主任、硕士研究生导师，全国中蒙医优秀人才研修项目讲学专家，内蒙古自治区少数民族医药骨干人才培训讲学专家，内蒙古蒙医专家学术经验传承指导老师，内蒙古蒙医药学会理事，中国民族医药学会疑难病分会理事，中国民族医药学会男科分会理事，内蒙古医学会医疗事故技术鉴定专家，内蒙古电视台蒙医药节目特邀顾问，呼和浩特市电视台蒙中医说病节目特邀顾问，《身边科学》杂志医学顾问。发表医学论文85篇，参编《中国民族民间药食大典》等著作3部。主持项目3项，其中《蒙药、金针治疗胆息肉》获第一届内蒙古自治区职工技术创新成果展三等奖。曾获全区职工“经济技术创新工程”重大创新成果奖，内蒙古自治区劳动模范、五一劳动奖章，自治区“模范医生”等荣誉称号。

包凤兰

主任蒙药师。1991年7月毕业于内蒙古蒙医学院蒙药系；2010年1月毕业于内蒙古民族大学，获蒙医学学士学位。1995年来我院工作，现任药剂科蒙药房主任。先后在省级以上期刊发表论文3篇。

包红梅

蒙医主任医师，硕士生导师。2002年毕业于内蒙古民族大学，获蒙医学学士学位；2007年毕业于内蒙古医科大学，获蒙医学硕士学位。2008年5月起在本院工作。现任我院蒙医五疗科副主任，内蒙古女医师协会蒙医专业委员会常委，内蒙古民族医药学会针灸分会理事，中国营养学会注册营养师等职。首届“内蒙古少数民族专业技术人才特殊培养计划入选学员”，呼和浩特市名老蒙医药中医药专家学术经验继承人，内蒙古名老蒙医药中医药专家学术经验继承人，内蒙古自治区新世纪“321人才工程”人选，青城健康卫士“优秀中医传承人”。

先后在省级以上期刊发表论文9篇，其中发表于中文核心期刊1篇、科技核心期刊1篇，《蒙医针刺疗法治疗脑梗死恢复期疗效观察》在中国—蒙古国博览会首届蒙医药论坛论文评选中获二等奖。参与科研项目6项（国家级2项、省级2项），其中以第二完成人身份完成的《蒙医针刺治疗颈、腰椎间盘突出症的机理研究》成果被授予2010年度内蒙古医学会科学技术二等奖，第二完成人身份完成的《蒙医针刺治疗颈、腰椎间盘突出症的临床研究》项目获呼和浩特市科学技术进步二等奖。

包立道

精准医学及蒙医药学专业，主任药师、教授。2006年毕业于内蒙古医学院药学院，获硕士学位；2012年毕业于内蒙古大学生命科学学院，获博士学位。美国哈佛大学访问学者。2022年来我院工作。现任党委副书记、副院长。获得中组部“西部之光”青年学者，中华医学会首届全国“优秀临床药师”，内蒙古自治区“草原英才”，内蒙古中蒙医药青年领军人才，内蒙古自治区高校“青年科技领军人才”，内蒙古自治区“新世纪321人才”工程第二层次人选称号。任全国细菌耐药监测学术委员会第一届青年委员，中国民族医药协会理事，内蒙古药理学会副理事长等职。发表论文50余篇，其中40余篇发表在SCI等核心期刊上。主编、参编著作4部，获得专利授权20余项。近年来获得华夏医学二等奖1项，内蒙古自然科学一等奖1项，内蒙古科技进步二等级1项，内蒙古医学会科学技术奖3项；主持国家自然科学基金3项，中央地方引导基金项目1项，主持各级科学基金项目20余项。

宝 音

骨科主任医师。包头医学院骨科学硕士研究生导师。2000年毕业于天津武警医学院临床医学系，获学士学位；2008毕业于河北医科大学，获得骨科学硕士学位。2000年起在武警内蒙古总队医院工作，2016年至我院工作。曾任医院骨科主任。担任《中国骨质疏松杂志》第八届青年编委，中国医药教育协会肩肘运动医学专业委员会内蒙古培训中心常务委员，内蒙古蒙医药学会烧创伤修复与整形专业委员会副主任委员，呼和浩特市医学会骨科分会副主任委员，内蒙古中医药学会中西医结合风湿病分会常务委员、内蒙古医师协会运动医学医师分会常务委员。在国家级期刊发表论文30余篇，获武警部队医疗成果三等奖3项。

曹彩云

中医主任医师。2004年毕业于内蒙古医学院中医系，获医学学士学位；2007年毕业于江西中医学院，获医学硕士学位。2007年8月于我院工作。现任内蒙古中医药学会脾胃病分会委员。先后在省级及以上期刊发表论文10余篇。

陈海山

蒙医主任医师。1993年毕业于内蒙古呼伦贝尔蒙医学校，2008年毕业于内蒙古民族大学，获蒙医学士学位。曾在内蒙古兴安盟科右中旗人民医院工作，2017年调入我院工作。曾任门诊部主任、神经内科主任；现任中国小针刀协会会员，中国疼痛康复联盟专家委员会委员，中国平衡针灸学会会员。发表论文11篇。

邸　贵

中医主任医师。1983年毕业于内蒙古医学院中医系，获医学学士学位。毕业后于巴盟杭锦后旗医院工作，1985年调入我院工作。曾担任中医科病房主任。先后发表论文10余篇，其中国家级3篇，主编《中医临证诊治精要》1部。

董惠新

中医主任医师。1963年毕业于内蒙古医学院中医系。先后在兴安盟突泉县六户医院、锡林郭勒盟苏尼特右旗医院工作，1990年调入我院工作。曾任内科主任。发表论文8篇，其中《关节炎熏洗方》获“中医诊疗特技精典”优秀论文一等奖，《中药治疗牛皮癣、手足癣》《奇效良方治痔疮》分别被收录于《当代中医师灵验奇方真传》一书，本人已被录入《中华当代名人辞典》。

董效师

重症医学主任医师。1982 年毕业于内蒙古医学院，获得学士学位。曾长期在内蒙古包钢医院、内蒙古国际蒙医医院的重症医学科工作，一直担任重症医学科主任。2016 年来我院工作。现任重症医学科主任，曾任中国医师协会重症医学分会委员，内蒙古重症医学分会常委、委员等职务。发表国家级论文 4 篇，主持 1 项科研课题《MODS 治疗及转归》，未结题。

杜玺生

影像医学主任医师。1987 年 7 月毕业于包头市卫生学校放射医士专业；2008 年 1 月毕业于内蒙古医科大学临床专业，获本科学历。1987 年 9 月来我院工作。现任我院党委委员、纪检书记、副院长等职务。现担任中国管理科学研究院学术委员会特约研究员，内蒙古医师协会放射医师分会委员，内蒙古蒙医药学会放射专业委员会委员，呼和浩特市医师协会副会长，内蒙古自治区政府采购评审专家，呼和浩特市公共资源交易综合评标专家，医用 X 射线设备及附属设备、备件专家等职务。发表论文 12 篇，其中 1 篇发表于科技核心期刊《实用放射学杂志》。主持科研项目 2 项，其中《腕高率对判断 RA 腕骨塌陷的临床意义》获 2004 年呼和浩特市科学进步三等奖；《硬膜下血肿血量计算方法探讨》获得 2019 年内蒙古自治区适宜技术推广项目。2011 年获得全区医德先进个人称号，2020 年被评为呼和浩特市劳动模范（先进工作者）。

额尔敦巴特尔

蒙医主任医师，蒙医肺病学科带头人。1986 年 9 月毕业于内蒙古民族医学院蒙医系蒙医学专业，获医学学士学位。毕业后在我院工作。在国家级刊物上发表论文 10 余篇。科研课题《蒙药“阿各萨—13 味制剂”治疗支气管哮喘》获得“呼和浩特市科技进步三等奖”“内蒙古自治区科学技术三等奖”。先后被评为“全区医德先进个人”“呼和浩特市劳动模范”“呼和浩特市蒙医优秀青年人才”“蒙医先进人才”

等荣誉称号。

高　峰

中医主任医师。2007年毕业于甘肃中医学院，获医学硕士学位；2013年毕业于湖南中医药大学，获医学博士学位。2007年入我院工作。现任中医睡眠中心副主任，内蒙古心理学会理事，蒙古国研究生大学客座教授，博士研究生导师。先后在省级以上期刊发表论文8篇，参编《大众心理学》。

哈森高娃

蒙医主任医师。1986年毕业于内蒙古民族医学院，获学士学位。1986年来我院工作。现任女工会主任。在省级以上期刊发表论文18篇，其中发表于国家期刊10篇，核心期刊3篇。主编或参编著作16部，其中3部获得中国民族医药优秀奖。“一种超声医学科用B超探头消毒支架”的专利1项。

黄海波

中医主任医师，教授。1985年毕业于内蒙古医学院，本科学历，师承内蒙古名老中医黄惠卿主任医师。1968年来我院工作。“黄海波全国名老中医药专家传承工作室”导师，内蒙古自治区首批名中医。曾任、现任中华中医药学会男科专业委员会顾问，世界中医药学会联合会男科专业委员会副会长，中国民族医药学会男科分会副会长，国际中医男科学会副主席，全国名老中医学术经验继承工作指导老师，内蒙古老中医药专家学术经验继承工作指导老师，中华中医药学会男科分会副主任委员（连四届）。九三学社呼和浩特市委会第三届、第四届委员会副主委。呼和浩特市政协九届、十届委员，教文卫体专业委员会委员等。主编出版《男性不育的诊断与治疗》《黄海波诊疗男科病经验与特色》《诸病医悟要言》《不孕经方集验录》《不孕症治验精粹》《不孕症药膳疗法》，副主编《中医男科诊断治疗学》《实用中医男科学》《中医男科临床治疗学》（修订版），参编专著20部，获科技进步奖2项，专利1项（CN105853664A）。内蒙古自治区政府授于“首届内蒙古人民好医生”称号，获世界中医药学会联合会颁发的“发展中医男科杰出贡献奖”，获中国民族医药学会男科分会颁发表彰“三十年来为中医男科事业所做出的贡献奖”。

黄海超

中医主任医师。从师于著名老中医黄惠卿先生。1976年来我院工作。现任我院中医妇科、不孕不育科主任，国际中医男科学会委员，中华名医协会理事，内蒙古医学会理事，内蒙古老中医药专家学术经验继承指导老师，呼和浩特市中医药专家学术经验继承导师，世界中医药学会联合会优生优育专业委员会第二届理事会常务理事，内蒙古自治区优专会中医负责人。呼和浩特市第十一届、第十二届政协常委，第十三届政协委员，农工民主党员。根据其父的家传秘方结合自身临床经验，研制了黄氏妇经安、黄氏育坤丸、黄氏消抗丸、中药滴注保留灌肠Ⅰ号等一系列治疗妇科疾病、不孕不育症的专科中成药。发表学术论文20余篇。根据其父临床经验整理的《妇科证治验录》一书由人民军医出版社出版。

黄惠卿

中医主任医师。1934年随舅父河北省名中医高复昌（字洛博）学中医，1953年创办归绥市（现呼和浩特市）第一个中医联合诊所并任所长，1956年，联合诊所并入呼和浩特市医院，黄惠卿任新成立中医科主任，1978年调市中蒙医研究所编内。曾任呼和浩特市中蒙医研究所副所长。为呼和浩特市第一、第二届人民代表大会代表，呼和浩特市第一届、第二届政协委员和第五届、第六届政协常务委员，内蒙古自治区第一届、第二届、第三届人民代表大会代表。曾任内蒙古中医学会理事，呼和浩特市中蒙医学会理事长，名誉理事长等职。先后撰写和发表了中医学术论文近30篇，其中《乳糜尿辨证论治体会》一文发表于《中医杂志》，《对崩漏辨证论治一得》荣获内蒙古中医药优秀论文奖。出版《妇科证治验录》著作1部，编著的《诸病医悟要言》即将完成待出版。中国《瞭望》周刊及其海外版以《一个有建树的塞外中医世家》为题向国内外报道其事迹。多次被评为卫生系统先进工作者，其事迹入选《内蒙古优秀科技人物及成果》和多部《名人录》中。

贾文霞

中医主任医师。先后师承于老中医李鑫、荣治安先生，1988 年来我院工作。曾任党委委员、医务科科长，呼和浩特市医师协会副会长。发表论文 6 篇，其中 1 篇发表在《中国中医基础医学杂志》上。参与科研项目 5 项，其中《中药黄氏嗣育丸治疗男性不育症的研究》获得呼和浩特市人民政府科技进步二等奖，课题《腕高率对判断腕骨塌陷的临床意义》获呼和浩特市科学技术进步三等奖。

贾志义

内科主任医师。1990 年毕业于内蒙古医学院医疗系，获医学学士学位。曾在满洲里市扎赉诺尔煤业公司总医院工作，先后任传染科、内二科（负责消化、呼吸及神经内科）主任。2015 年调入我院工作。曾任急诊科主任，现任消化内科主任。先后在省级以上期刊发表论文 6 篇。

颉　慧

中医主任医师。1987 年毕业于内蒙古医学院中医系。1988 年调入呼和浩特市中蒙医院工作。曾任医院门诊部主任，全国中医类别医师资格考试实践技能考试考官。先后在省级以上刊物发表论文 3 篇，其中论文《小儿高热特效治疗验案》收录于《上海市中医药学会论文汇编》并荣获论文证书。

李德胜

中医主任医师。1965 年毕业于内蒙古医学院中医系，曾拜师于名医董树山、关瑞森学习进修。先后在内蒙古水产资源调查队、呼和浩特市中山康复医院工作，并任呼和浩特市中山康复医院院长，1994 年调入我院。曾任呼和浩特市中蒙医学会理事，呼和浩特市新城区政协委员。发表《补中益气汤在临床应用面面观》等 10 余篇论文，主编《肾脏疾病及其饮食调养》一书由内蒙古出版社出版。

李和平

超声医学主任医师。1986 年毕业于内蒙古医学院，获学士学位。曾于内蒙古邮电医院工作，2003-2011 年在我院工作。现任中国超声医学工程学会肌骨专委会委员，内蒙古医学会超声分会委员，超声质控专家。在省级以上期刊发表论文 9 篇。

李少中

中医主任医师。从小随祖父学习中医，在呼和浩特名老中医子女带徒班脱产学习 5 年，1994 年毕业于内蒙古医学院中医系大专班，1997 年自考内蒙古医学院本科。曾在内蒙古精神卫生中心工作，1985 年调入我院工作。曾任内蒙古青年报刊社医学顾问、内蒙古商报社健康顾问。在《内蒙古中医药》杂志发表 10 余篇论文。

李　枝

中医正骨主任医师。出生于一个家传七代中医正骨世家，幼时就随父学医，20 岁起单独行医。1954 年起先后在旧城大北街联合诊所、联合医院、回民区门诊所、回民区人民医院、呼和浩特市中医正骨医院、市立医院工作，历任副所长、副主任、骨科主任、副院长、院长等职。“文化大革命”中被诬陷为“黑帮、反动学术权威”等罪名，受到一系列不公正对待。1978 年平反恢复名誉，到我院工作，被任命为副所长。担任呼和浩特市人民代表大会历届人大代表，呼和浩特市人大常务委员及内蒙古政协委员，呼和浩特市中医协会会长及名誉会长等职。从医 60 余年，以家传中医正骨医术和家传验方《接骨散》为区内外各族患者服务。市工委、市卫生局及报社、电台、电视台均专题报道其事迹。1982 年评为先进工作者，受到市政府记功奖励。

李志强

内科主任医师。1996 年毕业于武警医学院医疗系，获得学士学位；2005 年毕业于武警医学院与河北医科大学合办的研究生班，获得硕士学位。2016 年 6 月就职于我院，任西医内科主任。担任中国神经科学学会意识与意识障碍分会委员，中国教育学会眩晕专业委员会委员，中国医疗保健国际交流促进会心血管疾病预防与治疗分会青年委员会委员，中国老年保健医学研究会慢性病防治管理委员会委员，内蒙古自治区蒙西医介入放射学专科联盟副理事长，内蒙古医院协会胸痛中心管理分会常务委员，中国医学装备协会心血管装备技术专业委员会委员，中国医疗保健国际交流促进会心血管疾病预防与治疗分会青年委员会委员，内蒙古自治区蒙西医介入放射学专科联盟副理事长。发表论文 8 篇，SCI 论文 2 篇。

刘掌印

中医主任医师。1967 年毕业于内蒙古医学院中医系，1982 年毕业于内蒙古中医研究班。先后在清水河、托县等地工作，1989 年调入我院。曾任中医内科系列主任。工作期间先后被内蒙古卫生厅、内蒙古医学院中医系和内蒙古中医院借调工作。主编、参编了中医必读百部名著丛书《妇科分册》《肝胆常见病及饮食宜忌》《古今奇症妙治揭秘》《黄帝内经类析》《外感热病诊治》《黄帝内经类编》《最近十年治病经验》《最近十年治病良方》《居延汉简中的医药记载》等著作，其中《内蒙古医学史略》一书获内蒙古科技图书三等奖。

马宝林

中医主任医师（专业技术三级），内蒙古自治区知名专家。1983 年毕业于内蒙古医学院中医系，获医学学士学位。曾在内蒙古工业大学医院、内蒙古自治区医院工作，2016 年起在我院工作。曾任内蒙古中医药学会理事，内蒙古高评委委员，内蒙古推拿高评委委员，国家名老中医内蒙古评审专家等职。在国家级和省级期刊发表学术论文 30 余篇。主编《中医临证诊治精要》和《实用中医诊断学》2 部，参编《心脑血管病学》《常用中药材手册》等 4 部著作。

齐晓慧

蒙医主任医师。1982 年毕业于内蒙古医学院中蒙医系蒙医专业，获医学学士学位。1988年于呼和浩特市中蒙医院建立蒙医紫癜病专科门诊。现任、曾任我院蒙医紫癜科主任，中国民族医药学会理事，内蒙古蒙医药学会理事，蒙医医师资格考试大纲（师承和确有专长人员应用）副主编，医师资格考试实践技能部分命题专家。在区内外发表学术论文14篇，获“98中华医学文选二等奖”1项。参编《中国少数民族传统医药大系》《蒙古学百科全书·医学卷》《家庭医生》等3部专著，获中国图书奖评委会第十二届“中国图书奖”。2019年被评为内蒙古自治区“中国好医师”。

秦二平

消化内科主任医师（专业技术三级），硕士生导师、自治区知名专家。1982年毕业于内蒙古医学院医疗系，获学士学位。先后在内蒙古民族大学附属医院、内蒙古医院工作，2017年起在我院工作。曾任内蒙古自治区人民医院消化内科主任，现任中国医学会消化病学会委员，内蒙古医学会消化学会副主任委员，内蒙古医学会消化医师协会副主任。在国家及省级医学刊物发表论文20余篇。主持自治区级科研课题2项。

秦卫民

中医主任医师（专业技术三级）。1983年毕业于内蒙古医学院中医系，获医学学士学位。曾在内蒙古胸科医院、内蒙古中医院工作，担任脑病科主任。2015年来我院工作。现任中医老年病科主任，中华医学会中医脑病分会常务委员，先后在省级以上期刊发表论文10余篇，参与科研2项。

莎仁格日勒

蒙医主任医师（专业技术三级）。1983年毕业于内蒙古医学院中蒙医系蒙医专业，获医学学士学位。1988年来我院工作。曾任我院党委书记、副院长，内蒙古蒙医药学会常务理事，内蒙古医疗事故鉴定委员会专家，呼和浩特市医学会副会长，呼和浩特市医疗事故鉴定委员会专家，呼和浩特市执业医师实践技能考试主考官，《蒙医药》编委等职。曾在省级以上杂志上发表论文10多篇，其中《蒙药荨麻根治疗风湿病的探讨》获自治区蒙医学会优秀论文奖,《浅谈蒙医医院的改革与发展》获呼和浩特市第二届社会科学优秀奖。参与的3项科研项目获呼和浩特市科技进步二等奖1项,获三等奖2项。获2000年呼和浩特市政府颁发的社会扶贫领导特别奖,2002年呼和浩特市总工会女职工标兵,2003年自治区总工会五一女职工奖章,2003全区抗击“非典”先进个人,2005年呼和浩特市政府颁发的三下乡先进个人,呼和浩特市政府专业技术拔尖人才。

宋巧凤

中医护理专业主任护师。1987年毕业于呼和浩特市卫生学校护理专业,取得中专学历。2017年毕业于中南大学,获得本科学历。1987年来我院工作。历任中医病房护士长、护理部副主任。现担任中国民族医药学会常务理事,内蒙古中医药学会护理分会委员,内蒙古医疗事故技术鉴定专家及预防接种异常反应鉴定专家。中国科技核心期刊发表论文1篇,国家级杂志刊出学术论文10篇。2017年被呼和浩特市总工会、呼和浩特市卫生和计划生育委员会评为“十佳最美护士”荣誉称号。

孙建刚

内科主任医师。1982年毕业于内蒙古医学院医疗系,获学士学位。先在包钢职工医院工作,1989年调入我院工作。现任(或曾任)医院中西医结合主任、内分泌科主任,内蒙古医师协会内分泌代谢科分会委员,内蒙古中医药学会内分泌分会委员。 先后发表论文20多篇,参与编著医学著作2部。参与科研项目《继发性骨质疏松症的骨密度测定及中医治疗》,获内蒙古医科大学科技进步二等奖。

特木其勒

蒙医主任医师。享受国务院特殊津贴,二级教授、硕士生导师、中国工程院院士石学敏国医大师学术继承人。1990年毕业于内蒙古蒙医学院,同年来我院工作。曾任呼和浩特市中蒙医研究所副所长,呼和浩特市政协常委。先后荣获自治区名蒙医，全国百名杰出中医，全国少数民族医药工作表现突出个人，蒙古国总统令特别功勋奖，全国十大医德楷模，全国五一劳动奖章，北京奥运会火炬手，内蒙古医疗卫生科技工作突出贡献三等奖，全区医德标兵，全市职工职业道德先进个人，呼和浩特市第五届“十大杰出青年”，呼和浩特市“十佳青年科技英才创新奖”，呼和浩特市劳动模范，呼和浩特市青年五四奖章，呼和浩特市专业技术拔尖人才等荣誉称号。曾被国家一类资质中央新闻网站《环球人物》栏目刊载报道的国内外著名针灸专家。现任我院国家重点专科蒙医五疗科主任，中国民族医药学会针灸分会理事，内蒙古医学会理事，内蒙古蒙医药学会理事，内蒙古蒙医药学会传统疗术专业委员会副主任委员，内蒙古医学会医疗事故鉴定专家，内蒙古预防接种异常反应鉴定专家，内蒙古中蒙医高级专业技术资格评审委员会专家，内蒙古自然基金评审专家，内蒙古名老蒙医药中医药专家学术经验传承导师，呼和浩特市名老蒙医药中医药专家学术经验传承导师等职。发表论文 21 篇，其中《试述蒙医针刺疗法特点及作用》(《中国民族医药》）被收录到《中国内蒙古—俄罗斯布里亚特国际会议论文专辑》中，《蒙药、光磁和针刺合用治疗糖尿病》被收录在《中华医药大百科文库·中华名医高新诊疗通鉴》一书中，并被评为“中华名医世纪高新金杯奖”一等奖。主持科研项目 5 项（国家级 1 项，省级 2 项，市级 2 项），其中国家级课题《蒙医针刺治疗颈、腰椎间盘突出的研究》被国家中医药管理局确定为“十二五”筛选技术教学在全国推广，《蒙医针刺治疗颈、腰椎间盘突出症的临床研究》获内蒙古医学会科学技术二等奖和呼和浩特市人民政府科学技术二等奖。协作完成国家中医药管理局中医药标准化项目《乎朱奈乎英（颈椎病）蒙医临床诊疗指南》等国家级科研项目 5 项。目前正在进行的科研工作有 3 项：主要参与“石学敏国医大师传承工作室”的建设；主要参与国家中医针灸临床医学研究中心内蒙古自治区分中心的建设，并开展了“国家重点研发计划（2019YFCO840709）”框架下的国家重点研发项目《针灸治疗中风病的病例注册登记研究》；主持《蒙医针刺治疗良性前列腺增生的临床研究》，项目编号 YNXM-2019-10。

特木日巴根

蒙医主任医师，二级教授。1991 年毕业于内蒙古蒙医学院，获学士学位；2013 年毕业于蒙古国国立医科大学，获医学博士学位。曾在内蒙古民族大学附属医院工作，2017 年调入我院工作。现任我院蒙医骨伤科主任，担任内蒙古蒙医药学会等 20 项学术职位，任《中国蒙医药》《蒙古国科学认识之东方传统医学杂志》等杂志编委。已发表论文 31 篇，其中发表于 SCI 期刊 1 篇，国际核心期刊 1 篇，核心期刊 5 篇。主编或参编《蒙医骨病学》等 4 部教材，《蒙医骨病诊疗文献回顾》等 9 部专著。主持或参与科研项目 11 项，其中《自治区级省部级重点学科——蒙医骨病学学科带头人》获优秀奖。

图　娅

蒙医主任医师。1986 年毕业于内蒙古民族医学院，获医学学士学位。从毕业至今一直就职于我院。任蒙医肺病科副主任。先后在国家级刊物发表论文 10 余篇，主持科研项目《蒙药阿各萨治疗支气管哮喘》获得内蒙古自治区科学技术三等奖。

王永胜

超声医学主任医师。1999 年 7 月毕业于内蒙古医学院中医系，专科学历；2007 年毕业于河北北方学院，获学士学位。曾于乌兰察布市察右前旗医院工作，2021 年来我院工作，在省级以上期刊发表论文 4 篇。

王宇洁

内科主任医师。1996 年 7 月毕业于包头医学院临床医学系；2003 年毕业于内蒙古医科大学临床医学系，获医学学士学位。2016 年来我院工作。任内蒙古医师协会心血管内科医师分会委员会委员，内蒙古医师协会双心专业委员会委员。发表论文（含核心期刊）10 余篇。

王志斌

中医主任医师。1993年毕业于内蒙古医学院中蒙医系，获中医学士学位。曾在呼和浩特市新城区医院工作，任科主任；2016年调入我院工作。先后在省级以上杂志发表医学论文12篇，其中3篇获优秀论文奖，参加自治区科研课题2项。

乌兰图雅

蒙医主任医师，硕士生导师。1991年毕业于内蒙古民族大学蒙医药学院蒙医系，获学士学位。曾在阿拉善盟医院就职，1999年11月来我院工作。现任或曾任医院感染控制部主任、预防保健科科长、蒙医妇科负责人，呼和浩特市名老蒙中医师承带教老师，内蒙古医科大学和民族大学硕士生导师，世界中联蒙医药专委会理事，中国民族医药学会急诊医学分会理事，中国民族医药学会急诊医学分会理事，内蒙古蒙医药标准化专家。发表论文6篇，主持或参与科研项目3项。

邢淑华

眼科主任医师。1990年毕业于内蒙古医学院医疗系，获医学学士学位。曾在内蒙古满洲里市扎赉诺尔煤业公司总医院眼科工作，担任眼科主任，满洲里市政协委员。2015年调入我院工作。现任眼科负责人，内蒙古医学会眼科分会委员，内蒙古医师协会眼科分会委员，内蒙古自治区眼科专家库成员等。先后在省级以上期刊发表论文7篇，其中发表于核心期刊2篇。

秀　兰

蒙医主任医师、硕士研究生导师。1999年毕业于内蒙古民族大学，获学士学位；2009年毕业于内蒙古民族大学，获硕士学位；2017年毕业于北京中医药大学，获医学博士学位。曾在内蒙古民族大学附属医院工作，2017年9月调入我院工作。现任我院蒙医老年病科主任，内蒙古蒙医药学会理事等职。内蒙古医科大学硕士研究生导师，2019年被评为优秀研究生导师。在国内外杂志发表论文30篇，核心期刊10

篇，其中《Chemical Composition and Anti-inflammatory Effects of the EtOAc Extract from Capsella bursa-pastoris（L.）Medic.》（影响因子：3.5 ）收录为 SCI 论文，《蒙医针刺拔罐治疗支气管哮喘 46 例观察》在中国—蒙古国博览会首届蒙医药论坛论文评比中荣获三等奖。主编《蒙医温针治疗失眠症的基础与临床研究》1 部，参编著作 1 部。参与了全国教育科学“九五”规划国家教委重点研究课题《临床疾病的优化治疗方案》的子课题《阿噶萨病的优化方案》，国家自然科学基金项目《蒙医温针治疗失眠症的基础与临床研究》（主要参与人），内蒙古蒙医药协同创新培育中心项目《蒙医针刺拔罐治疗支气管哮喘的基础与临床研究》（主持人），以及国家级课题“清开灵口服液三期临床试验”等的研究。主持的课题《蒙医针刺拔罐治疗支气管哮喘》荣获 2019 年度内蒙古自治区适宜技术推广项目优秀奖。以主要研发人研发专利：一种蒙医用治疗哮喘的针刺拔火罐组合装置。

杨建国

骨科主任医师。1998 年毕业于内蒙古医学院医疗系，获医学学士学位；2011 年毕业于内蒙古医科大学，获外科学硕士学位；2017 年毕业于南方医科大学，获骨外科博士学位。曾在呼和浩特市第一医院工作，2021 年 9 月调入我院骨科工作。现任骨科主任。担任中华医学会骨科分会足踝外科学组青年委员，中国研究型医院学会足踝医学专业委员会委员，中国骨关节康复与矫形器研究学会委员会委员，中国残疾人康复协会肢残康复专业委员会矫形器与肢体功能重建学组委员，白求恩公益基金会骨科基层教育委员会内蒙古分会委员，内蒙古医学会创伤骨科专科分会第一届委员会常务委员。先后在省级以上期刊发表论文 12 篇，其中 SCI 收录 2 篇，科技核心 1 篇。主编《骨科疾病诊疗与手术精要》（吉林科学技术出版社）1 部。主持内蒙古人才开发基金课题《神经肽 P 物质对 MC3T3-E1 细胞成骨分化的影响及 Wnt 信号通路的机制研究》1 项，3 次获得中华医学会骨科年会（COA）论文西部奖学金。

杨鑫泰

中医主任医师。1981 年毕业于内蒙古中医学会委托的内蒙古医学院中医系学习班（属呼和浩特市卫生局主办的中医徒弟班）。1980年开始在我院工作。曾获内蒙古自治区“第二批名中医”“第三批名中医”称号。现任中医针灸科主任。曾任呼和浩特市政协委员，中国针灸学会理事，中华名医协会理事，内蒙古中医药学会针灸专业委员会副主任委员，内蒙古中医学会理事，中华名医协会理事，香港国际传统医学研究院理事。曾在省级期刊发表论文10余篇。荣获内蒙古自治区政府颁发“内蒙古自治区科技进步二等奖”，内蒙古自治区政府颁发“劳动模范”称号，曾2次被自治区有关部门评为“老中医经验继承工作先进个人”。

杨永生

中医主任医师，医学博士，硕士研究生导师。1999年毕业于内蒙古医学院中蒙医系中医专业；2017年毕业于重庆医科大学，获医学博士学位。2000年5月来我院从事中医临床工作。现任我院中医风湿病科主任，中华中医药学会风湿病分会第五届委员会委员，中国民族医药学会风湿病分会常务理事，世中联骨质疏松专业委员会理事，内蒙古中医药学会风湿病分会副主任委员，内蒙古中医药学会中西医结合风湿病分会常务委员，内蒙古中西医结合风湿免疫专科联盟理事会常务理事，内蒙古医师协会风湿免疫科医师分会委员，呼和浩特市赛罕区政协委员，阎小萍名医传承工作站负责人等职。近几年发表论文11篇，其中SCI文章2篇，中文核心期刊1篇。参与完成国家自然科学基金科研课题1项，先后主持完成内蒙古卫健委项目1项，内蒙古自然科学基金项目1项。目前主持内蒙古自治区科技计划项目1项，呼和浩特市科技局项目1项。参编《阎小萍临证百案（第二辑）》。2009年，获呼和浩特市卫生局系统“优秀青年工作者”。

云卫方

肾内科主任医师。1982年毕业于内蒙古医学院医疗系，获医学学士学位。毕业后于呼和浩特市第一医院工作，任肾内科及血透室主任。2011年调入我院工作。现任肾病诊疗中心及血透室主任，内蒙古自治区及呼和浩特市血液净化质控中心委员，先后在国家级、省级期刊发表论文28篇。

云文清

内科主任医师（专业技术三级）。1986年毕业于内蒙古医学院医学系，获医学学士学位；工作期间取得内蒙古党校研究生学历。历任内蒙古医学院1981级医疗系学生会主席（期间作为内蒙古学生代表出席中华全国学生联合会第二十届代表大会，受到党和国家领导人的亲切接见），阿拉善盟中心医院团委书记，呼和浩特市第一医院内科医师（期间挂职托克托县燕山营卫生院院长）、质检科科长、医务科科长。1999年调入呼和浩特市中蒙医院，任党委书记、院长。2018年调入呼和浩特市卫生健康委员会，先后任党组书记、一级调研员。呼和浩特市第十三届人大代表，中国共产党内蒙古自治区第八次代表大会党代表，内蒙古中医药学会常务理事。在我院工作期间，主持完成医院晋升三级乙等医院和三级甲等医院工作，主持完成现在新院的立项、审批、选址、建设、搬迁工作，主持完成医养中心项目的立项、筹资和项目启动工作。先后在省级以上期刊发表论文20余篇。合著出版医学著作2部。参与科研课题6项，其中获呼和浩特市科技进步二等奖1项、三等奖1项，获内蒙古自治区医学会科学技术三等奖1项。荣获全国卫生系统先进个人，全国优秀中医医院院长，内蒙古自治区劳动模范，内蒙古卫生系统防治SARS工作先进工作者，呼和浩特市劳动模范，呼和浩特市民族团结先进个人，呼和浩特市科教兴医先进工作者，呼和浩特市抗击“非典”个人二等功等称号。

云耀峰

外科主任医师（专业技术二级）。1987年毕业于内蒙古民族医学院医学系。曾在内蒙古人民医院、呼和浩特市第一医院工作。2018年6月调入我院。曾任我院党委书记、院长。担任内蒙古医院协会医疗保险专业委员会副主任委员，内蒙古蒙医药学会党建和思想政治分会副会长，吉林省健康管理学会甲状腺外科专业委员会常务委员，内蒙古抗癌协会化疗专业委员会副主任委员。发表科研论文10余篇，其中SCI科研论文1篇。主持市级科研项目1项，自治区级科研课题2项，《气管微创冷冻治疗联合放射性粒子永久植入治疗主大支气管肺癌的临床研究》项目和《CT

导向下经皮切割针穿刺活检对肺内小结节的诊断价值》项目都获得了内蒙古自治区科技进步奖三等奖。2021年获得内蒙古自治区抗击“新冠”肺炎疫情先进个人荣誉称号。

张翠英

中医护理专业主任护师。1987年毕业于呼和浩特市卫生技术学校，获得护理中专学历；2015年毕业于内蒙古科技大学，获得护理本科学历。1987年来我院工作，历任中医病房护士长、护理部主任。曾任中华中医药学会护理分会委员，内蒙古中医药学会护理分会副主任委员，内蒙古护理学会中医护理专业委员会常务委员，内蒙古护理学会第九届理事，呼和浩特市医疗纠纷第三方人民调解委员会专家库医学专家，内蒙古医疗事故技术鉴定专家及预防接种异常反应鉴定专家。现任中华护理学会第二十七届理事会中医，中西医结合护理专业委员会专家库成员，中华中医药学会中医护理传承与创新发展共同体第一届委员会常委，中国民族医药学会护理分会副会长，中国民族医药学会护理分会理事，内蒙古医院协会第一届护理管理委员会常务委员，内蒙古自治区护理学会中医，中西医结合护理专业委员会副主任委员，呼和浩特市中医药学会副会长等职。先后在省级及以上期刊发表论文23篇。获批内蒙古自治区科学技术厅科研项目2项：主持护理科研课题《穴位按摩联合蒙药浴足护理模式对老年人赫依偏盛型失眠症患者睡眠和生活质量的影响》，参与科研课题《基于OPG/RANKL/RANK信号通路研究补肾强督方对去卵巢骨质疏松大鼠的作用机制》。参与申报完成实用新型专利《一种新型尿管固定装置》，专利号为：ZL2019 2 2164093.2。

张 良

中医主任医师（专业技术二级）、硕士生导师。1988年毕业于内蒙古医学院中医专业，获得医学学士学位。先后任托克托县医院中医科主任，呼和浩特市第一医院办公室副主任，呼和浩特市卫生计生委办公室主任，呼和浩特市“120”医疗急救指挥中心书记、主任。2020年调入我院工作，任医院党委书记、院长。现任世界中医药学会联合会常务理事，中华医院管理协会理事会副理事长，中华中医药学会委员，中国医院协会委员，中国医院协会急救中心（站）分会常委，中国医学救援协会急救分会常务理事，呼和浩特市中初级职称评审委员会评委，呼和浩特市城市科学研究会会员等职。先后在省级以上期刊发表论文 10 余篇。主持自治区级科研课题 1 项《温健慢萎方治疗脾胃虚寒型 CAG 临床疗效评价及其对患者胃黏膜菌群的影响》，参与自治区级科研课题 1 项。获得自治区党委、自治区人民政府颁发的抗击“非典”先进个人荣誉称号。

张秀娟

中医主任医师。1991 年毕业于内蒙古医学院中医系；2009 年毕业于黑龙江中医药大学，获学士学位。曾在巴盟五原县医院工作，1995 年调入我院工作。现任我院中医心病科主任，内蒙古中医学会心脑血管分会副主委，内蒙古医学会医疗事故技术鉴定专家及预防接种异常反应鉴定专家，呼和浩特市医疗纠纷第三方人民调解委员会专家，内蒙古中医药学会理事，呼和浩特市中医药专家学术经验继承指导老师。先后在省级以上期刊发表论文 10 篇。承担了 1 项《高脂血症的中西医结合治疗》呼和浩特市中蒙医继续教育培训。

赵红兵

中医主任医师（专业技术二级）。1986 年毕业于内蒙古医学院，获医学学士学位；2004 年毕业于南京中医药大学，获得医学博士学位。先后在内蒙古自治区人民医院、江苏省中医院工作。2016 年经呼和浩特市政府人才引进调入我院工作。现任医院党委委员、副院长，中华中医药学会委员，内蒙古医师协会中医医师分会副会长，内蒙古中医药学会常务理事，中国民族医药学会常务理事，内蒙古蒙医中医系列高级职称评审委员会委员，内蒙古医疗纠纷技术鉴定委员会专家库成员，内蒙古医疗保险局飞行检查专家库成员，内蒙古自治区级中医师带徒师承导师，呼和浩特市级中医师带徒师承导师。曾任江苏省中医药学会肝病专业委员会委员，江苏省医疗纠纷处理委员会专家库成员，江苏省六大高峰人才，国家医师资格中医类别考试实践技能考试和考官培训基地（呼和浩特市）基地主任及主考官，全区中医蒙医高级专业技术资格评审委员会委员。发表医学论文20余篇。主持内蒙古自治区自然基金科研课题1项，呼和浩特市科技局科研课题2项，江苏省中医药管理局科研课题1项，江苏省六大高峰人才课题1项，参与国家自然基金项目课题1项。主编医学专著《肝脏疾病的中医临床用药思路》1部，参与编写医学著作2部。

赵守珺

中医主任医师。1983年毕业于内蒙古医学院中蒙医系中医专业，获医学学士学位。1983年在扎兰屯市中蒙医院工作，1987年调入我院。曾任中医妇科主任、中医儿科主任，呼和浩特市科协健康教育讲师。在省级和国家级医学杂志上发表论文10余篇。

赵云海

中医主任医师。1936年7月考入北京华北国医学院医学专业学习，1940年拜名医宿星甫为师学习中医并跟随老师实习，1948年经华北特考中医统考考试合格领取了中医师证书，1951年又经中央卫生部复考领取了国家颁发的中医师证书。先后在市卫生局中医进修班、呼和浩特市中医师公会、旧城大北街联合诊所、联合医院、回民区门诊所、回民区医院工作，曾担任进修班讲师、公会负责人、所长、主任、副院长等职。1980年11月经市人民政府批准调入呼和浩特市中蒙医研究所，被任命为副所长。是呼和浩特市中医界首位科研成果奖获得者，课题《中药益心通脉汤治疗血栓闭塞性脉管炎》获呼和浩特市优秀论文一等奖、科技成果进步一等奖，获自治区自然科学优秀论文二等奖。先后被授予呼和浩特市劳动模范、自治区劳动模范，并出席了内蒙古卫生先代会。

周改兰

中医主任医师。1996年毕业于内蒙古医学院，获医学大专学历；2010年毕业于内蒙古医学院，获医学本科学历。1996年10月来我院工作。现任中医脾胃病科主任，内蒙古中医药学会理事，内蒙古中医药学会脾胃病分会委员。先后在省级及以上期刊发表论文11篇，其中1篇为国家核心期刊。参与科研项目1项。

二、副高级职称专家

本书共收录副高级职称专家97人，其中中医副主任医师43人，蒙医副主任医师15人，西医副主任医师13人，药剂副主任药师13人（中药4人，蒙药4人，西药5人），医技副主任医师7人，护理副主任护师6人（按姓氏拼音排序）。

阿拉腾沙

蒙医副主任医师。2008年毕业于内蒙古民族大学蒙医专业。曾工作于内蒙古国际蒙医医院，2019年调入我院工作。现任蒙医心身医学科主任。发表论文4篇，主编《心灵甘露4》著作1部，参加科研项目3项。

安慧萍

中医副主任医师。2008年毕业于内蒙古医学院，获得学士学位；2011年毕业于内蒙古医学院，获得硕士学位。现在中医治未病科工作。发表论文15篇，其中发表于国家级核心期刊3篇、科技核心期刊3篇。参与科研项目4项，其中1项获内蒙古自治区科技进步奖。

敖力玛杨杰

蒙医副主任医师。2007年毕业于内蒙古医科大学蒙医药学院，硕士学位。2008年来我院工作。发表呼吸相关论文10余篇。2020年完成了《巴特日七味丸等蒙药治疗中—重度过敏性鼻炎的疗效观察》科研课题。

白德胜

蒙医副主任医师。2001毕业于内蒙古民族大学蒙医药学院蒙医骨伤专业。曾在兴安盟扎赉特旗蒙医医院工作。2014年调入我院工作。

白雪峰

蒙医副主任医师。2007 年毕业于内蒙古民族大学，获学士学位。先后在扎鲁特旗蒙医医院、呼和浩特仁爱医院工作。2013 年来我院工作。先后发表论文 10 篇。

白音扎布

蒙医副主任医师。2009 年毕业于内蒙古医科大学，2013 年研究生毕业于内蒙古医科大学，2017 年博士毕业于天津中医药大学。内蒙古药理学会理事，内蒙古蒙中医工作委员会委员。发表 SCI 论文 1 篇，核心期刊发表论文 2 篇，省级核心期刊 5 篇，参加国家级课题 1 项，自治区课题 2 项，横向课题 1 项。

包乌兰

蒙医副主任医师。2003 年毕业于内蒙古民族大学蒙医药学院，获医学学士学位；2013 年毕业于内蒙古医科大学研究生学院，获医学硕士学位。先后在新疆博尔塔拉蒙古自治州蒙医院、内蒙古兴安盟扎赉特旗蒙医院工作，2014 年调入我院工作。现任蒙医老年病科副主任，中国民族医药学会循证医学分会理事，内蒙古医科大学研究生导师等职。先后在省级以上期刊以第一作者身份发表论文 7 篇。参与 2020 年内蒙古科技厅内蒙古自治区科技成果转化引导项目《加味通拉嘎 -5 治疗骨质疏松》；参与内蒙古自治区科学技术厅呼和浩特市蒙医中医医院蒙医治疗骨质疏松国际合作院士专家工作站建设。被授予抗疫卫士等荣誉。

鲍伟民

蒙医副主任医师。2011 年毕业于内蒙古医科大学蒙医专业，获硕士学位。2011 年 8 月来呼和浩特市中蒙医院工作。现任医院蒙医骨伤中心副主任，是蒙医传统正骨第四代传承人，中国民族药学会筋骨养护分会常务理事，内蒙古民族医药学会外治疗法分会理事，内蒙古健康科学研究会蒙医专业委员会副主任委员，内蒙古健康科学研究会常务理事，内蒙古自治区蒙医药学会骨伤委员会委员。近 2 年发表论文

3篇，参编论著2部，其中，《蒙医骨病诊疗文献汇编》一书任副主编。主持或参与科研项目7项，其中内蒙古医疗卫生计生科技成果及适宜技术推广项目《蒙医盐疗法治疗腰椎间盘突出症》在内蒙古科协重点交流项目蒙医药适宜技术交流推广大会上荣获技术推广奖。

佈　和

外科副主任医师。2002年毕业于内蒙古民族大学，获得学士学位；2012年毕业于内蒙古医科大学，获得硕士学位。2002年来我院工作。现任外科主任，内蒙古医师协会外科分会肝胆胰脾外科学组委员，内蒙古医师协会外科分会甲状腺外科学组委员，内蒙古医师协会外科分会肿瘤分会委员。发表论文4篇。

彩　霞

内科副主任医师。2008年毕业于内蒙古医学院内科专业，硕士研究生学历。2008年来我院工作。在国家级、省级期刊发表论文3篇。

岑慧卿

副主任护师。1986年毕业于内蒙古医院卫校。1986年来我院工作，曾任消毒供应中心护士长。发表论文6篇。

陈桂杰

内科副主任医师。1991年毕业于内蒙古医学院。1994年来呼和浩特市中蒙医院工作。曾担任蒙医五疗科副主任，现任蒙医脑病科主任。担任北京航天神经医学联盟常务委员，内蒙古健康科学研究会常务理事，内蒙古健康科学研究会蒙医药专业委员会副主任委员，呼和浩特市医学会常务理事。先后在国家级期刊发表论文8篇。参加多项课题，其中《蒙医针刺治疗颈、腰椎间盘突出症的机理研究》获内蒙古医学会科学技术二等奖，《蒙医针刺治疗颈、腰椎间盘突出症的临床研究》获呼和浩特市人民政府科学技术进步二等奖，任《蒙医腹部针刺法结合蒙药灸脐疗法治疗脑卒中后便秘的临床研究》项目负责人。荣获“全市三八红旗手”“全区民族团结进步模范个人”等称号。

崔小冬

副主任中药师。2007 年毕业于北京中医药大学微生物与生化药学专业，获得学士学位；2013 年毕业于北京中医药大学，获得医学硕士学位。2013 年 7 月来我院工作。现任制剂中心药检室负责人职务。先后在国家级期刊发表论文 4 篇，其中《蒙药心康胶囊药材水提取工艺研究》获内蒙古医院协会、呼和浩特市药品学会优秀论文奖，参与科研项目 1 项。

丁超华

中医副主任医师。2008 年 7 月毕业于内蒙古医学院中蒙医系针灸推拿学专业，获医学学士学位。2013 年 6 月就职于我院。曾任我院中医科室总住院医师，现任中医风湿病科教学主任。内蒙古第二批名老蒙医药中医药专家学术经验继承人。发表论文 2 篇，参与科研项目 3 项。

董 颖

中医副主任医师。1994 年毕业于内蒙古医学院中医大专班；2010 年本科毕业于北京中医药大学。1995 年 12 月来本院工作。先后在省级期刊以及国家级期刊上发表论文 8 篇。

都日娜

中医副主任医师。2010 年毕业于内蒙古医科大学，硕士研究生学历。2010 年 11 月来我院工作。现任中医针灸科副主任、内蒙古第三批名老中医学术经验继承人，担任内蒙古自治区中医药学会肾病委员会委员，内蒙古医师协会第一届青年委员会委员。在国家级期刊发表《如达溃疡散对吲哚美辛大鼠胃溃疡的作用机制研究》《如达溃疡散对幽门结扎法大鼠胃溃疡的作用机制研究》《针灸分期治疗联合牵正散治疗周围性面瘫的临床效果》等多篇论文。

杜晓萍

中医副主任医师，硕士研究生导师。2009 年毕业于湖北中医药大学，获得硕士学位。2009 年 7 月来我院妇科工作。共发表论文 9 篇，参编著作 2 部，承担我院科研课题 1 项。

段秀宝

中医副主任医师。1967 年内蒙古医学院中医专业本科毕业后，被分配到内蒙古呼伦贝尔盟扎兰屯市库提河公社中心医院工作 15 年。1983 年调入我院从事医疗和科研教学工作。先后担任医院大中医科主任、中医内科主任等职。撰写的医学论文曾获得呼和浩特市科技优秀论文一等奖。参与《中医脏腑疾病的诊疗及健康保健》（肾脏疾病部分）的编写，该书由内蒙古人民出版社发行，参与的科研项目《中医药治疗血栓闭塞性脉管炎》获得呼和浩特科研进步三等奖。

樊海龙

中医针灸副主任医师。1999 年毕业于内蒙古医学院中蒙医系；2016 年毕业于成都中医药大学，获博士研究生学历及医学博士学位。2000 年来我院工作。现任医院中医康复科主任、中医针灸院士专家工作站负责人、石学敏国医大师传承工作室负责人，担任 中组部“西部之光”访问学者，呼和浩特市科学技术协会智库专家，内蒙古医科大学硕士生导师，中国民族医药学会针灸分会执行会长，中国民族医药学会理事，国医大师郭诚杰中医针灸学会常务理事，中国针灸学会循证针灸专业委员会委员，中国针灸学会手法量学专业委员会委员，中国老年保健协会疾病标准化分会常务委员，中国康复医学会吞咽障碍康复专业委员会青年委员会委员，内蒙古蒙中医针灸学会副会长，内蒙古康复治疗学会传统康复委员会副主任委员。担任呼和浩特市政协委员。发表论文 20 篇，其中 10 篇发表于 SCI 等核心期刊上，其中《耳穴压丸法治疗慢性稳定性心绞痛的临床疗效观察》获得

2021年中国·天津第十五届国际针灸学术研讨会优秀论文二等奖。主编《实用芒针联合诊疗技术集萃》著作1部，副主编《针灸优势病种标准术语集》著作1部，参编《中国古代针具针法》著作1部。参研国家级课题3项，主持内蒙古科技成果转化引导项目1项，内蒙古自然科学基金面上项目1项，内蒙古医疗卫生科研计划项目1项，呼和浩特市科技计划（应用技术研究与开发）项目1项，发明专利1项，商标2项，获得内蒙古自治区继续教育项目2项。荣获呼和浩特市“最美医生”称号。

冯海先

副主任药师，临床药师。2010年毕业于内蒙古医科大学药学院药学专业，获得学士学位。2011年11月来我院工作。现任药剂科副主任、第二党支部宣传委员，呼和浩特市临床用药质量控制中心专家组成员，内蒙古药师协会中药专业委员会第一届委员会常务委员，内蒙古医院协会药事专业委员会第二届常务委员等职。发表论文3篇，其中1篇发表于科技核心期刊，主持院内科研项目1项。

冯雪娟

内科副主任医师。2005年毕业于山西医科大学临床医学专业，获得学士学位；2008年毕业于南华大学（湖南）病理学与病理生理学专业，获得硕士学位。2016年9月就职于我院西医内科。现任内科副主任。发表论文5篇，其中1篇发表于SCI核心期刊。

傅海英

中医副主任医师。出身中医世家，师从呼和浩特市名医赵云海。1988年在呼和浩特市卫生局举办的中医学徒班学习3年出师，1997年内蒙古医学院中医系毕业。1984年来我院工作。发表论文《中西医结合治疗糖尿病》《龙胆泻肝汤合黛黄散外敷治疗带状疱疹》等。

高 升

医学影像副主任医师。2000 年毕业于内蒙古民族大学临床专业，获学士学位；2014 年毕业于内蒙古民族大学临床专业内科学，获硕士学位。2001 年来我院工作。曾任呼和浩特市中蒙医院胃镜室主任，现任影像中心主任，2021 年任赛罕区人大代表。先后在省级以上期刊发表论文 4 篇，参编著作《临床医学影像操作技术》，主持 1 项国家重点实验室项目。

郭文智

副主任检验师。1995 年毕业于乌兰察布卫校医学检验专业，2015 年毕业于内蒙古科技大学医学检验专业，获学士学位。2004 来我院工作。现任医院检验科副主任，呼和浩特市临检中心委员等职务。在国家级期刊发表论文 2 篇。

国 庆

副主任蒙药师。1991 年毕业于呼伦贝尔蒙医学校蒙药制剂专业；2000 年毕业于内蒙古医学院。1991 年来我院工作。现任制剂中心主任。先后在国家级期刊发表论文 4 篇。

哈 斯

麻醉学副主任医师。1996 年毕业于内蒙古医学院临床医学系，获学士学位。2017 年来我院工作，从事临床麻醉专业。现任手术麻醉科主任，呼和浩特医学会麻醉学分会副主任委员等职务。先后在省级以上期刊发表论文 16 篇。

海 艳

蒙医副主任医师。2008 年毕业于内蒙古民族大学蒙医药学院蒙医专业，获学士学位；2013 年毕业于内蒙古医科大学研究生学院，获硕士学位。曾在阿拉善盟蒙医医院工作，2013 年调入我院工作。现任蒙医肝胆病科副主任，自治区肝病学会常委等职。先后在省级以上期刊发表论文10篇。主持多项科研项目，其中《蒙药糖尿乐治疗糖尿病的作用机制与临床疗效研究》获市科学技术进步奖三等奖，《蒙药森德日——5味散消肿止痛药理实验及临床疗效观察》获市科学技术进步奖二等奖。

韩文艳

副主任药师。1983年毕业于乌兰察布卫生学校药剂专业，1982年函授大专生物专业。2004年11月来我院工作。曾任药械科副主任、医学工程部副主任。担任内蒙古自治区医保药品目录遴选工作专家组专家，呼和浩特市食品药品监督管理局药品和医疗器械不良反应鉴定专家，药学高级职称评委会专家库成员，呼和浩特市医疗事故专家鉴定组（药学）成员。发表论文6篇，其中2篇发表于SCI等核心期刊。

郝 钧

中医副主任医师。1994年毕业于内蒙古医学院中蒙医系中医专业，获得大学专科学历；2007年毕业于河北北方学院中医专业，获得大学本科学历。2015年来我院工作。现任中医皮肤科主任、皮肤科教学主任。中国中药协会皮肤病药物研究专业委员会常务委员，内蒙古中医药学会理事，内蒙古中医药学会皮肤性病学分会常务委员。

郝小玲

中医副主任医师。1991年毕业于内蒙古医学院中医系。先后在乌海市化工厂医院、乌海市海勃湾区中医院儿科工作，期间担任儿科主任；2009年调入我院儿科工作。现任中医儿科主任，同时担任内蒙古自治区医师协会儿科医师分会委员，内蒙古儿科疾病诊治联盟及内蒙古妇幼保健学会儿科专业委员会理事，内蒙古中医药协会理事等职。先后在省级以上期刊发表论文30余篇。曾担任呼和浩特市回民区人大代表，担任期间2次被评为优秀代表。

胡格吉乐图

蒙医副主任医师。2009 年毕业于内蒙古医科大学蒙医专业，2019 年考取蒙古国国立医科大学研究生。2009 年 10 月来我院工作。曾担任蒙医五疗科副主任。内蒙古名老蒙医药中医药专家学术经验继承人。发表论文 6 篇，参与国家级课题 1 项，自治区课题 3 项。

黄震洲

中医副主任医师。2012 年毕业于南京中医药大学中西医结合专业，硕士学位，并师承自治区名中医黄海波教授。现任黄海波全国名老中医传承工作室负责人、中医男科主任、中医妇科硕士生导师，全国名老中医药专家学术经验继承人，全国中医药骨干人才，呼和浩特市蒙中医药专家学术经验继承工作指导老师。担任内蒙古中西医结合生殖医学分会副主任委员，中华中医药学会生殖医学分会委员，中华中医药学会中医男科分会青年委员，中国民族医药学会常务理事等职。发表学术论文 30 余篇，主编、参编著作 6 部，申请专利 7 项。主持及参与国家科技部“十一五”科技支撑计划重点项目，呼和浩特市科技项目以及人才基金等科研项目 6 项，曾获呼和浩特市科技进步二等奖。

吉木斯

内科副主任医师。2004 年毕业于内蒙古医科大学，获医学学士学位；2013 年毕业于山西医科大学，获内科学专业医学硕士学位。先后在内蒙古第四医院、东莞市寮步医院工作，2021 年 11 月调入我院工作。先后在省级以上期刊发表论文 7 篇，其中 SCI 收录 3 篇。参与广东省省级科技计划项目 2 项，参与广东医科大学博士学位人员科研启动项目 1 项。

吉木斯

副主任蒙药师。1997 年毕业于内蒙古蒙医学院蒙药系；2005 年毕业于内蒙古民族大学，获蒙医学学士学位。1997 年 12 月来我院工作。现任医院药剂科副主任、第二党支部书记，内蒙古医科大学硕士生导师，呼和浩特市师承导师，担任内蒙古医疗事故技术鉴定专家，内蒙古预防接种异常反应鉴定专家，内蒙古蒙医药学会理事，呼和浩特市蒙医药学会副会长等职。先后在国家级期刊发表论文 6 篇。

贾澍华

中医副主任医师。1961 年跟随父亲贾瑗学习中医，1965 年经考试合格出师，后在北京中医药大学经典著作班学习。毕业后到内蒙古人民医院跟随肖康伯、王岳武、原明忠等中医大师临床实践。曾任清水河县医院中医科主任、院长，县卫生局局长等职务。期间主办中医学徒班，培养徒弟20余名。1997 年调入我院，担任院长、书记。曾任内蒙古中医药学会理事，乌兰察布中医药学会理事，呼和浩特市红十字会理事等。发表《从当归补血汤看气与血的关系》等论文数十篇。退休后一直工作在医院临床第一线，2018 年被评为“内蒙古人民好医师”。

靳海丽

中医副主任医师。1997 年毕业于内蒙古医学院中蒙医系中医专业。先后在巴彦淖尔市乌拉特中旗德岭山卫生院、巴彦淖尔市乌拉特中旗人民医院工作，2021 年调入我院工作。现任内蒙古中医药学会仲景学说分会常务委员，内蒙古中医药学会乳腺病防治分会委员会委员。先后在省级以上期刊发表论文 3 篇。

李桂萍

副主任护师。1994 年毕业于呼和浩特市第十一职业学校护理班；2012 年毕业于内蒙古科技大学。曾在武警内蒙古总队医院工作，2004 年来我院工作。现任西医科室总护士长、第四支部纪检委员，中华护理学会会员，中国民族医药学会护理分会理事，内蒙古自治区护理学会血管外科护理专业委员会委员。先后在省级以上期刊发表论文 4 篇，参与申报完成《一种新型尿管固定装置》实用新型专利（专利号：ZL 2019 2 2164093.2）。

李海霞

副主任护师。1995 年毕业于呼和浩特市卫生学校，2009 年内蒙古医学院本科毕业。1995 年来我院工作。现任消毒供应中心护士长。先后在省级和国家级期刊发表论文 10 篇。

李双钢

副主任中药师。1983 年毕业于内蒙古医院附设卫校中药专业；2016 年毕业于国家开放大学，获行政管理学士学位。1984 年 7 月来我院工作。曾任医院药剂科科长、器械科科长，内蒙古中医药学会中药分会副会长等职。

李晓波

中医副主任医师。1990 年毕业于内蒙古医学院中医系。1990 年来我院工作。现任中医肛肠科主任，内蒙古自治区中医药学会第二届肛肠分会委员，世界中联“虚实挂线”专业委员会第一届理事会常务理事等职。发表论文 4 篇。

李晓庆

中医副主任医师。2008 年毕业于山西中医药大学中西医临床医学系，获得医学学士学位；2016 年毕业于内蒙古医科大学中医系，获得医学硕士学位。2009 年 12 月来我院工作。现任中医脾胃病科副主任，第六批全国名老中医药专家学术经验继承人，内蒙古自治区医师协会中医医师分会委员。先后在省级及以上期刊发表论文 7 篇，参与自治区级科研项目 1 项。

李雪岩

副主任药师。1996 年毕业于呼和浩特市卫生学校口腔专业；2012 年毕业于黑龙江中医药大学药学系。1992 年 7 月来我院工作。现任医院总药剂师（药剂科主任），先后在省级以上期刊发表论文 4 篇。

刘晶波

中医副主任医师。2006 年毕业于黑龙江中医药大学针灸推拿学院，获医学学士学位；2013 年毕业于内蒙古医科大学，获医学硕士学位。曾在呼和浩特市托克托县中蒙医院工作，2013 年调入我院。现任中医内分泌科副主任。担任内蒙古医师协会中医医师分会第一届青年委员会副主任委员，内蒙古中医药学会中西医结合内分泌分会委员，内蒙古医师协会内分泌代谢科医师分会青年委员会常务委员等职。先后在省级以上期刊发表论文 6 篇，参编著作 1 部。

刘明荣

中医副主任医师。2010 年毕业于内蒙古医科大学中医学院，获硕士学位。2010 年 9 月来我院工作。担任医院中医脑病二科（现中医老年病科）副主任。国家中医药协会内蒙古分会脑病学会会员，国家中医药协会内蒙古分会老年医学会委员，先后在省级及国家级期刊发表论文 10 余篇。

刘 瑞

中医副主任医师。1998 年毕业于内蒙古医学院，取得大专学历；2013 年毕业于内蒙古医科大学中医学院，获学士学位。1997 年来我院工作。在省级以上期刊发表论文 13 篇，其中发表于国家级期刊 6 篇，参与科研项目《脂欣康治疗高脂血症的临床研究》，获呼和浩特市政府科技进步二等奖。

刘淑利

副主任护师。2009 年毕业于中国医科大学。先后在北京大学首钢医院普外科、呼和浩特市五洲女子医院工作，2017 年来我院。现任脾胃科护士。先后在省级期刊发表论文 4 篇，参编《护理学》著作 1 部。

刘　影

中医副主任医师。2007 年毕业于内蒙古医学院，获针灸推拿学学士学位；2011 年毕业于天津中医药大学，获针灸推拿学硕士学位。2011 年 7 月入职我院工作。现任中医推拿科负责人，内蒙古自治区名老中医药学术经验继承人。先后在国家级期刊发表论文 10 篇，参与内蒙古自然科学基金面上项目科研课题 1 项。

马秀华

妇产科副主任医师。2000 年 7 月毕业于包头医学院临床医学系，学士学位。2001 年 9 月来我院工作。担任我院妇科主任，呼和浩特市医师协会妇产科医师分会、妇科腔镜分会常委，共发表论文 3 篇，发明专利 1 项。

毛素珍

妇产科副主任医师。1986 年内蒙古医学院医疗系毕业，获学士学位。毕业后在丰镇市医院妇产科工作，1988 年调入我院。先后从事中医妇科、社区卫生服务站工作，在省级期刊发表文章 10 多篇。

娜布其玛

中医副主任医师。2008 年毕业于长春中医药大学中医学院，获得学士学位；2015 年毕业于内蒙古医科大学中医学院，获得硕士学位。2011 年来我院中医皮肤科工作。现任内蒙古中西医结合皮肤病专业委员会委员，内蒙古名老中医学术经验继承人，先后在国家级期刊发表论文 5 篇。

牛利文

中医副主任医师。1997 年毕业于内蒙古医学院，获中医学大专学历；2010 年毕业于内蒙古医学院，获中医学本科学历。1998 年进入我院工作。2001 年于北京同仁医院进行全科医师规范化培训，2010 年于北京中医医院进修学习。现任中医肾病科主任，中国民族医药学会针灸分会理事，内蒙古医师协会肾病分会委员，内蒙古中医药学会肾病分会委员。先后在省级以上期刊发表论文 8 篇。参编《医林集验——不孕症治验精粹》著作 1 部，参与《针灸治疗中风病例注册研究》等科研项目 2 项。

潘俊英

副主任中药师。2001 年毕业于内蒙古医学院，获得中药学大专学历；2011 年毕业于承德医学院，获得中药学硕士学位 。2012 年来我院工作。现任药剂科临床药学室负责人，内蒙古药师协会中药专业委员会委员等职，先后在省级以上期刊发表论文 3 篇。

渠茂林

副主任检验师。1992 年毕业于呼和浩特市卫校妇幼医士专业；2007 年毕业于河北北方学院医学检验专业，获本科学士学位。1995 年 12 月来我院工作。现任医院检验科主任，呼和浩特市临检中心委员等职务。先后在省级以上期刊发表论文 6 篇，其中 1 篇被中国科技核心期刊《安徽医药》收录，主持内蒙古自然基金科研项目 1 项。

任举山

骨科副主任医师。2009 年毕业于天津医科大学，获医学学士学位。先后在天津武警医院、内蒙古武警总队医院、内蒙古自治区中医医院工作，2021 年 11 月通过呼和浩特市人才引进进入我院骨科工作。目前担任中华医学会手外科分会华北地区青年委员，中国医师协会显微外科分会委员，中国中西医结合学会骨伤科分会足踝工作组委员，中国康协肢残委员会创伤骨科学组委员，中国康复医学会修复重建外科专业委员会第一届慢性伤口修复学组委员，中国糖尿病足联盟委员，中华慢病学院伤口分院委员，中国中医药研究促进会骨伤科分会足踝专委会委员，中国中医药信息学会创面修复学分会理事，中国中医药信息学会骨科分会理事，中国志愿者医生，内蒙古医师协会创伤骨科医师分会委员。核心期刊发表医学论文 6 篇，参编《手足外科手术记录图谱》1 部，主编《骨科围术期管理与损伤康复》（足踝外科部分）1 部。

任寿山

中医副主任医师。参加1979年“全国选拔一万名具有真才实学的中医充实科研教学机构”（中央6号文件）考试，成绩优异。1980年分配到我院工作。于1984–1988年在山西医学院脱产函授修完大专课程。曾任呼和浩特市中医蒙医医院副院长、门诊部主任、中医心病科主任，呼和浩特市政协委员，内蒙古中医药学会理事，内蒙古医疗事故技术鉴定专家，呼和浩特市医疗纠纷第三方人民调解委员会专家，内蒙古老蒙医中医专家学术经验继承工作指导老师，呼和浩特市电视台“蒙中医说病”栏目特约专家。先后在省级以上期刊发表论文40篇，其中《论寒温一体之源》被收录于内蒙古中医学术研讨会论文汇编，并被评为优秀论文。主编《医古文要略》1部，获呼和浩特市第二届社会科学优秀成果三等奖。2006年被评选为优秀政协委员，2007年在市政协会议上的2条提案“禁止销售添加增白剂的面粉”和“中医蒙医民族医药继承人的培养已迫在眉睫”被评为优秀提案，2005年被聘为“呼和浩特市食品安全义务监督员”。

商丽娟

口腔科副主任医师。2010年毕业于黑龙江中医药大学口腔医学专业，获学士学位，2014年毕业于内蒙古医科大学，获硕士学位。曾在锡林浩特市人民医院口腔科工作，2006年来我院工作。现任我院口腔科主任，内蒙古医师协会口腔分会委员。先后在省级以上期刊发表论文14篇，内含5篇发表于国家级核心期刊、2篇发表于国际级期刊，其中论文《CAD/CAM氧化锆全瓷冠修复对牙周组织健康影响的研究》获内蒙古医科大学优秀硕士学位论文奖，《牙髓干细胞在组织工程中的应用》被《中国组织工程研究》杂志社评为优秀论文奖，参编《电镜技术与实验指南》著作1部。

斯琴高娃

蒙医副主任医师。2008年毕业于内蒙古民族大学，获得学士学位；2011年毕业于内蒙古民族大学，获得硕士学位。2011年到我院工作。先后发表论文4篇，参与省级科研课题1项。

宋利芳

中医副主任医师。2005年毕业于内蒙古医学院中医系，获医学学士学位；2008年毕业于天津中医药大学，获医学硕士学位。2008年于呼和浩特市中医蒙医医院工作。现任中医心病科副主任，曾任第四党支部书记。担任内蒙古中医药协会心病分会委员，内蒙古医师协会心血管内科医师分会会员。先后在省级以上期刊发表论文10篇，其中发表于科技核心期刊1篇。承担了《胸痹心痛病的中医诊疗》《慢性心力衰竭治疗常用对药》2项内蒙古自治区医学教育项目，承担了1项《原发性高血压证型分析》呼和浩特市中蒙医继续教育培训。

宋 青

中医副主任医师。1995年毕业于内蒙古医学院中医系。1989年12月就职于呼和浩特市中蒙医院，曾任医保科科长、科教科科长，现任科研部主任。担任中国民族医药学会教育分会理事，中华中医药学会亚健康分会委员，中华中医药学会“治未病”分会委员，蒙古国国际骨质疏松院士工作站入站成员，内蒙古医师协会中医师分会委员，呼和浩特市老中医专家学术经验传承指导老师等职。发表学术论文8篇，参编著作1部。参与科研课题9项，其中3项获得呼和浩特市科技进步二等奖，1项获得呼和浩特市科技进步三等奖，目前在研课题3项。荣获呼和浩特市“红十字会先进工作者”称号。

苏雅轩

中医副主任医师。2010年毕业于北京中医药大学，学士硕士连续培养，并取得硕士学位。2011年来我院工作，从事中医肺病专业。先后在国家级及科技核心期刊上发表论文7篇，参编《文魁脉学》1部（学苑出版社）。

太 平

蒙医副主任医师。中国农工民主党党员。2010年毕业于内蒙古医学院蒙医药学院，获学士学位；2013年毕业于内蒙古医科大学研究生学院，获硕士学位。2013年来我院工作。现任呼和浩特市第十四届政协委员，呼和浩特市回民区第十届政协委员，中国农工民主党呼和浩特市委员会委员，中国农工民主党呼和浩特市回民区副主委，中国农工民主党呼和浩特市第十支部主委，中国民族医药学会心身医学分会理事，世界中医药学会联合会骨质疏松专业委员会委员，内蒙古老蒙医药中医药专家学术经验继承人。先后在各级期刊发表医学论文15篇，其中《放血疗法前服用三子汤对血液自由基影响的实验》在中国阜新国际蒙医药合作交流大会论文评选中获二等奖，《蒙医治疗原发性高血压病的临床研究进展》在第二届中国—蒙古国博览会蒙医药论坛论文评选中获三等奖。参加编写《四部医典》多种文字对译，参与《蒙医放血疗法前服用三子汤对血液影响的实验研究》等3项课题项目。

王 超

麻醉学副主任医师。2008年毕业于中南大学湘雅医学院，获麻醉学学士学位。2012年来我院工作，从事临床麻醉专业。先后在省级以上期刊发表论文2篇。

王钢柱

中医副主任医师。1992年毕业于内蒙古医学院中医系，获大专学历。1992年来我院工作。工作期间曾在北京东直门医院、厦门市医院、内蒙古医学院附属医院进修。现任中医痹病科主任。发表论文6篇。

王红梅

中医副主任医师。1998年7月毕业于内蒙古医学院中蒙医系中医专业，获医学学士学位；2012年7月毕业于内蒙古医科大学中医内科专业，获医学硕士学位。

2014 年 3 月来我院工作。曾任中医脑病科副主任，现在中医风湿病科从事中医临床工作。承担内蒙古卫生职业学校中医基础、中医内科学教学工作。发表论文 10 余篇，参与科研项目 1 项。

王 慧

副主任药师。2010 年毕业于内蒙古医科大学药学系，获得学士学位。2013 年 4 月来我院工作。现任药剂科药品采购，内蒙古执业药师协会医院药师专业委员会委员等职。先后在省级以上期刊发表论文 2 篇。

王淑丽

中医副主任医师。2004 年毕业于河北医科大学中医专业，获医学学士学位；2010 年毕业于贵州中医药大学，获医学硕士学位。2011 年 1 月来我院工作。现任中医妇科乳腺科医师。先后在省级及国家级期刊上发表论文 8 篇。

王卫东

中医副主任医师。1993 年毕业于内蒙古医学院中蒙医系中医专业，取得了中医大专学历。1989 年 8 月分配到呼和浩特市中蒙医院，从事中医骨伤的诊疗工作。现任医院党委委员、副院长。2005 年参加了由日本国际协力机构与中日友好医院合作举办的第六届中日合作卫生技术人员培训班，2015 年取得了首批全国名老中医学术经验传承人出师证。先后在省级以上期刊发表论文 3 篇。

王 翊

骨科副主任医师，全科主治医师。2003 年毕业于包头医学院，获医学学士学位。曾就职于北京 SOS 国际救援中心、包头医学院第二附属医院、包头市扶贫医院、包头市第四医院、包头市云龙骨科医院等医疗机构，现在我院从事骨伤科专业。现任中国医学救援协会运动医学分会西部学组委员，中国医药教育协会肩肘运动专业委员会内蒙古培训中心委员，中国医药教育协会肩肘运动医学专业委员会委员，中国抗癌协会理事会理事，中国抗癌协会肉瘤专业委员会委员，中国抗癌协会中西医整合肿瘤专业委员会委员。发表国家级学术论文10篇。被中国人民解放军总医院（301医院）评为2017年度优秀医师。

王振宇

中医副主任医师。1996年毕业于内蒙古医学院中医系（专科），2010年毕业于黑龙江中医药大学中医学院（本科）。1997年11月来我院工作。从事中医不寐（失眠）专业门诊工作。先后在国家级医疗期刊发表论文多篇，其中《刮痧疗法治疗郁症的观察》获得市医学科技成果一等奖。

乌兰娜

蒙医副主任医师。1997年毕业于内蒙古蒙医学院，获得医学专科学历；2010年毕业于内蒙古民族大学，获得医学本科学历。1997年来我院工作，曾任医院蒙医针灸推拿科主任。现任医院医务科科长，中国民族医药学会医史文化分会委员，呼和浩特市医师协会理事，内蒙古蒙医药协会理事。发表医学论文7篇，参编医学著作1部。参与内蒙古自然基金项目课题2项，呼和浩特市自然基金项目课题2项，呼和浩特市蒙医中医医院蒙医治疗骨质疏松国际合作院士专家工作站项目1项。

乌兰图娅

副主任蒙药师。1993年7月毕业于内蒙古蒙医学院蒙药系，2010年2月毕业于内蒙古民族大学，获蒙医学学士学位。1994年1月来我院工作。现任药剂科蒙药研发室副主任，中国民族贸易促进会民族医药专家委员会专家等职。先后在省级以上期刊发表论文5篇，主持呼和浩特市科技局项目《基于蒙古文国际标准编码的蒙医药及药材标准化数据库建设及示范应用建设项目》，获得该项目的“著作权”。

乌日娜

中医副主任医师。1987年毕业于内蒙古医学院中医系，专科学历；1993年毕业于湖南医科大学临床医学专业，获学士学位。1988 年 8 月在呼和浩特市中蒙医院工作。现任内窥镜科主任，呼和浩特市医师协会副会长等职务。先后在省级以上期刊发表论文 6 篇。参与研究的《艾灸电针治疗仪》获得 1 项专利权。

吴秀兰

蒙医副主任医师，硕士研究生导师。2006 年毕业于内蒙古民族大学蒙医药学院，获医学学士学位；2011 年毕业于内蒙古医科大学，获医学硕士学位。2011 年 12 月通过绿色引进人才通道进入我院工作。内蒙古名老蒙医药中医药专家学术经验继承人，健康呼和浩特行动监测评估与考核专家，内蒙古中医药学会乳腺病防治分会委员。在国家级期刊刊登 10 篇论文。参编《蒙医预防医学》等著作 2 部，其中《浅析蒙医天然温泉中氡的应用与意义》在第二届中国—蒙古国博览会蒙医药论坛获得三等奖，参与内蒙古卫计委医疗科研计划《蒙医针刺疗法结合蒙药治疗周围性面瘫的临床研究》等 3 项课题研究。

武　俊

中医副主任医师。2008 年毕业于山西中医药大学中西医临床系，获医学学士学位；2020 年于内蒙古医科大学中医学院攻读中医内科学硕士学位，目前硕士在读。2009 年来我院工作。现任中医肺病科副主任。先后在省级以上期刊发表论文 4 篇。

武艳燕

中医副主任医师。2005 年毕业于内蒙古医学院中医专业，获医学学士学位；2010 年毕业于贵阳中医学院中医五官专业，获医学硕士学位。2010 年 10 月来我院工作。现任中医耳鼻喉科负责人、第三党支部组织委员，内蒙古名老中蒙医药专家学术经验继承人，中华中医药学会耳鼻喉科分会委员，中国中西医结合耳鼻咽喉科专业中医药研究专家委员会委员。发表论文 9 篇，其中发表于核心期刊 2 篇，国家级期刊 7 篇。

席迎春

蒙医副主任医师。2009年毕业于内蒙古民族大学蒙医专业，获医学学士学位；2016年毕业于天津中医药大学，获医学博士学位。现任蒙医治未病中心主任（兼药浴中心主任）。内蒙古自治区蒙医药学会会员，中国中医药信息研究会药浴手法分会委员，内蒙古药理学会理事。发表论文10篇，其中国家核心期刊发表论文2篇。发明专利1项，参编3部专著。参与并协助导师完成2个国家自然科学基金项目，参与过多项内蒙古自然科学基金项目和内蒙古科技厅项目。

谢　涛

中医副主任医师。2006年毕业于黑龙江中医药大学针灸推拿学院，获医学学士学位；2016年毕业于内蒙古医科大学，获医学硕士学位。先后在呼和浩特市托克托县中蒙医院、内蒙古残疾人康复服务中心工作，2017年8月调入我院工作。担任中国残联“十二五”康复专业学科带头人，内蒙古名老中医学术继承人，中国Bobath研究会委员。先后在省级以上期刊发表论文5篇，参编著作1部，参与国家级课题1项，主持院内课题1项，参与省部级科研项目1项。

闫　君

超声医学副主任医师。1999年毕业于内蒙古医院附属卫校，中专学历；2012年毕业于内蒙古民族大学临床专业，获医学学士学位。2000年来我院工作，从事超声医学专业。现任超声医学科主任，内蒙古医师协会超声分会青委会委员，在省级以上期刊发表论文3篇，其中发表于国家期刊2篇。

闫志诚

中医副主任医师。2009年毕业于江西中医学院科技学院，获医学学士学位；2016年毕业于内蒙古医科大学中医学院，获医学硕士学位。2010年11月于我院工作。现任白求恩精神研究会内分泌和糖尿病学分会委员，内蒙古中医药学会中西医结合内分泌分会委员，先后在省级及以上期刊发表论文 6 篇。

杨九戌

中医副主任医师，名老中医。1962 年来我院工作，是呼和浩特市中医蒙医医院的创建者之一。曾任内蒙古中医学会理事，内蒙古针灸学会理事，内蒙古医学史学会理事等职。曾在自治区级刊物上发表了《耳针疗法简介》《针药配合治疗无脉症二例观察报告》等数篇论文。

杨丽珍

中医副主任医师。2004 年 7 月毕业于内蒙古医科大学中医学院，获医学学士学位；2011 年毕业于黑龙江中医药大学，获医学硕士学位。2011 年来我院工作。现任中医康复医学科副主任，内蒙古医科大学硕士生导师。担任中国民族医药学会风湿分会理事，世界中医药学会联合会五运六气专业委员会理事，内蒙古康复治疗学会理事，内蒙古中医药学会中西医结合分会委员，内蒙古睡眠协会委员。发表论文 17 篇。参编著作 1 部。参与国家级课题 1 项，省部级科研项目 4 项，参与发明专利 1 项，获得内蒙古自治区继续教育项目 3 项。

杨怡侠

副主任药师。1991 年毕业于内蒙古医学院药学系，获理学学士学位；2006 年毕业于北京大学心理学系获理学硕士学位。2017 年来我院工作。现任医院科研科副科长、药剂科临床药师，内蒙古药师协会药物临床试验专业委员会委员等职。先后在省级以上期刊发表论文 9 篇，其中 1 篇发表于核心期刊。

伊乐呼

内科副主任医师。1996 年 7 月毕业于内蒙古蒙医学院。曾就职于满洲里市扎赉诺尔煤业公司总医院、满洲里市人民医院、满洲里市扎赉诺尔区中蒙医院，于 2021 年 11 月来本院工作。曾任呼伦贝尔蒙医学会常委。发表论文 10 多篇，其中国家级论文4篇。

原 荣

中医副主任医师。毕业于长春职工医科大学，获医学学士学位。2004年来呼和浩特市中蒙医院工作。曾任病案室负责人。在《实用妇科内分泌电子杂志》《临床医药文献电子杂志》等发表国家级论文多篇，出版《中医全科医学》书籍1部。

云花尔

副主任蒙药师。1997年毕业于内蒙古蒙医学院蒙药系；2010年毕业于内蒙古民族大学，获蒙医学学士学位。1997年来我院工作。现任制剂中心副主任，先后在国家级期刊发表论文5篇。

云利虹

副主任护师，国际造口治疗师。1995年毕业于内蒙古医院附属卫校，获得护理中专学历；2011年毕业于内蒙古医科大学，获得护理本科学历。1995年起在内蒙古自治区人民医院工作，曾任神经内科护士长，2017年4月调入我院工作。现任我院外科护士长、伤口造口失禁专科组副组长。担任内蒙古护理学会伤口造口失禁专业委员会委员，内蒙古抗癌协会胃肠肿瘤专业委员会伤口造口治疗学组委员，内蒙古抗癌协会肝胆胰肿瘤专业委员会护理学组常务委员，中国民族医药学会护理分会理事。先后发表省级及国家级论文10篇。

云美霞

超声医学副主任医师。1982年毕业于呼和浩特市卫生学校，中专学历；2008年毕业于内蒙古医学院，获医学学士学位。曾于土左旗人民医院工作，2015年来我院工作。从事超声医学专业，任超声医学科主任，内蒙古超声医学会会员。在省级以上期刊发表论文5篇。

张红艳

蒙医副主任医师。2005年毕业于内蒙古民族大学，获学士学位。先后在内蒙古世纪医院、内蒙古国际蒙医院工作，2016年调入我院工作。现任中国民族医药学会心身医学分会理事，呼和浩特市蒙医药学会秘书长。先后在省级期刊发表论文6篇，参编《蒙医心身医学》著作1部，参与科研项目5项。

张丽敏

副主任护师。1987年毕业于呼和浩特市卫生技术学校，获得护理中专学历；2010年毕业于内蒙古民族大学，获得护理专科学历。1988年来院工作。现从事护理文书、运行病历的检查工作。先后在省级和国家级期刊发表论文10篇。

张龙梅

中医副主任医师。2011年毕业于天津中医药大学中医妇科专业，硕士学位，并师承于自治区名老中医黄海波。现任九三学社呼和浩特市妇委会副主任，中华中医药学会生殖医学分会青年委员，中华中医药学会中医男科分会青年委员，中国民族医药学会男科分会理事，中国医师协会中西医结合医师分会第三届男科专业委员会委员。发表学术论文20余篇，参编学术著作2部，参加省级科技重点项目1项。申请实用新型专利1项：一种穴位贴敷配药器。

张 蕊

超声医学副主任医师。2003年毕业于西安交通大学，获医学学士学位。先后在第四军医大学西京医院、中国人民解放军第二五三医院、内蒙古国际蒙医医院工作，2021年来我院工作。现从事超声医学专业。在省级以上期刊发表论文10篇，其中发表于国家期刊2篇。

张喜云

中医副主任医师。2005 年毕业于山西中医学院中医系，获医学学士学位。2007 年来我院工作。现任中医肺病科主任。2019 年拜国医大师石学敏院士为师。2019 年参加全国中青年骨干人才学术流派传承计划，并拜全国学术流派传承指导老师门九章为师。先后在省级以上期刊发表论文 15 篇。2018 年获得了呼和浩特市总工会颁发的“工人先锋号”荣誉称号。

张　英

中医副主任医师。2005 年毕业于内蒙古医学院中医系，获医学学士学位。2005 年 11 月于我院工作。先后在中医妇科、中医脾胃科工作。现任内蒙古中医药学会青年委员会委员。在省级及以上期刊发表论文 8 篇，先后参加自治区级及市级科研项目各 1 项。

张玉鹍

副主任检验师。1995 年毕业于包头医学院临床医学专业；2006 年毕业于河北北方学院医学检验专业，获学士学位。2000 年 12 月来我院工作。现任医院检验科副主任，内蒙古医师协会输血分会委员等职务。先后在国家级期刊发表论文 5 篇。

赵　焱

副主任中药师。1989 年毕业于呼和浩特市卫生局中药学徒班。1981 年在呼和浩特市中蒙医院参加工作。先后从事中药炮制、中药调剂、西成药调剂等专业工作和行政管理工作，曾任医院工会主席、党委办公室主任、药械科副科长、药械科科长等职。曾任内蒙古中医药学会中药专业委员会理事。在省级和国家级期刊发表论文 4 篇。曾获国家中医药管理局“全国中医药文化建设先进工作者”称号。

赵振生

中医副主任医师。1966年起随父赵云海先生学习中医，1981年参加市卫生局中医学徒班学习5年，1987年毕业于内蒙古医学院中医系。1968年8月进入我院工作。曾任医院中医肿瘤科主任，内蒙古自治区首批老蒙医中医专家学术经验继承工作指导老师，中国主任医师年会副理事长，中华临床医学会常务副理事，中国管理科学研究院专业技术委员会特邀研究员，内蒙古中医学会内科专业技术委员会脾胃病学组委员，中医老年医学会会员等职。先后在省级以上期刊发表论文数篇。参编《乡村医生自学丛书——内科学》(胆肝系统部分)，参与《中药益心通脉汤治疗血栓闭塞性脉管炎》科研课题，课题成果获呼和浩特市优秀论文一等奖、科技进步一等奖，获自治区自然科学优秀论文二等奖。

朱 晓

中医副主任医师。1987年毕业于内蒙古医学院中医系，获中医学专科学历。取得了国家高级营养师、二级心理咨询师资格。现任、曾任门诊部主任、中医治未病中心主任，中华中医药学会治未病分会委员，中华中医药学会亚健康分会委员，内蒙古中医药学会治未病分会副主任委员，内蒙古中医药学会养生康复分会常务委员，内蒙古中医治未病专科联盟理事会副理事长，内蒙古医师协会中医医师分会常务委员，中国中医药信息学会基层健康服务分会理事会理事，中国中医药信息学会基层健康服务分会组织“慢病（亚健康）中医健康管理规范和技术标准研究课题”专家组专家，“中美共建睡眠健康工程中心”专家委员会委员，内蒙古电视台“生活早知道”栏目及呼和浩特市电视台“蒙中医说病”栏目特约主讲嘉宾。在国家级及省级医刊发表医学论文多篇。主编《一碗好粥养全家》，参编《睡眠亚健康》《皮肤亚健康》《中医蜂疗与亚健康》等亚健康专业系列教材。

第四章 大事记

1962年

9月　经内蒙古自治区人民政府批准，呼和浩特市中医研究所成立，院址设在中山西路市立医院院内（海亮商厦现址）。

9月　赵相如任所长，刘济民任副所长。

10月　杨九戍、郝明德等牵头筹建研究所的12名医务、管理人员全部到岗，呼和浩特市中医研究所正式开诊。

1963年

5月　赵秉章等2名中医师调入研究所，业务力量得到加强。

12月　研究所的业务工作逐步推开，年诊治病人5400余人次。

1965年

12月　研究所职工达到25人，业务工作正常开展。

1966年

12月　“文化大革命”动乱波及研究所，许多老中医受到冲击或被隔离改造，人员分流。业务受到严重影响，研究所名存实亡。

1975年

10月27日　内蒙古自治区政府〔1975〕191号文件，批准恢复“呼和浩特市中医研究所”，并扩大规模。

11月上旬　市卫生局中医科刘荣平负责筹备研究所恢复工作。

1976年

3月上旬　市中医研究所在市医院院内恢复业务。

1977年

4月6日　王凤鸣任所党支部书记，何全宝任副书记、副所长。

5月5日　党支部委员会成立，由王凤鸣、何全宝、刘荣平组成。

6月上旬　药剂科成立。

1978年

1月中旬　国家对“文化大革命”中的冤、假、错案进行平反，李枝、黄惠卿、赵云海3位老专家及其他5位医师蒙冤多年得以平反，恢复名誉和工作，并收到补助和赔偿。

2月25日　黄惠卿等一批中医师由市医院调入研究所编制内。

3月3日　沙拉布朋兹格等蒙医师，从玉泉区医院蒙医科整体合并至研究所。

3月5日　李枝老中医师调入研究所，任副所长。

3月上旬　陈彦方调入任副所长。

4月6日　市中医研究所迁址至玉泉区大南街8号院。

4月8日　市中医研究所更名为“呼和浩特市中蒙医研究所”。

5月28日　研究所于新址开诊，共有职工40人。设所长办公室、中医内科、中医妇科、蒙医科、中医针灸科、中医骨科、药剂科、处置室等科室。

6月27日　共青团支部建立，刘勇任首届支部书记。

11月下旬　何全宝离任副书记、副所长职务，调市医院任副院长。

1979年

3月上旬　研究所开始接收基层医疗单位进修人员和高等院校中医专业实习生。

5月8日　秦海祥任副所长。

6月5日　王凤鸣离任研究所党支部书记，调任市卫生局党委副书记。

10月1日　著名蒙医沙拉布朋兹格逝世，由市委、研究所在市文化宫举行了隆重的追悼大会。

1980年

3月上旬　齐长庚调入研究所任党支部书记，董尚志调任研究所副书记、副所长。

3月14日　因旧城区改建，研究所迁址至文化宫街21号（后更名为：文化宫街29号），有平房2栋共22间。

5月1日　研究所第一届工会委员会成立，董尚志担任工会主席。

5月10日　位于文化宫街21号新址的研究所开始接诊患者。

5月中旬　根据国务院相关文件精神，参加市卫生局组织的中医师考试被择优录取的任寿山等6名中医师分配至研究所。

6月5日　在市卫生局组织的各技术岗位人员技术职称考核中，研究所12名职工成绩合格，获得技术职称证书。其中李枝为中医正骨主任医师，黄惠卿为中医主任医师。

6月20日　陈彦方调市精神病医院任副院长。

7月18日　中医痔瘘科（现名中医肛肠科）成立。

9月9日　自治区名老中医杨九戌逝世。

10月上旬　由于业务量扩大，原有药房分开，分别设立中草药房和西成药房。

11月5日　赵云海根据落实政策精神，经呼和浩特市政府批准调入研究所，并由市卫生局认定为中医主任医师，任命为副所长。

12月中旬　研究所新一届党支部委员会成立，由齐长庚、董尚志、秦海祥组成。

1981年

5月上旬　检验科、放射科成立。

5月上旬　研究所开展“假如我是一个病人”活动和“文明服务”活动，改善服务态度和提高医疗质量。

8月下旬　为了更好地接诊蒙古国患者，研究所掀起了学习蒙语、使用蒙语的热潮。此项活动一直持续到90年代初。

12月6日 研究所评选出的7名先进工作者出席市卫生系统先进代表大会。

12月中旬 赵云海老中医师先后出席呼和浩特市先进工作者大会和自治区劳模大会，分别被授予市劳动模范和自治区劳动模范称号。

1982年

3月上旬 因研究所无床位配置，为方便患者，开展了家庭病床服务。当年即服务30多例患者。

5月2日 研究所改选产生新一届工会委员会，秦海祥任主席，王树任副主席。

5月25日 黄惠卿老中医师被任命为副所长。

6月上旬 黄惠卿主编的《妇科证治验录》出版发行。

7月8日 研究所购进日产4吨位扶桑T653型卡车1辆。

10月1日 按照国务院、市政府文件精神，研究所开始实行各级人员岗位责任制，在奖金分配上实行多劳多得，以百分制评定奖金。

12月10日 研究所在开展“五讲、四美、三热爱”活动中，成绩优异，分别受到回民区政府和市政府的奖励。

1983年

1月中旬 研究所实行领导体制改革，由党支部领导下的所长分工责任制，改为所长负责制。所长统管行政领导和业务技术工作。

5月12日 云存忠出席呼和浩特市民族团结表彰会，并获得奖励。

6月上旬 市卫生局举办呼和浩特市地区中医人员医古文培训班，任寿山主持教务工作并担任讲师。

7月6日 改选团支部，王树任新一届团支部书记。

12月30日 全年开设家庭病床80例，大多数为中医骨科患者。

12月30日 全年门诊量达到60000余人次。

1984年

9月1日　市卫生局调整研究所领导班子，秦海祥任党支部副书记、云存忠任副所长并主持研究所工作。原有所级领导均自行免职。

10月上旬　研究所调整了科室，设立所办公室、中医内科、蒙医科、中医外科、中医男科、中医妇科、中医儿科、中医骨科、针灸科、医技科、药房等11个科室。并报市卫生局批准任命了各科室副主任（主持工作）。

11月28日　黄海波创建中医男性学科门诊，是内蒙古首家中医男性学科门诊。

12月31日　研究所的业务工作颇为繁荣，年诊治病人63500余人次。

1985年

2月18日　赵云海主持的科研项目《中药益心通脉汤治疗血栓闭塞性脉管炎》通过呼和浩特市科委主持的科研成果鉴定。

4月20日　研究所引进现代科技新成果微电脑培训班，移植了关幼波、邹云翔等国家名中医的诊疗程序，对医师进行培训。

7月11日　新开设中医胆结石病门诊。

7月27日　研究所购进日产5吨位三菱汽车1辆。

9月28日　经市卫生局党委同意，云存忠任党支部书记。

10月4日　新一届党支部委员会成立，由云存忠（书记）、尹友祥（组织委员）、张荣华（宣传委员）组成。

10月28日　经市卫生局研究并报市政府批准，呼和浩特市中蒙医院成立。原呼和浩特市中蒙医研究所继续保留。医院同时挂“呼和浩特市中蒙医院、呼和浩特市中蒙医研究所”两块牌子，院所合署。

11月20日　自治区名老中医李枝逝世。

11月下旬　经卫生部、市政府批准，决定投资130万元，在医院原址新建五层综合楼，面积为4699平方米。

1986年

1月11日 云存忠任医院院长。

2月1日 关世毅调入医院，担任党支部书记。

5月12日 医院计划生育委员会成立，关世毅任主任委员。

5月13日 全院职工大会召开，选举产生了由关世毅等8人组成的工会委员会。

8月11日 购入苏联产伏尔加小轿车1辆。

8月15日 医院业务全部停止，人员暂时分流，办公用平房开始拆除。

9月13日 新建医疗、科研综合楼破土动工。

11月上旬 医院抽调医务人员在王家巷开设门诊部。

11月11日 自治区名老中医赵云海逝世。

1987年

5月10日 黄海波参加首届全国中医男科学术研讨会，并当选首届委员。

11月上旬 医院全体护士陆续赴内医附院进行为期1年的进修深造，学习门诊、病房、急诊的护理技能，为新建门诊住院楼启用做准备。

12月1日 新建门诊住院综合楼封顶。

1988年

9月15日 新建综合楼竣工交付医院。

11月11日 医院职工达到140人，已满编。医院召开党政会议，决定从即日起，停止接收各类人员调入。

11月25日 新院正式开诊收治病人。编制床位100张，实际开放30张。

1989年

4月1日 医院推行职工岗位责任制，出台《岗位责任制暂行管理办法》，与奖金直接挂钩。

9月20日　医院首任护士长赵健参加呼和浩特市首届护理管理研修班。

1990年

2月7日　为解决病员严重不足的现状，医院分别在乌兰察布东路、皮革厂旁开设2个中西医综合门诊部。

2月25日　医院颁布《岗位责任制承包方案》，各科室与医院签订《承包合同书》。

3月30日　医院成立调资工作领导小组，云存忠任组长。

6月上旬　在原有中草药房、西成药房的基础上，新设立的蒙药房投入使用。

12月7日　医院掀起治理“三乱”的活动，关世毅任领导小组组长，云存忠、张清任副组长。

1991年

4月8日　医院成立社会治安综合治理领导小组，云存忠任组长。

4月9日　医院档案室建立。

5月8日　医院开展民主评议党员工作。

5月14日　经全院职工公开选举，产生新一届医院工会委员会，王海花担任工会主席。

5月24日　新一届党支部委员会成立，由关世毅、云存忠、尹友祥、段秀宝、丽红组成。

11月8日　按照国家医院分级管理要求，为建立卫生专业技术人员技术资格考试制度，医院成立卫技人员考试委员会，云存忠、关世毅担任主任。

1992年

2月20日　医院调整科室设置，将院办拆分为院办、财务科、医教组、护理组、预防保健组等5个行政管理部门，并设立了中医内科、中医外科、蒙医科、医技科、儿科、药械科等临床科室。

3月2日　医院任命各科室负责人，并对全院职工的岗位进行了调整。

4月18日　经市卫生局批准，医院外疗保健研制中心成立，黄海超任负责人，牵头研制、生产中药药枕系列产品。

7月10日　戴星等3人赴乌克兰洽谈在医院建立合资企业“中国医疗中心”事宜。

10月28日　云存忠、斯布吉被聘为市卫生系统中级职称评审委员会委员，参加评审工作。

1993年

3月27日　美籍华人格瓦尼玛先生无偿捐赠医院2辆日产三菱汽车（PAJERO）。

4月19日　为深化改革，医院成立体改办，并重新聘用了9个科室的负责人。

5月中旬　医院引进美国产GE-9800型CT机，这是市属医院中首台CT机。

6月10日　医院开展纠正行业不正之风活动，成立纠风领导小组，关世毅任组长。

9月上旬　医院全面开展反腐败斗争，制定了实施方案。

10月6日　医院与上海86892部队医院就治疗风湿类疾病进行合作。

1994年

3月20日　医院开展“百日优质服务活动”。

4月15日　由医教组、护理组、预防保健组合并的医教科成立，由4人组成，分别主管医疗、护理、科教、预防保健等工作。

10月5日《呼和浩特市中蒙医院改革实施方案》开始推行，目标责任制是核心。

1995年

1月20日　新领导班子赴任，巴特尔任院长，邓培德、蒲俊智任副院长。

1月23日　医院党支部委员会成立，邓培德任书记，龚伟民任副书记，段秀宝任宣传委员，王翠珍任组织委员，斯布吉德玛任纪检委员。

3月中旬　医院启动创建等级医院工作，确定二级乙等医院为努力目标。

3月20日　医院学术委员会成立，巴特尔任主任。

4月11日　医院医疗抢救小组成立，负责全院危重症患者的会诊、抢救、治疗、转诊等工作。

4月25日　医院召开科教兴医大会，自治区卫生厅苏力副厅长、苏根元处长，市卫生局斯琴挂局长参加了会议。

5月12日　护理部成立。护理管理工作从医教科剥离出来。

5月中旬　医院确定7个优秀学科及学科带头人，8名跨世纪人才。

6月27日　医院对土左旗沙尔营卫生院进行对口卫生支持和援助。

6月下旬　医院产生第一份住院病人病历。

7月1日　医院开启低职高聘模式，温启宗低职高聘为中医副主任医师，工资和待遇同时兑现。

8月上旬　医院开始在病区推行责任制护理。

9月25日　蒙医病房成立，开放19张病床。

10月5日　经上级工会同意，医院产生新一届工会委员会，赵焱任工会主席。

10月10日　医院向自治区卫生厅递交《呼和浩特市中蒙医院晋升二级乙等医院评审申请书》。

10月中旬　住院药房设立，配备了抢救药品，开始执行夜间和节假日调剂工作。

11月8日　中医骨科更名为骨伤推拿科（现中医推拿科）。

1996年

2月8日《呼和浩特市中蒙医院职业道德建设工作方案》施行。

2月28日　医院聘任30名同志担任各科室负责人。

3月中旬　医院由财政差额拨款事业单位改为全额拨款事业单位。

4月5日 《呼和浩特市中蒙医院深化改革实施常规化管理试行草案》颁布。

4月19日 张爱英、斯布吉德玛任副院长。

5月10日 巴特尔主持的《蒙医治疗过敏性紫癜的研究》课题，获1995年度呼和浩特市科技进步二等奖。

5月18日 医院购买大众牌小汽车一辆（14.4万元）。

6月15日 温启宗主持的科研项目《益气软坚法治疗猪囊虫病例临床观察》获呼和浩特市科技进步二等奖。

6月25日 医院召开创二级乙等医院阶段性总结汇报会议。

9月11日 医院被市精神文明建设委员会命名为1995—1996年度“白求恩杯”竞赛优胜单位第二名，予以表彰。

10月5日 医院将晋级目标调整为二级甲等中蒙医院。

11月12日 自治区卫生厅委派的中蒙医类等级医院评审委员会专家组对我院进行评审。

11月23日 自治区名老中医黄惠卿逝世。

12月10日 医院档案室实行统一管理，并晋升为内蒙古自治区档案室三级。

12月27日 内卫中〔1996〕第392号文件，根据自治区评审委员会的评审结论，我院从1996年12月26日起为二级甲等中蒙医院。

12月28日 温启宗被市委、市政府授予1990—1996年度呼和浩特市先进工作者称号。

1997年

1月6日 关世安任医院党支部书记兼副院长。邓培德离任院党支部书记、副院长。

3月9日 医院开展“四为三优双满意”活动。

3月25日 医院成立院务工作委员会，由巴特尔等13人组成。

3月26日 在全区中蒙医护理知识竞赛中，张翠英、刘秀梅、云花获得优秀奖。

4月8日　医院重新聘任31名同志为医疗、护理、医技、行政等科室负责人。

4月中旬　人事科成立。

5月上旬　蒙医病房因住院病人太少而撤销。

6月17日　胡玉平任党支部副书记。

6月18日　呼和浩特市机构编制委员会〔1997〕117号文件，对我院“五定”方案作出批复。呼和浩特市中蒙医院、中蒙医研究所，一个机构两块牌子；核定事业编制160名；经费实行全额拨款；规格为科级。

6月23日　中医男科引进美国FDA认证的专利产品精子质量分析仪SQA。

10月23日　黄海超牵头成立的医院外疗保健研制中心取得市工商局颁发的营业执照，开始生产、销售各类外疗保健产品、保健器材等。

11月20日　郑连从市卫生局调任医院院长、党支部副书记，免去巴特尔的院长职务。

11月21日　党办成立。

11月28日　贾澍华调任医院党支部书记、副院长，关世安申请辞医院党支部书记、副院长。

1998年

1月19日　医院召开民主生活会，贾澍华书记、郑连院长等进行了自我剖析。

2月3日　郑连离任院长一职，调市卫生局，贾澍华书记兼任院长。

3月2日　医院制定“白求恩”杯竞赛活动实施方案并加以施行。

5月5日　医院新一届领导班子组建，贾澍华任书记兼院长，胡玉平、龚伟民任副书记，莎仁格日勒任副院长。

6月11日　市卫生局命名云文清为医政管理跨世纪人才、莎仁格日勒为蒙医内科学跨世纪人才。

6月中旬　医院引进国家级中药科研成果单味中药浓缩颗粒剂，在临床推广应用。

7月3日　医院成立防灾、抢险、救灾、防洪应急医疗队，贾澍华任队长。

1999年

4月15日　云文清从市第一医院调入我院，担任院长、副书记；贾澍华不再担任院长职务。

6月8日　中共呼和浩特市中蒙医院支部委员会产生，由贾澍华、云文清、龚伟民、靳玉翔、王翠珍组成。

7月7日　医院聘用19名业务人员，其中主任医师2人，副主任医师17人，聘期1年。

8月30日　医院推行科技兴医活动，并制定奖励暂行办法。

8月下旬　医院制剂中心成立。

9月8日《呼和浩特晚报》载文《市中蒙医院举办老年节义诊活动》，对医院公益活动进行了报道。

9月10日　温启宗被评为自治区卫生工作先进个人。

12月24日　医院开展1999年度考核工作。

2000年

1月3日　医院对温启宗等21名医务人员实行低职高聘。

1月10日　康复专科成立，投资9万余元购置全套康复设备。

2月23日　我院被确定为呼和浩特市城镇职工基本医疗保险定点医院，医院城镇职工基本医疗保险医疗服务配套机构领导小组建立，相关工作流程和管理制度随之出台。同日，医疗保险科成立。

2月下旬　医院设立“放心药房”，药品从划价、调剂、配方三公开，严把药品质量和价格关。

2月26日　医院开始深化覆盖全院的人事制度、分配制度改革。

5月18日　医院经济指标核算办法及相关配套管理办法开始施行。

6月28日　医院被评为呼和浩特市科教兴医先进集体。云文清被授予呼和浩特市科教兴医先进工作者，温启宗被授予呼和浩特市科教兴医优秀学科带头人。

7月19日　医院制定自制专科药品管理规定，为传承弘扬中蒙医文化保驾护航。

11月7日　医院药事委员会调整，云文清任主任委员。

12月28日　医院在市卫生系统综合目标考核中，被评为“业绩优秀单位”。

12月30日　医院开展优质服务竞赛活动，在全市2000年度竞赛中夺得“白求恩”杯优胜奖。

2001年

1月8日　影像科配置400mAX光机1台。

3月6日　医院与回民区政府和中山西路办事处合作，开展了“六位一体”的社区卫生服务。

3月上旬　推出“病人选择医生”就医办法，公示各专家信息供患者选择。

3月10日　蒙医病房成立，确定以蒙医五疗学科为建设方向。

5月12日　医院举办庆祝5·12护士节护理知识竞赛和技术操作比武，对优胜者进行了表彰。

5月中旬　在各病区推行患者“一日清单”管理办法。

6月1日　医院聘用王尚德主任医师为病区西医指导专家，为中蒙医科室提供技术支持。

7月上旬　云文清主编的《温启宗医论集》出版。

7月1日　医院党支部被评为市卫生局系统先进党支部。

9月27日　召开全院职工代表大会，就医院改革工作和财务情况进行审议。

10月上旬　外妇科病房建立，分设外科、妇科2个小组，开展了外科、妇科常规手术。

11月17日　医院聘任温启宗、特木其勒、那音太为呼和浩特市中蒙医研究所副所长。所长由云文清院长兼任。

11月28日　温季青主持的项目《中药愈瘘膏治疗结核性瘘管的临床研究》获呼和浩特市科学技术进步二等奖。

11月下旬　医院荣获“内蒙古自治区支持公益事业先进集体”。

12月10日　医院功能科配置彩超1台。

12月15日　医院“十佳标兵”产生，涵盖党团工青妇、医药护技研各岗位。

12月26日　市卫生局班子全体成员和各科室科长对我院进行年度综合目标考核。

12月28日　医院举办2001年度总结表彰会、离退休老干部座谈会暨联欢活动，市卫生局领导参加，云文清做总结报告。

2002年

1月10日　医院在病房推出“透明输液承诺制”活动，患者可以自主选择自己信任的护士，融洽了护患关系，改善了服务质量。

1月14日　召开医院第二届职工代表大会，选举莎仁格日勒、赵焱、马忠、额尔敦巴特尔、白红印为新一届工会委员，赵焱担任工会主席。

1月17日　医院在全市卫生系统2001年度综合目标考核评比中荣获第一名，被评为“业绩突出单位”。

1月18日　医院推行“首席医师制”，由首诊医师全程跟踪治疗自己收治的患者，提高了疗效，稳定了病源。

2月27日　在门诊大厅设立院领导“行政值班岗”，院党政领导轮流值班，解决患者的疑虑和纠纷。

3月2日　医院召开专题会议，部署40周年院庆事宜，并成立了云文清任组长的院庆筹备领导小组。

3月11日　云文清在市党校开展为期3个月的学习。

3月中旬　全院人事制度改革继续深化。本着“按需设岗、以岗定人、注重实绩、分流剩余”的原则，低职高聘25人，高职低聘16人，转岗20人，分流31人，外聘24人，内退9人。医院面貌焕然一新，各项工作蓬勃开展起来。

3月26日　医院开展专业技术职务聘任工作，成立9人聘任领导小组。

3月28日　医院获呼和浩特市“红会工作先进集体”。

4 月 16 日　经局党委批准，医院产生新一届支部委员会。龚伟民任书记，云文清任副书记，莎仁格日勒任纪检委员，白恒慧任宣传委员，贾文霞任组织委员。

4 月 23 日　齐晓慧参加内蒙古人事厅组织的“西部骨干人员培训”。

4 月 30 日　云文清同志荣获“呼和浩特市劳动模范”荣誉称号。

5 月 3 日　医院组织职工参加全市万人长跑活动，获“呼和浩特市地区职工万人健康长跑优秀组织奖”。

5 月 4 日　白红印担任新一届团支部书记。

5 月 7 日　医院被市精神文明建设委员会授予“呼和浩特市窗口行业规范化服务达标单位”称号。

5 月 14 日　医院确定了由云文清提议的“仁爱敬业、与时俱进”的院训。

5 月 25 日　医院开展“温馨工程”活动，从一点一滴的实事做起，为国内外患者提供优质、高效、全方位的温馨服务。

5 月 30 日　在全院开展“医疗卫生安全大检查”活动，并成立了由龚伟民书记任组长的领导小组。

5 月 30 日　医院被市委市政府授予“全市社会扶贫先进医院”。

6 月上旬　白恒慧校译的《老老恒言》（清・曹廷栋）和《养生三要》（清・袁开昌）两书，由内蒙古科学技术出版社出版发行。

6 月中旬　医院为全院各病室安装了彩色电视机，改善了就医环境。

6 月 18 日　医院被内蒙古公益事业协会授予“支持公益事业先进集体”。

6 月 28 日　温启宗老中医退休，被医院返聘。

7 月 1 日　医院支部被评为“呼和浩特市卫生系统先进党支部”。

7 月 8 日　医院创办的“名医馆”开诊，聘请在内蒙古知名度较高、影响较大的 10 位名老中医和 6 位名老蒙医坐诊，这是自治区首家“名医馆”。

7 月 9 日　市卫生局云治厚副局长等 7 人，对我院 2002 年上半年党务、政务、业务工作进行综合目标考核。

7 月 11 日　医院病区改造提升工程结束，新布电线代替了老化的供电线路，困扰医患多年的简陋破旧的设施得到治理，病房的就医环境得到根本性的改观。

9月5日 《呼和浩特晚报》载文《患者心目中的扶贫医院》，对我院的工作进行专题报道。

9月7日 医院举办建院40周年大型庆典，呼和浩特市四大班子主要领导王铁小、杭桂林、溪琇珊、刘承恩、扎木苏及来自各方面的100多名嘉宾出席了院庆仪式。云文清做了题为《珍爱历史、面向未来》的讲话。

9月7日 《呼和浩特晚报》以“仁爱敬业、与时俱进”为题，整版报道了我院改革、创新、发展的巨大成就。

9月8日 由市委、呼和浩特市日报社主办的全市《民族团结共建青城》征文活动中，白恒慧的《民族团结结硕果》一文获三等奖。

9月30日 医院完成首次评聘分开后的职称聘任工作，共从11名高级职称中聘任了5名，12名中级职称中聘任了6人。

10月21日 中医糖尿病专科门诊成立，开始接诊患者。

11月14日 呼和浩特市委相关部门来我院复审“文明单位”建设情况，从8个方面进行了检查。

2003年

1月7日 医院举行2002年度环节干部竞聘述职大会，21名干部进行了述职，并做了民主测评。

1月13日 市卫生局领导和专家一行8人，对医院2002年综合目标进行考核验收。

1月15日 医院举办2002年度总结表彰大会，云文清做总结报告，对业绩突出的8名同志进行了表彰。

1月16日 按照《呼和浩特市中蒙医院环节干部聘任办法》，经自愿报名、竞职陈述、民主测评、支委会议研究等程序，医院聘任了23名科主任、护士长和6名组长。

1月中旬 任寿山编著的《医古文要略》，由远方出版社出版发行。

2月13日 医院在市卫生系统2002年度综合考核中被评为业绩优秀单位。

2月20日　龚伟民书记因病请长假，党支部工作由云文清副书记全盘负责。支委暂由云文清、莎仁格日勒、白恒慧、贾文霞组成。

2月27日　为方便患者服用中草药，医院在制剂室开展了煎药业务。

3月下旬　医院针对疯狂肆虐的“非典”疫情，开展中草药预防，每天为群众提供2000余剂中草药。

4月20日　任寿山、特木其勒、黄海超、杨鑫泰、赵振生等中蒙医专家携带防疫中草药赴内蒙古胸科医院慰问抗疫一线医护人员。

4月26日　医院快速组建的由30名医务人员组成的流调队隔离入住水利宾馆，作为市“非典”防控指挥部的一部分，开展“非典”流调溯源工作。

4月27日　我院由15名医护人员组成的医疗队，紧急驰援市传染病医院，加入救治“非典”患者的临床一线。

4月28日　市防控“非典”指挥部抽调云文清、白恒慧往市防控“非典”流调指挥部监控组，对内蒙古医学院、附院、玉泉区政府等重要单位的消毒、隔离情况进行监控。

5月12日　遵照市委市政府指示，医院启动发热医院改建工程。

5月16日　医院完成抗击“非典”发热病人专治医院的建设。按照全院140多名在岗职工的专业特长制定了组织结构图，“发热病人专治医院”领导小组由云文清、莎仁格日勒、白恒慧、贾文霞、特木其勒、马忠、那音太组成。

5月23日　云文清荣获呼和浩特市委、市政府颁发的呼和浩特市抗击“非典”二等功。

5月28日　莎仁格日勒荣获自治区总工会颁发的“五一女职工奖章”。

5月29日《呼和浩特晚报》以“SARS时刻，行动诠释天职”为题，专题报道我院抗击“非典”纪实。

6月4日《内蒙古日报》刊登“青城因你们而美丽”为题的文章，介绍我院抗击“非典”的事迹。

6月5日《呼和浩特日报》刊登题为“世界因你们而明媚”的文章，专题报道我院抗击“非典”一线的事迹。

6 月 20 日　医院获“呼和浩特市卫生系统抗击‘非典’先进集体”。

6 月 30 日　医院召开庆祝七一大会，对抗击“非典”的优秀党员进行表彰。

6 月下旬　医院抽出 105 名职工，支援全市抗击“非典”的医疗、护理、流调、督查、指挥部、保健等各条战线，均圆满完成了任务，陆续返回医院。

7 月 1 日　医院工作恢复正轨，开始接诊患者。

7 月 2 日　医院党支部被评为“呼和浩特市卫生系统先进党支部”。

7 月 4 日　医院获自治区“支持公益事业先进集体”。

7 月 4 日　医院对派往市防控“非典”指挥部、市流调指挥部、市流调大队、市流调后勤保障机构、市传染病医院、车站交通大厦、旗县高考考场、市政府防控“非典”保健组等处直接参与了防控“非典”工作的 105 名职工进行表彰。

7 月 11 日　医院被授予“呼和浩特市规范化服务达标单位”。

7 月 4 日　信息科成立，信息管理系统开始在医院安装、使用。

8 月 30 日　莎仁格日勒、白恒慧、马忠、刘秀梅被内蒙古自治区党委、人民政府授予“内蒙古自治区抗击‘非典’先进个人”。

10 月 22 日　莎仁格日勒任医院党支部书记，龚伟民改任督导员。

10 月 27 日　医院获内蒙古自治区“继教工作先进集体”。

11 月 12 日　医院党支部委员会进行改选，由莎仁格日勒、云文清、白恒慧、赵焱、贾文霞组成新一届支委会。

11 月 19 日　任寿山、白恒慧、王卫东被任命为医院副院长。

12 月 19 日　医院发布《呼和浩特市中蒙医院关于聘任领导班子分工的决定》《呼和浩特市中蒙医院关于增补院务委员会成员的决定》。

12 月 20 日　医院新一届院务委员会成立，由云文清、莎仁格日勒、白恒慧、赵焱、贾文霞、任寿山、王卫东、马忠组成。

12 月 30 日　医院在市卫生系统 2003 年度综合目标考核中，被评为业绩突出单位。

2004年

1月上旬　医院在全院开展2004年管理年活动，并出台《呼和浩特市中蒙医院开展管理年活动实施方案》。

2月9日　医院质量控制管理委员会成立，云文清任主任委员、莎仁格日勒、任寿山、白恒慧任副主任委员。同时，全方位启动医院全面质量管理工作。

2月19日　因业务负责需要，为做好工作，医教科拆分为医务科、科教科、预防保健科、质检科4个行政科室，并分别任命了各科科长。院感工作归预防保健科负责。

2月23日　杜玺生主持的《腕高率对判断腕骨塌陷的临床意义》科研课题获2002—2003年度呼和浩特市科技进步三等奖。

4月28日　医院环节干部20余人赴包头市蒙中医院考察交流。

5月上旬　医院被市精神文明建设委员会授予“呼和浩特市规范化服务达标单位”。

5月24日　按卫生部统一部署，医院开展了“医务人员8项承诺”活动。

5月24日　职业病病区成立，开始收治患者。

6月2日　市人大调研组一行5人，就落实《中华人民共和国中医药条例》情况对我院进行调研指导。

6月中旬　功能室配备日本原装纳米17型东芝彩超。

7月1日　医院被评为“呼和浩特市卫生系统先进党支部”。

7月15日　蒙医五疗科被授予“呼和浩特市卫生系统先进集体”。

8月上旬　药剂科开始局域网软件管理，对全院中草药、西成药从入库、出库，到药品出售进行信息化管理。

9月28日　呼和浩特市人民政府授予我院“科技进步三等奖”。

10月28日　医院投资建设的血库投入使用，制定了血库工作程序，为手术科室保驾护航。

11月7日　国家红十字会会长彭珮云，在自治区党委书记储波、自治区政府副主席乌兰、市委书记韩志然等陪同下，莅院考察指导。

12月10日　医院2005年—2010年发展规划出台。

2005年

1月4日　呼和浩特市委、市政府授予我院“2002—2004年度劳动模范先进集体”。

1月12日 《呼和浩特市中蒙医院开展质量年活动实施方案》推出，2005年质量年活动在全院启动。

1月28日　医院在市卫生系统2004年度综合考核中被评为综合目标考核业绩突出单位。

2月下旬　医院“开展学习牛玉儒同志先进事迹活动”。

2月下旬　医院在全体党员干部中开展讲学习、讲政治、讲正气的“三讲”教育活动。

3月3日　医院制定的“三个第一，一个提高”的2005年度奋斗目标颁布实施。

4月8日　迄今为止，医院在2004年初制定的“三个翻番”的目标已提前实现。

5月1日　云文清主编的约28万字的医院《工作制度和岗位职责》出台。其中制订工作制度170条，岗位职责118条，共计收录288条。

5月1日　云文清同志获“内蒙古自治区劳动模范”荣誉称号。

5月1日　蒙医五疗病房被授予“自治区五一劳动奖状先进集体”。

5月12日　医院举办“5·12”护理知识比赛。

6月14日　呼和浩特市药品招标督察组来我院检查。

6月18日　我院的统计核算工作从医务科剥离，成立独立的统计核算科。

6月下旬　医院被授予“呼和浩特市规范化服务达标单位”荣誉称号。

7月1日　医院党支部被授予“呼和浩特市卫生系统先进党支部”称号。

7月20日　医院召开“开展先进性教育，管理年活动动员大会”，会后此两项工作全面铺开。

7月25日　医院试行总务后勤社会化管理，在安保、保洁、食堂、洗衣房四方面率先推行。

8月1日　中医心病科病区成立开诊，设在四病区。聘请徐国俊教授为顾问。

8月12日　医院管理年活动开展以来，各科以《中医医院评价指南》为纲，围绕质量、安全、服务三大主题，就本科所做工作分别做了陈述。

8月17日　医院制定2005—2010年五年奋斗目标，即三个第一、二个突破、一个提高。

8月25日　医院投资购入的腹腔镜微创治疗设备安装投入使用。

8月26日　外科、妇科同步开展了腹腔镜微创手术。

9月17日　澳大利亚医药代表团一行14人莅院参观交流，对蒙医针灸五疗科和制剂中心的工作给予好评。

9月23日　医院获“自治区政务公开先进典型”。

9月30日　蒙古国驻内蒙古领事馆总领事朝鲁巴特尔先生一行专程赴院为医院授匾。同时为特木其勒授国家荣誉匾。

10月1日　医院对主楼一楼、二楼进行了为期7天的维修改造。

10月18日　医院召开“先进性教育活动分析评议阶段专题生活会”，全体党员参加。

10月24日　医院组织职工就“禽流感防治知识”进行全员培训。

11月4日　触摸屏患者查询系统在门诊大厅安装完毕，开始接待患者。

11月19日　卫生部组织的全国医院法定传染病质量调查组莅院，就医院疫情报告，信息网络运行，法定传染病报告，门诊日志登记等方面进行了检查，并提出了整改建议。

12月30日　医院召开2005年度总结表彰大会，云文清院长做了总结报告，对先进集体、先进个人、优秀党员进行了表彰。

2006年

1月5日　医院在全院范围内开展2006年服务年活动，并出台相应实施方案，确定“以病人为中心，加强行风建设，构建和谐的医患关系”的主题活动。

1月11日 医院对全体环节干部进行年度考核。

1月11日 申请扩建迁建医院的首份可行性报告报送内蒙古自治区人大。

1月13日 呼和浩特市卫生局对医院进行年度综合目标考核。

1月20日 医院聘任杜玺生为院长助理。

1月20日 医院聘任特木其勒、那音太、任寿山、黄海超为中蒙医研究所副所长。

1月26日 医院召开二届五次职工代表大会，通过了《呼和浩特市中蒙医院奖金分配方案》等议题。

2月23日 医院专门为减轻下岗职工、特困居民、残疾人士等负担而设立的惠民病房开始接诊患者，并为患者减免20%的检查治疗费用。

3月16日 医院任命白红印为团支部书记（正科待遇）。

3月17日 医院被评为“2005年度全市卫生系统工作实绩考核业绩突出单位”。

4月28日 医院在党员职工中开展“社会主义荣辱观教育”。

5月4日 蒙医五疗科被授予自治区“青年文明号”劳动奖状。

5月11日 医院召开“纪念5·12护士节”大会，同时举办护士演讲比赛，对优秀护士进行了表彰。

6月21日 医院举办“庆祝建党85周年暨长征胜利70周年歌咏大会”，中医心病科和职业病科联合队获第一名。

6月22日 新任分管卫生副市长刘菊茹到医院调研。

6月下旬 医院从正科级单位升格为副处级单位。

7月1日 医院被评为呼和浩特市卫生系统红旗党支部。

8月5日 首都医科大学附属北京朝阳医院侯院长一行7人来我院进行考察交流。

9月17日 云文清被评为全国中医医院优秀院长。

9月23日 蒙古国医科大学学生代表团来院参观、考察。

10月20日 我院新购置CT机开标，EG型CT机以330万元中标。

11月2日 《关于呼和浩特市中蒙医院“五定”方案的批复》（呼机编发

〔2006〕133号由汤爱军市长签发。批准医院内设25个科室，人员编制161人，其中副处级2名、科级40名（27正、13副），经费形式为全额拨款。

11月2日　蒙古国中戈壁省代表团一行10人来院参观考察。

11月8日　蒙古国医学科学院阿齐医学院考察团访问医院，双方签订合作意向书。

11月17日　云文清代表呼和浩特市卫生系统出席内蒙古自治区第八次党代会。

11月下旬　外科再引进腔镜设备，扩大了腹腔镜、宫腔镜治疗范围。

12月4日　中医心病科病区成功抢救1例过敏性休克患者。

12月15日　医院引进的美国GE双排螺旋CT机投入使用。

12月20日　医院被评为“内蒙古自治区卫生系统先进集体”。

12月26日　任寿山副院长任督导员。

2007年

1月8日　市人民政府汤爱军市长、刘菊茹副市长莅院视察指导。

1月8日　医院开展2007年和谐年活动，出台了《呼和浩特市中蒙医院开展2007和谐年活动实施方案》，强化了12条承诺在医患交往中的重要性。

1月15日　杜玺生任医院纪检书记。

1月17日　医院新一届行政领导班子产生，由云文清、莎仁格日勒、白恒慧、王卫东、杜玺生、任寿山组成。

1月28日　召开三届一次职工代表大会，通过《呼和浩特市中蒙医院工作报告》《呼和浩特市中蒙医院奖金核算办法修订报告》《呼和浩特市中蒙医院外聘人员管理办法》等方案。赵焱当选为工会主席。

3月12日　医院首次开展护理百天大比武活动，对全院护理人员的技术能力进行一次大检阅。

3月15日　黄海波作为中国中医男科代表团副主席赴欧应邀参加学术交流会议。

3月19日　医院被评为2006年度呼和浩特市卫生系统综合目标考核实绩突出

单位。

3月中旬　我院被评为自治区“百姓放心医院”。

5月1日　蒙医针灸五疗科荣获“自治区五一劳动奖状”。

5月10日　我院护士在内蒙古卫生厅举办的全区中蒙医护理知识竞赛中获集体优秀奖。

5月14日　我院选派的2名护士，在呼和浩特市地区22家医院44名参赛选手参与的护理比武中，分获第3名、第8名的较好成绩。

5月15日　医务科组织职工体检，首次为每位职工建立健康档案。

5月24日　土左旗塔布赛乡卫生院被定为我院对口扶贫单位。

5月30日　50余名职工北上大青山参加了春季植树造林活动。

6月25日　医院举办职工夏季运动会。

6月26日　呼卫党字〔2007〕47号文件批复，医院党支部升格为党总支委员会，设总支委7人。

6月27日　经市编委批复，医院增加正式编制10人。要求引进硕士研究生学历、副主任医师以上人员。

7月1日　医院被评为“呼和浩特市卫生系统先进党支部”。

7月5日　经局党委批准，医院党总支委员会委员由5人增至7人，由莎仁格日勒、云文清、白恒慧、王卫东、杜玺生、赵焱、贾文霞组成新的党总支委员会。

7月18日　蒙古国中戈壁省卫生系统代表团来院考察交流。

7月25日　医院开展“爱心书库工程”活动，全院职工踊跃捐书。

8月17日　医院职工大合唱节目在全市职工文艺汇演中荣获金奖。

8月29日　医院南侧内蒙古水文地质队的土地划拨我院，医院成立门诊住院综合楼筹建委员会，着手准备房屋拆迁建楼事宜。

10月8日　医院组织党员干部学习党的十七大精神，全院掀起了学习胡锦涛总书记关于《高举中国特色社会主义伟大旗帜，为夺取全面建设小康社会新胜利而奋斗》的工作报告的热潮。

10月10日　内镜科成立，引进奥林帕斯电子胃镜、肠镜等先进设备。

10月23日　举办医师、护士技能大比武活动。

11月5日　护理专业委员会成立，对护理工作进行考核。首次聘任合同制职工云智艳担任护士长，在内蒙古范围内首开了合同制护士担任护士长的先河。

12月28日　召开2007年度总结表彰大会，云文清做工作报告。

2008年

1月7日　医院2008安全年活动启幕。出台了以医疗质量安全、药品使用安全、院感控制、后勤保障安全为主要内容的《呼和浩特市中蒙医院开展2008年安全年活动实施方案》。

1月14日　医院医保网络系统上线开通。

1月21日　召开医院三届二次职工代表大会，代表们审议了医院搬迁扩建、财务预决算、分配制度改革3个重要议题。37名与会代表一致同意医院迁址重建。

3月11日　内蒙古自治区卫生厅、人事厅授予黄海波首批“内蒙古自治区名中医”称号。

3月13日　医院召开质量工作会议，全院三级质控网络正式形成。会议产生了由云文清、莎仁格日勒、白恒慧、王卫东、杜玺生、任寿山组成的质量管理委员会。

3月17日　建立“院长接待日”值班制度，医院领导班子成员每周去门诊值班半日，帮患者现场解决遇到的困难和问题。

3月23日　医院被市卫生局评为“2007年度社会治安综合治理目标管理先进集体”。

3月25日　2007年全区中医医院管理年督查情况通报发布，我院排全自治区第3名。

3月25日　医院被评为“2007年度呼和浩特市卫生系统实绩考核突出单位”。

3月31日　额尔敦巴特尔的科研课题《蒙药“阿各萨—13味制剂”治疗支气管哮喘》获呼和浩特市科技进步三等奖。

4月2日　为满足临床需要，院领导和行政后勤科室整体从三楼、四楼西侧行政办公区，搬迁到五楼大会议室办公。腾出的房屋改造为病房。

4月7日　医院进行病区合并调整，共设蒙医病区、中医一病区、中医二病区、中西医结合病区、外科病区等5个病区，并任命了科主任和护士长。全院床位数达到151张。

4月10日　医院党总支下设行政支部和临床支部两个党支部，赵焱、杜玺生分别担任党支部书记。

5月12日　医院组织14名护理人员在新华广场参加市政府组织的“纪念5·12国际护士节暨《护士条例》颁布实施”大型宣传活动。

5月17日　医院隆重举行悼念四川地震遇难同胞仪式，全院190余名职工（包括部分离退休人员）为汶川地震灾区都江堰市中医院定向捐款109550元。

6月2日　医院开展“博爱一日捐”募捐活动，职工踊跃捐款（50～200元/人）。

6月30日　医院党总支被评为“呼和浩特市卫生系统先进党组织”。

6月30日　医院部署平安医院创建工作，出台《呼和浩特市中蒙医院开展2008年平安医院创建活动实施方案》。

7月2日　特木其勒代表呼和浩特市卫生系统参加2008年北京奥运会火炬传递仪式。

7月16日　医院召开2008年职工运动会，向北京奥运会献礼。

8月16日　云文清院长、莎仁格日勒书记随同呼和浩特市政府考察团赴蒙古国考察卫生工作。

8月23日　医院通过“绿色通道”招聘10名硕士研究生学历职工。

9月1日　医院被市总工会授予“爱心医院”，医院与市总工会签署《爱心医院协议书》。

9月6日　市价格监督检查局在我院召开办公会议，把我院费用公开工作列为样板项目在全市推广。

9月22日　内蒙古红十字会授予医院“红十字人道·博爱·分享铜质奖章”。

9月27日　呼和浩特市红十字会授予我院“抗震救灾募捐活动积极贡献奖”。

10月22日　影像科配置美国产GE新一代双能DR成像系统开始运行。

10月29日　蒙医针灸五疗科被授予“全区用户满意服务明星班组”。

11月5日　由莎仁格日勒带队,46名环节干部赴包头市蒙中医医院考察、交流、学习。

11月10日　医院在职工中开展“送温暖，献爱心”为灾区捐物活动。

11月19日　随着合同制职工的增加，医院制定的《呼和浩特市中蒙医院合同制职工薪酬管理办法》出台实施。

12月1日　蒙医五疗病区被授予自治区服务行业明星班组。

12月1日　医院制定今后5年发展目标，将晋升三级中蒙医院列入主要日程。

12月8日　医院开始对环节干部进行年度测评。

12月9日　呼和浩特市人大崔主任一行来院调研，听取医院扩建相关事宜。

12月29日　医院召开“2008年总结表彰暨纪念改革开放30年大会”，云文清做了讲话。会后举行了职工文艺汇演。

12月下旬　黄海波主持的课题“黄氏嗣育丸（ZL201610317092.5)治疗男性不育症的临床研究（2008150103000043)”取得呼和浩特市科技重点项目批准立项。

2009年

1月1日　医院开始收治新农合患者。

1月3日　医院开展2009年文化年活动，颁发《呼和浩特市中蒙医院开展文化年活动实施方案》。

1月4日　市卫生局对我院2008年度综合目标进行考核。

1月15日　医院召开三届三次职代会，重新对《呼和浩特市中蒙医院绩效考核办法》和《呼和浩特市中蒙医院外聘专业人员管理办法》进行了审议。

1月19日　为加强新农合患者的管理，医院成立新农合办公室，由3人组成。

1月19日　医院与各科室签订《呼和浩特市中蒙医院2009年度综合目标考核责任书》，三级质控考核列为主要内容。

1月20日　医院出台《以病人为中心，医疗安全百日专项活动实施方案》，并进行了安排部署。

3月11日　医院被评为2008年度全市卫生系统工作实绩考核突出单位。

4月1日　中国中医文化专家、《中国中医药报》美术总监胡春福教授来院举办中医药文化建设专题讲座。

5月4日　医院召开紧急会议，布置防控猪流感相关事宜，加强预防保健科的工作力度。同日，医院发热门诊设立。

5月11日　医院召开“纪念5·12国际护士节工作会议”，并对优秀护士进行表彰。

5月14日　蒙古国乌兰巴托市卫生局局长勒·特木日巴特尔一行8人来到我院，就不断深化两市卫生领域交流合作进行洽谈。

5月25日　医院防控甲型H1N1流感专科门诊成立，“防控H1N1流感预案”出台。

6月11日　医院召开落实科学发展观班子民主生活会，从4个方面进行剖析。

7月1日　医院被市卫生局党委授予“红旗基层党组织”。

7月15日　由全国知名中医文化专家胡春福设计制作的医院文化墙作为文化年活动的一部分，在门诊一楼、二楼向群众亮相。丰富多彩的中蒙医文化知识，为群众提供了学习中蒙医、了解中蒙医、崇尚中蒙医、选择中蒙医的窗口和途径。

7月18日　首届“中医中药中国行”内蒙古站活动在新华广场正式启动，我院25名医护人员参加启动仪式。同时，医院派出8名中蒙医专家，设立4个活动诊室，为首府群众义诊。

8月1日　院领导慰问6名复转老军人，带去“八一”节日的问候。

8月3日　为配合做好全市创卫工作，我院被确定为全市第一批无烟医院。

8月3日　市卫生局聘任特木其勒、黄海超为中蒙医研究所副所长，任期3年。

9月7日　《呼和浩特市中蒙医院2009年“医疗质量万里行”活动实施方案》出台，分七部分内容。

10月19日　由云文清、白恒慧作词的名为《爱的承诺》的院歌，由刘柏才设计的院徽，由白恒慧提议的“厚德、博学、精医、笃行”的院训，通过讨论审核，择时发布。

10 月 26 日　中医儿科成立。

10 月 28 日　医院工作网在互联网开通。

12 月 21 日　医院出文《呼和浩特市中蒙医院关于授予李艳同志为勇敢职工的决定》，对中西医结合科护士李艳同志见义勇为的行为进行表彰奖励。

12 月 23 日　市卫生局对医院进行年度综合目标考核。

12 月 28 日　医院召开 2009 年总结表彰大会，院歌、院徽、院训同时发布，行政歌咏队在庆新年联谊会上合唱了院歌。

2010 年

1 月 4 日　医院布置开展 2010 年学习年活动，制定《呼和浩特市中蒙医院 2010 学习年活动实施方案》。

1 月 5 日　医院被卫生部、国家中医药管理局评为“全国医药卫生系统先进集体”。

1 月 11 日　卫生小区某楼发生爆炸事件，居住该楼的我院 4 户职工的生活受到影响。云文清院长率院领导班子成员及时赶赴现场进行慰问，并为每户送去慰问补助金和急需物品。

1 月 12 日　“优质护理服务示范工程活动”进入我院，活动主题为“夯实基础护理、提供满意服务”。医院护理部开始对全体护士进行培训。

1 月 15 日　医院被呼和浩特市人民政府授予“呼和浩特市城镇医疗保险工作先进集体”。

1 月 20 日　医院细化后的《三级质控考核细则》出台，进一步完善了质检考核制度和月度质量通报制度，并与各科室的效益工资和年度评优评先挂钩。

1 月 25 日　经 3 天努力，科主任年度述职圆满结束。

1 月 25 日　针对新农合患者看病困难的情况，医院制定了新农合患者的优惠政策，患者在农合报销 60% 的基础上，医院给补报 10%，有效地减轻了贫困患者的经济负担。

3月4日 医院召开三届四次职工代表大会，云文清做工作报告。

3月25日 蒙古国总统签发〔2010〕127号令，为表彰特木其勒对中蒙交流方面的贡献，授予特木其勒国家功勋奖（“阿勒腾·嘎德思”奖章）。

4月8日 医院质量工作会议召开，《呼和浩特市中蒙医院中蒙医评价标准和考核细则》出炉。

4月12日 医院新版《病历书写规范》开始执行。

4月19日 我院与中国中医科学院附属西苑医院签署对口支援协议，内容包括技术帮扶、专科建设、人才培养等几个方面。

4月19日 我院启动“全区卫生系统创建文明杯规范竞赛”活动。

4月21日 医院中长期发展规划（2010—2020）经反复讨论而确定，创建三甲医院，新建500张以上床位医院，发展省市级中蒙医重点专科等内容列入规划方案。

4月25日 受内蒙古卫生厅委派，由市卫生局王金瑞，我院莎仁格日勒、白恒慧、贾文霞、董玉荣、李双钢一行6人组成的全国医院管理年检查组赴包头市，分别对包头市蒙中医院、九原区中医院、青山区中医院等医院进行对口检查评估。

4月26日 “一颗爱心一片情”，全院161名职工为身患重病的张丽敏同志捐款1.8万余元。

4月29日 包头市医院管理年检查组来我院进行对口检查。

5月4日 医院举办全院护士中蒙医知识竞赛，通过层层选拔的18名护士组成6支护理队参加了总决赛。本次比赛首次使用了电子屏计分模式。

5月6日 蒙医肺病科成立。

5月10日 我院选送参加市卫生局“红歌会”的2个文艺节目获得好评。

5月13日 感染性疾病科成立。

6月28日 医院举办“全国中医医院管理年活动迎检培训”。

7月18日 云南省西双版纳傣医药考察团来我院考察交流。

7月20日 市人大调研组一行5人来我院调研中蒙医药发展情况。

7月下旬 检验科引进日产Cobas· e411全自动免疫发光仪1台。

8月2日　我院组织环节干部学习《全国公立医院综合改革指导意见》等精神，领会卫生改革的五点意见，在医院全面推行改革。

8月16日　全院职工分3批去老牛湾休假疗养。

9月13日　医院制定合同制护士薪酬优惠标准，率先在合同制护士方面实行同工同酬。

9月14日　我院等级医院评审迎检办公室成立，为“保二甲、争三乙”进行准备。

9月15日　白恒慧率环节干部一行10人赴中国中医科学院西苑医院交流学习。

9月29日　医院向自治区卫生厅申报“呼和浩特市中蒙医院等级医院评审报告”。

9月下旬　杜玺生在呼和浩特市党校参加呼和浩特市科级干部培训班学习。

10月17日　重症监护室（ICU）在外科病区设立。同时，医院组织了医护人员心肺复苏等考核竞赛活动。

10月18日　医院为离退休人员体检，并举办了离退休老干部欢度重阳节联欢活动。

10月19日　经过2个多月的考核评议，医院重新聘任了孙丽萍等8名同志为护士长。

11月1日　医院公开招考录取的武艳艳等13名硕士学历的中蒙医师到岗，进行岗前培训。

11月22日　投资298万元的西门子S2000高端彩超在功能科投入使用。

11月30日　医院聘用张茂祥为总会计师，为院务会成员。

11月下旬　呼和浩特市“十二五”规划出台，将改扩建呼和浩特市中蒙医院列入市重点项目之一。

12月10日　医院开通12580预约挂号服务。

12月29日　市委组织部、市卫生局对医院领导班子成员进行年终综合目标考核。

12月29日　医院在昭君大酒店召开“庆新年总结表彰暨文艺联欢会”，云文清做年度工作报告和下一年工作计划。会上以科室为单位，轮流合唱院歌。

2011年

1月4日　医院2011年度工作计划推出，将病区成立10个科，成立五官科，中医护理技术推广，信息化建设，文化建设，科教工作等列入重点工作。

1月17日　医院调整护理质量管理委员会（呼中蒙医字〔2011〕3号）。白恒慧任主任，张翠英、宋巧凤任副主任。

1月19日　按照属地管理原则，回民区卫生局检查组一行10人对我院开展“医疗质量万里行”活动进行检查，对我院工作给予表扬。

1月20日　我院在市卫生系统综合目标考核中，位列前三名。

1月20日　医院细化后的《呼和浩特市中蒙医院三级质控考核细则》出台，进一步完善了质检考核制度和月度质量通报制度，并与各科室的效益工资和年度评优评先挂钩。

1月24日　医院召开三届五次职工代表大会，重点对《呼和浩特市中蒙医院“十二五”发展规划》《呼和浩特市中蒙医院绩效工资分配方案》等议题进行了审议。

1月27日　我院开始推行处方点评工作，促进临床合理用药。

2月21日　医院开始实行病区分科试点，在中医一病区分设中医脾胃病科、中医针灸科2个科室，共用1个护理单元。此举为以后同一病区设立2～3个科室做了有益的尝试。

2月28日　内蒙古医保中心专家来院考核医保工作。

3月2日　国家中医药管理局领导和专家莅院检查医院管理年工作。

3月8日　唐文俐被评为全市“巾帼建功”活动先进个人。

3月14日　医院建立科研激励机制，制定管理办法，设立重奖机制，鼓励职工搞科研、写论文、出专著。

3月15日　医院召开专题会议，就蒙医五疗科申报国家或自治区重点专科事宜进行了研究，决定从床位、科研、人员、设备、经费等方面给予重点支持。

3月中旬　自治区卫生厅抽调我院莎仁格日勒、白恒慧、李双钢、宋青、张翠英、乌兰图雅、郝晓玲等作为全国医院管理年活动检查组专家，分别对通辽、赤峰、乌海、阿拉善等地的28所中医蒙医医院进行检查评估。

3月21日　医院开展2011达标年活动，《呼和浩特市中医蒙医医院达标年活动实施方案》于即日出台，达标年活动主题是创建三级乙等医院和全国中医医院管理年活动迎检两件大事。

4月14日　我院深入开展“三好一满意”（服务好、质量好、医德好、群众满意）活动。

5月9日　乌兰副厅长来院调研医疗改革情况。

5月10日　医院召开“纪念5·12护士节大会”，并举办了护理文艺汇演，各科均派队参加了活动。

6月18日　由乌海、巴盟中蒙医专家一行9人组成的自治区检查组，对我院管理年活动情况进行为期2天的检查评估。张惠贤组长查后反馈整体良好。

6月21日　呼和浩特市政协委员组团对我院蒙医药发展情况进行调研。

6月25日　国家中医药管理局抽调白恒慧作为国家中医药管理局专家组成员，赴河北省对秦皇岛、唐山、廊坊、承德等市的4所中医医院开展管理年活动情况进行检查评估。

6月30日　我院护士舞蹈节目在内蒙古卫生厅“庆七一”文艺汇演中得到好评。

7月1日　我院党总支被评为市卫生局系统“红旗党支部”。

7月6日　新疆博州蒙医药考察团莅院考察交流。

7月9日　广东省开平市政协委员中医药考察团莅院考察交流。

7月11日　经1年多宣传、培训，“优质护理服务示范工程活动”率先在我院一、三病区进行试点。医院编制了《呼和浩特市中蒙医院创建优质护理服务示范病房手册》，从基础护理、生活照料、心理护理、健康教育等方面进行有益的尝试。

8月10日　黄海波主持的科研课题《黄氏嗣育丸治疗男性不育症的临床研究》获呼和浩特市科技进步二等奖。

8月13日　中国中医科学院西苑医院领导和专家一行7人来我院考察，就专科建设、人员进修、科研设计、专家讲座等进行了座谈讨论。

8月15日　经市委、市政府批准，将医院东侧原呼和浩特市房产局办公楼及附属建筑无偿划拨我院。该建筑群占地面积3.5亩，建筑面积4200平方米，医院着手办理过户手续。

8月20日　杜玺生被评为自治区医德先进个人。

9月19日　接内蒙古卫生厅通知：国家中医药管理局专家连续2天对我院管理年活动情况暗访明察，对我院中医文化建设、中医特色发挥、中医服务质量等方面给以较好评价。

10月14日　由乌兰副厅长带队的“内蒙古深化医药五项改革工作组”一行5人，对我院进行检查指导。

10月下旬　医院临床路径管理工作全面推开，首批涉及22个专业95个病种。

11月7日　赵焱被评为全国中医文化建设先进个人。

11月17日　国家中医药管理局马建中副局长、医政司徐志仁司长莅院，调研我院发挥中蒙医特色状况。

11月30日　市卫生局对我院医改五项工作（三好一满意、医疗质量万里行、抗菌药物专项整治、优质护理服务示范工程、血液安全管理）开展情况进行督导检查。

12月1日 《中国中医药报》社胡秀英秘书长等3位记者，来我院调研中蒙医药情况。

12月19日　检验科引进价值85万元的日本产尿液沉渣分析仪。

12月30日　医院召开2011年度总结表彰大会，云文清院长做工作报告，会上对科技成果奖获得者黄海波、刘飞进行了奖励。

2012年

1月12日　医院开展2012护理年活动，制定实施方案，并把扩充护士队伍、提高护士待遇、落实护士同工同酬作为年度工作要点之一。

1月13日　市卫生局对我院进行2011年度综合目标考核。

1月16日　医院召开三届六次职代会，重点对制剂中心建设，信息化建设，提高护士待遇，诊疗设备配置等重大支出项目进行了审议。

1月17日　王恒俊副市长莅院慰问医护人员。

1月下旬　我院开始向国家药品不良反应监测系统上报药品不良反应事件。

1月30日　根据呼和浩特市两会精神，我院迁建项目被列为市长为民办实事重点工作，即日启动迁建工程，利用3年时间完成迁建。同时决定，为了给几年后迁建做好准备，今年先在原址扩建医院。

2月13日　医院建立医师个人信息网络，对医师实行信息化管理。

2月27日　蒙医五疗科获全国“十二五”重点专科建设项目。

2月下旬　《呼和浩特市公共服务设施规划（2011—2012）》，将东影南路以东、包头大街以北约96亩土地划拨呼和浩特市中蒙医院，用于迁建医院。

3月21日　市委书记那顺孟和来我院调研指导，指出要把市中蒙医院新院建成一流的标志性建筑。

3月22日　黄海波被遴选为全国第四批名老中医学术思想指导老师。

3月30日　急诊科成立。

4月9日　医院为等级医院评审迎检工作开始自查。把原审报的二甲医院复查改为评审三级乙等医院。

4月16日　莎仁格日勒率医务科、蒙医病区有关人员，赴通辽等地医院，就五疗科等重点专科建设情况问道取经。

4月18日　美国医药考察团来我院考察交流。

4月19日　秦义市长主持召开市人民政府市长办公会议，决定全面启动我院迁建项目。

4月19日　呼和浩特市市长秦义莅院调研指导，指示要抓紧时间做好医院迁建工程。

4月23日　市里将我院的扶贫点调为土左旗毕克旗镇医院。

5月6日　医院迁建项目领导小组成立，主要有2项工作：一是做好迁址新建医院的各项工作，二是尽快完成现址的扩建项目（原呼和浩特市房产局办公楼）。

5月9日 医院召开“庆祝5·12国际护士节大会”，并对优秀护理单元和优秀护士进行了表彰。

6月8日 医院东侧原呼和浩特市房产局办公楼及附属建筑移交手续办理完毕，从法律上正式移交我院。

6月15日 经过2个示范病区1年的试点后，优质护理服务示范工程活动在全院各科室和病区顺利开展起来。

7月1日 医院开始清运新院址堆积的土山和建筑垃圾，为新项目开工做好前期准备。

7月上旬 由黄惠卿编著、黄海超整理的《妇科证治验录》，由人民军医出版社出版发行。

8月9日 市卫生局白永和局长主持召开办公会议，专题研究“市中蒙医院新建项目奠基仪式”等工作。

8月12日 呼和浩特市电视台开通《蒙中医说病》栏目，我院蒙医中医专家参加了节目录制。

8月15日 医院新建项目奠基仪式在金桥新址隆重举行。市委书记那顺孟和、市长秦义、市人大常委会主任、市政协主席、内蒙古自治区和呼和浩特市各兄弟单位的领导，以及设计、建设、监理部门和医院的代表300余人参加了仪式。

8月19日 温启宗被国家中医药管理局授予“全国名老中医药专家脾胃病学术经验传承工作室”传承老师。

9月5日 在赵震生的组织筹建下，中医肿瘤科成立，即中医肾病科前身。

9月12日 病理科成立。

10月11日 医院感染管理科成立。

10月18日 医院召开党总支委员会会议，专题讨论科室设置等事宜。共设中医针灸、外妇科、蒙医五疗、中医内分泌、中医脾胃病、中医骨伤、蒙医肺病、蒙医推拿、中医心病、中医肿瘤等10个病区。

10月20日 医院东院扩建项目改造装修工程，经过近3个月的紧张施工，顺利竣工。

10月22日　医院正式发文，任命10个病区的科主任、护士长，以及门诊部、ICU的负责人。

10月25日　温启宗全国名老中医药专家传承工作室挂牌成立。

11月13日　蒙医肝胆病科、中医脾胃病二科2个病区成立。

11月18日　新建项目面积21000平方米的地下建筑部分全部完成混凝土浇筑，宣告2012年建设任务如期完成。

11月23日　市卫生局组织22名专家对我院开展五项工作情况进行检查。

11月25日　血透室成立。

12月3日　临床科室往东楼搬迁，医院扩建部分开始接诊患者。

12月4日　中医治未病中心筹建成立。

12月6日　王恒俊副市长一行3人来医院检查指导。

12月10日　赵子锦、云卫方分别负责A区（老楼）和B区（东楼）住院患者的西医业务指导。

12月15日　医院全面进入迎接晋升三级医院检查的冲刺阶段，人员分工和迎检细节均已落实到人。

12月29日　申报的三级乙等医院迎检材料等各项工作准备就绪，全院进入临战阶段。

12月29日　医院被内蒙古卫生厅授予“全区医药卫生系统创先争优先进集体”。

2013年

1月1日　1月1日—3日全院不放假，加班准备等级医院评审的迎检工作。

1月7日　自治区蒙中医药管理局乌兰局长、市政府王恒俊副市长等领导莅院，对三级医院迎检和迁建项目建设等进行调研指导。

1月11日　医院召开晋升三级医院模拟汇报会，就迎检程序、时间分配、内容把握等方面进行分析、细化。

1月21日 因等级医院迎检工作推后至3月份，医院召开2012年度总结表彰大会，云文清做了《2012年工作总结报告》，并布置了2013年工作。会上，对2012年度科研成果、科技论文优秀者，以及年度先进集体、先进个人进行了表彰奖励。

1月28日 职工踊跃为患重病的影像科郭永和医生捐款。

1月31日 市政府白金祥副市长、市总工会刘主席等来医院慰问职工。

2月18日 市委组织部领导来医院考核莎仁格日勒晋升正处级调研员事宜。

3月1日 由辽宁省中医药管理局曹建波局长任组长，来自辽宁省、新疆维吾尔自治区和内蒙古的18位评审专家组成的专家组陆续抵呼入住内蒙古饭店，并召开国家三级医院评审专家组工作预备会议。

3月1日 《呼和浩特市中蒙医院推进优质护理服务工作实施方案》发布。

3月2日 国家三级医院评审专家组成员按照国家评审细则，分工负责，通过听汇报、查资料、实地检查、考试问答等环节，对医院各科室进行全面的考核评估。

3月3日 国家等级医院评审专家组对检查评审情况进行反馈，高度褒奖医院的亮点和特色，同时对不足之处提出整改意见。我院晋升“三乙”评审取得了预想的成绩。

3月4日 医院召开三级乙等医院评审总结会，确定了等级医院2014–2017规划，把2017年创“三甲”医院作为接下来几年的奋斗目标。

3月19日 云文清院长担任医院党总支书记，主持医院党务和政务工作。莎仁格日勒担任正处级调研员。

4月8日 医院布置预防禽流感工作，推行中医药治疗方案。

4月16日 《呼和浩特市中蒙医院技术职称岗位聘用实施方案》颁发施行。

5月6日 我院38名职工无偿献血。

5月7日 医院举办“纪念5·12护士节大会”和“2013年护理技能比武竞赛”，9个护理代表队参加了比赛。

5月20日 医院进行科室调整，蒙医门诊科室整体搬至装修后的东楼一层，急诊科搬至西楼一层。

5月27日　医院招考6名医师，从各病区抽调6名优秀骨干护士，扩充急诊科的规模和业务。

6月24日　医院开展“博爱一日捐”活动。

6月25日　检验科引进全自动生化仪。

8月21日　市卫生局组织专家对我院开展“三好一满意”活动进行检查，在20家受检医院中，我院排总分第2名。

9月2日　中医脑病科病区成立，为医院第11个住院科室。

10月1日　医院新建项目综合大楼顺利封顶。

10月21日　急诊科、重症监护室、手术室等科的5名护士，参加全区骨干护士培训。

10月下旬　云文清主编的《温启宗中医临床笔记》一书由中国华侨出版社出版发行。

11月3日　医院开展蒙中医药服务百姓健康推进活动。

11月18日　医院在领导干部中开展党的群众路线教育实践活动。

12月1日　制剂室引进药品包装机，生产的药品再上一档次。

12月中旬　中医脾胃病科、中医心病科、中医针灸科、蒙医推拿科、中医脑病科入选自治区第一批中医（蒙医）特色优势重点专科建设序列。

2014年

1月5日　医院2013年度业务排名出炉，特木其勒、温启宗位列前2名。

1月6日　医院把“卫生行业九不准”作为行风建设的重点内容，在全院布置落实。同时，取消医师开药品、检查单在奖金核算上的提成。

2月13日　医院聘用肖淑芳为总会计师，为院务会成员。

2月24日　医院信息化建设再上新台阶，蒙文模块列装医院信息系统，蒙汉双文同步使用。

3月4日　医院新建项目复工，施工现场再现繁忙景象。

3月10日　市编委为我院增加编制90人，其中国家正式编10人，自收自支编

80人。

3月20日　医院召开“党的群众路线教育实践活动”动员大会，对全院开展活动做了安排部署。

4月22日　我院被确定为全国公立医院综合改革呼和浩特市试点医院。

5月4日　莫日根担任新一届团支部书记。

5月20日　电子病历在全院开始施行。

5月26日　全院职工健康体检开始，进一步完善健康档案。

6月20日　蒙医门诊系统信息化建设全部完成，已开始运行。

6月23日　职工工资卡由中国银行转为兴业银行。

6月30日　我院定为国家戒烟试点医院。

7月1日　我院西药和中成药执行药品零差价销售。

7月21日　医院“采购办”成立，主要职能是落实集中招标采购政策，成员由院办、党办、纪检、财务、总务、核算等科室负责人组成。

9月15日《呼和浩特市中蒙医院干部管理聘任试行办法》开始施行，科主任聘任期为3年。

9月22日　自治区医疗质量安全检查专家组一行11人，对我院进行检查评估。

9月23日　自治区医疗质量安全检查专家组召开反馈会议，对检查情况进行通报，明确提出应加强急诊科、病理科的建设。

9月28日　国家中医药管理局组织专家对蒙医五疗科的国家“十二五”重点专科建设项目进行中期评审。

10月29日　医院制定《科室和人员设置方案》，为搬迁新院做前期准备。

11月3日　医院召开质量安全会议，进一步明确了三级质控网络的建设和职能。质量三级质控由院领导班子抓，医疗、护理、院感、输血、药事、伦理、病案管理7个专业委员会具体负责。二级质控为12个考核组，为正式检查机构。一级质控为各科室及QC小组，体现人人参与的原则。

11月12日　“一岗双责”内容，加入医院领导干部制度建设中。

11月29日　医院新建项目基础设施建设和外装修工程全部完成。

12月13日　中医肿瘤科与透析室合并，正式成立中医肾病科。

2015年

1月1日　国药集团全面接管我院的药品、日用耗材、高质耗材的配送。

1月12日　医院召开专题会议，持续推进“以病人为中心，发挥蒙中医药特色优势，提高蒙中医临床疗效活动”向纵深发展。

1月15日　中医皮肤科成立。

2月6日　医院召开三届八次职工代表大会，重点对《呼和浩特市中蒙医院招聘人员和返聘退休职工管理办法》和《呼和浩特市中蒙医院新建项目工程进展情况》进行了讨论和审议。

2月9日　医院制定“十三五”发展规划，把重点专科建设，医养中心建设和创三甲医院列为3项主要内容。

3月1日　云文清主编的医院《工作制度与岗位职责》一书（约60万字）付梓刊行。

3月5日　经市卫计委批准，医院纪检监察室成立。

3月下旬　温启宗被确定为第五批全国老中医药专家学术经验指导老师。

4月8日　按照市卫计委统一安排，“干部勇于担当、攻坚克难活动”在全院推开，各科室围绕“攻坚克难”要求，均制定了相应的任务清单。

4月20日　由莎仁格日勒带队，行政科主任一行30人，启程赴山西省妇女儿童医院学习质控管理经验和奖罚管理办法。

5月1日　杨鑫泰获得自治区政府颁发的“劳动模范”荣誉称号。

5月4日　由解靖、秦若芬、苑姗姗3人组成的护理队在呼和浩特市地区25所公立医院（自治区级医院6所、市级医院6所，旗县区综合医院9所，医科大学附属医院2所，军警直属医院2所）75名选手参加的护理操作技能竞赛中取得团体总分第一名，荣获一等奖。同时，3人分别获得个人第2、第7、第9名的优异成绩。

5月5日　2015全院医师护士心肺复苏技能比赛举办，共有15组30名医护人员参加了比赛。

5月10日　由白恒慧带队，42名临床科主任和护士长组成的第二批赴晋学习团奔赴太原，向山西省妇儿医院学习取经。

5月12日　医院发〔2015〕58号文，对在呼和浩特市地区护理操作技能竞赛中取得优异成绩的谢靖等3人进行表彰，予以重奖。

5月18日　自治区发改委、人社厅和市发改委组成的联合调研组来院调研蒙医药收费价格（内政发〔2014〕1063号文件）执行情况。

6月8日　院领导轮流带队、行政科主任参加的每月周二联合质控查房开始执行。

6月10日　"黄海波全国名老中医药专家传承工作室"获国家中医药管理局批准立项（〔2014〕252号）。

6月下旬　马宝林、邸贵等主编的《中医临证诊治精要》由吉林科学技术出版社出版发行。

7月上旬　温启宗、特木其勒、杨鑫泰分别被评为自治区第二批名中医（名蒙医）。

8月4日　医院开通中药饮片代煎代送服务，方便患者就医。

9月7日　医院聘用郭美霞等6名护士为护士长，为搬迁新院储备培养护理管理干部。

10月11日　中医脑病二科成立。

11月2日　医院外聘赵树忠为院长助理。

11月29日　自治区卫生厅原厅长、内蒙古民族医药促进会会长云秀梅一行6人，莅院调研蒙医药发展情况。

11月30日　我院"公立医院综合改革领导小组"成立。

11月下旬　呼和浩特市人民政府与云文清院长签订公立医院综合改革责任状。

2016年

1月4日　医院传达学习"福建三明公立医院综合改革经验"，作为医院下一步改革的模版。

1月25日　医院召开落实三严三实民主生活会。

2月15日　市卫计委对我院进行2015年年度考核。

2月中旬　我院获“2015年度全市民主评议政风行风工作”第一名。

4月20日　自治区大型医院巡查专家组一行6人抵院开展检查。

4月22日　大型医院巡查专家组召开结果反馈会议，对我院工作给以好评，并提出希望和建议。

4月30日　我院完成全区公立医院医疗服务价格调整的新标准录入与核算、院内测试、人员培训、医保对接等工作，于30日零点顺利启动2012版服务价格。

5月10日　医院召开“2016年度护理工作会议”，并举办了护士技能操作竞赛。

5月17日　市委书记孟和巴图、自治区蒙中医管理局局长乌兰等领导视察新院建设情况。

6月7日　医院新建医养结合项目申请欧佩克贷款通过，同意提供建设项目无息贷款4160万美元。

7月21日　医院邀请山西省妇幼医院白金庚院长等4名质管专家莅院，举办了为期2天的质控管理知识讲座，使各级干部开阔了眼界、增长了知识。

7月下旬　医院在首届全国蒙医护理技术操作大赛中获得优秀组织奖。

8月1日　赵红兵调入医院任副院长。

9月5日　医院制定搬迁实施方案，在新医院的宣传、设备安装调试、房间装修分配、物业公司招标、临床科室设置等方面，做了详细的安排。

9月5日　宣传考核科、医学工程部、物价审计科、安全保卫科成立。

9月15日　由赵红兵带队，20多名行政科室负责人组成的首批学习考察团，赴江苏省中医院学习取经。

10月5日　由莎仁格日勒带队，20多名临床科室主任组团去江苏省中医院学习考察。

10月20日　由白恒慧带队，20余名护士长组队赴江苏省中医院学习护理管理知识和技能，对专病护理方案表现了浓厚的兴趣，受益匪浅。

11 月 1 日 新一届党总支委员会成立，由云文清（总支书记）、白恒慧（组织委员）、王卫东（宣传委员）、杜玺生（纪检委员）、赵红兵（群团委员）组成。

11 月 8 日 新建医院的科室设置全部完成，共聘任科主任、护士长、组长计 108 人。

11 月 24 日 莎仁格日勒退休，被医院返聘为副院长。

11 月 25 日 医院新一届院务委员会成立，由云文清（书记、院长）、白恒慧（副院长）、王卫东（副院长）、杜玺生（纪检书记）、赵红兵（副院长）、莎仁格日勒（副院长）、赵焱（工会主席、党办主任）、肖淑芳（总会计师）、安济胜（院办主任）等 9 人组成。

12 月 8 日 医院安全生产委员会成立，办公室设在院办。

12 月 23 日 外妇科病区分家，分设外科病区、妇科病区。

12 月 26 日 医院召开搬迁动员会，搬迁工作全面启动，所有设备、器械、办公设施等一律原地封存，准备完整移交给接收单位（呼和浩特市第三医院）。

12 月 27 日 14 : 00 整，旧院区全线断网，停止工作，光荣地完成了其承载着呼和浩特市中蒙医院 37 年发展的历史使命。22 : 00 整，新院区网络全线开通，标志着医院的发展由此迈入新阶段。

12 月 28 日 医院更名为“呼和浩特市蒙医中医医院”，同日，新医院正式开诊。

12 月 28 日 中医骨伤推拿科更名为中医推拿科，中医内分泌科更名为老年病科。中医风湿病科（痹病科）、中医康复科、内科、口腔科、耳鼻喉科、眼科成立。

12 月 29 日 内蒙古国际蒙医医院短期支援我院的 20 名专家抵达医院。市政府白金祥副市长，自治区卫计委乌兰副厅长，国际蒙医医院毕力格院长、侯煜副院长、宋卫林副院长，市卫计委金满义主任等领导参加了援助仪式。

12 月 30 日 云文清提议的医院“一体两翼”发展理念形成，将成为医院下一阶段建设和发展的主要思路。

12 月 30 日 我院与市第三医院顺利完成旧院区设施设备财产（医疗设备除外）等的交接工作。

12月31日　行政科室负责人总值班制度建立。

2017年

1月上旬　医院与呼和浩特市第三医院联合清点医院旧址的医疗设备，建立清单，全部如数移交。

1月18日　医院职工开展自愿无偿献血活动，共有57名职工献血18100毫升，托起了他人的生命之光。

1月20日　蒙医骨伤科成立。

2月3日　蒙医综合科成立。

2月4日　我院妇科团队与北京安贞医院张军教授合作完成了我院第一例“腹腔镜筋膜外全子宫双附件切除术＋盆腔淋巴结清扫术”。

2月20日　我院外科医疗团队与北京朝阳医院知名专家杜燕夫合作，成功开展了我院第一例腹腔镜辅助右半结肠切除手术，手术进行顺利。

2月28日　呼和浩特市青联轮值主席活动走进我院，市团委书记南男对我院的医疗、护理工作给予充分肯定和高度赞扬。

3月2日　西医骨科成立。

3月3日　自治区党委宣传部、文明办、呼和浩特市宣传部、文明办联合举办了“我承诺我践行·树形象迎大庆”学雷锋志愿服务集中示范活动，我院6名专家到乌兰恰特广场进行义诊活动，40名医疗工作志愿者参加了活动。

3月8日　蒙医药浴科开诊。

3月10日　西医骨科成功开展开颅去骨瓣减压血肿引流术和颅骨修补3D打印钛网修补术。

3月12日　北京航空总医院心内科董鹏主任来我院开展首例支架植入术。

3月15日　临床药学室成立。

3月21日　自治区人大原副主席、内蒙古民族卫生事业促进会会长云秀梅，市人民政府原党组副书记、巡视员刘承恩一行，莅临我院调研工作。

3月22日　市政协秘书长董赛力，市政协常委、市政协民宗委主任云秀芳，市民委调研员王慧明一行莅临我院调研视察。

3 月 23 日　医院与赛罕区检察院共同成立预防职务犯罪工作领导小组。

3 月 24 日　中医风湿病科挂牌“阎小萍名医传承工作站呼和浩特市蒙医中医医院分站”，成为北京中医药薪火传承“3+3”工程建设单位之一。

4 月 18 日　蒙古国色楞格省综合医院院长额尔敦其木格来到我院考察参观。

4 月 21 日　医院举办纪念“5· 12 国际护士节”护士长护理技能比赛。

4 月 28 日　包额尔敦朝克图荣获内蒙古自治区“五一劳动奖章”。

5 月 4 日　新一届医院团委成立，莫日根任书记。

5 月 12 日　医院举行“纪念 5· 12 护士节大型文艺汇演”，云文清做重要讲话，白恒慧做工作报告，均把“实行护士同工同酬，提高护士待遇”作为讲话的主要内容。

5 月 17 日　我院组织召开“物资耗材设备供应商集体廉洁约谈专题会”，杜玺生与企业代表签订了《呼和浩特市蒙医中医医院物资耗材采购廉洁协议书》。

5 月 19 日　包头医学院赵云山校长一行莅临我院参观考察。

5 月 19 日　医院召开共青团呼和浩特市蒙医中医医院委员会成立大会暨第一届团员代表大会。

6 月 6 日　“病区—检验科气动物流装置”启用，可通过该装置运送检验标本。

6 月 9 日　全体党员干部去呼和浩特市法制教育基地接受教育。

6 月 30 日　医院召开“庆祝建党 96 周年歌咏大会”，各科室都准备节目参加了活动。

7 月 21 日　因业务工作需要，医院任命了辛月华等 5 名护士长、2 名护理组长。

8 月 3 日　医院召开医改工作大会，云文清做动员讲话。

8 月 3 日　青海省刚察藏医院毛花措院长一行 6 人来院考察。

8 月 15 日　内蒙古医科大学教学医院揭牌仪式在太极广场举行。市政府白金祥副市长、内蒙古医科大学刘志跃副校长出席了仪式。

8 月 30 日　我院与赛罕区基层医疗机构医疗联合体签约暨揭牌仪式在医院

举行。

8 月 31 日　市委副书记、代市长冯玉臻一行，莅临医院调研。

8 月下旬　医院成为“全国抗菌药物监测网上报单位”。

9 月 12 日　重症医学科正式开始接诊患者。

9 月 13 日　国家中医药管理局国际合作司“中医药国际合作专项督导组”朱司长，在自治区蒙中医管理局乌兰局长陪同下，来我院参观调研。

9 月 14 日　全区卫生行业安全生产互查督查组来我院进行安全生产督查。督察组由锡林郭勒盟卫计委副主任郑贵军带队，呼和浩特市卫生计生委副主任王兴建陪同督查。

9 月 18 日　医院召开创三甲医院第二轮推进会。

9 月 22 日　医院召开 2017 年党风廉政建设暨反腐败工作会议。

9 月 26 日　蒙古国乌兰巴托市巴彦祖尔赫医院院长 B· 达西彦达格一行来我院参观访问。

10 月 9 日　医院正式开通跨省异地就医直接结算程序。省外患者在参保地异地就医管理办公室登记备案后，来我院可以直接结算。

10 月 9 日　医院召开第三轮创建三级甲等医院推进会。

10 月 18 日　医院党员干部职工集中收看党的十九大开幕会现场直播。

10 月 18 日　医院“120”急救系统开通，急救分站建立。

10 月 23 日　医院再次递交建设“国家中医医师规范化培训基地”申请报告。

10 月 25 日　医院申报“内蒙古医科大学附属蒙医中医医院”。

11 月 6 日　国家等级医院评审专家组一行 19 人莅院，进行三级甲等医院评审工作。

11 月 9 日　国家等级医院评审专家组专家召开反馈会议，通报检查评估情况。

11 月 30 日　我院在首届“中国梦 · 劳动美”全区中医诊疗、中医针灸、中医推拿职工职业技能比赛中，获得推拿组团体二等奖、诊疗组团体三等奖，丁超华、张志强、赵科、柏芳芳、杨蕾、刘波玲分别获得个人二等奖，田海广、张笑东、梁爽分获个人三等奖。

12 月 10 日　医院完成与自治区信息平台对接，开始数据上传。

12 月 16 日　北京中日友好医院中医风湿病科阎小萍教授团队一行 4 人，来我院举办学术讲座及健康义诊活动。

12 月 21 日　国家医师资格考试实践技能考试与考官培训基地（中医类别）落户我院，国家首期拨款 200 万元用于基地建设。

12 月 29 日　我院赵起超、杜娟、王平平在呼和浩特市地区 15 家医院参加的院前急救技能操作比赛中荣获团体第 2 名。

2018 年

1 月 5 日　樊海龙当选为国医大师郭诚杰中医针灸学会常务理事。

1 月上旬　根据内卫计〔2018〕1 号文件，我院于 2017 年 12 月晋升三级甲等医院。

1 月 12 日　超声医学科开展肌骨超声检查。

1 月 16 日　医院外聘赵树忠为副院长。

1 月 24 日　医院与包头医学院共建教学医院签约揭牌仪式在我院行政楼 6 楼会议室举行。

2 月 1 日　欧佩克基金高级执行官贾法·阿尔马迪先生、财政部国合司国际金融组织四处调研员白昱一行来到我院，就我院利用欧佩克基金建设医养结合项目进行评估。

2 月 27 日　蒙古国国家荣誉运动员、蒙古国国家那达慕博克比赛蝉联冠军乌苏和巴雅尔在我院做了右肩锁关节脱位韧带修复钩钢板固定术。

3 月 1 日　医院第四届第一次职工代表大会暨工会换届选举大会召开。选举产生了新一届工会委员会，莫日根当选为工会主席。

3 月 10 日　医院与北京中日友好医院肛肠专科医联体签约挂牌仪式隆重举行。

3 月 12 日　蒙医脑病科、蒙医心病科成立。

3 月 15 日　医院选派共产党员刘跃清赴托克托县北斗林盖村，任驻村“第一书记”兼村主任，开始为期 3 年的驻村帮扶工作。

3月20日　超声医学科开展超声引导下的介入治疗。

4月9日　蒙医治未病中心成立。

4月12日　呼和浩特市政协郝主任一行6人，来院调研医养结合项目。

4月24日　蒙古国乌兰巴托市长孙·巴特包勒德为团长的乌兰巴托市代表团访问我院，双方就进一步加强医疗及健康旅游领域合作进行了交流。

4月27日　为了方便广大患者就医，我院开始支持微信和支付宝支付。

4月30日　中医综合科（现中医肺病科）获得呼和浩特市总工会颁发的“工人先锋号”荣誉称号。

4月下旬　由白恒慧带队，院领导和环节干部14人，赴福建三明学习考察医改经验。

5月11日　医院召开“纪念5·12国际护士节总结表彰大会暨健身操表演赛”，20个护理单元组队参加。会上，王旺盛副主任和云文清院长分别做了讲话。

5月22日　西医骨科被授予“内蒙古创伤创面修复专科联盟成员单位”。

5月28日　我院举行“三级甲等医院挂匾仪式暨医联体交流大会”。

5月下旬　由赵红兵带队的我院博士“中医关怀”项目一行7人，出访蒙古国和日本，开展义诊和健康咨询。

6月13日　“黄海波全国名老中医药专家传承工作室”通过国家中医药管理局专家组的评估验收，完成创建工作。

6月18日　由呼和浩特市卫生计生委主办，我院承办的庆祝建党97周年“活力杯”篮球赛在我院开幕。

6月19日　云文清调呼和浩特市卫健委任党组书记。云耀峰从市第一医院调入我院，任党总支书记、院长。

6月25日　国家中医药管理局全国人大教科文卫委人口卫生体育司主任丁巍等一行来我院调研《中华人民共和国中医药法》贯彻落实情况。自治区蒙中医药管理局局长乌兰、处长扎拉嘎呼及呼和浩特市卫健委领导陪同调研。

6月下旬　医院班子成员深入沙尔营乡潮忽闹村、大丹巴村，与两村党支部成员联合举办了主题为：“党的恩情似海深，党的关怀暖民心——党建精准扶贫共谋精准脱贫之路”的联合组织生活会。

7月2日　我院派出近百名医务人员参加全市“中医中药中国行，蒙医蒙药内蒙古行——蒙医药中医药大型健康文化活动”。

7月3日　消化内科病房成立。

7月4日　国家中医药管理局专家组一行6人来院评估“国家医师资格考试实践技能考试与考官培训基地（中医类别）”建设情况。

7月5日　医院开展“庆祝七一主题党日活动暨表彰先进基层党支部，优秀共产党员和优秀党务工作者评选活动”。

8月16日　医院召开庆祝首届中国医师节表彰大会暨文艺演出活动。市卫健委云文清书记、冯小红主任和市卫健委系统各单位领导出席了会议。

8月20日　市卫健委云文清书记及白恒慧、赵树忠，参加市人大组织的促进蒙医药发展研讨会，会议确定了《呼和浩特市促进蒙医药发展条例》的编写内容和规划。

8月21日　温启宗获得“内蒙古优秀医师提名奖”，被选为内蒙古自治区“人民好医生”。

9月5日　新疆巴音郭楞蒙古自治州党委副书记、州长图格杰加甫一行莅临我院考察参观。冯玉臻市长等相关部门负责人陪同参观。

9月7日　中国中医科学院西苑医院院长唐旭东教授访问我院，并召开座谈会。徐睿霞副市长、冯小红主任陪同。

9月26日　“‘中国梦·劳动美’全区蒙医疗术和蒙药技能职工职业技能大赛”在我院举行，我院医师组队参加了2个项目的比赛。获得蒙药技能组团体三等奖，同时云花尔获个人一等奖，白音扎布获个人二等奖，铁龙、陈晓玲、席迎春、敖日格乐获个人三等奖。

9月28日　樊海龙获批国家知识产权颁发的实用新型专利：耳穴处方贴及治疗心绞痛耳穴处方贴套装，专利号：ZL201821613267.8。

9月28日　我院护士在首届“甘露杯”蒙医护理知识竞赛中获得团体三等奖。

10月18日　江苏省中医院方祝元院长、周恩超主任，江苏省中西医结合医院刘超院长、方志军主任一行，莅临我院参观考察。

10月23日　王卫东一行赴京，参加财政部国合司和欧佩克基金共同组织的在建项目工作会议。

10月29日　医院与中国工程院院士、国医大师石学敏教授签署《建设院士工作站协议》。

10月30日　我院护理团队入选“中国民族医药学会护理分队”之列。

10月下旬　经过申请审批，我院北侧与民心家园之间街道被命名为蒙中医院巷。

11月13日　医院伤口专科护理小组成立。

11月20日　杨丽珍入选国家中医药管理局“全国中医临床特色技术传承人才培训项目”，为期3年。

12月3日　冯海先荣获“2018年度全市药品不良反应监测工作先进个人”。

12月14日　内蒙古卫健委扎拉嘎呼任领队，赵红兵任指导老师，与我院职工秦佳慧、周细青、王凤春、张春雨等4人组队，代表内蒙古中医系统，参加在北京举行的全国中医药健康文化知识大赛总决赛，获得了全国优秀奖。

12月17日　西医骨科开展了院内首例胫骨截骨矫形术（HTO）。

12月21日　白恒慧退休，被医院返聘为副院长。

12月28日　内蒙古自治区党委组织部、自治区科学技术厅、自治区科学技术协会批准在我院建设石学敏针灸院士专家工作站。

2019年

1月11日　市卫健委党组书记云文清率近20名卫健委干部组成的考核组，对医院2018年的工作进行综合考核。

1月中旬　临床、行政科主任和护士长共83人，分3批进行年终述职。

1月25日　医院召开第四届职工代表大会第二次会议暨2018年总结表彰大会。

1月31日　我院的远程医疗平台完成调试。

2月3日　市卫健委党组书记云文清、主任冯小红等卫健委领导一行，来院慰问节日期间坚守在工作一线的医务人员。

2 月 13 日 自治区卫健委副主任伏瑞峰带领自治区卫健委督查调研组，来我院调研蒙医药发展情况。

2 月 14 日 外科完成首例胰十二指肠切除术。

2 月 27 日 医院与 21 个护理单元护士长签订“岗位目标责任书”。

2 月 28 日 蒙医脑病科在兄弟科室的协助下，完成我院首例脑动脉瘤栓塞术。

3 月 15 日 医院党办组织 5 个党支部和团委，开展了“在党的旗帜下，我们为梦助力”主题党日活动。并为清水河县阳湾子小学的孩子们进行募捐。

3 月 15 日 医院被内蒙古自治区卫生健康委授予“首批内蒙古自治区蒙医中医名院”。

5 月 10 日 医院召开“纪念 5·12 国际护士节大会”。

6 月 6 日 医院获批成为国家中医药管理局区域针灸诊疗中心联盟成员单位。

6 月 28 日 医院召开“石学敏院士学术思想研讨会”，石学敏院士、卞金玲教授分别做了讲座。同时举办了院士工作站揭牌、职工拜师等仪式。

7 月 2 日 影像科承办内蒙古蒙医药学会放射专业委员会第一届第三次会议。

7 月 23 日 国家扫黑除恶办领导来我院调研。

8 月 22 日 樊海龙获得中共呼和浩特市委宣传部与市卫生健康委员会授予的“最美医生”称号。

9 月 2 日 体检科从中医治未病中心分离，成为独立科室。

9 月 11 日 护理静脉治疗专科小组成立。

9 月 16 日 中医肾病科与血液净化科拆分为独立管理的科室。

9 月 20 日 西医骨科完成自治区内首例跟腱断裂跟腱龙微创修复术。

11 月 21 日 医院伤口造口失禁专科护理小组举行“远离压疮，重在预防”科普专题活动。

11 月 26 日 医院召开《2018 版医疗服务项目价格》解读培训会。

11 月 28 日 哈森高娃在大学东路街道办事处开展了“鼠疫可防、可治、可控”和养生保健知识讲座。

11月29日　樊海龙当选为中国民族医药学会针灸分会执行会长。

12月3日　药剂科荣获“2019年度药品不良反应监测工作先进集体”。

12月18日　杜玺生的《硬膜下血肿血量计算方法探讨》、秀兰的《蒙医针刺拔罐治疗支气管哮喘》荣获2019年度内蒙古自治区适宜技术推广项目。

2020年

1月8日　医院设立总药剂师岗位，李雪岩担任首任总药剂师。

1月28日　我院云利虹、张建新、李红娟3名护士启程奔赴湖北抗击“新冠”肺炎疫情第一线。分赴荆门市沙洋县人民医院和沙洋县中医医院开展救治工作。

1月29日　内蒙古公益事业发展基金会联合呼和浩特市志愿者联合会、天使公益协会、内蒙古爱心之家公益协会、芸公益协会、白衣公益等团体，对我院进行爱心捐赠。

2月3日　医院住院发热患者万红霞确诊为“新冠”病人，转往内蒙古第四医院治疗。

2月4日　我院苑洁汝、张莉丽、李月娥3名护士驰援湖北。

2月5日　医院被市政府确定为“新冠”发热病人后备医院，按隔离标准对门诊、病区进行全面改造。

2月7日　医院开始收治发热留观病人。

2月21日　医师张冠群、巴音通拉嘎，护士要晓霞、郤永丽4名同志赴湖北抗疫前线。

3月30日　赵树忠副院长辞职。

3月下旬　由特木日巴根主持的内蒙古科技成果转化引导项目：“蒙医治疗骨质疏松国际合作院士工作站建设项目”启动，该项目系我院与蒙古国国立医科大学合作项目。

4月12日　医院举行仪式，隆重欢迎援鄂的10名医护人员载誉归来。呼和浩特市卫健委党组书记云文清参加了欢迎仪式并发表重要讲话。

4月14日　市委任命张良为医院院长。

4 月 18 日　医院抽派 6 名医师，12 名护士支援呼和浩特市第二医院“新冠”患者救治工作。

5 月 6 日　视频会议专线在医院行政五楼党员活动室开通。

5 月 18 日　医院开展核酸检测工作，PCR 实验室开始运营。

5 月 18 日　医院召开“纪念 5·12 国际护士节优秀护士报告会暨表彰大会”。

6 月 2 日　内蒙古民族大学分配我院 15 个硕士研究生导师名额。

6 月 23 日　杜玺生荣获呼和浩特市人民政府颁发的“呼和浩特市劳动模范（先进工作者）”称号。

7 月 10 日　医院支援白塔机场保障的 16 名职工，分别荣获自治区卫健委授予的荣誉称号。

7 月 16 日　医院党总支升格为党委。

7 月 17 日　在浦发银行的支持下，医院的智慧医院项目启动建设程序。

7 月 21 日　西医骨科顺利完成了院内首例关节镜下交叉韧带重建术及椎间孔镜下髓核摘除术。

7 月 27 日　医院启动信息化科技支撑下的“全院绩效考核分配方案”制定工作。

7 月 30 日　国家中医药管理局领导和专家一行 3 人来我院进行“公立三级中医医院绩效考核数据质控工作”专题调研。自治区卫生厅石海燕处长陪同。

7 月下旬　黄海波主编的《医林集验——不孕症治验精粹》在科学出版社出版发行。

8 月 3 日　首批蒙药院内制剂开始投放临床。

8 月 18 日　国家环保与病原微生物检查组光临我院检查。

8 月 21 日　医院新一届党委会成立，由云耀峰（书记）、张良（副书记）、王卫东（宣传委员）、杜玺生（纪检委员）、赵红兵（组织委员）组成。

8 月 25 日　医院设立蒙药研发室。

8 月 27 日　我院伤口造口失禁专科护理小组成立，并举办了为期 2 天的培训会议。

9月1日　樊海龙入选中组部“西部之光”访问学者，并获得由中共中央组织部、教育部、科学技术部、中国科学院联合颁发的“西部之光”访问学者证书。

9月4日　福建省政协副主席阮诗玮率政协考察团来医院调研。

9月14日　呼和浩特市卫健委武东儒科长带领专家组一行6人对医院5个市重点专科建设项目进行验收评估。

9月14日　内蒙古医科大学中医学专业认证工作汇报会议在我院召开。

9月22日　医院召开秋冬季疫情防控紧急会议，布置秋冬季疫情防控工作。

9月23日　医院医养中心项目开工奠基仪式在项目工地举行。市卫健委党组书记云文清等领导参加了奠基仪式。

9月24日　医院开展“新冠”肺炎疫情防控应急演练。

9月25日　医院根据精准扶贫帮扶对象武欣汝的专业情况，在物业为其安置就业，让结对群众真正得到帮扶的实惠。

9月25日　蒙医心病科苏都斯琴的实用新型发明专利（一种用于PICC置管患者预防并发症的热敷套袖）入选呼和浩特市“十三五”科技创新成果展。

9月25日　包额尔敦朝克图的“蒙药、金针治疗胆囊息肉”项目入选第一届内蒙古自治区职工技术创新成果展，并被评选为优秀技术创新成果三等奖。

9月28日　医院召开“国庆中秋‘双节’期间正风肃纪暨安全生产工作会议”。

9月29日　医院开展“厉行节约，反对浪费”工作落实情况的专项调研检查。

9月30日　医院农工党支部组织医护人员在回民区宽巷子社区开展健康教育义诊活动。

9月30日　在2020年“中国梦·劳动美”全区中医职工职业技能比赛中，我院代表队荣获中医针灸组、中医推拿组、中医护理组3个团体二等奖，中医诊疗组团体三等奖；同时，柏芳芳、张宇巍、杜风丽、赵科、丁超华、张春雨、周细青、张宇、贾姣姣、张春艳获得个人二等奖，白菊芳获个人三等奖。

10月12日　广西人大常委会副主任杨静华、广西中医药研究院院长李力率广西人大考察团一行 10 余人莅院参观交流。

10 月 15 日　白玉华主持的呼和浩特市科技局立项项目《四部医典蒙、藏、汉、英、西里尔文翻译及数据库研发》通过验收，评审专家认为项目成果的取得为《四部医典》的校正蓝本的研习提供了现代化的阅读方式。

10 月 16 日　巴彦淖尔市岱庆格日乐副市长一行 5 人来我院参观学习。

10 月 16 日　我院隆重举行职工秋季运动会拔河比赛。

10 月 19 日　医院在太极广场隆重举行“内蒙古医科大学第一附属蒙医中医医院”和“内蒙古医科大学临床医学院”揭牌仪式。呼和浩特市委书记王莉霞、自治区政府副主席郑宏范、呼和浩特市市长张佰成、内蒙古卫健委主任许宏智及内蒙古医科大学、呼和浩特市卫健委系统的 200 余名领导干部和职工代表参加了仪式。徐丽霞副市长主持了活动。

10 月 22 日　蒙医骨伤科扶助项目武川县蒙医中医医院蒙医骨伤科成立。

11 月 3 日　护理部开展护理人员疫情防控培训考核，100 名护士参加了核酸检测鼻咽拭子采集及穿脱防护服技术培训和考核。

11 月 5 日　内蒙古医科大学教学督导委员会一行在霍洪军副校长的带领下，对我院中医学专业认证的准备工作进行督查指导。

11 月 9 日　吉木斯在呼和浩特市党校参加呼和浩特市最强党支部支部书记培训，获得“优秀学员”称号。

11 月 10 日　西医妇科申请国家专利：一种可调节的腹腔镜用防脱支架。2021 年 6 月 29 日授权公告。

11 月 11 日　西藏藏医院院长白玛央珍一行 5 人来我院参观交流。

11 月 13 日　我院举行以“关注消防，生命至上”为主题的“119”消防宣传周活动启动仪式及消防安全知识培训。

11 月 18 日　教育部组织的内蒙古医科大学中医学专业认证专家组（黑龙江中医药大学郭宏伟校长、天津中医药大学周桂桐校长、山西中医药大学李晶教授等）来我院进行评估。医院顺利通过内蒙古医科大学第一附属蒙医中医医院中医学专业国家认证。

11月24日　赵红兵带队，医务人员一行8人到清水河县城关镇昆新社区、清水河县综合福利中心寿康养老院、老牛湾村卫生室开展健康宣教与义诊活动。

11月26日　我院与天津中医药大学第一附属医院签署了在“国家中医针灸临床医学研究中心”框架下开展合作的项目协议。

12月11日　第三党支部组织党员去赛罕区金河镇甲拉营村进行“扶贫＋义诊＋党员政治生日”活动。

12月14日　医院与欧佩克国际发展基金代表贾法·阿尔马迪先生就新建医养中心的项目进展情况召开了视频会议。

12月18日　经公开招标，互联网医院建设项目投入建设。

12月28日　我院开始承担“新冠”肺炎疫苗接种任务。

12月下旬　我院荣获全区厂务公开民主管理工作先进单位。

2021年

1月7日　医院启动“互联网—护理服务平台”试点，并举办了骨干护士培训会。

1月14日　医院召开2021年警示教育大会，集体观看了警示教育片《初心蜕变警示录》。

1月27日　国家税务总局内蒙古自治区税务局机关服务中心为我院送来锦旗，对我院坚守在疫苗接种点的工作人员表示感谢。

1月下旬　医院完成“国家中医医师规范化培训基地”创建并开始招生，我院成为自治区唯一一所拥有“中医医考＋中医规培”国家双基地的医院。

2月4日　医院领导走访慰问退休老党员、老干部、生病职工及驻村干部，送上医院新春的关怀和问候。

2月中旬　我院团委在“自治区卫生健康委第二届全区卫生健康行业优秀志愿者、优秀志愿服务集体和优秀志愿服务项目表彰活动”中被评为“全区卫生健康行业优秀志愿服务集体”，莫日根被评为“全区卫生健康行业优秀志愿者”。

3月5日　内镜科开展“胶囊”胃镜检查项目。

3 月 18 日　医院召开中医护理专项小组启动仪式。24 名护理骨干组成了中医护理专项小组。

3 月 24 日　护理部被国家中医药管理局评选为“以社会新需求为导向，延伸提供优质护理服务”先进典型科室。

3 月 24 日　医院智慧医院开通，微信服务号预约挂号系统全面上线。通过关注微信服务号，可以实现预约挂号、门诊缴费（自费）、报告查询、核酸检测等服务功能。

3 月 30 日　内蒙古医科大学蒙医学 2021 年硕士研究生招生复试在我院举行，16 名考生参加了复试。

4 月 1 日　医院召开在建重点专科工作会议，20 个科室的主任参加了会议。

4 月 12 日　医院提出了“首府医院、首都名医，为您服务”的口号，与北京、天津等 15 家医院的 30 名专家签署协议，来院坐诊。争取让老百姓在本市就可以享受到更多的优质医疗服务。

4 月 21 日　中医老年病科更名为中医内分泌科，中医脑病二科更名为中医老年病科。

4 月 25 日　肾病诊疗中心医护团队喜获“置善至美”第四届全国青年医护血管通路团队赛北区十强。

4 月 28 日　中国中医科学院研究员王凤兰、中国中医科学院广安门医院心理睡眠医学科主任医师刘艳骄等专家来院坐诊、会诊、手术。

5 月 10 日　在第 110 个 5· 12 国际护士节来临之际，医院在太极广场召开“纪念 5· 12 国际护士节表彰大会暨趣味运动会”。市卫健委王旺盛副主任和张良院长分别作了讲话。

5 月 13 日　贺佳同志荣获市直机关青年“阅读马拉松”理论知识竞赛优秀奖。

5 月 20 日　重症医学科为 61 岁的脑萎缩患者开展支气管镜下治疗术，该项技术的成功开展属我院首例。

5 月 23 日　自治区卫生考试中心乔文华主任及全区 12 个盟市的中医主考官来我院医考基地参观、培训。

5月31日　我院荣获“全区抗击‘新冠’肺炎疫情先进集体”称号，云耀峰、苑洁汝荣获“自治区抗击‘新冠’肺炎疫情先进个人”。

6月1日　医院协助赛罕区残障人士接种“新冠”疫苗，为行动不便的残障人士开启“绿色通道”，提供优先、优质、快速的一对一服务。

6月5日　樊海龙的《耳穴压丸法治疗慢性稳定性心绞痛的临床疗效观察》获得2021年“中国・天津第十五届国际针灸学术研讨会”优秀论文二等奖。

6月11日　内蒙古医科大学附属蒙医中医医院第一届青年教师课堂教学技艺比赛在医院举办，13名医务人员参加了比赛。葛楠、杨昊东名列前两名，并代表医院参加内蒙古医科大学第11届青年教师课堂教学技艺比赛。

6月15日　科教科拆分为科研部、教学部。

6月17日　我院著名中医温启宗同志逝世。

6月21日　国家中医药管理局认证中心领导于宁、边鹏蔷巡考一行来我院监察中医类别实践技能考试。

6月24日　我院作为内蒙古考区首家中医类别国家医师资格实践技能考试管理信息化实证研究基地，圆满完成了2021年中医类别医师实践技能考试任务。来自呼和浩特市、乌兰察布市、乌海市、阿拉善盟、锡林郭勒盟等地的1000余名考生参加了本次考试。

6月26日　国家针灸临床医学研究中心、天津中医药大学第一附属医院国医大师石学敏院士专家针灸团队来我院出诊。

6月26日　全区乡医类别技能考试在我院医考基地顺利结束。

7月1日　我院举行“庆祝建党100周年升国旗仪式”，重温入党誓词，邀请退休老党员“回家”共同忆党史、话发展。

7月9日　云南省政协委员调研团来我院考察调研。

7月17日　石学敏国医大师传承工作室和孙书臣名医工作室与我院在“院士青城行”活动上正式签约，标志着“石学敏国医大师传承工作室”和“孙书臣名医工作室”在我院正式成立。同时，石学敏院士与孙书臣教授分别在我院举行了学术报告会。

7月20日 自治区卫健委副主任伏瑞峰一行来院考察。

7月20日 徐睿霞副市长、云文清书记等领导在我院会议室与北京市中医管理局屠志涛局长举行视频会议，确定“双首”项目清单和活动议程。

7月26日 西藏自治区藏医院领导、专家一行10余人来院考察交流。

8月4日 由北京市中医管理局、呼和浩特市人民政府主办的“开展‘双首’健康行动，共推中（蒙）医药事业发展5+N项目启动仪式”在市政府1号会议厅举行。张良院长在会上签订协议，并讲话表态。此次32个帮扶合作项目中，我院拥有17个项目。

8月25日 我院承担的呼和浩特市科技计划项目《基于蒙古文国际标准编码的蒙医药成药及药材标准化数据库建设及示范应用建设项目》（项目编号：2019–社–2–1）进行了答辩验收。

8月27日 樊海龙获批国家知识产权颁发的商标注册证，商标“针禧”（国际分类：10，44）。

8月31日 肾病诊疗中心成功完成1例腹膜透析置管手术，术后顺利开始腹膜透析。

8月31日 晓芳副市长来医院调研。

8月下旬 杜玺生、杨海龙荣获“2021年度内蒙古自治区质量信得过班组建设活动先进个人”称号。

9月4日 张良参加“2021中国国际服务贸易交易会·中医药健康产业国际智库圆桌论坛”，接受采访并发表讲话。

9月中旬 黄震洲主编的《古方今用之名医集验》不孕症篇，在中国中医药出版社出版发行。

9月24日 西医骨科成功开展我院首例Sanders Ⅳ型复杂跟骨骨折切开复位植骨融合钢板内固定手术。

9月24日 在2021年“中国梦·劳动美”全区蒙医职工职业技能比赛中，我院代表队荣获蒙医诊断组团体三等奖，娜米拉获个人二等奖，娜日格乐、额尔敦夫、包朝毛日力格（护理）获个人三等奖。

9 月 25 日　张翠英被选为市党代表，参加中国共产党呼和浩特市第十三次代表大会。

9 月 30 日　李雪岩荣获呼和浩特市委党校 2021 年秋季学期主体班“优秀学员”称号。

10 月 11 日　医院 2021 级住院医师规范化培训开学典礼暨岗前培训圆满落幕。

10 月 24 日　医院选派 294 名医护人员，分赴全市开展核酸检测。

10 月下旬　杨永生被中华中医药学会风湿病分会评为“2021 年度中华中医药学会风湿病分会优秀工作者”，并在“中华中医药学会第二十五次全国风湿病学术会议论文交流活动中获得经验传承类优秀论文奖”。

11 月 16 日　医院的 7 个中医（蒙医）专科顺利通过内蒙古自治区“第二批特色优势重点专科”评审验收。

11 月 23 日　呼和浩特市委常委、副市长王浩雷莅临我院，专题调研蒙医药发展情况。

11 月 25 日　我院互联网医院正式上线。互联网医院以线下实体医院为依托，通过微信平台，患者可在线完成预约挂号、网络问诊、复诊咨询、报告查询、健康管理等全诊疗流程的就医服务。

11 月 30 日　我院开展“互联网—护理服务平台”首单上门护理服务，护理人员为患者进行了肠造口护理。

12 月 3 日　我院 19 名医护人员乘专机驰援满洲里防疫一线，开展医疗救治工作。

12 月 4 日　医院承办的 2021 年全市《中医药法》与中医药（蒙医药）监督知识和能力培训班在呼和浩特开班。

12 月 6 日　西医内科开展心脏起搏器植入术。

12 月 15 日　血透室顺利开展了首例肾活检术。

12 月 21 日　蒙医内科更名为蒙医老年病科，中医综合科更名为中医肺病科。

12 月 22 日　医院健康宣讲团队走进金起点潜能开发幼儿园开展了一场丰富多彩的“中医药（蒙医药）文化进校园”主题活动，让孩子们零距离感受中医药的神奇与魅力。

12 月 25 日 《呼和浩特市蒙医中医医院章程》修订完成，报市编委审核通过。

12 月 29 日 医院应急办组织核酸采样点和急诊科的医务人员，进行了“新冠”肺炎疫情防控应急演练。

12 月下旬 药剂科荣获“2021 年度呼和浩特市药品不良反应监测工作先进集体”，杨怡侠荣获“先进个人”。

12 月下旬 杜玺生、赵红兵被聘为健康呼和浩特行动监测评估与考核专家。

2022 年

1 月 1 日 医院医疗电子票据系统成功上线。

1 月 4 日 医院按照主管部门指示，召开党政联席会议，通过医院更名为“呼和浩特市中医蒙医医院”的决定。

1 月 5 日 为共同推进“双首”健康行动，北京中医药大学东直门医院脑病科齐宝云医师正式挂职我院副院长。

1 月 6 日 张良院长、武东儒科长、白恒慧副院长、莫日根主席等一行 6 人赴京，与中国中医科学院医史文献研究所王凤兰教授等专家一同，商榷院史编写事宜，并召开院史编写座谈会议。

1 月 10 日 医院启动院史编写工作。

1 月 13 日 我院召开卒中中心（脑病中心）规划建设会议。

1 月 13 日 医院荣获“国家卫生城市先进示范医院”“健康呼和浩特行动示范医院”称号。

1 月中旬 我院 35 名中医（蒙医）专家，分赴呼和浩特市、赤峰、通辽、呼伦贝尔、锡林郭勒、鄂尔多斯等地的国家考试基地，担任全国中医确有专长资格考试考官。

1 月 20 日 医院召开“院史”编写专题培训和工作落实会议。

1 月 24 日 我院召开 2021 年度质量分析总结暨年度表彰大会。张良院长做总结报告。

1月25日　北京中医管理局“双首”健康行动办公室副主任金清一行来院调研我院的“双首”合作进展情况，并召开座谈会。市卫健委韩权芬主任、王旺盛副主任、张蕾副主任参加。

1月27日　市委办公会议决定，任命张良为医院党委书记，云耀峰调呼和浩特市第一医院担任党委副书记。医院党委会暂由张良、王卫东、杜玺生、赵红兵组成。

1月28日　呼和浩特市委副书记、市长贺海东一行来到医院，慰问工作在临床一线的医务工作者们。

1月28日　樊海龙当选中国人民政治协商会议呼和浩特市第十四届委员会委员。

1月下旬　医院被评为“华医奖·2021年度全国百姓放心示范医院”。

2月7日　医院布置60年院庆活动事宜，成立了张良院长任组长的院庆筹备领导小组。

2月12日　呼和浩特市卫健委党组书记、主任韩权芬、副主任张雨平一行深入医院在建医养中心项目施工现场，实地调研项目建设进展情况。

2月15日　“双首”健康行动项目推进视频会议在我院召开。晓芳副市长、韩权芬主任等领导参加了会议。

2月15日　我院发现首例核酸检测阳性人员，医院立即启动应急预案，上报赛罕区疾控，并对核酸采样处进行消杀。

2月17日　医院派出241名医护人员，其中医生116人，护士125人，分赴全市部分小区开展核酸检测。

2月19日　我院被紧急确定为呼和浩特市“新冠”肺炎患者康复医院。

2月20日　医院职工全部入住医院，实行闭环管理。

2月21日　医院的住院患者和血透患者转院完毕，开始改造医院。首批医护梯队组建完成开始培训。

2月22日　国务院联防联控机制综合组医疗与核酸检测组组长高勇一行11人赴院督导检查。

2月23日　自治区卫健委党组书记、主任许宏智，市委常委、常务副市长刘程民来院督导检查。

2月24日 医院接收首批“新冠”肺炎康复患者6名。

2月24日 市卫健委疫情督导组进驻我院。张蕾任督导组长、乌云塔娜任副组长，田旭红、吕永峰为组员。

2月24日 医院调整“新冠”肺炎患者康复医院专班指挥部，张良任总指挥，王卫东、杜玺生、赵红兵、白恒慧、乌云塔娜、莫日根、安济胜、杨海龙、肖淑芳、李雪岩任副总指挥。

2月26日 呼和浩特市委副书记、市长贺海东一行到医院督查康复医院的运转情况，韩权芬主任陪同。

2月26日 自治区卫健委党组书记、主任许宏智，副主任王占国来院督导检查。

2月27日 中共呼和浩特市“新冠”肺炎患者康复医院临时委员会成立，由张良、杜玺生、王卫东、赵红兵、乌云塔娜、田旭红、白恒慧组成。

3月5日 国务院“新冠”联防联控机制领导小组指导专家雷晓航一行来院检查督导。

3月8日 市委副书记、市长、市“新冠”肺炎疫情防控工作指挥部总指挥贺海东一行到我院看望慰问抗疫一线的医护工作者。

3月11日 医院收治的“新冠”肺炎患者首批11名痊愈出院。

3月24日 医院新引进的CT机安装完毕，为疫情后开诊做准备。

4月4日 最后1名“新冠”肺炎患者康复出院。至此，共有424名“新冠”肺炎康复患者在我院住院治疗。同日，医院招聘第三方消杀公司入院开始环境消杀。

4月6日 医院门诊恢复业务，正式开诊。

4月6日 医院在太极广场举行隆重的仪式，欢送来自呼和浩特、呼伦贝尔、鄂尔多斯、乌海等地14所医院的182名医护人员，感谢他们为“新冠”肺炎患者康复医院所做的贡献。

4月28日 医院选派19名医护人员支援上海防治“新冠”第一线。

5月10日 医院在太极广场举办“白衣天使红心向党，守护健康践行使命”为主题的“纪念 5· 12 国际护士节表彰活动暨内蒙古艺术剧院慰问演出”活动，晓芳副市长、韩权芬主任及内蒙古艺术剧院有关领导参加了活动。

5 月 13 日　脑病科建设“岐黄学者工作站”，开展线上教学、会诊。

5 月 23 日　医院聘任安济胜、杨海龙、莫日根为院长助理。

5 月 23 日　医院聘任 42 名行政管理干部为科长、副科长。

5 月 24 日　医院组织自治区中医医师规范化培训结业考试。

5 月 25 日　医院新一届院长办公会议成员产生，由张良（党委书记、院长）、王卫东（副院长）、杜玺生（纪检书记、副院长）、赵红兵（副院长）、白恒慧（副院长）、齐宝云（挂职副院长）、安济胜（院长助理）、杨海龙（院长助理）、莫日根（工会主席、院长助理）、肖淑芳（总会计师）、李雪岩（总药剂师）、阿津向（党办主任）、王文博（院办主任）、孙晋华（监察室主任）组成。

6 月 5 日　医院紧急抽调 21 名医护人员（医生 2 人、护士 19 人）星夜启程奔赴二连浩特抗疫一线。

6 月 6 日　医院聘任 74 名临床医护人员，为医疗、医技部门的主任、副主任、护士长。

6 月 10 日　医院公开招录的 80 名备案制护士，经统一培训后，分赴各个护理岗位。

6 月 14 日　医院与北京同仁堂医养产业投资集团有限公司共同召开视频会议，共商康养综合体事宜。市卫健委韩权芬主任、莫日根图副主任、王旺盛调研员参加了会议。

6 月 16 日　医院与中国中医科学院广安门医院合作共建的区域睡眠医学中心，完成招标程序，进入建设阶段。

6 月 20 日　全国中医类别执业医师实践技能考试在我院基地举行，来自呼和浩特、乌兰察布、巴彦淖尔、乌海等地的考生参加了考试。

6 月 30 日　医院举行“国家第六批师承，自治区第三批师承结业暨自治区第四批师承拜师仪式”。市卫健委莫日根图副主任参加仪式并讲话。

8 月 1 日　市委任命包立道为医院党委副书记、副院长。

后记

在呼和浩特市中医蒙医医院成立60周年之际，《呼和浩特市中医蒙医医院院史》这本散发着浓郁乡土气息的专辑终于同大家见面了。这是医院几代人栉风沐雨、砥砺前行的历史见证，是医院从小到大、从弱到强、不断发展的真实写照，更是献给未来、激励后人、续写新章的精神财富。

早在2012年建院50周年时，医院曾计划编写一本真实反映医院50年发展史的院庆书籍，可惜因时间仓促、资料缺失而搁置。由此，编纂医院60年发展史便被提上了医院的议事日程。其间，老院长云文清十分关心这项工作，多次过问准备情况，鼓励大家坚持到底，完成这项有意义的工作。2018年，《院史编写大纲》草拟完成，由于“新冠”肺炎疫情等因素的影响，始终未能成行。2022年1月，借60年院庆和“双首”健康行动之东风，医院全面启动了院史编纂工作。

本书搜集的资料起于1962年，止于2022年6月底。由于建院的时间跨度较长，历史记载零星散落，所以很多重要事件无法查询。编写人员本着真实记述历史的原则，克服时间紧、资料缺、人手少等困难，排除医院被紧急征用为“新冠”肺炎患者康复医院和时处春节期间对采集史料造成的不利影响，加班加点，尽可能多地通过不同渠道搜集珍贵的素材，分门别类，加以编纂，力求较全面地反映医院的发展历史。

本书是全院职工智慧和心血的结晶。“第一章医院发展概述”由白恒慧撰写完成。“第二章各科室发展史”由各科室供稿；其中“第一节行政科室”由王文博统稿，“第二节蒙医科室”由莫日根统稿，“第三节中医科室”由张春雨、白娑茏统稿，“第四节西医科室”和“第五节医技科室”由吉木斯统稿，全章均由吉木斯总统稿、修改，本章各节引言由白恒慧撰写。“第三章领导与专家名录”各节引言由白恒慧撰写，“第一节医院领导机构”历任领导资料由莫日根、白恒慧收集整理，“第二节专家简介”由白娑茏、张春雨统稿、修改。“第四章大事记”由王文博、白恒慧编写。本书图片部分由赵焱、王文博、白恒慧收集整理，全书由白恒慧总统稿、修改，由张良总编审。

本书的编写过程中，得到了全院职工和中医界同仁的响应和支持。中国中医科学院王凤兰中医药文化工作室的老师们以严谨的学风、科学的态度，认真审阅编写大纲和书稿内容，严格把关，针对存在的问题，提出了许多修改意见，保证书稿写作能有序进行。呼和浩特市卫健委领导经常询问书稿进展情况，医院领导积极参与文稿的审阅，黄海超、特木其勒、赵焱、任寿山、黄海波等老同志主动提供珍贵的历史资料，王慧芳等同志积极参与草稿的打印，各科室科主任和有关人员认真完成科室发展史的编写。正是在大家的同心努力下，才能够如期完成书稿的编纂工作。在此一并表示诚挚的感谢！

《呼和浩特市中医蒙医医院院史》的编写，从 2022 年 1 月 10 日启动编写流程，至 2022 年 7 月 10 日脱稿交付出版机构，历时半年。此后虽然按照出版部门的修改意见，对书稿部分内容进行了增删和调整，但是由于编写时间短暂、资料来源单一、涉及内容繁杂、全书篇幅所限、编者水平有限，加之编者均系业余时间采集资料和撰写书稿，所以本书有些部分只记述了主要内容，全书文字修辞亦显粗糙凌乱，错漏缺失和叙述不当之处在所难免，敬请诸位同仁谅解和斧正。

编 者

2022 年 7 月